第二辑

国家古籍整理出版专项经费资助项目

中医脉学经典医籍集成

张磊 题

主审 张磊

主编 孙玉信 高翔 胡斌 王晓田

山东科学技术出版社

整理说明

　　中医学是中国优秀文化的重要组成部分，传承发展中医药事业是适应时代发展要求的历史使命。脉学是中医诊断学的重要内容，源远流长，特色鲜明，是中医学之瑰宝，也是世界医学领域中特有的诊断方法，具有极高的应用价值。脉诊是四诊中唯一直接触及患者人体的重要诊法，古人认为诊脉可以测知病源、断死生，备受历代医家重视。历来医家对脉学多有著述，为中医学的传承做出了不可磨灭的贡献。

　　中医古籍是中医学发展的根基，中医临床则是其长久发展的核心力量。传承中医，要从读医籍入手，文以载道，中医传统思维尽在于医籍，因此医籍要常读、熟读。临床医学关键在"用"，吸纳先贤行医经验，切于临床，方可学以致用。因此，"书"与"用"，二者并重。

　　山东科学技术出版社从贴近临床应用的角度出发，以"书""用"并重为原则，策划出版了《中医脉学经典医籍集成》。其中共收录了48种脉学医籍，所选书目均系历代医家推崇并尊为必读的经典著作。

　　具体书目如下。

　　第一辑

　　《脉说》《脉语》《脉经》《脉经直指》《脉经考证》《脉诀考证》《脉象统类》《诸脉主病诗》《图注脉诀辨真》《丹溪脉诀指掌》

第二辑

《三指禅》《濒湖脉学》《崔氏脉诀》《平脉考》《删注脉诀规正》《订证太素脉秘诀》《人元脉影归指图说》

第三辑

《脉诀阐微》《脉诀乳海》《脉诀汇辨》《脉诀刊误》《脉诀指掌病式图说》

第四辑

《脉义简摩》《诊家枢要》《诊家正眼》《诊宗三昧》《四诊心法要诀》《四诊脉鉴大全》

第五辑

《脉确》《脉理求真》《医脉摘要》《素仙简要》《四诊抉微》《玉函经》《重订诊家直诀》《新刊诊脉三十二辨》

第六辑

《脉微》《脉理存真》《脉理正义》《脉理宗经》《脉理会参》《脉镜须知》

第七辑

《赖氏脉案》《医学脉灯》《脉学辑要》《脉学辑要评》《脉因证治》《脉症治方》

本次整理，力求原文准确，每种医籍均遴选精善底本，若底本与校本有文字存疑之处，择善而从，整理原则如下。

1. 原书为竖排刻本的整理后改为横排。

2. 本书一律采用现代标点方法，对原书进行标点。

3. 原书中繁体字、通假字、俗写字统一改为通行的简体字，如"藏府"改作"脏腑"，"脉沈"改为"脉沉"，"觕"改为"粗"，"耎"改为"软"，"鞭"与"硬"等，不出校注。"胎、苔""盲、肓""已、以""巳、己、已"等据文意及现代行文习惯做相应改动，不出校注。

4. 原书中音近形似（如"日""曰"不分）及偏旁误用文字（如"浓"与"脓"），或明显的笔画差错残缺等处，径改。

5. 原书中倒错，有本校或他校资料可据者，据本校或他校资料改正，无本校或他校资料可据者，据文义改正。

凡底本文字引用他书，而与原书有文字差异及增减，则视情形分别处理。若虽有异文，而含义无变化，且底本文句完整，则不作校记；若含义虽有差异而底本无错误，则保留底本原字，出校记；若引文错误影响语义者，则对底本加以改正，并出校记。

6. 底本中的"经曰""经言"多为泛指，故均不加书名号。

7. 为了保持古籍原貌，原本中"元、圆、丸""证、症"未作改动。

8. 涉及医药名词术语者，保留原貌，在首见处出注。药名与现通行写法不一者，在首见处出注。其中常用中药名称径直改作通行规范药名。如"王不流行"改作"王不留行"，"黄耆"改作"黄芪"，"白微"改作"白薇"，"栝楼"改作"瓜蒌"等。

9. 原书引文较多，且大多不是原文，故凡文理通顺，意义无实质性改变者，不改不注以省繁文。唯引文及出处明显有误者，或据情酌改，或仍存其旧，均加校记。

10. 按惯例，凡原书表示文图位置的"右""左"，一律改为"上""下"；部分不规范词语按简体版习惯予以律齐，如"已上"改为"以上"等，均不出注。

11. 部分书中"凡例"正文段落前原有提示符"一"，今一并删去。

12. 原目录前无"目录"二字的，今据体例加。原目录较烦琐，今据正文重新整理。原书目录与正文存在文字差异的，今一律以正文为准，修正目录，不另出注。

13. 附图中原有文字，一律以简体字重新标注，原图字序横排者一律按从左向右排列，上下纵排及旋转排列者保持原序不变。

14. 原书中明引前代文献，简注说明。其中引用与原文无差者，用"语出"；引用与原文有出入者，用"语本"；称引自某书而某书不见反见于他书者，用"语见"。

15. 原文小字，根据内容应为大字的调整为大字。

16. 部分疑难字酌加注释和注音。注释以疏通文意为主旨，一般不引书证。有些词语颇为费解，未能尽释，已解者也或有不当，有待达者教正。文字注音采用汉语拼音。

17. 对原书稿中漫漶不清、脱漏之文字，用虚阙号"□"表示，按所脱字数据不同版本或文义补入。

18. 原书每卷卷首著作者及校刊者信息，如"京江刘吉人校正选录""绍兴裘吉生校刊"等字样，今一律删除。

总 目 录

（第二辑）

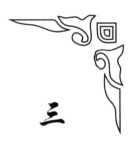

三指禅

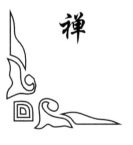

清·周学霆 撰
孙玉信
刘亚辉 校注
孙俊波

内容提要

　　清·周学霆撰。三卷。刊于清道光七年（1827 年）。周学霆（1771—1834），字荆威，自号梦觉道人。湖南宝庆府邵阳县三溪五都（今湖南省邵阳市新邵县爽溪乡库里村）人。周氏以脉学难晓，全凭禅悟，"全身脉症，于瞬息间尽归三指之下"，故以《三指禅》为书名。除总论外，共载医论81篇，论述诊脉部位、方法及常见病证的脉象。书中以"缓脉"为常脉，认为"精熟缓脉，即可以知诸病脉"，故着重阐明正常生理脉象，后以浮、沉、迟、数为四大纲，分列27脉，并用对比方法分析微脉与细脉、虚脉与实脉、长脉与短脉等各种脉象不同之处。论说病证以脉诊结合病因、病机、证候而定治法、方药。

　　本次整理，以清道光八年（1828 年）初刻本为底本。分析各种脉象不同之点，便于读者领悟掌握。周氏有丰富的临床实践经验，在论述各种疾病时，能以脉诊紧密结合病因、病理、证候以决定治法和方药，切于临床应用，颇为后世医家所推重。

目　录

第
二
辑

凡例八则

叔和《脉经》，兵燹之余，无复睹其全本，五代迄今，千有余年，脉诀迭出，尽失《灵》《素》《难经》原文。是编取缓字为平脉，以定病脉，根柢《内经》以平人定病脉之谛。其余阴阳对待，恰好安置二十七脉。一奇一偶，配合天成。

《灵》《素》《难经》词旨深邃，非后学所能蠡测管窥。是编一字一句，悉宗经文。编中相为表里，六部脉位，三焦包络，极力将经文阐发明晰，以辨宋明改撺之非。

生人性发为情，情莫著于欣戚，而修仙修佛之基，以身为本，即皆寓于膻中、丹田中，从未有疏明其义，如数掌上罗纹者。是编畅发《内经》未发之旨，透写世人难写之情，而金液还丹之说，可知其非自外来。

论症首列男女异尺，剖别阴阳之蕴，即《周易》上卷首乾坤，下卷首咸恒之义。

论症自瘵至咳嗽篇，溯源先天主宰，以通元之妙手，写济世之婆心。语语自圣经出，却语语从心坎中出，医见之为医，元见之为元。

论症自泄至哮喘篇，发挥后天功用，饮食劳役，病有四百四种，立论难于悉备，而大端却已隐括无遗。

论症自春温至温疫篇，所有外感诸症，率根据四序乘除，五行衰旺之理，经经纬史，抉汉分章。是儒家吐属，是医家经纶，是草元家作用，令人把玩不尽。

论症自室女以后，凡杂症亦略见一斑，可引申而触类，无得以挂漏议之。其所著之方，皆道人四十余年中之经验，因统名之曰"经验方"。

以上八则，实道人得手应心，有功世道之作，特为表出，用公诸同志云。

南坡居士

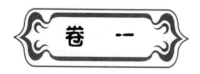

总论

医理无穷，脉学难晓，会心人一旦豁然，全凭禅悟。余未及冠，因病弃儒，留心医学，研究诸书，并无一字之师，独于脉，稍得异人指示，提一缓字，而融会之，全身脉症，于瞬息间，尽归三指之下。距今四十余年，所过通都大邑，探取病情，无一不验。今不敢以自私，立为主脑，对以阴阳，注释多本古人体裁，实非臆造，就正同学，幸其教我。

脉学源流

轩辕使伶伦截嶰谷之竹，作黄钟律管，以候天地之节气；使岐伯取气口作脉，以候人之动气。黄钟之数九分，气口之数亦九分，律管具而寸之数始形。故脉之动也，阳浮九分，阴得一寸，合于黄钟。黄钟者，气之先兆，能测天地之节候；气口者，脉之要会，能知人命之死生。本律管以定脉，轩岐之微蕴，诚有未易窥测者。越人著《难经》，推明十变；叔和撰《脉经》，演成十卷，而脉始得灿明于世。迄五代高阳生《脉诀》出，士大夫多议之，由是才人杰士，咸驰骤于笔墨之间，各据其理，各抒其见，而真诀几乎晦矣。齐褚澄论脉，女子阴逆，自上生下，左寸为受命之根，心肺脉诊于两尺，倒装五脏，谬妄已极。赵维宗论脉，心肺在上，为浮为阳；肝肾在下，为沉为阴；脾居中州，半浮半沉，半阴半阳。意义肤浅，更属无稽。吴草庐宗《内经》，取之于气口，未尽《内经》之奥。朱考亭①推《内经》，求之于遍身，未达《内经》之专。若二李者濒湖、士材将前人所流传之脉，依样画葫芦，演成诗句，字字晓畅。叔和而后，幸有传人，究未得平脉诀，医无权度，殊失《内经》以平人定脉之旨。是编揆之前哲，虽则别开生面，实亦不过发明《内经》及《难经》《脉经》之义云尔。

定脉部位

晦庵朱子跋郭长阳医书云："予尝谓古人之于脉，其察之固非一道矣。然今世通行，唯寸、关、尺之法为最要，且其说具于《难经》之首篇，则亦非凭空结撰也。"故郭公此书，备载其语，而并取丁德用密排三指之法以释之。夫《难经》蔓乎尚已，至于丁德用之法则，余窃意诊者之指有肥瘠，病者之臂有长短，以是相求，或未为定论也。盖尝考经之所以分尺寸者，皆自关而前却是。则所谓关者，必有一定之处，亦若鱼际、尺泽之可以外见而先识也。然考诸书，皆无得论，唯《千金方》内，以为寸口之处，其骨自高，而关尺由是而却取焉。则其言之先后，位之进退，若与经文相合。独俗间所传《脉诀》，五七韵语，其词浅陋，非叔和本书明甚，乃能直指高骨为关，而分其前后，以为尺寸阴阳之位，似得《难经》本旨。余非精于道者，不能有以正也，姑附于此，以俟明者而折中焉。按《内经》十八卷，

---

① 朱考亭：即朱熹，字元晦，一字仲晦，号晦庵、晦翁、考亭先生、云谷老人、沧洲病叟、逆翁。宋代理学家。

即三坟古书，既未经孔子删订，复未经朱子集注，医喙争鸣，互相诽诋，分门别户，莫知适从。独指高骨为关，以定尺寸，得朱子之跋，而脉之部位始得其准。

寸关尺解

高骨①为关，从关至鱼际得一寸脉浮九分，而寸以名；从关至尺泽得一尺脉见一寸，而尺以名。以关为间隔，而尺寸不得混为一家。合寸、关、尺为三部，其解最为直接，不得曲为分析。

六部脉解

六部之脉，候之寸、关、尺，出于"脉要精微篇"。左寸以候心，左关以候肝，左尺以候肾；右寸以候肺，右关以候脾，右尺以候命门，以明六部各有所属。究之候脉，分而不分，不分而分，则得诀矣。《脉经》曰："春弦夏洪秋似毛，冬石依经分节气。婀娜缓若春杨柳，此是脾家居四季。"假如春脉弦，岂有肝脉弦而余脉不弦之理乎？弦则俱弦，不过言春乃肝气主事，非谓独候之左关。但得浮洪，即属心火，不必定拘左寸；但得短涩，即属肺金，不必定拘右寸；但得沉细，即属肾水，不必定拘左尺；但得和缓，即属脾土，不必定拘右关。五脏之脉分，五脏之部不分也。是以伤寒之脉，仲景一书曰浮、曰紧、曰长、曰弦、曰沉、曰微、曰伏、曰代，但统分脉之浮、紧、长、弦、沉、微、伏、代，并未专指何经。内伤之脉，叔和一书，失血

---

① 高骨：腕骨中位于外侧之骨，即腕后高骨。解剖名桡骨茎突。

宜沉细，不宜浮紧；水症宜浮大，不宜沉伏；上气宜浮滑，不宜沉数；腹痛宜沉伏，不宜浮洪；消渴宜数大，不宜虚细；咳嗽宜浮缓，不宜细数。但分脉之宜与不宜，亦不必辨其何脏，此其明白可证者也。要须知先天一点真阳之火，潜于水中，寄居两尺，在右火用事，水为之涵。火生土，是为脾土，居右关；土生金，是为肺金，居右寸。在左水用事，火为之温。水生木，是为肝木，居左关；木生火，是为心火，居左寸。自无而生有，由下而生上，各有其位而不可易者。《难经》曰："取寸口以决五脏六腑之死生吉凶。"寸口者，手太阴之动脉。《内经》曰："心脉满大，痫瘈①筋挛；肝脉小急，痫瘈筋挛；肾脉小急，肝脉小急，心脉小急，不鼓皆为瘕；肾肝并沉为石水，并浮为风水。"此又于部分之间，而别有会心者。分而不分，不分而分，神而明之，存乎其人。

左心膻中肝胆肾小肠
右肺胸中脾胃命大肠

天下之理，有不必辨者；有必欲辨者。不必辨而辨，则其理晦；必欲辨而不辨，则其理亦晦。心与小肠相表里，肝与胆相表里，肾与膀胱相表里，肺与大肠相表里，脾与胃相表里，形质既已相配，气脉自然相通。而以为大小肠之在下，不得候之于上，相为表里则可，同居其部则不可。易为左心膻中肝胆肾小肠，右肺胸中脾胃命大肠，亦思气类相感，有不见其端倪者。琥珀拾芥，悬空亦起；磁石吸铁，隔碍潜通。而何论大小肠之在下，心肺之在上也乎？且胸中膻中，间不能寸，小肠丙

---

① 瘈（chì）：肌肉抽动、抽掣的一种病证。《伤寒明理论》卷三："瘈者，筋脉急也。"

火，何得与肾水同居，大肠庚金，何得与命门同宿乎？此则不必为之穿凿而辨者也。而有不得不辨者，左肾以藏水，右肾以藏火，既已力辨其非，何以两肾俱藏水，列诸左右，独候之左尺，有是理乎？不知两肾皆藏水，即皆藏火，不过左以水为主，右以火为主耳。吾为之正其名曰：左心小肠肝胆肾膀胱，右肺大肠脾胃肾命门。

定至数

持脉之初，先看至数。欲知至数，先平己之呼吸，以己之呼吸，定人之呼吸，未尝不同。盖人之五脏不可见，所可见者，脉而已。呼出于心肺，心一至，肺一至；吸入于肝肾，肝一至，肾一至。一呼一吸，脉来四至，名一息。脾脉不见者，以土旺四季也，是为平脉。唯是邪扰于中，斯脉不得其正耳。亦有平人脉来五至而无病者。

二十七脉名目

　　缓、浮、沉、迟、数、微、细、弦、弱、濡、牢、虚、实、滑、涩、洪、伏、长、短、芤、革、结、促、紧、动、代。

　　诀以缓为极平脉，余二十六为病脉。定清缓脉，方可定诸病脉；精熟缓脉，即可以知诸病脉。脉之有缓，犹权度之有定平星也。

缓

和缓也。张太素[①]曰："应指和缓，往来甚匀。"杨元操曰："如初春

---

　　① 张太素：明代人，号青城山人，著有《太素脉》。

杨柳舞风之象。"

四至调和百脉通，浑涵元气此身中。

消融宿疾千般苦，保合先天一点红。

露颗圆匀宜夜月，柳条摇曳趁春风。

欲求极好为权度，缓字医家第一功。

不浮不沉，恰在中取；不迟不数，正好四至。欣欣然、悠悠然、洋洋然，从容柔顺，圆净分明。微于缓者，即为微；细于缓者，即为细。虚实长短、弦弱滑涩，无不皆然。至于芤革紧散、濡牢洪伏、促结动代，以缓为权度，尤其显而易见者也。

有胃气者生

四时之脉，和缓为宗，缓即为有胃气也。万物皆生于土，久病而稍带一缓字，是为有胃气，其生可预卜尔。

统六脉而言，不得独诊右关。

脉贵有神

无病之脉，不求神而神在，缓即为有神也。方书乃以有力训之，岂知有力未必遂为有神，而有神正不定在有力。精熟缓字，自知所别裁。

读缓字法

焚香趺坐①，静气凝神，将缓字口诵之，心维之，手摩之，

_____

① 趺坐：盘腿端坐。

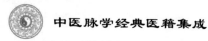

反复而详玩之，久之，缓归指上。以此权度诸脉，了如指掌。

四时平脉

天地之气，分寄四时，化生万物。故春木、夏火、秋金、冬水，皆乘其令以分司，独土则通旺于四季。分阴分阳，迭用柔刚，盖言平也。人得天地之气以生，而脉即与之为比附。春为肝木，脉弦；夏为心火，脉洪；秋为肺金，脉毛；冬为肾水，脉石。唯胃气属土，其脉从容和缓，散布于弦洪毛石，以默运于春夏秋冬，浑沦元气，流畅贯通，生生不已，平孰甚焉。如春肝宜弦，弦而缓者，若风飔柳梢，抑扬宛转。夏心宜洪，洪而缓者，若活火烹茶，薰灼舒徐。秋肺宜毛，毛而缓者，若拣金砂砾，渐次披搜。冬肾宜石，石而缓者，若水泽腹坚，徐形绉透。四季脾胃用事，厥脉宜缓，不问可知，此平脉所以获生也。盖平者，和也，所以和其脉使无急躁也；平者，准也，所以准其脉，使无偏胜也。以缓平之，而后四时之脉得其平耳。夫缓即胃气，原秉天生地成，与诸脉互相主辅，而不可须臾离焉者。经所云春弦、夏洪、秋毛、冬石，皆以胃气为本，诚得诊脉之大宗也。惜医不知察，囫囵读过，毫无心得。未知有胃气者，为平为生；无胃气者，为病为死。遂使一成不易之理，徒蓄千载莫破之疑。余因揭而论定，以著是编。

浮沉迟数四大纲

立缓为标，言平脉，既统该乎弦、洪、毛、石；提病脉，先分著于浮、数、迟、沉。而二十二脉之旁见侧出者，无不寓于其中，举其纲而目自见。

浮

《脉经》曰："举之有余，按之不足。"崔氏曰："如水上漂木。"主表。

浮从水面悟轻舟，总被风寒先痛头。

里病而浮精血脱，药非无效病难瘳①。

浮紧伤寒，浮虚伤暑，浮数伤风，浮迟伤湿。亦有里病脉浮者。浮而云腾蠚起，多属阴虚；浮而绵软葱空，半由失血；浮而月荡星摇，预知精败；浮而羽铩毛散，可卜神消。

沉

《脉经》曰："重手按至筋骨乃得。"杨氏曰："如石沉水底。"主里。

沉居筋骨有无疴，着骨推筋仔细摩。

有病而沉兼别脉，沉而无病世人多。

沉迟痼冷，沉数内热，沉滑痰积，沉紧冷痛。多有无病脉沉者。沉居命脉悠长，足徵寿考；沉居肾脉恬静，咸颂仁人；沉居关脉调匀，允称秀士；沉居寸脉圆活，定是名姝。

迟

《脉经》曰："一息三至，去来极慢。"迟为阳不胜阴，脉来不及。

迟唯三至欲亡阳，好与医家仔细详。

总是沉寒侵脏腑，只宜温药不宜凉。

浮迟表寒，沉迟里寒，有力积寒，无力虚寒，未有无寒脉迟者。迟为内病壅郁，温养阳刚；迟为外病侵凌，温消阴翳②；

---

① 瘳：病愈。
② 阴翳：阴霾，阴云。

迟为缓病缠绵，温补元气；迟为急病驰骤，温散客邪。

数

《脉经》曰："一息常六至。"《素问》曰："脉流薄疾。"数为阴不胜阳。

数脉为阳至倍三，脉中数脉实难谙。

而今始识诸般数，嘱咐医人莫乱探。

五行之中，金木水土，各居其一，唯火则有二。而推其火之类，不特本经之火。海枯被火，则为肾火；榆能生火，则为肝火；石可衷火，则为肺火；壤内藏火，则为脾火。不止有二，而有六矣。而充其火之尽，不特当时之火。风热而炽，则为风火；寒郁而热，则为寒火；暑伤而温，则为暑火；湿积而蒸，则为湿火；燥过而枯，则为燥火。是内有六，外亦有六矣。而穷其火之变，不独五运六气之火，又有无根之火，痰结之火，血燥之火，莫可名状、莫可纪极之火。综此以观，无病不有火，无火不脉数，无药不可以治数。君火而数，芩连固为折火之正敌；相火而数，桂附亦为归火之灵丹。脾倦生火，数非参芪莫疗；肝盛生火，数唯柴芍可除。数缘肾虚，两地滋阴，不必降火；数由肺损，二冬泄热，即以清金。解痰火之数，唯恃法夏；润血燥之数，须用当归。伤风发热，可以去风，即可以治数，防风、羌活；伤寒发热，于焉去寒，即于焉治数，麻黄、桂枝。疗暑热之数脉，焦术、川乌，极为妙品；调湿热之数脉，苍术、黄柏，实有神功。阿胶养秋燥之金，脉数自减；元参泄无根之火，脉数以除。区别内外，分析经络，以脉证病，以病证脉，斯得之矣。安得有心人，与之谈数脉哉！

对待总论

　　人之一身，不离阴阳；而见之于脉，亦不离阴阳。浮、沉、迟、数，阴阳相配之大者也。举其余而对待训之，事以相形而易明，理以对勘而互见。

微与细对

　　微为阳弱欲绝，细乃阴虚至极，二脉实医家剖别阴阳关键，最宜分晓，故继浮、沉、迟、数后，举以为对，以冠诸脉。

微

　　微脉有如无，难容一吸呼。
　　阳微将欲绝，峻补莫踟蹰①。
　　轻诊犹见，重按全无。黄芪、白术，益气归元；附片、干姜，回阳反本。

细

　　细脉一丝牵，余音不绝然。
　　真阴将失守，加数断难痊。
　　举之极微，按之不绝。天麦二冬，清金生水；生熟两地，滋阴养阳。

---

　　① 踟蹰：犹豫。

虚与实对

二脉举按皆得，而刚柔异质。实为邪气实，虚乃本气虚。

虚

虚脉大而松，迟柔力少充。
多因伤暑毒，亦或血虚空。

迟大而软，按之无力。按《脉经》言："隐指豁空。"非是。诸脉中，唯芤、革二脉言空，以虚脉而言空，能别乎革，难别乎芤。《濒湖》曰："脉虚身热，为伤暑，亦主血虚。"

实

实脉大而圆，依稀隐带弦。
三焦由热郁，夜静语犹颠。

浮沉皆得，长大带弦。按《脉经》言："应指幅幅然。"非是。幅幅，坚实貌，乃牢紧脉，非实脉也。伤寒胃实谵语，或伤食气痛。

长与短对

寸、关、尺为脉本位，长则过乎本位，短则不及本位。欲辨长短，先明本位。

长

长脉怕绳牵，柔和乃十全。
迢迢过本位，气理病将痊。

按：长而牵绳，阳明热郁；长而柔和，病将解矣。朱氏曰："不大不小，迢迢自若。"言平脉也。经曰："心脉长，神强气壮；肾脉长，蒂固根深。"

短

短脉部无余，犹疑动宛如。

酒伤神欲散，食宿气难舒。

按：短与动为邻，形与动实别。动则圆转如豆，短则濡滞而艰。《濒湖》曰："短而滑数酒伤神。"杨氏曰："短脉为阴中伏阳，三焦气壅，宿食不消。"

弦与弱对

脉而弦，脉之有力者也，雄姿猛态，可以举百钧；脉而弱，脉之无力者也，纤质柔容，不能举一羽。

弦

同一弦也，在肝经则泻之攻之，在胆经则和之解之。

弦脉似张弓，肝经并胆宫。

疝癫瘕痃疟，象与伤寒同。

《素问》曰："脉端直以长。"《刊误》曰："从中直过，挺然指下。"

按：弦属肝胆经，疝癫瘕痃疟，肝胆经病。肝胆经有泄无补。

弱

弱脉按来柔，柔沉不见浮。

形枯精日减，急治可全瘳。

《脉经》曰："极软而沉，按之乃得，举手无有。"弱宜分滑涩，脉弱以滑，是有胃气，清秀人多有此脉；脉弱而涩，是为病脉。

滑与涩对

脉之往来，一则流利，一则艰滞，滑涩形状，对面看来便见。

滑

滑脉走如珠，往来极流利。

气虚多生痰，女得反为吉。

沈薇垣曰："滑主痰饮，浮滑风痰，沉滑食痰，滑数痰火。亦有呕吐、蓄血、宿食而脉滑者。"万氏云："脉尺数关滑而寸盛，为有胎。"

涩

涩脉往来艰，参差应指端。

只缘精血少，时热或纯寒。

《脉经》云："涩脉细而迟，往来艰，短且散，或一止复来。"《素问》云："参伍不调。"按：血不流通，故脉来艰滞。

尢与革对

同一中空，而虚实分焉。虚而空者为尢①，实而空者为革。

悟透实与虚，旁通尢与革。

尢

尢字训慈葱，中央总是空。

----

① 尢：葱的别称。用葱来指脉的中空。

医家持拟脉，血脱满江红。

戴同父曰："营行脉中，脉以血为形。芤脉中空，血脱之象也。"

革

革脉唯旁实，形同按鼓皮。

劳伤神恍惚，梦破五更遗。

按：革主亡精，芤主亡血。《脉经》言均为失血之候，混淆莫别。不过革亦有亡血者。

紧与散对

松紧聚散，物理之常。散即松之极者也，紧即聚之极者也。紧如转索，散似飞花。紧散相反，形容如生。

紧

紧脉弹人手，形如转索然。

热为寒所束，温散药居先。

诸紧为寒为痛。人迎紧盛，伤于寒；气口紧盛，伤于食。腹痛尺紧，中恶①浮紧，咳嗽沉紧，皆主死症。按浮紧宜散，沉紧宜温。

散

散脉最难医，本离少所依。

往来至无定，一片杨花飞。

柳氏云："无统纪，无拘束，至数不齐，或来多去少，或去多来少，

---

① 中恶：病名，又称客忤、卒忤。感受秽毒或不正之气，突然厥逆，不省人事。

涣散不收。"

濡①与牢对

浮之轻者为濡，平沙面雨霏千点；沉之重者为牢，锦匣里绵裹一针。

濡

濡脉按须轻，萍浮水面生。

平人多损寿，莫作病人评。

《脉经》曰："濡脉极软而浮，如帛在水中，轻手乃得，按之无有。"按：濡主血虚之病，又主伤湿，平人不宜见此脉。《濒湖》曰："平人若见似无根。"

牢

牢脉实而坚，常居沉伏边。

疝癥犹可治，失血命难延。

《脉经》曰："似沉似伏，实大弦长。"仲景曰："寒则牢坚，有牢固之象。"按：牢长属汗，疝癥肝病，实病见实脉，可治。扁鹊曰："失血脉，脉宜沉细，反浮大而牢者，死。"虚病见实脉也。

洪与伏对

浮之最著者为洪，水面上波翻浪涌；沉之至隐者为伏，石脚下迹遁踪潜。

---

① 濡：即"软"脉。

洪

洪脉胀兼呕，阴虚火上浮。

应时唯夏月，来盛去悠悠。

经曰："诸腹胀大，皆属于热。"呕，初起为寒，郁则为热。经曰："诸逆上冲，皆属于火。"阴虚阳盛，脉多洪，唯夏日应时。《濒湖》曰："拍拍而浮是洪脉。"《素问》曰："来盛去衰。"

伏

伏脉症宜分，伤寒酿汗深。

浮沉俱不得，着骨始能寻。

伤寒一手伏，曰单伏；两手伏，曰双伏。乃火邪内郁，不得发越，阳极似阴，故脉伏，必大汗而解。又有夹阴伤寒，先有伏阴在内，外复感寒，阴盛阳衰，四肢厥逆，六脉沉伏，须投姜、附，灸关元，脉乃出。按：二症极宜分。

结与促对

迟而一止为结，数而一止为促。迟为寒，结则寒之极矣；数为热，促则热之至矣。

结

结脉迟中止，阳微一片寒。

诸般阴积症，温补或平安。

越人曰："结甚则积甚，结微则积微。"浮结内有积病，沉结内有积聚。

促

促脉形同数，须从一止看。

阴衰阳独甚，泄热只宜寒。

《濒湖》曰："三焦郁火炎炎盛，进必无生退有生。"按：促只宜泄热除蒸，误用温补，立见危殆。

动与代对

动则独胜为阳，代则中止为阴。动代变迁，阴阳迭见。

动

动脉阴阳搏，专司痛与惊。

当关一豆转，尺寸不分明。

《经脉》曰："动乃数脉，见于关，上下无头无尾，如豆大，厥厥动摇。"仲景曰："阴阳相搏名曰动。阳动则汗出，阴动则发热。"《濒湖》曰："动脉专司痛与惊，汗因阳动热因阴。"

代

代脉动中看，迟迟止复还。

平人多不利，唯有养胎间。

结促止无常数，或二动一止，或三五动一止即来。代脉之止有常数，必依数而止，还入尺中，良久方来。滑伯仁曰："若无病羸瘦，脉代者危。"有病而气不能续者，代为病脉。伤寒心悸脉代者，复脉汤①主之。妊娠脉代者，其胎百日。代之生死，不可不辨。

---

① 复脉汤：即"炙甘草汤"。

奇经八脉

本来督任一身中，寻得仙源有路通。

剖别阴阳维跷界，调冲运带鼎炉红。

八脉者，督脉、任脉、阳维、阴维、阳跷、阴跷、冲脉、带脉是也。以其不拘于经，故曰奇。督、任、冲起于会阴穴，一源而三脉。督脉由长强穴贯脊上行，过巅顶，至龈交而止，为阳脉之总督，故曰阳脉之海。任脉上行脐腹，过咽喉，至承浆而止，为阴脉之承任，故曰阴脉之海。阳维起于诸阳之会，由外踝之金门穴，而上行于卫分。阴维起于诸阴之会，由内踝之筑宾穴，而上行于营分。夫人身之经络繁密，二脉能于阴交阳会之间，加一紧缚，举纲齐目，而阴阳斯得维持之力。阳跷之脉，起于足跟，循外踝上行于身之左右。阴跷之脉，起于足跟，循内踝上行于身之左右，所以使机关之跷捷也。冲脉前行于腹，后行于背，上行于头，下行于足，凡筋骨脾肉，无处不到，十二经络上下之冲要，故曰十二经络之海。带脉横围于腰，状如束带，所以总束诸脉。医家知乎八脉，则十二经、十五络之旨得矣；修炼家知夫八脉，则龙虎升降、元牝幽微之窍妙，于此入其门矣。养生者无事之暇，撮起督脉，循尾间夹脊双关，上行脑顶，下通乎任，循环无端，终而复始，久久调习，二脉贯通如一脉矣。人身元阳之气，自下而生者，亦自下而竭。督任相联，转运不已，有其生之，断难竭之，而寿有不稳固者乎？鹿顾尾闾[1]，能通督脉；龟纳鼻息，能通任脉。二物俱得长寿，有明征矣。提督而上行也，阴阳维跷，随督而升；通任而下行

---

[1] 尾闾：经穴名，长强穴别称。

也，阴阳维跷，随任而降。一升一降，阴阳维跷，亦得为之疏畅。由是从会阴穴起，上至天，下至渊，所以运其冲也；从季肋穴起，左转三十六，右回三十六，所以运其带也。第见营卫和而颜色日以滋润，机关利而手足日以轻捷。三百六十骨节，节节光莹；八万四千毛窍，窍窍亨通。血不奢涩，气不停滞，六淫不得而干之，七情不得而伤之。祛病延年之方，未有过于此者。何必采商山之芝，贮铜盘之露，而后永其寿乎！从知紫府长生诀，尽在奇经八脉中。

《参同契》曰："北方河车，即此法也。循而习之，疏经畅脉，可以养生；进而求之，还精摄气，可以延年；神而明之，进火退符，可以夺丹。"仙经所传，抽铅添汞，降龙伏虎，擒乌捉兔，霏雪产莲，无不寓于其中。浅者得之为浅，深者得之为深。

脏腑说

人身一太极也。静而生阴，则为五脏；动而生阳，则为五腑。一动一静，互为其根。吸门内气管所系，手太阴肺、手少阴心，居于膈上；足太阴脾、足厥阴肝、足少阴肾，居于膈下。脏数五，其形象地，静而得方。食管所系，足阳明胃，手太阳小肠、手阳明大肠，一路贯通。足太阳膀胱，有下口而无上口。足少阳胆，有上口而无下口。两腑对照。腑数五，其气象天，动而行健。手少阳三焦、手厥阴心包络，有经无形。以五脏位置言：离为心火，居南；坎为肾水，居北；坤为脾土，居中；肝不全居左，而震为肝木，居左，气自行于左；肺本不居右，而兑为肺金，居右，气自行于右；以五腑位置言：初以胃统纳水谷；次以小肠分清水谷；于是大肠消其谷，膀胱渗其水。胆则司其事。以阴阳匹配言：心与小肠合，丁丙共宗；肺与大肠合，辛庚一本；脾与胃合，己戊伴居；肝与胆合，乙甲同体；

肾与膀胱合，癸壬并源；包络与三焦合，营卫相亲。以阴阳交媾言：三阴从天降，手太阴肺、手少阴心、手厥阴心包络，列之于上；三阳从地升，手阳明大肠、手太阳小肠、手少阳三焦，列之于下。其中脾阴胃阳、肝阴胆阳、肾阴膀胱阳，更迭相济。以脏腑经络言：手之三阴，从胸走手；手太阴肺，从中府而走手大指之少商；手少阴心，从极泉而走小指之少冲；手厥阴心包络，从天泉而走手中指之中冲。手之三阳，从手走头。手阳明大肠，从手大指商阳，而走头之迎香；手太阳小肠，从手小指而走头之听宫；手少阳三焦，从手四指关冲，而走头之丝竹。所以肺、心、包络、大小肠、三焦，皆称之曰手。足之三阳，从头走足；足大阳膀胱，从头睛明，而走足小指之至阴；足阳明胃，从头头维而走足次指之厉兑；足少阳胆，从头瞳子髎，而走足四指之窍阴。足之三阴，从足走腹。足太阴脾，从足大指隐白，而走腹之大包；足少阴肾从足心涌泉，而走腹之俞府；足厥阴肝，从足大指大敦，而走腹之期门。所以膀胱、胃、胆、脾、肾、肝，皆称之曰足。以阴阳多少言：太阴、太阳为正，少阴、少阳次之，厥阴、阴尽也阳明并左右之阳，两阳合明也又次之。本王启元《内经注》。肺、脾得正阴之气，以太阴称，心、肾属少阴，包络与肝，则厥阴矣。受阴气，以是为差。膀胱、小肠，得正阳之气，以太阳称，三焦与胆，属少阳，胃与大肠，则阳明矣。受阳气，以是为差。以脏腑功用言：主宰一身者心，而小肠为受盛之官；宣布万事者肺，而大肠为传导之官；谋胜千里者肝，而胆为决断之官；颐养四体者脾，而胃为仓廪之官；精贯百骸者肾，而膀胱为津液之官；三焦为气之父，包络为血之母。夫一脏一腑，五脏而称六腑者，以三焦属腑，故言六腑。然三焦属腑，而称六腑，包络属脏，宜亦可称六脏：由斯而论，言六腑，必言六脏；言五脏，只可言五腑，以合天地之数。何必参差其说，而言五脏六腑哉！缕陈脏腑，灿然可考，而有不离乎脏腑，亦不杂乎脏腑，非形象之可绘，言语之可传者，妙在关元一窍。

凿破混沌，将《易》象、性理之书融贯分明，不枝不蔓，是岐黄传人。南坡居士评。

命门提要详后论中

人身以命门为本，而论命门者，不一其处。止此坎为水，一言尽之。盖坎阴包乎阳，一言水而火在其中，如必象坎之形，两边一画为阴，中间一画为阳，则拘矣。独不闻画前原有易乎！

三焦辨

《难经》注三焦，一则曰：有名无形，与手厥阴相表里。再则曰：有名无形，其经属手少阳。词旨极为明白。叔和定《脉经》，因之以立论，可谓善于祖述矣。辨《脉诀》者，不求甚解，以为明有其经，又曰无形，自相矛盾，为此不经之谈。而有为之原者，《脉诀》出于六朝高阳生，假名伪撰，叔和《脉经》中决不为此语。不知叔和实根于《难经》，《脉诀》亦未背乎叔和，辨之者愦愦而辨，原之者亦冥冥而原。读《难经》者，将三焦对诸脏腑读之，涣然冰释矣。肾之形如豇豆，而三焦之形何似？脾之形如马蹄，而三焦之形何类？心之形如莲苞，而三焦之形何若？肺六叶而形如华盖，肝七叶而形如甲折，三焦亦有叶可数，形可拟乎？五脏无不皆然。经则起于关冲，终于丝竹，凡二十三穴，左右四十六穴，岂不有名无形，而行经于上、中、下乎？究其源，滥觞于宋儒，将高阳生一辟，庞安常倡其端而指其瑕，戴同父和其说而辨其谬。厥后一派名流，俱以耳读书而不以心读书，凡《脉诀》之本于《灵》《素》《难经》，微词奥旨，有难晓者，概归于高阳生之僭拟①。高阳生阳受其贬，阴实受其褒。夫高阳生立七表、八里、九道之目，而遗数脉，其罪实无可逃。其余不过文不雅驯，荐绅先生难言之，而乃于词之晓畅者，亦谓高阳生杜撰，高阳生不应受如是之诬。学未深造而轻议古人，多见其不知量也。考三焦之功用，乃人身最关要之腑，如天地之三元总领五脏、六腑、营卫、经络之气，而为诸气之宗。以其资生于肾，与肾合气，肾为原气之正，三焦为原气之别，并命门而居，候脉者，亦候之右尺，可谓深知经脉者。余谓不然，上焦主内而不出，其治在膻中；中焦主腐熟水谷，其治在脐旁；下焦主出而不内，其治在脐下一寸。既平列上、中、下三焦，候脉自宜候寸、关、尺三部。

心包络辨

"灵兰秘典论"称心为君主，"二十五难"称包络为心主。盖心是有形之君，包络是无形之主。柱下吏云："常有欲以观其徼，常无欲以观其妙。"徼，如游徼之徼。中边洞彻，无所不周。唯朕兆甫萌，端倪乍露，乃能灼见其真，故必于常有时观之。妙，如元妙之妙。宇宙洪荒，无所不包，唯机关未启，意念未兴，始可洞观其质，故必于常无时观之。亦仿佛无名天地之始，有名万物之母之言。后世梁王对高祖曰："陛下应万物为有，体至理为无。"盖暗合此意耳是也。宋元《脉诀》，不知仿自何人，因包络动则喜笑不止，与十二官内膻中喜乐出焉相吻合，遂以包络即膻中。亦思膻中为臣使之官，君臣

---

① 僭拟：谓在下者自比于尊者。

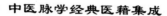

大义，名分森然，何以只知读下一句而不知读上一句乎？且将包络绘其图于简编，独不闻心主与三焦相表里，俱有名无形，何以能知著《脉诀》，而不知读《难经》乎？包络之经，虽起膻中，以无职统众职，尊卑原自攸分。心有形，心主无形，天下唯无形者，其用最神。所以君主无为，心主用事，空空洞洞之中，天至地，八万四千里，空空洞洞；人心至肾，八寸四分，空空洞洞。总视心主何如耳。心主泰然，志气日以清明，义理日以昭著。仰无所踞于天之高，俯无所踏于地之厚。率性而行，梦寐亦形其畅适，于以想见箪瓢陋巷之回、春风沂水之点焉。心主愦然，物欲莫辞其憧扰，精神莫定其从违。未尝临深，而若临渊将陨；未尝登高，而若登山将崩。任情而动，宴安亦露其张惶，于以想见困石据蒺之象、噍杀啴缓之音焉。余用是而知天地之道，其犹橐籥乎，无底曰橐，有窍曰籥，中间一窍，无人摸着，指心包络也。解悟此窍璇玑，立跻天仙地位。其候脉也，菩提本无树，明镜亦非台。《传灯录》："五祖宏忍大师欲求法嗣，令寺僧各述一偈，时有上座神秀者，众所宗仰，于壁上书曰：'身是菩提树，心如明镜台。时时勤拂拭，莫使惹尘埃。'六祖慧能，时为行者，闻之曰：'美则美矣，了则未了。'至夜潜书一偈于秀偈旁曰：'菩提本无树，明镜亦非台。本来无一物，何处惹尘埃。'五祖见之，嗣遂定。"有非《灵》《素》《难经》之所及者，请读无字之经。《梵典》南土遣使诣西竺取经，国王将经秘函给使者，还至中途，开视书中，并无一字，因复至西竺，国王笑曰："吾念南土至诚，不惮跋涉，故将上乘无字经给发，岂知只知读有字之经，不知读无字之经。"故南士所传，皆有字下乘经。

反关脉解

寸口为脉之大会，诊家于此候吉凶死生。间有脉不行于寸口，由肺列缺穴斜刺臂侧，入大肠阳溪穴而上食指者，名曰

"反关"，非绝无仅有之脉也。人，一小天地也，盍观于天乎？日至为天之大经，七政为纬。七政，日月五星也。二十八宿，左转为经，七政右旋而行，为纬。周行于天而迟留伏逆，凌犯交食，五星与日三合会则迟；与日对冲或与日隔宫遇则留；与日同度则伏，逆亦在对冲隔宫。凡星不循常度，乱入次舍为凌犯。交食即日月蚀也。甘石氏古之掌天文之官，如《周礼》"冯相""保章"之类。可得而推之。若夫数应谪见，偏无侵蚀之愆；《礼记》："阳教不修，谪见于天，日为之食；阴教不修，谪见于天，月为之食。"食即相侵相蚀也。数应然而竟不然者，或有他善之举，以宥其小惩；或有悔祸之机，以俟其速改。抑势之巧中其偶耳。官设视祲，果验宿离之忒。《周礼》："视祲，掌十辉之法，以观妖祥，辨吉凶。"若阴阳氛为祲，赤乌成象，镌而横刺，监而抱珥，蔽而昼闇，蒙而光普，白虹弥贯，云气叙列，朝防日上，杂气可想。《月令》："宿离不贷。"宿星躔次，离星过舍，贷与忒同。设官如是，而天象果如者，抑势之会逢其适耳。与夫景客孛彗，景星，德星也。太平之世，则景星见。又《史记·天官书》："天晴则景星见。客星无常次。"《汉书》："子陵与光武共卧，以足加帝腹。次日，太史奏客星犯御座。孛彗，妖星也。"《春秋》：昭十七年冬，有孛星人于大辰。注，孛，彗星也。《尔雅》："彗星为搀抢，注亦谓之孛。"又《汉书》文颖注："孛星光芒短，其光四出，蓬蓬孛孛也；彗星光芒长，参参如扫帚也。"二星似少异。征休征咎应时而见，则势之适然者。甘石氏虽能洞悉其微，而究莫能弥缝其阙，又不观于地乎，东向为水之大汇，决汝汉而排淮泗，顺弄性而导之，因其壅而疏之，禹之行其所无事也。至若弱水人于流沙，反为导水之始；黑水入于南海，实居东流之先，虽禹亦不能强之使东。但得安澜有庆，亦不必定归之于东矣。人得天地之气以生，脉会于寸口者，得天地之正者也；脉反其关者，得天地之偏者也。然偏也，非病也，均之得气以生也。其三部定位，与寸口无异。

天文地理，如数家珍，故说来耐人咀嚼。南坡居士评。

七表八里九道三余脉辨

浮、沉、迟、数，脉之纲领，《素问》《脉经》皆为正脉。《脉诀》立七表、八里、九道之目，而遗数脉，不辨而知其不可宗。然体裁既变乎古而明其谬，意义自当分析于今而折其衷。天地未辟，老阴、老阳用事；天地既辟，少阳、少阴用事。少阳之数七，七主天，天有七政，居地之表；少阴之数八，八主地，地有八极，《淮南子》："九州之外，乃有八寅；八寅之外，乃有八纮；八纮之外，乃有八极。"居天之里。阳常有余，阴常不足，天包平地，男强于女；牡健于牝，雄矫于雌。经曰：能知七损八益，则足以治病者，此也。天地之数，始于一而终于九，故天有九天、九星、九道之名，九星即：贪狼、巨门、禄存、文曲、廉贞、武曲、破军、左辅、右弼。九道：青道二、白道二、赤道二、黑道二、合黄道而为九也。九天，《周子》："一为宗动天，二为恒星天，以下七政各一重天。"又《太元经》："一中天、二羡天、三从天、四更天、五晬天、六廓天、七减天、八沉天、九成天。"地则有九州、九野、九河之号。黄帝因天之象以画地之形，广轮错综，无少畸零。《易》曰："地道无成而代有终。"其是之谓乎？期三百有六，旬有六日，合气盈朔虚以置闰，而后岁功成焉。人一小天地也，七表以法天，八里以法地，九道以法天地之九数，补三脉以象归奇之闰。《脉诀》分类之义，想当然耳。今举为对待，配以阴阳，岂不显背乎《脉诀》！究之万物不离乎阴阳，一物不离乎阴阳，以阴阳该之，而七表、八里、九道、余三，无不寓于其中，以俟千秋百岁，自有论定之者。

七诊辨

《脉经》曰：七诊者，一静其心，存其神也；二忘外意，无思虑也；三均呼吸，定其气也；四轻指于皮肤之间，探其腑脉也；五稍重指于肌肉之际，取其胃气也；六再重指于骨上，取其脏脉也；七详察脉之往来也。据《脉经》所说，指临时言。以余诀之，用功不在临时，而在平时。平居一室之中，内以养己，恬静虚无，一存其神，二忘其虑，三均其呼吸，沉潜于脉理之场，从容于脉理之圃，将心所存之神，意所忘之虑，鼻所出入之呼吸，尽附指头。不以心所存之神为存，而以指所存之神为存；不以意所忘之虑为忘，而以指所忘之虑为忘；不以鼻所出入之呼吸为呼吸，而以指所出入之呼吸为呼吸。以之探脏腑，取胃气，察脉之往来，无论燕居闲暇，即造次之时，颠沛之际，得之于手，应之于心矣！盖手中有脉，而后可以诊他人之脉。若平时未及揣摩，徒事口耳之学，临时纵七诊分析，心中了了，指下难明。况医当仓卒，病值危急，又何以尽七诊之法，而一无遗漏也乎！

九候解

寸、关、尺为三部，一部各有浮、中、沉三候。轻手得之曰举，候浮脉也；重手取之曰按，候沉脉也；不轻不重，委曲求之曰寻，候中脉也。三而三之为九也。浮以候表，头面皮毛外感之病也；沉以候里，脏腑骨髓内伤之病也；中以候中。中者，无过不及，非表非里，至数从容，无病可议。古帝王传心之要，所为以一中括天地之道，而立斯人身心性命之宗者，此也。古人以之为心传，吾人亦以之征心得。盖中与和通，谓其和缓而不邻于躁也；中与庸近，谓其平庸而不涉于偏也。其见诸脉，胃气居中，则生机之应也。定之以中，而浮沉朗若观火，三部九候无不了然。

膻中解

两乳中间，气聚之海，名曰膻中，无经络而有其官。经曰："膻中者，臣使之官，喜乐出焉。"余读经文而穆然思、恍然悟，人自堕地以来，未逢笑口，先试啼声。知识甫开，端倪迸露，渐渐客气侵淫，而本来流动充满之气，无复中存。百岁光阴，总是牵愁之岁月；半生阅历，哪寻极乐之寰区。所以生、病、老、死、苦，不能脱其轮回矣。如是我闻，观自在菩萨，心平气和，理直气壮。慈灯普照，王勃《普慧寺碑》："宣佛镜于无方，演慈灯于已绝。"统五蕴以俱空；《涅槃经》："五蕴皆空。"即六人之类。智炬长明，梁简文帝《菩提树颂序》："智灯智炬之光，照虚空于莫限。"驭十方而胥静。唐太宗《圣教序》："弘济万品，典御十方。"破烦恼网以慧剑，《维摩经》："以智慧剑，破烦恼网。"生安稳想于化城。《法华经》："法华道师于险道中化作一城，疲极之众，生安稳想。"广大乾坤，逍遥世界；舒长日月，容纳须弥。《维摩诘经》："以须弥之高广，纳芥子中而不迫窄。"昆仑山西方曰须弥山。若夫情根不断，憾种难翻。荆棘丛中，无非苦戚；葛蕌藤里，绝少安闲。鼻观雍木樨之香，《罗湖野录》："黄鲁直从晦堂和尚游，时暑退凉生，秋香满院。晦堂曰：'闻木樨香乎？'公曰：'闻。'晦堂曰：'吾无隐乎尔。'公欣然领解。"心期迷梅子之熟。《传灯录》："大梅和尚曰：'任汝非心非佛，我只管即心即佛。'马祖曰：'梅子熟也。'"杳无妙叶，梁简文帝《元圆讲颂》："树藏蕤于妙叶。"那发空花梁昭明太子诗："意树发空花。"然则涤偏气于往来，高悬明镜；见上。涵元气于夙夜，永保灵犀义山诗："心有灵犀一点通。"云蕊函开，便为清福之地；月苗杯举，别有浩洞之天。陆龟蒙《道室诗》："月苗杯举有三洞，云蕊函开叩九章。"克效臣使之司，允称喜乐之国。

丹田解

脐下为丹田，有活见之处，而不可以分寸计。人之动气，根于两肾，生于丹田。气足内藏，鼻息微细；气虚上奔，鼻息喘促。无气有气，有气无气，以此为辨。而名为丹田者，则非医家所能通晓。余与梯云道人，姓谢，字际洛，新化人。甫八岁，病染狂，所言皆蓬莱海岛之事，十四岁方瘳。十五岁发蒙，越明年，游泮。一动一静，无不以圣贤自规。了悟山人，姓刘，讳宗因，字群占，号济南，邵阳人。天生一种慈祥恺恻之性，日以普渡众生为念。鬓发雪白，满面红光。梦觉道人游湘，寄书未至，预对家人白之。有"可知息息相通处，未见瑶函先见形"之句。同考道于梅城雷公洞。在城南九十里，洞窈而深，巨石摩霄塞口，一水冲破。梦觉道人循口壁凿开，为新邵通衢，约一里许。正居洞中间，傍溪献一大岩，生成考道之所。基砥而垲爽，顶锅而风藏。门面奇花异草，四时馥馥馩馩；壁脚方床圆几，百窍玲珑。不暑不寒，常在二八月天气；有炉有灶，包含亿万劫金光。忽一朝，谢子微笑曰："吾今知脐下为丹田，乃藏丹之所也。昨宵漏永，宝鼎浓浓，采药于坤炉，升于乾鼎。浓浓，药苗薰蒸之象。光透帘帏。精光彻透帘帏。夺得金精一点，恍兮惚兮，活见于脐下矣。"余曰："水中之铅，经火一炼，化而为丹。些子机关，只可自知，余亦将有得，不堪持赠君。"尔时刘子犹未悟也。谢子灵根凤植，仙骨珊珊，雅有逸鹤闲鸥之致，闻道独早，三人参究元理，得益于谢者居多，厥后刘亦勇于上进。一痕晓月东方露，坎戊，月精。晓月露者，药苗生也。穷取生身未有时。天地未有时，先有贞元会合之真气，而后有天地；生身未有时，先有贞元会合之真气，而后有生身。晓月露，追取先有之真气，归于生身。其所得更有过于余与谢者。桃花夙有约，同泛武陵槎。陶渊明《桃花源记》："武陵人，捕鱼为业。缘溪而行，忘路之远近。忽逢桃花林，夹岸数百步，中无杂树……行到源头，山有小口，仿佛若有光。舍船从口入……其中往来种作，男女衣裳，悉如外人，黄发垂髫，恰然自乐……自云先世避秦时乱，率妻子邑人来此绝境，不复出焉，遂与外人间隔。"

人迎气口解

左手关前一分为人迎，右手关前一分为气口。《脉经》曰："人迎紧盛伤于风寒，气口紧盛伤于饮食。"夫关前一分，即左右寸也。左寸本以候心，心非受风寒之所，而以为紧盛伤于风寒；右寸本以候肺，肺非积饮食之区，而以为紧盛伤于饮食。辗转思维，不得其解。乃今于天地运行而知之矣。

天左旋，风寒为天之邪，人迎之而病，邪气胁逼，畏风恶寒，亦见于左之上部，地无旋。地之气右旋，人身之气亦从右始，是以右之上部不名寸口而名气口。一部各分天、地、人三候，上部之地属阳明胃经，主消纳五谷，内伤饮食亦先见于右之上部。以其本位而言，则曰心与肺；以其受邪而言，则曰人迎、气口。

冲阳太冲太溪解

人之两手为见脉之所，而不知两足尤为树脉之根。冲阳动脉在足跗上五寸陷中，属阳明胃经；太冲动脉在足大指本节后三寸陷中，属厥阴肝经；太溪动脉在足踝后跟骨间，属少阴肾经。病当危殆，寸、关、尺三部俱无，须向三脉诊之。如往来息均，尚有可生之路。试观小儿二三岁时，喜赤足，八岁好趋，十岁好走，阳气从下而生也；五十足渐畏冷，六十步履维艰，阳气从下而耗也。两足无脉，纵两手无恙，其命不能久留；两手无脉，而两足有脉，调治得宜，亦可挽转生机。一心应变，宏敷济众之仁；万象回春，允副好生之德。

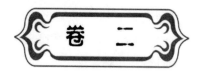

男女尺脉异论

男女异质，尺脉攸分。卜寿夭于目前，温犀易辨；《晋书》："温峤过牛渚矶，深不可测，遂燃犀角照之。须史见水族，奇形异状，或乘车马著赤衣者。峤至夜梦人谓曰：'与君幽明相隔，何苦乃尔。'"定荣枯于指下，秦镜难逃。《西京杂记》："秦始皇有方镜，照见心胆。"男脉尺藏，抱朴守真，德寿之孝；归神敛气，福禄之翁。若浮洪而短，其祸有不可胜言者。碌碌蓬庐，终日待株林之兔；《列子》："野人有遇一兔走触株林而死，辄拾以归，其后尝守株以待兔。"悠悠岁月，无路看长安之花。孟郊诗："春风得意马蹄疾，一日看尽长安花。"而且每多斯疾之呼，膏肓莫治；定有夫人之恸，命数难延。女脉尺盛，雅秀彬彬，芝香玉砌；精光炯炯，桃熟瑶池。若隐伏而微，其祸又不可胜言者。郊禖无灵，空履大人之迹；螟蛉有子，徒闻象我之声。而且狮子吼于河东，乞怜处士；《东坡集》："陈季常佞佛，妻柳氏性悍，客至尝闻诟声。东坡戏之曰：'龙邱居士亦可怜，谈空说法夜不眠，忽闻河东狮子吼，拄杖落手心茫然。'按：狮子吼，梵书名佛声震，小说自息，犹狮子吼，群兽皆藏。"犊车乘于洛邑，见戏相臣。《妒记》："洛中王导，妻曹夫人性妒，导惮之，乃别营馆居妾。夫人知之，率婢持刀寻讨，导恐，飞辔出门，左手攀车栏，右手提尘尾，以柄打牛。司徒蔡谟戏曰：'朝廷欲加公九锡。'导弗之觉，但谦退而已。谟曰：'不闻余物，唯有短辕、犊车、长柄尘尾。'导大怒。"

痨症脉数论

病症最苦者莫如痨。《脉经》注："脉数不治。"而未注明所以脉数，所以不可治之故。天一生水，天一奇数阳也，而生水则为阴矣。阴阳同宫，是一是二，解人当自分明。《难经》注："左肾以藏水，右肾以藏命门。"固为传写之讹；即方书谓"两肾一般无二样，中间一点是元阳"，亦是隔膜之谈。盖阴生于阳，阳藏于阴，诚有分之而无可分者。人自囤地一声以来，有此水即隐此火，而穷通寿夭，皆决之于此。《入药镜》[1]崔公希范著云："唯有水乡一味铅是也。"乾坤交媾罢，破乾为离，破坤为坎。铅为金丹之母，八石之祖，先天一点乾金，走入坎水中，化而为铅。由乾阳来，是为真火。水足而火之藏于水中者，韬光匿彩，而六脉得以平和；水虚而火之见于水中者，焕彩闪光，而六脉何能安静？水之包涵乎火，夫固有一滴之不可亏者。病而名痨，痨者，牢也，牢固难解之辞也。或曰取其劳苦、劳役、劳顿之义。吾则曰：劳字从火，相火一煽，君火随之而炽，二火争焰而痨焉。盖一勺之水，煎熬殆尽，火无所附丽，飞越于上，犯营则逼血妄行，克金则咳嗽不已，灼津液则饮食变为痰涎，蚀肌肉则形骸为之骨立。一身之内，纯是火为之猖獗，脉之所以数也；精竭神枯，脉之所以细而数也。夫性命之理，至为微妙。性藏于心，命藏于肾，命即指此火也。有水，火可引之归元；无水，火亦无所归宿。龙雷之火，潜于水中，得温暖则藏。水冷则火升，咽痛、唇裂、口渴、面赤，投以桂附，温其窟宅而招之，火自归平原位。《本草》所以有此引火归原之语，世医不察，概施之无水并邪火之症。人之死于非命者，无冤可诉。揆厥由来，祸肇于《景岳》《医贯》《薛氏医

① 《入药镜》：唐代崔希范撰，其内容涉及内丹修炼。

案》诸书，流毒二百余年。天心仁爱斯民，亦有悔祸之机，自《慎疾刍言》《医学汇参》书出，而吴越之风息。自如是我闻唤醒世人书出，而燕赵之风息，唯荆楚何辜，此风犹自盛行。直至焰消灰尽，命亦于此尽失。其可治乎？其不可治乎？唯愿同学君子，遇症之自内出者，稍见脉过其止，即以醇静甘寒之品养之，百合、熟地、枇杷叶、梨汁、童便、麦冬、桑皮、地骨皮之类。经验加味地黄汤：熟地、淮药、枣皮①、泽泻、茯苓、生地黄、麦冬、丹皮。百合固金汤：生地、熟地、百合、麦冬、芍药、秦归、贝母、元参、桔梗、甘草。无使至于数焉，诚济世之慈航也。然则，问此火离乎本位，出没无端，隐显莫测，可确指其侨寓于何处乎？余应之曰：分明香在梅花上，寻到梅花香又无。拈花示众。

南坡居士加批结语：将时行物生鱼跃鸢飞之理，经朱儒千言万语苦未分明者，一喘急脉论眼觑破②，一口道破，奇事！快事！

余著是篇，殊触当日隐憾也。年十三应童子试，见赏宗工，曾拔前茅。旅馆风霜，归患水肿，误服桂附，几濒于危。忽江西来一老医，姓聂，名广达，以乳蒸黄连服之而愈。究中桂附伤，随即吐血、咳嗽、潮热等症作矣。一室之冲，调养五栽，博采医书，折衷一是，唯日服甘寒之品，身体渐次复元，医亦稍得门径。本欲理吾旧业，以绍箕裘③，而日夜求治者，接踵搅心，因将乎泽庋之高阁。迨寻五十年前梦，云散天空一道人。

噎膈反胃脉缓论

余得一缓字诀，以决病之死生吉凶。凡遇噎膈反胃，脉未

---

① 枣皮：山茱萸的别称。
② 觑破：看破。
③ 以绍箕裘：又成语"克绍箕裘"，即能够继承祖、父的事业。

有不缓者，其将何以决之？余用是三思焉。因其脉之缓，而知其脾无恙焉，肾无恙焉，心、肝、肺无恙焉。唯是一眚①之累，居于要地，遂积成莫疗之痾。即其脉以思其症，绳以理而溯其源。经曰：金木者，生成之终始；《河图》："天一生水，地二生火，即乾元大生，坤元广生之纲领，故水火之功用亦足以维系乎天象地舆。至土以五十居中，寄旺于四时。尤其彰明较著者，唯天三生甲木，地八乙成之，乃滋生之始事，所谓一生二，二生三，三生万物者，此也。地四生辛金，天九庚成之，乃集成之终事，所谓战乎乾、劳乎坎、成言乎艮者，此也。故木气司权，丰草绿缛而争茂，佳木葱茏而可悦，金气司权，草拂之而色变，木遭之而叶脱。"物之化，从乎生，物之成，从乎杀。生杀之机犹权衡之不可轻重也。人生百年，一大春秋耳。年当杖乡杖国，正值秋月之天，由是阳明之庚金，其气化为燥，由下冲上，冲于阑门、幽门，谓之反胃，朝食暮吐或隔宿方吐；冲于贲门谓之膈，即食即吐；冲于吸门谓之噎，食难下咽。燥之所冲，门遂为之枯槁，叶黄禾熟之候，纵日暄风动，露滋雨润，而欲转其青焉，抑已难矣。经曰"三阳结手阳明大肠、足太阳膀胱、手太阳小肠，谓之膈"，不独指阳明经。亦思三阳同居下位，岂有一阳结阳明金燥，而二阳不随而结者乎？膀胱与小肠之津液，随之而枯。所以吐沫、刺痛、羊粪，总由于燥结然耳。东垣通幽汤，秦归身、升麻、桃仁、红花、炙草一钱，生地、熟地五分。其理最为深邃，存其方可矣。丹溪禁辛燥，丁香、白蔻、砂仁、半夏、陈皮之类。虽其义极为晓畅，存其语可矣。若喻嘉言、李士才于是症，一则商其补脾补肾，未悟其脉；一则酌其下气坠痰，未达其症。然则，此症无可治乎？曰：非也。年未登五十，燥非其时，或为醇酒所伤，或为煎熬所中，以润燥为主，牛羊乳、童便、芦根、韭菜汁、陈酒、茅根之类。经验方：酒大黄、桃仁、归尾，炼蜜为

---

① 眚（shěng）：本义为眼睛生翳，引申为过错。

九，茅根汁汤送下。兼用四子之书，多有得愈者。悟到秋来金恋木，翻然方见艳阳天。后天坎离用事，升居乾坤之位，于是八卦各易其位。震木居离火之位，震为苍龙，龙从火里出；兑金居坎水之位，兑为白虎，虎向水中生。龙跃虎腾，金木交并，木之欣欣向荣者，不畏金而反爱金，虽历夏而秋，常在春三、二月之天。

司马石渭中，端方正直，同砚两载，来往数十年如一日也。年近五旬，酷嗜浓味鱼腥，胸间隐隐作痛，食入即吐。人到知心，刻期取效，心转疑惑，觉古所传之方，一无可用，乃会丹溪之意，日服芦根汤而愈。游湘未悟，于今三年，是夜援笔成论，顿兴我以暮云春树之感。

体肥脉虚中症论

气为阳，血为阴。阴阳配偶不参差，五脏调和脉斯正。唯是体格丰隆，一线之微阳，不足以敌硕肤之阴躯。居恒服温补性味，殊觉相宜，寒凉性味，一滴逆口。由是气虚，是以脉虚耳。盖尝论之：气，无形者也；血，有形者也。有形者，全赖无形者为之运用，而后足得以行，手得以握，耳得以聪，目得以明，鼻得以闻其香臭，口得以知其五味。虽然，尤有进无形者能运有形，而不知更有无形者为之主宰，无形者方得宣布于四肢，充塞于五脏六腑。无形者何？真气是也。以其所运而言，曰真气；以其所居而言，曰谷神。《道德经》："谷神不死，是谓元牝；元牝之门，是为天地之根。"手足耳目口鼻，皆根窍于元牝；元窍一闭，耳非不孔窍玲珑，而不能听；目非不黑白分明，而不能视；鼻非不呼吸出入，而不闻香臭；口非不咀嚼珍蔬，而不知五味；手足非不血光红润，而不握不行。今为阴血所压，无形者馁矣；无形者馁，则有形者亦馁矣。古今卒中之症，大半患于体肥之人，职是故耳。方书所载中症，许多言说，徒事喧哗。一言以蔽之曰："气脱。"其卒然而毙者，真气脱也；其毙而复苏者，真气犹存。凡气一时不足以胜形体之任，其手足不用不仁者，元窍闭也。元窍闭，调治得宜，脉虚、脉芤、脉迟，经验方：黄芪、人参、焦术、附片、秦归、苡米、姜枣引。脉洪、脉数、脉细，经验方：熟地、人参、枸杞、秦归、苡米、丹皮、麦冬、五味。如初中半身不遂，不省人事，筋急拘挛，口角㖞斜，语言謇涩，脉弦而数，则以风论，小续命汤：防风一钱二分，桂枝、麻黄、杏仁、川芎、白芍、人参、甘草、黄芩、防己八分，附片。轻者亦有痊愈，重者或苟延岁月。调治失宜，真气亦不能久留。知几之士见其体肥脉虚，时常培养元阳，经验方：附片、干姜、人参、黄芪、焦术、肉桂、秦归、炙草、姜枣引。鹿茸桂附丸：附片、肉桂、鹿茸、熟地、淮药、丹皮、枣皮、泽泻、茯苓。庶有裨焉。有形四大皆假合。潜确《内书》："四大，地、水、火、风也。地无坚性，水性不住，风性无碍，火假缘生。"《释典》："骨肉为地，涕唾津液为水，暖气为火，骨节转运为风。达者谓之幻身。古佛偈假借四大以为身。无形中有主人翁。"《性命圭旨》："主人翁，姓金，号元晶，自虚无中来，居杳冥之乡。"

岐伯曰："中风大法有四：一曰偏枯，半身不遂也；二曰风痱，身无疼痛，四肢不收也；三曰风懿，奄忽不知人也；四曰风痹，诸痹类风状也。"夫曰风痹，真风也。所谓偏枯、风痱、风懿者，以其舌强口懿，猝倒无知，形似乎风，因以风名。详究其义，实与风毫不相涉。就其症而言之，手撒，脾气绝矣；口开，心气绝矣；鼻鼾，肺气绝矣；目闭，肝气绝矣；遗溺，肾气绝矣。汗出如珠，发直如麻，面赤如妆，真阳鼓散于外矣。抉其精而穷其奥，总归宿于肾元。盖肾为性命之根，如只见一二经，尚未伤及于肾，急相其肾之水亏、火亏，培之补之，而受伤之脏，自复其初。朱丹溪以为痰则生火，火则生风，固属捕风捉影；李东垣以为本气自病，将风字涂抹，其于是症，亦似有得，究未窥其底蕴；河间以为将息失宜，心火暴甚，而著地黄引子，熟地、枣皮、巴戟、附片、肉桂、苁蓉、茯苓、麦冬、五味、石斛、菖蒲、远志。可谓抉出疾源矣。顾肾水火同宫，有痰涎上涌，水不足者；有面赤烦渴，火不足者。地黄引子仅足补其火，赵养葵又补明水不足者，用地黄汤滋其水。庶岐伯不言之蕴，得以阐明于世。治是症者，慎勿存一风字于胸中，斯得之矣。

喘急脉论

《脉经》曰："上气喘急候何经，手足温暖脉滑生。若得沉涩肢逆冷，必然归死命须倾。"试申论之，人之所赖以生者，元气、宗气，而其所以生者，则真气也。统一身而言，则为元气。元气充足，呼吸自循常度，如涉虚怯，阴阳之气乱矣。经曰："阴争于内，阳扰于外，魄汗未藏，四逆而起，起则熏肺，使人喘息。"体犹温暖，脉多虚滑，人参能回元气于无何有之乡，独参汤。经验方：黄芪一两，秦归三钱，姜枣引。喘息自止。据中焦而言，则为宗气，宗气转运升降，自无滞碍，如沾痰滞，阳明之气郁矣。经曰："邪客于阳明之络，令人气满，胸中喘息。"体虽温暖，脉则弦滑法夏和胃而燥痰，四七汤：人参、肉桂、法夏、炙草、姜枣引。喘急随除。至于先天一点真元之气，是为真气，至无而含至有，至虚而统至实。鼓荡于太虚者，雷也；而其所以默运乎鼓荡者，非雷也，真气也。吹嘘乎万物者，风也；而其所以驱使乎吹嘘者，非风也，真气也。外护于表，内行于里，周流一身者，气也；而所为主宰以周流者，非气也，真气也。释氏调气以悟空，调此气也；老氏炼气以归真，炼此气也；儒者养气以为圣为贤，养此气也。释氏谓之真如，钱起赠怀素诗："醉里得真如。"刘禹锡诗："心会真如不读经。"老氏谓之绵绵，《道德经》："绵绵若存。"儒者谓之浩然。其为气也，天地得之，万古不

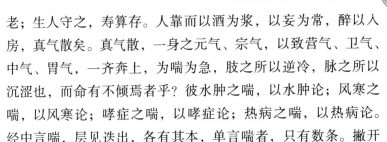

老；生人守之，寿算存。人靠而以酒为浆，以妄为常，醉以入房，真气散矣。真气散，一身之元气、宗气，以致营气、卫气、中气、胃气，一齐奔上，为喘为急，肢之所以逆冷，脉之所以沉涩也，而命有不倾焉者乎？彼水肿之喘，以水肿论；风寒之喘，以风寒论；哮症之喘，以哮症论；热病之喘，以热病论。经中言喘，层见迭出，各有其本，单言喘者，只有数条。撇开各症方言喘，寻到源头始见医。

非有大本领、大作用人，不能道其只字。南坡居士加批。

气鼓脉弦数论

医学中，刘、李、朱、张而下，瓣香敬祝者，汪子讱庵，独于气鼓症，列之湿门中，殊不谓然，究其源，方书俱然，不自讱庵始。余考其症，是气也，当列于气门。气以类而方明，病虽难而易治。夫气之功用，全赖脾土为之转运。气分有无气，土分有形。脾属土，有形者也，有形之土运气。脾藏意，意亦属土，无形者也，无形之土运气。有形之土，以药补之；无形之土，以心养之。二者得兼，而土斯健矣。土旺而气乃周流四体，土衰而气遂停滞中州，贯注躯壳，充盈腠理，郁而为热，气鼓成焉。经曰"诸胀腹大，皆属于热"是也。其为症也，四肢日见瘦羸，肚腹日见胀满，任人揉按，痛痒不关。稍进糠粮，饱闷难受。脾愈虚，肝益肆其侮；气愈积，热益张其威。脉之弦且数，其所由来者，有明征矣。治是症者，当青筋未大见，脐心未大突，缺盆未大满之时，重用黄连，以解其热。清金以制肝盛，培土不受肝邪。经验方：人参、黄连、焦术、麦冬、青皮、肉桂、炙草。药固有维持之力，尤宜却咸味，断妄想，存神静虑，以养无形之土，不治气而气自宣通，多有得安者。其名不一，曰单胀，以其独胀于腹

· 47 ·

也；曰鼓胀，以其中空无物也；曰蛊胀，若虫食物而中空也；曰热胀，由热而胀也；曰气胀，由气而胀也。统名之曰气鼓也。彼水胀、寒胀，列于湿门，宜也，原与此症毫不相涉。东垣一代伟人，中满分消丸，厚朴一两，枳实、黄连、黄芩、法夏五钱，陈皮、知母、泽泻三钱，茯苓、砂仁、干姜二钱，人参、白术、甘草、猪苓一钱，蒸饼为丸。亦尚未分晰也。

血症有不必诊脉有必须诊脉论

失血之症有四：从齿失者，曰齿衄；从鼻失者，曰鼻衄；从咽失者，曰呕血；从喉失者曰咳血、曰咯血、曰吐血、曰唾血。失血则一，而轻重攸分。最轻者齿衄，足阳明胃脉循鼻入上齿，手阳明脉上颈贯颊入下齿，二经热盛，其循经之血从齿溢出。血路一通，即无热，亦时常而来，于体无伤，不必以药治者。稍轻者鼻衄。凡经之上于头者皆下通于鼻，少阳之脉上抵头角，太阳之脉上额交颠，阳明之脉上至额颅。其血之循于经者，随气周流，走而不守，三经为热所逼，血即从鼻而漏。以童便引热下行，茅根清胃降火，其血立止。至于漏血过多而无休者，则不责之血热，而责之气虚。有形之血，一时所不能滋；几希之气，速当挽回，急用参芪补气以督血，经验方：黄芪一两、秦归三钱，姜枣引。补气以摄血，补气以生血。虽气息奄奄，亦可回生。彼伤寒鼻衄，名曰红汗，热随血解，不必止血，亦不必再发汗；瘟疫鼻衄，名曰外溃，毒从血减，不必止血，亦不必再议下。经络分明，见其症，即可以用其药也。稍重者呕血，则在胃腑矣。贮积日久，逆而上呕，多则盈盆盈碗，聚则成块成堆。或一月一呕，或间月一呕或周年一呕。未呕之先，郁闷难安；已呕之后，神清气爽，但得血路通利，有呕至毫釐而无伤者。以恐血阻吸门，急备方：用纸然刺鼻中，得嚏则通。登刻致毙，方书积案，从未有发明其义者。盖胃为五脏六腑之海，血易为之聚，人而饮食煎熬，停留瘀血，结成窠臼，久则相生相养，习以为常，如蚁之有穴，鱼之有渊，生生不已。补之，愈足以滋其党；凉之，徒足以塞其路。辗转图维，唯三七、郁金，以破负固之城；淮膝、大黄，以开下行之路。自拟方：三七、郁金、牛膝、大黄、归尾、桃仁、枳实，炼蜜为丸。扫除而荡涤之，庶有瘳焉。常见山居之民，采草药以治血，遇是症得愈者居多，草药之性，无非破血之品，有明征矣。最重者吐血、咳血、咯血、唾血。致病之衅，原不一端；发病之源，总归五脏。脏者，藏也，所以藏其血以养神、养魂、养魄、养意、养精与志也。心不生血，则神为之消散；脾不统血，则意为之惝恍；肝肺不归血，则魂魄为之飘荡；肾不贮血，则精志为之梏亡。一滴之血，性命随之，全凭脉息以决吉凶。脉而虚弱，火犹未发，归脾汤，人参、白术、茯神、枣仁、龙眼肉、黄芪、秦归、远志、木香、炙草，姜枣引。养营汤，人参、白术、黄芪、炙草、陈皮、肉桂、秦归、熟地、五味、茯苓、远志、酒芍，姜枣引，俱能奏效。脉而洪数则内火炽矣，火愈炽而血愈亡，血愈亡而阴愈虚，故曰阳邪之甚，害必归阴。当此之时，寒凉适足以伐五脏之生气，温补又足以伤两肾之真阴，唯以甘寒滋其阴而养其阳，同痨伤论。血或归其位耳。又有一种，五脏为内寒所侵，血不安位而妄行者，脉虚而迟，非附子、干姜，不足以祛其寒而温其经，经验方：附片、干姜、黄芪、白术、秦归、炙草、建元，姜枣引。此百中仅见一二者。至于外寒犯乎五脏，扰血逆上者，脉浮而紧，唯麻黄人参芍药汤，桂枝五分，麻黄、黄芪、甘草、白芍一钱，人参、麦冬三钱，五味五粒，当归五分。可以攻其寒而安其血。此亦血症之常事，甚无足怪。所以五脏之血，必诊脉而后能决也。综而计之，譬诸军伍，

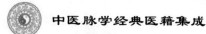

齿衄、鼻衄，巡哨之士卒也；呕血，护卫之士卒也；咳、吐、咯、唾之血，则守营之士卒也。巡哨之士卒可失，即护卫之士卒可失，而守营之士卒，断不可失者也。经四十载之推求，而血症了解，阅千百人之性命，而血路敢详。

司马刘芹藻，忽患失血，气喘，脉虚而迟，重用附子、干姜、黄芪，立愈。由是留心医学，讲解《灵》《素》《难经》。

咳嗽脉论

痨症咳嗽，以痨为本，不在咳嗽论。其余咳嗽，但得病源缕晰，无脉不可治。欲达病源，先分内外。外感咳嗽，专责于肺。风寒之来，先人皮毛。皮毛者，肺之合也。风寒郁于肺则咳嗽。肺窍得通，则咳嗽止焉，故古有"外感咳嗽则轻"之语。其脉浮而大，散之以葱白，通之以紫苏。参苏饮：人参、紫苏、干葛、前胡、法夏、茯苓、陈皮、甘草、枳壳、桔梗、木香、葱白。至于内伤，经曰："五脏皆令人咳，不独肺然也。"而要不离乎肺。其本经咳嗽也，金生在巳，形寒金冷，伤其生气，喘息有音，甚则唾血，其脉短而迟，补之以波蔻，温之以砂仁；经验方：人参、焦术、茯苓、法夏、陈皮、波蔻、砂仁、炙草、姜枣引。其心脏咳嗽也，火甚克金，喉中隐隐如梗状，甚则咽肿喉痹，其脉浮而洪，凉之以黄芩，泻之以山栀；经验方：生地、赤茯苓、山栀、生甘草、黄芩、桔梗、麦冬、灯心引。其脾脏咳嗽也，土不生金，阴阴痛引肩背，甚则不可动，其脉濡而弱，培之以黄芪，燥之以白术；经验方：人参、秦归、黄芪、焦术、法夏、陈皮、茯苓、炙草、大姜枣引。其肝脏咳嗽也，木燥火发，金被火伤，两胁下痛，甚则不可以转，其脉沉而弦，制之以鳖甲，和之以柴胡；熟地、鳖甲、秦归、柴胡、酒芍、炙草。其肾脏咳嗽也，火动水亏，金少水涵，腰背相引而痛，甚则咳涎，其脉沉而细，滋之以熟地，坚之以黄柏。知柏地黄汤：熟地、淮药、枣皮、知母、丹皮、泽泻、茯苓、黄柏。久咳不已，移于五腑，病则缠绵难愈，治法仍归五脏。彼无痰干咳，火郁于肺，一言尽之，升提肺气，甘桔汤：桔梗、甘草。生其津液，八仙长寿丹：熟地、淮药、枣皮、麦冬、泽泻、茯苓、丹皮、五味子。斯得之矣。据经分症，即症分脉，凭脉用药，夫固有历历不爽者。经曰："秋伤于湿，冬必咳嗽。"经之所言者，主气也，四之气土，正在秋初当权。喻嘉言以为湿字疑燥字之误，只知岁气之燥，而不知主气之湿。经曰"脾苦湿"，未闻心、肺、肝、肾苦湿。河间"咳嗽"之篇，以为湿在脾可也，而必分其湿在心、在肺、在肝、在肾何也？丹溪论咳嗽，有风，有寒，有痰，有火，有痨，有虚，有郁，有肺胀，庶乎近之。降至景岳，所论外感咳嗽，大半内伤之方居多，所谈内伤咳嗽，只知阴虚一语，虽所重者肾元，四脏亦在内伤之列，何以曾不之及？内伤外感四字，尚未解透耶。自内而出者，喜、怒、忧、思、悲、恐、惊及房劳、饮食所伤为内伤；自外而入者，风、寒、暑、湿、燥、火及瘟疫、痧病所感为外感。夫无痰不作咳，无嗽不有痰，一言咳嗽而痰在其中，《内经》所以有饮无痰，饮留肠胃，不咳不嗽者。自汉儒添一痰字，方书遂将咳嗽与痰，分为两门。究竟扯东拽西，两无分别，书之所以日益支离也。

　　论综唐宋元明，折衷岐伯，证分心、脾、肝、肾，统汇肺经，星布棋罗，灿然可观。

泄症脉论

　　《难经》训泄有五：胃泄，饮食不化；脾泄，腹胀呕吐；所谓大肠泄者，食已窘迫，可该脾泄论；所谓小肠泄者，便血腹痛；大瘕泄者，数至圊而不便，宜以痢门论。则泄止可言脾胃二经。诊其脉数，而邪之自外来者，属胃，其气化而为热，轻则黄连厚肠，佐以利水和胃之品，经验方：焦术、茯苓、桂枝、黄连、泽泻、猪苓、车前、苡米。至于完谷不化，则泄之甚者也，须芒硝、大黄经验方：芒硝、大黄、银花、炙草，姜枣引。涤其邪而泄自止；诊其脉迟，而虚之由内生者，属脾，其气积而为寒，轻则焦术和中，佐以燥湿补脾之味，经验方：黄芪、白术、茯苓、莲肉、法夏、诃子、陈皮、苡米，姜枣引。至于胀满呕逆，则泄之剧者也，必附片、干姜，经验方：黄芪、附片、干姜、焦术、肉桂、莲肉、炙草，生姜大枣引。尝与道人分别是症，知其随手辄验者，有由来矣。温其寒而泄乃除。夫泄，显而小者也，以其泄天妙趣而言，则水为先；混沌之初，冲漠无朕，先天一团氤氲之气，降而为水，犹未见其昭著，渐至昭著而生火；犹未有其形质，渐有形质而生木；犹未至于坚实，渐至坚实而生金；土则随行而生。郭璞《葬经》："泄天妙趣水居先。"《河图》之数，天一生水。以其承天时行而言，则土为重。坤承天之施，奉以行之，时未至，不敢先时以立始；时既至，不敢后时以骧功，坤道之所以顺也。然载万物者坤，含万物者坤，非有坤以承天，则天亦将虚于所施。故曰厚德至静，无成有终，可知配天之功用者唯坤土独也。正许氏《说文》："重字从土，是以土为重之义。"脾为己土，胃为戊土，一动一静，一阴一阳，互相为用，所以十二宫中，各司一职，独脾胃统司仓廪之官。以其物之资始而论，唯恃动气；战乎乾，战即鼓荡之意，谓资始也。杨子云："太初者，气之始；太素者，质之始。"禀乾之始，出而为动。以其物之资生而论，全仗谷气。致役于坤，役即孳字之意，谓资生也。《淮南子》云："毛虫则横生，倮虫别纵生。"萃坤之生，养而归谷。脾主消谷，胃主纳谷，一表一里，一刚一柔，还相为质。所以五行宝内，但养一脏，唯脾胃实养性命之宝。至哉坤元，厥唯脾胃。拟七斗以摩霄，上顶心，心有七窍。高悬西北；断六鳌以立极，下临六腑。美尽东南。富媪《汉书》：后土富媪。敷文，宅中叶裳元之吉；媒婆方书：脾为媒婆。践约，婚媾迨冰至之辰。卜操柄之有归，《说卦传》："坤为柄。"应差竖亥；《史记·天官书》："竖女步经，大章行纬。"占括囊之无咎，稳塞夷庚。《左传》："以塞夷庚。"谓要道也。象推吝啬，义取含章，后得无患乎。先迷方外，必根诸直内。以故胃与脾合，马之所以称牝也；脾与胃分，龙之所以战野也。调理得宜，百体从兹而安；调理失宜，百病从兹而起。夫泄，显而小者也。

即泄症一端，以阐明脾胃全理，分疏合写，经经纬史，无义不搜，允称天造地设，可补东垣《脾胃论》一篇。南坡居士评。

水肿脉浮大沉细论

《脉经》曰："水肿之脉，浮大易愈，沉细难痊。"余谓医不细揣脉与症，斯已难矣。果脉清症确，浮大固可十全，沉细未必难痊。余少时曾患水肿而回生者，欲知水肿幽明路，说法何妨我现身。人生饮入于胃，气化之妙，全凭脾、肺、肾三经。脾专运用之职，肺擅通调之官，肾司熏蒸之用，而后云兴雨施，渗入膀胱。三经失权，其气不化，蓄诸中州，横流四肢，泛溢皮肤，一身之中，无非水为之灌注矣。以其脉之沉细者言之，脉而沉细，病愈深而侵入脏矣，即脉之沉细，分症之阴阳。其为阴水肿也，形寒伤肺，湿寒侵脾，虚寒埋肾，大便溏泻，小便清利，脉则沉细而迟。补土以温金，实脾汤焦术、茯苓、炙草、厚朴、肉桂、草蔻、木瓜、木香、附片、干姜，大枣引实开斯世之福；壮水兼补火，肾气汤熟地、茯苓、山药、丹皮、枣皮、淮膝、车前子、附子、肉桂、泽泻能挽造化之穷。其为阳水肿也，火盛克金，热郁侮土，燥过枯水，大便坚硬，小便黄赤，脉则沉细而数。石膏友麦冬，经验方：石膏、麦冬、粳米、炙草、大枣、生姜。本草中足称治水之橇；《史记·夏纪》："禹治水，泥行乘橇，山行乘檋。"橇，履器之有齿者，今之木履仿之。**黄连伴黄柏**，经验方：黄连、苡米、黄柏、车前、肉桂、知母、炙草。医方内大是分水之犀。《抱朴子》：犀角一尺以上者，刻为鱼形，衔以入水，水即分开。余尝阅是症，阴阳俱厥，有令人不可测度。阳水之厥，更有十倍于阴水者。阴水误以阳治，先或声哑而死；阳水误以阴治，定是吐血而亡。至于脉之浮大，邪犹在表，病之最浅者也。水蓄膀胱，**五皮饮**五加皮、地骨皮、茯苓皮、大腹皮、生姜皮，可洁清净之府；水行肌表，**越婢汤**，石膏八钱，麻黄六钱，大枣一二枚，炙草三钱，生姜三钱，足开鬼门之关。其朝宽暮急、暮宽朝急者，水随气之升降也，何必曰阴虚阳亏；上气喘促、夜卧难安者，水淫肺之叶孔也，何必曰子胎母宫。曰风水，曰石水，曰皮水，多其水名；曰湿肿，曰血肿，曰风肿，总是水肿。揣摩脉症，辨别脏腑，沉细浮大，有何难易之分？酌理准情，无非从前所有之语；披肝沥胆，尽是劫后余生之言。其余是症，煞吃苦辛矣。愁成白发三千丈，历尽洪涛十八滩。

人但知浮大为阳，沉细为阴，而不知沉细中有迟数，即有阴阳。治之之法，相去甚悬。世之患是症者，多为药饵所误，惜不早得是而读之也。南坡居士加批。

偏正头痛不问脉论

医有不知其病而不能治者，亦有明知其病而不能治者，有莫解其病而莫能疗者，亦有了解其病而仍莫能疗者。与哮痫相颉颃而深藏之固，更甚于哮痫者，正头风一症。或数日一发，或数月一发。其发也，突如其来，不因邪触；其止也，讻然而止，非藉药医。揣其痛之根，不越风毒之客于髓海焉；六经皆有头痛，三阳之经上于头，随其经而医之，药到而痛自除。痛居经络不到之处，羌活、防风，无所施其勇；升麻、干葛，无所竭其力；柴胡、黄芩不能消其事而逐其邪。三阴亦令人头痛，或痰壅于胸膈太阴；或气逆于脑顶少阴；或冷逼乎督脉厥阴。而痛不关于痰气与风，南星、半夏，燥其痰；麻黄、附片，温其经；吴萸、干姜去其寒。燥者自燥，温者自温，去者自去，而痛者自痛也。本草胪陈，空对神农而数典；方书案积，莫向仲景而问津。抑又闻之剑阁之危险，四面拒敌，而偏以缒入之；邓艾破蜀至阴平，山势险绝，军士不得过，以缒入之。逼阳之深固，万夫莫当，而偏以老克之。《左传》："逼阳城小而固，晋荀偃、士匄伐逼阳，久于逼阳，请于荀罃曰：'水潦将降，惧不能归，请班师。'荀罃曰：'牵帅老夫以至于此，七日不克，必尔乎取之。'五月庚寅，荀偃、士匄帅卒攻逼阳，亲受矢石，甲午灭之。"阅方书，鼻渊称为脑漏。脑，可漏之出，亦可注之入。以口服药而经不通者，以鼻注药而窍自通。在拣其解毒去风性味之平正者，淡淡，白菊、陈茶煎汤冷注。一方，皂角、细辛，研细末，吹鼻得嚏则解。而痛自渐渐减矣。以鼻代口，休防郢人之垩；《庄子》："郢人鼻端有垩，使匠石斫之，匠石运斤成风，垩去而鼻不伤，郢人立不改容。"追风拔毒，何假华佗之刀。华佗字元化，汉末沛国谯人。通五经，精方脉，能刳骨疗疾，为外科之祖。有《青囊》书，惜乎无存。然此法肇自前人莱菔汁注鼻之方，特取而变化之者。至于偏头风痛，丹溪以为左属风、属火，多血虚；右属热、属痰，多气虚，用之未必大验。究其根，亦是风毒傍于脑海之旁，病之去路，多从目出而解。同邑石光南所传淡婆婆一方，淡婆婆根为君，天麻、京子为臣，川芎、白芷为佐，菊花、当归、木贼为使，黑豆百粒为引。初起者用之屡效，殊不可解，录之以备急用。一种手三阳之脉受风寒，伏留而不去者，名厥头痛；入连在脑者，名真头痛。其受邪与正头风无异，而其来也速，其死也速，更有甚于偏正头风者，古无救方，质诸海内名公，不知家亦藏有秘方否？

绝处逢生，识高于顶。南坡居士加批。

石光南家累千金，广为结纳，高人异士，过其地者，辄馆于书斋，所得多医书未传之秘方。淡婆婆，又名淡亲家母，未考其性，但尝其味，亦属平淡，草药肆购之。

心气痛脉论

古传心痛有九，循其名而责其实，纤毫难混。

一曰虫 凡痛脉多伏，今反洪数者，虫也。厥名曰蛔，长寸许，首尾通红，踞于心窝子，吮血吸精，伤心之患，莫惨于是。以雄黄、槟榔、白矾为丸，杀之而痛自除。

二曰疰 疰者，自上注下也，令人沉沉默默，心中隐隐作痛，甚有疰至灭门户而莫名其病者。脉则乍短乍长，乍涩乍细，非寻常药饵所能疗，唯苏合丸、麝香、沉香、丁香、檀香、香附、荜茇、白术、诃子、朱砂、青木香、乌犀角各二两，薰陆香、龙脑各一两，安息香二两，另为末，用无灰酒熬膏，上为末，用安息香膏加炼蜜为丸，每两十九，蜡包裹，温水化服阿魏膏，楂肉、胆星、法夏、麦芽、神曲、黄连、连翘、阿魏、瓜蒌仁、贝母、风化硝、枯碱、萝卜子、胡黄连，上为末，姜汤浸，蒸饼为丸。相其本体之强弱寒热，体强而热，阿魏丸；体弱而寒，苏合丸庶可以治。

三曰风 风得火而益炽，火得风而愈威。风而入于心，则痛之猝者也。其脉浮紧而数，以白菊、白矾为君，侯氏黑风散白菊五钱，白矾钱半，防风、白术、桔梗八分，人参、茯苓、秦归、川芎、干姜、细辛、牡蛎三分，共为末，温酒调。可采也。

四曰悸 有触而惊曰惊，无触而惊曰悸，悸而至于痛，则悸之甚者也。其脉虚而滑，加乳香、没药为使，李氏养心汤黄芪、茯苓、秦归、川芎、法夏、甘草、柏子仁、枣仁、远志、五味、人参、肉桂、乳香、没药、姜枣引。

五曰食 食入于胃，停滞未化，攻冲作痛，其脉短而涩，平胃散苍术、厚朴、陈皮、炙草润为对症之方。

六曰饮 饮入于胃，攻注无常，激射作痛，其脉濡而迟，五苓散猪苓、茯苓、焦术、泽泻、肉桂实为导水之剂。

七曰冷 寒气犯于绛宫，脉则或迟或结，吴萸、川椒、砂仁、木香，止痛，何难共证。经验方：木香、砂仁、肉桂等分，共研细末，每服五分。

八曰热 火气郁于胸膈，脉则或数或促，生地、栀子、黄连、苦楝，除痛药，确有明文。经验方：黑栀仁一两，干姜一钱五分，炙草一钱五分。

九曰去来痛 经脉周流，有碍则痛，过其所碍而旋止，巡至所碍而复发。气充血足，何碍之有，不必诊脉，补之可也。经验方：黄芪、焦术、肉桂、秦归、法夏、陈皮、茯苓、炙草，姜枣引。

顾同是心气痛也，以虫之伤人最酷者，居首；以痊之伤人最隐者，居二；以风之伤人最速者，居三；以悸之介在可以伤，可以无伤者，居四；以饮食之不轻伤人者，居五六；以寒、热之恒有者，居七八；以去来痛之人皆知而能治者，居九。想古人位置之宜，亦大费踌躇矣。

然名则列之有九，而义实本之于经。曰虫痛者，经言蛟蛔心腹痛也；曰痊痛者，如飞尸、遁尸之类也；曰风痛者，经言肝心痛也；曰悸痛者，手少阴之脉，起于心中也；曰食痛、饮痛者，足太阴之脉，其支上膈注心中也；曰冷痛者，寒气客于背腧，注于心也；曰热痛者，寒气客于经脉，与热相搏也；曰去来痛者，经言气不宣通也。要皆非真心痛也。若真心痛，手足冷至节，旦发夕死，夕发朝亡。彼医家所传之方，大半言止冷痛；本草所注之性，问有止热痛之语。夫冷热之痛，病之最浅而最易辨者，诸书尚且聚讼，何况痛之至隐而至僻者乎。领会《灵》《素》微词，才是医家学问；变化本草训语，方知用药权衡。

寻源达委，确乎不磨，是谓心心相印。南坡居士评。

腰痛脉论

"脉要精微论"曰："腰者，肾之府，转移不能，肾将惫矣。""经脉篇"曰："足少阴之别，名曰大钟，实则闭癃，虚则腰痛。""刺腰痛篇"曰："足太阳脉，令人腰痛。""刺疟论"曰："足太阳之疟，令人腰痛。"细考《内景传图》，腰为肾经所居之地，膀胱经所过之区，腰痛只此二经。彼足厥阴、足阳明、足少阳经，本不行腰，而言腰痛者，牵引而痛也。方书所辨，未尝分别其经；世医所治，只及肾虚一语。夫肾与膀胱，一表一里，邪之自外来者，尽属太阳之腑，痛之自内生者，总归少阴一经。诊其脉之沉细者，而知其痛在少阴焉。时痛时止者，房劳耗其精也。熟地、淮药、枣皮、泽泻、粉丹、茯苓、杜仲、牛膝。枕衾灿烂，心迷解语之花；唐《天宝遗事》："太液池千叶莲盛开，帝与妃子共赏，谓左右曰：'争似此解语花'。"云雨苍茫，神醉游仙之梦。《高唐赋》："昔者，先王尝游高唐，怠而昼寝，梦见一妇人曰：'妾巫山之女也，为高唐之客，闻君游高唐，愿荐枕席'。"时痛时热者，浓味熬其水也。熟地、淮药、枣皮、茯苓、泽泻、丹皮、黄柏、知母。山笋湖蒲，总无下箸之处；《晋书》："何曾日食万钱，对案尚无下著处。"胫鲤隽鳖，翻为适口之资。痛著不移者，闪挫竭其力也。经验方：熟地、丹皮、秦归、杜仲、续断、淮膝、桃仁。重举千钧，自诩扛鼎之力；《汉书》："项羽力能扛鼎。"奇经百验，空传刮骨之文。见华佗注。填骨髓而补真阴，为少阴之主药，厥唯地黄，调和补泻，燮理阴阳，实为护国之臣。诊其脉之浮紧者，而知其痛在太阳焉。刺痛背肉者，风淫于肾俞穴也。经验方：麻黄、独活、细辛、防风、秦归、酒芍、生地。伛偻而行，偏铭考父之鼎；《左传》正考父之鼎铭曰："一命而伛，再命而偻，三命而俯，循墙而走。"佝偻在望，也承丈人之蜩。《庄子》："仲尼适楚，出于林中，见佝偻者，承蜩犹掇之也，顾谓弟子曰：'用志不分，乃凝于神，其佝偻丈人之谓乎。'"注：佝偻，曲背；承蜩，以竿粘蜩。郁痛畏冷者，寒客于气海俞也。经验方：麻黄、附子、细辛、秦归、炙草。闲坐凄凉，滥厕楚宫之女；楚王爱细腰，宫女多有不食以求瘦其腰者。幽居滓冷，空披齐国之纨。梁简文帝启鲁缟齐纨，藉新香而受彩。梁元帝谢赉锦，启鲜洁齐纨，声高赵縠。痛重难移者，湿着于藏精所也。经验方：麻黄、苍术、杜仲、淮膝、焦术、秦归、茯苓、苡米、炙草。举止维艰，已作支离之态；《庄子》："支离疏者，颐隐于齐脐，肩高于项，会撮指天，五管在上，两脾在胁。"注：支离，驼子；人名；会撮，发髻。屈伸莫遂，且无辗转之嫌。调血脉而通关窍，为太阳之主药，实为麻黄，驱逐客邪，通行经络，允推先锋之将。少阴不轻痛，太阳之痛居多，所以《内经》麻黄之症特详。今人所治，动曰地黄症，盍取《内经》而细玩之也乎？

　　内伤外感，稳识病源，而内钦元老，外冠先锋，相助为理，足以立起沉疴。南坡居士批。

脚气痛脉论

　　诸痛忌补，脚气痛尤甚。名曰壅疾，壅者，湿气堵截经络之谓，顾其名可以思其义。有为寒湿壅者，人迹板桥，*温庭筠诗："鸡声茅店月，人迹板桥霜。"* 身历冰霜之惨；江深草阁，*杜甫诗："五月江深草阁寒。"* 泥多滑挞之侵。冷凄之气，下注为湿，浸淫筋骨，昼夜憎寒作痛，其脉濡而迟。非苍术、加皮，不足以燥劳筋之湿；非干姜、附子，不足以祛切骨之寒。经验方：苍术、加皮、羌活、防风、防己、附片、干姜、秦归、苡米、木瓜、炙草、大枣。有为湿热壅者，餐瓜嗜果，唯贪口腹之甘；旨酒佳肴，不顾肺肠之腐。薰蒸之气，下流为湿，煎熬阴血，临夜发热而痛，其脉濡而数。唯淮通、苏梗，庶可以疏闭塞之经；唯黄柏、麦冬，庶可以清蕴隆之热。经验方：淮通、苏梗、黄柏、麦冬、生赤皮、秦归、羌活、防风、苡米、木瓜、炙草。有为风湿壅者，湿郁为热，热则生风。其痛也，走注无常，辄肆其毒，中于踝，肿则载涂若跣；《书·说命》："若跣，弗视地，厥足用伤。"中于胫，伸则刲痛如刀；中于膝，形则盖大如鹤。其脉濡浮而数。必也大黄、芒硝退其火，而风斯息；防风、羌活散其风，而湿乃除。经验方：大黄、芒硝、羌活、防风、秦归、生地、牛膝、淮通、炙草，姜枣引。斯三者，本非废疾，而多致成废疾者，补误之也。跛倚以为容，《礼记》："有司跛倚以临祭。"许多书斋秀士，蹒跚不自便，《史记》："子苦蹒跚。"言足欲进而趑趄也。偏及绣阁名姝。究其受害之由，无非流俗所尚温补，医者之所为也。外有一种蹜缩枯细、不肿而痛，名曰干脚气痛，有润血清燥之方。又有一种足跟作痛，㶱肿而红，名曰阴虚脚痛，有补肾养营之剂。验其症，或肿或痛；审其脉，为涩为细。可考而知，与湿有大不相侔者。治是症者，勿藉口斯二症而任意补之也可。

从壅疾发挥，使寒湿、热湿、风湿三症尽情刻露，如数掌上罗纹，是之谓对证发药。南坡居士评。

消渴从脉分症论

经曰："二阳结，足阳明胃，手阳明大肠。谓之消。"同一结也，而气分、血分判焉。病在气分则渴，病在血分则不渴。消渴以渴为主而判气血，血分亦有渴者。气分结者，病发于阳；血分结者，病发于阴。二症相反，如同冰炭。其发于阳也，阳明被火煎熬，时引冷水自救，脉浮洪而数；其发于阴也，阳明无水涵濡，时引热水自救，脉沉弱而迟。发于阳者，石膏、黄连，可以折狂妄之火，石膏、知母、炙草、黄连、粳米，人所共知；发于阴者，其理最为微妙，非三折其肱，殊难领会。人之灌溉一身，全赖两肾中之水火，津液发源于华池，涌于廉泉，为甘露、为琼浆，以养百骸。华池，两肾中先天之祖窍，水火朕兆处。廉泉，舌下一穴名。犹之甑乘于釜，釜中水足，釜底火盛，而甑自水气交流，倘水涸火熄，而甑反干枯缝裂，血分之渴，作如是观。当此舌黑肠枯之时，非重用熟地，不足以滋其水；非重用附桂，不足以益其火。

八味汤：肉桂、附子、熟地、山药、枣皮、泽泻、丹皮、茯苓。火炽水腾，而渴自止。余尝治是症，发于阳者，十居二三，发于阴者，十居七八，用桂附多至数斤而愈者。彼本草所注，无非治气分之品，而治血分之药性，不注于本草，方实始于仲景，至喻嘉言而昌明其说。上消如是，中下消可类推矣。胃热多食善饥为中消，肾热渴而小便有膏为下消。治法仍分气血。下消小便甜者难治，水生于甘死于咸，小便本咸而反甘，是脾气下陷肾中，土克水而生气泄也。昔汉武帝患是症，仲景进桂附八味汤，服之而愈，因赐相如服之不效。或曰相如之渴，发于气分。或曰相如为房劳所伤，非草木之精华所能疗。武帝不赐方而赐以金茎露一杯。《三辅故事》："武帝建柏梁台，高五十丈，以铜柱置仙人掌擎玉盘，以承云表之露，和玉屑服之，以求仙也。"李商隐诗："侍臣不及相如渴，特赐金茎露一杯。"庶几愈焉，未可知也。

呕吐脉论

呕吐之症，一曰寒，一曰热，一曰虚。寒则脉迟，热则脉数，虚则脉虚，即其脉可以分其症。最易治者，寒。阳明为消磨五谷之所，喜温而恶寒，一自寒犯于内，两相龃龉，食入即吐，不食亦呕。彼法夏、丁香、白蔻、砂仁，本草所注一派止呕定吐之品，非不神效，不如一碗生姜汤，而其效更速者，经所谓寒气客于肠胃，厥逆上出，故痛而呕是也。最误治者，热。寒凉燥烈之性，功过参半者也。丹溪滋肾水而清湿热，原补前贤所未备，乃效颦者肆行寒凉，人之死于寒凉者，非丹溪之罪，实不善读书者之罪。有明诸儒救寒凉之弊，多为过激之言，二百年中，寒凉之风，一变为燥烈之火，人之死于燥烈者，十倍于寒凉。遇是症，彼曰宜热，此曰宜热，且曰某书，凿凿有凭，又安知症属热乎哉？寒之不已，郁而为热，医不知其热，仍以辛热治其寒，愈呕愈热，愈热愈吐，彼麦冬、芦根，止呕定吐，书有明文，尚不知用，何况石膏之大凉大寒乎？经验方：石膏、麦冬、粳米、炙草。不知石膏为止呕定吐之上品，《本草》未注其性，《内经》实有其文。经曰"诸逆上冲，皆属于火，诸呕吐酸，暴注下迫，皆属于热"是也。最好治者，虚。不专责之胃，而兼责之脾，脾具坤静之德，而有乾健之运。虚难转输，逆而呕吐，调理脾胃，乃医家之长策，理中汤人参、焦术、干姜、附子、炙草、大枣、六君子汤人参、焦术、法半夏、茯苓、陈皮、炙草，皆能奏效。经曰：足太阴之脉，挟咽连舌本，是动则病舌本强，食则呕是也。夫呕吐，病之最浅者也，噎膈，病之至深者也，极为易辨。呕吐，其来也猝；噎膈，其来也缓。呕吐，得食则吐，不食亦有欲呕之状；噎膈，食入方吐，不食不呕。呕吐，或寒或热或虚，外见寒热与虚之形；噎膈，不食亦与平人一般。呕吐不论年之老幼；噎膈多得之老人。呕吐，脉有迟、有数、有虚；噎膈，脉缓。方书所论呕吐，牵扯噎膈之文，噎膈半是呕吐之方，有何疑似之难辨而茫无定见也。昔在湘中，壶碟会友，一老医曰："吾治噎膈，得愈数人。"核其药，曰附子理中汤，考其症，乃脾虚之呕吐者。又一老医曰：

"吾治噎膈，得愈数人。"核其药，曰黄连法夏汤，考其症，乃胃热之呕吐者。谚云："药能医假病，人多得假名。"其即二老之谓欤！至于老人气鞕，时常呕吐，不可概以呕吐论，亦不可遽以噎膈论。盖津少气虚，难以传送，古人刻鸠于杖，祝其无噎者，此也。孕妇呕吐，法夏不犯禁例，且能安胎，《准绳》已详言之。更有妇人，天癸来时，为风寒所袭，传送肺经，血凝于肺，食入即呕，一载有余，医家以寻常治呕吐之法治之，或寒或热，俱不见效，只以桔梗、红花诸药，去瘀生新，数剂而愈，此又不可不知也。

痿症不从脉论

《内经》痿论与痹论、风论，分为三篇，病原不同，治法亦异。方书多杂见于风痹论中，将经文混淆，后学迷离莫辨。按四体纵弛曰痿，经曰："肺热叶焦，则皮毛虚竭急薄，著则生痿躄①。"又曰："带脉不引，故足不用。"经之所言者，止痿于足耳，而分筋、肉、骨、脉痿。道人治之而愈者，则不止于足，而有头痿、腰痿、手痿、一身俱痿。其论形体枯泽亦与经论稍有差池，而其治法，仍不外乎经义，不过于竭燥活血队中，少加桂为之向导。篇中所论，以所见言。与风相近而实相远。不仁不用，究非瘫非痪；《正字通》："瘫痪，四体麻痹，筋脉拘急。"按诸医书，发于左为瘫，发于右为痪，男多发左，女多发右。不痛不肿，实非痪非疝。筋急而缩为痪，筋弛而缓为痪，伸缩不已为痪痪。按：疝，弛之疝，外见风疝。有即发即愈者，有历一二日方愈而复发者，有周年半载而不愈者。语言依然爽朗，神气依然清明，饮食形体依然不变不减，令医有莫知所适从者。考本草所注，黄柏、苍术为治痿之要药，医多不解，不敢轻用，而以为

---

① 躄（cù）：收缩。

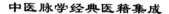
脾主四肢，纯以补脾温脾之品治之，致痿成终身者比比矣。间亦有幸用而获效者，第知病之愈而不知病之所以愈，读《内经》而恍然焉。经曰："治痿独取阳明。"阳明主润宗筋，为湿热所伤，宗筋不润，弛而不能束骨，发而为痿。苍术陡健阳明经，黄柏清热而坚骨，药到病除，而后叹古人，名为二妙，实有妙不可言者。夫病源不清，见其方而不敢用其药；病源既清，推其类可以尽其余。麦冬能治痿者，经验方：麦冬，粳米煮粥。湿热蒸肺，肺叶焦而难以宣布；干地黄能治痿者，经验方：干地黄四两，黄柏一两，知母一两，肉桂一钱，炼蜜为丸。湿热伤血，血脉涸而不能养筋。本草所注，可以清热而凉血者，皆可以治痿也。病自我识，方自我立。书传古方，为后人之法程。明君臣之义，补泻之理，非谓即以其方治病，南北之水土不同，古今之时势不同，年齿之老幼不同，冬夏之寒燠不同，赋禀之厚薄不同，气质之清浊不同，境遇之顺逆不同，是在为医者运用之妙；存乎一心，有是症必有是方。即不用黄柏、苍术可，即倍黄柏、苍术亦可。其或兼风、兼痹、兼虚，杂用治风、治痹、补虚，有何不可？至于脉，置之勿论可也。

风痹脉论

病有明医能治，草医能治，而大医不能治者，风痹也。痹者，闭也，谓兼寒湿闭塞经络而痛也。《内经》所以有风胜、寒胜、湿胜之分，而有行痹、痛痹、着痹之语。诊其脉浮紧而弦，要归于风，病发肝经，殃及肢体。中于骨则伸而不屈，中于筋则屈而不伸，中于血则凝涩而不流通。治之之法，羌活、防风疏其风；紫苏、青皮行其滞；加皮、黄柏坚其骨；苡米、木瓜舒其筋；苍术、防己燥其湿；松节、茄根散其寒；人参、白术补其气；生地、秦归活其血。有杂合之症，斯有杂合之方。经验方：羌活、防风、石膏、侧柏叶、黄松节、苡米、木瓜、秦归、炙草、生地黄。倘郁而为热，脉数无伦，又当大泄其热；闭而积寒，脉迟不来，又当重温其经。所谓明医者，黑籍除名，丹经注字，儒、释、道心归一贯，天、地、人理统三才，名山考道，面壁九年，胜地栖身，足濯万里。其于是症，外有以烛照五运六气之淫邪，内有以洞鉴五脏六腑之亢害。用风药为君，有用至数斤而愈者；用大黄泄热，有用至数斤而愈者；用附子温经，有用至数斤而愈者。大医见之而咋舌，草医见之而倾心也。草医何以敢与明医抗衡哉？是症经验之方，有用之一世者，有用之二世者，有用之三世者，奇货可居，匪伊朝夕矣。采药于深山虎穴，《汉书》班超曰："不入虎穴，焉得虎子。"蚕丛《成都记》："蚕丛氏，蜀君也。"李白诗："见说蚕丛路，崎岖不易行。"不辞登陟；教子于密室鸦涂卢仝诗："忽来案上翻墨汁，涂抹满书如老鸦。"，蚓迹唐太宗《王羲之传》论萧子云，擅名江表，然无丈夫气，行行若萦春蚓，字字如绾秋蛇。大费踌躇。购米市盐，信是传家之宝；枕流漱石晋孙楚欲隐居，误云"枕流漱石"，王济曰："流可枕，石可漱乎？"楚曰："枕流欲洗其耳，漱石欲砺其齿。"，希图待聘之珍。想其附耳低言，吾祖如是，而屡效焉；吾父如是，而屡效焉；吾身如是，而屡效焉。一卷之书，不从理解得之，不从药性得之，而从经验得之。乃知岩谷生苗，必非无故。举凡玉女，《尔雅注》："似葛，蔓生有节，江东呼为龙尾，亦谓之虎葛，细叶赤茎。"暌姑，《尔雅注》："钩瓟也，一名王瓜，实如瓝瓜，正赤味苦。"鸡头鸭脚，《洛阳伽蓝记》："牛筋狗骨之木，鸡头鸭脚之草，亦悉备焉。"无非逐风燥湿祛寒之品。妙手所得，适与是症相当，而与明医吻合，所以大医见草医而惊讶，明医见草医而肃然起敬也。世之所称大医者，我知之矣，非医大也，补大之也。补何以大？药大而医亦大耳。其出门也，衣轻策肥，扬鞭周道，意气可谓都矣；其诊脉也，凝神闭目，兀坐终朝，经

第
二
辑

营可谓苦矣；其开方也，咀笔濡毫，沉吟半晌，心思可谓专矣。及阅其所撰之单，黄芪、白术、附子、干姜，讵知热得补而益烈，寒湿得补而益凝，辗转纠缠，酿成不用，可胜悼叹。盖尝微窥底蕴，其素所挟持者然也。咄咄逼人，独会医门之捷径；扬扬得意，别开海上之奇方。原未梦见何者为脾胃？何者为命门？开口不曰脾胃土败，便曰命门火衰。本草千百味，约之不满十味；古籍千百方，算来只用两方。何分内外之伤，概归一补；不论阴阳之症，总是一温。《灵枢》《素问》，一笔可勾；《汤液》本草名，伊尹著。《难经》，百年难学。汉、唐、宋、元之书，许多阐发；张、朱、刘、李之论，徒事铺张。从来医书万言，记得仅有三言；人心七窍，剖开全无一窍。譬彼冬虫语冰，《庄子》："夏虫不可以语于冰者，笃于时也。"徒知有寒，不知有热；方诸春蛙坐井，《庄子》："井蛙不可以语于海者，拘于墟也。"韩愈《原道》篇："坐井而观天，曰天小者，非天小也。"不知有石，与实同音。只知有墟。与虚同音。可惜英雄将相，枉罹非辜；剧怜才子佳人，空伤不禄。午夜鸡鸣，不作回头之想；半生马迹，悉是挢舌之方。结挢其舌而不能饮食，不能言语。大医所以见明医，引身而避草医见大医，而羞与之为伍也。噫！明医不世有，草医不敢用，大医之流毒，宜乎众矣！

借题抒愤，嬉笑怒骂之中，寓有规劝创惩之意，即便若而人见之，定当俯首。盖不复置生灵于死地也。南坡居士评。

老痰不变脉论

天下怪怪奇奇之症，诊其脉，依然圆静和平者，老痰也。夫痰之名不一，其源亦不一，皆足以变脉。唯老痰隐伏于肠胃迥薄之处，不关五脏，不伤六腑，故脉不变，但年积久而作祟。

以余所亲自阅历，怪症百出者言之：有耳初闻蝉基声，次闻风雨声，久之闻雷霆声者；有目初见房屋欹斜，次见山川崩裂，后见平地沉陷者；有喜闻吉祥语，如言乡会试、擢词林，点状元，则神完气足，手舞足蹈，倘闻言凶事，如疾病灾难、死丧之类，则气绝神消而死者；有自觉一条虫，由头走至背，由背走至胸，若痛若痒，手莫可支者；有目见一个白鼠，由壁走上梁，由梁走下地，呼人打鼠者；有目见一个白猫儿，时走堂前，时伏书案，狮子尾，毛长寸许，润泽丰满，性驯可爱，招人观玩者；有旦昼安静，无异平人，夜不上床，时寐时寤，语言支吾，欲两三人陪坐以待旦者；有日则举动如常，饮食如旧，临夜病症百出，莫可名言，呻吟床褥，直到天明者；有静坐一室，只许妻儿相见，若见他人，心惊胆怯，无地躲避者；有见物与平人无二，及见小儿，只数寸高，大人不过尺许者；有神充气足，到晚自揣必死，将家事一一吩咐妻儿辈，渐渐神消气馁，俨然死去，醒则仍复其元，或数日一发，一月一发者；有睡至半月方醒，醒则气体强健，饮食倍进，不过两三日，又睡如初者；有一月方食，气血不减，精神少衰者。皆窃取王隐君滚痰丸治之而痊愈者也。<small>滚痰丸：青礞石一两，沉香五钱，酒大黄、酒黄芩各八两，又将礞石打碎，用焰硝一两，同入瓦罐内，盐泥固济，晒干，火煅，石色如金为度，研末合诸药，水丸，临卧时每服二钱五分，生姜送下。</small>惜隐君制其方，未言及于脉，医无所据，不敢轻用。吾邑蒋渭浦讳熊藻著《九门奇方书》，以痰门居首，独推此方，实为隐君之功臣。亦未会通乎脉，只可一人用之，而不可与众人共用，遂使其书其方，庋之阁上，不大盛传，苟知以脉证病，用滚痰丸直行所无事耳。世之患怪怪奇奇之症者，一旦值此而沉疴顿除，王隐君济世之婆心，得以阐明于世，即吾邑蒋渭浦创书之美意，亦幸当代之有传人矣。

痫症脉论

诸痫病发，猝倒搐搦，叫吼吐涎。因其声之似，而有猪痫、马痫、羊痫、牛痫、鸡痫之分。溯其源，猝倒无知者，痰迷心窍也；搐搦抽掣者，风入肝经也。名虽不一，不外心肝二经。经曰："脉滑大，久自己；脉坚小，死不治。"有得之胎前者，儿在母腹，其母猝然受惊，痰气逼入心肝，与本来气血搏结成窠，此不可治者也；有得之怀抱者，小儿心肝有余，神气不足，偶有所触，风动于肝，火发于心，神不守舍，痰涎蔓衍，浸淫乘其隙而入之，据以为主，此介于可治不可治者也；有得之成人者，外感风寒，内伤饮食，逆于脏气，闭塞诸经，郁而生痰，胶固心肝，此无不可治者也。夫有桀骜不驯之虏，必恃斩关夺隘之才；有顽梗难化之枭，必需执锐披坚之勇。盖负隅劲敌，非诗书所能启牖，仁义所能渐摩，礼乐所能陶淑，不得不挽强弓，操毒矢，以摧其锋而捣其窟。痰之凝结心肝，亦由是也。彼挟心肝以淬其锋，温之而余氛愈炽；据心肝以完其窟，和之而固垒难降；且胁心肝以成其党而树其敌，补之而邪焰鸱张。求其剽悍之性，直抵巢穴而能杀伐者，其唯礞石与麝香乎！可以拨乱而反正，能平肝下气，为治惊利痰之圣药。余于是症，胎病无论已，小儿未曾诊视，稍得成人，但脉浮大，概以礞石滚痰丸、麝香丸攻之，日服六君子汤一帖，得愈者无数。有服至一月愈者，有服至两月愈者，以痰尽为度。经曰"有故无殒"，不信然欤！《难经》训颠为僵扑直视，与痫无异，进阅《内经·癫狂》篇，亦大同小异。以为痫即癫者，非也，《内经》明有三条之论；以为痫不同于癫者，亦非也，所言癫痫两相仿佛，姑阙之以俟参考。麝香丸方：法夏、胆星、陈皮、枳实、麝香、茯苓、青皮、炙草、生姜汁为丸。一方治小儿乳哮：姜虫伴糯米，浸去浮沫，去米焙干，研细末，米汤调服。

哮症脉乱无妨论

《内经》有喘无哮，至汉方哮喘并论。喘之源不一，哮之源只有冷痰入肺窍而已。夫肺为娇脏，清虚之质，不容些毫芥蒂悬于胸间，其窍仰上，一有所入，则不能出。人而饮冰食果，积成冷痰，浸淫于内，是为痰母，物交物则引之而已矣。一为潮上，肺窍为之闭塞，呼吸乱矣。呼吸乱而二十七脉之迭见而杂出者，无所不至。其遇寒而发者，寒与寒感，痰因感而潮上也；其遇热而发者，寒为热蒸，痰因蒸而潮上也。必待郁闷之极，咳出一点如鱼脑髓之形而症斯愈，脉亦随之而平。本草所训，性味猛烈，唯麻黄、砒石，可以开其关而劫其痰。麻黄能发汗，一到哮症，虽盛夏之月不发汗；砒石能伤人，一到哮症，虽羸弱之躯不伤人。有是症有是药而卒不能除其根者，麻黄能通痰塞之路，而不能拔痰踞之窠；砒石能剿痰招之党，而不能歼痰伏之魁。药到即愈，愈而复发者，此也：余尝见少年患痨伤咳嗽吐血，体瘦脉数，败症备矣，询其素有哮症，痨无可治者，以二药治其哮，得愈者数人。又尝见老人患上气咳嗽，喘闷脉急不寐，困顿极矣，问其素有哮症，气无可治者，以二药治其哮，得愈者亦数人。"瑶池古冰雪，为肺拟冷痰"，斯言近之矣。

制砒石法：以淡豆豉晒干研末一两，砒石一钱，饭和为丸。

刺史家节庵，历宦四十年，解组归里，年已七十矣，患哮喘不寐，服麻黄而愈，重一本之亲，招诸玉砌，结三生之愿，待聆金音，雅意殷殷，命著是篇。

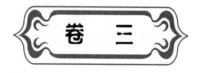

温病脉论

冬月伤于寒，即病者为伤寒，不即病而伏藏于中，至春随阳气发见者，为温。其症头疼项强，与伤寒无异，唯初起不恶寒，便发热，脉数为异耳。伤寒由表入里，不得不先发其表；温病由里达表，不得不先清其里。所以温病有误汗无误下之语。仲景著《伤寒》一书，自秋分后至春分前止，若春分后，则为温矣。《内经》虽有先夏至日者为温病之文，仲景虽有太阳病先发热者为温之论，晋唐以来，无人剖析伤寒、温病，概以《伤寒》书治之，得失参半。治此症者，茫无主张，延至于金刘河间出，始著《温论》。有明喻嘉言复畅其说，温疹乃有圭臬，而仲景之书亦得以昭著于世。当此韶光明媚之天，三阳出于地上，十月纯阴用事，在卦为坤；至十一月黄钟应律，为复卦，则一阳生；十二月太吕应律，为临卦，则二阳生；正月太簇应律，为泰卦，则三阳生。日丽风和，花香鸟语，一片春温之气，盎盎蓬蓬。盎盎，和蔼之状；蓬蓬，司空图《二十四诗品》："蓬蓬远春。"故病亦名之曰温。轻则白虎汤，人参、石膏、粳米、知母、炙草。黄芩芍药汤，黄芩、芍药、炙草。葛根升麻汤，升麻、葛根、芍药、炙草。重则三承气汤，大承气汤：大黄、芒硝、厚朴、枳实；小承气汤：大黄、厚朴、枳实；调胃承气汤：大黄、芒硝、炙草、姜枣引。无不应验。间亦有先恶寒而后发热者，仍以伤寒治之。又曰："冬不藏精，春必病温。"盖冬主闭藏，漏泄春光，_{杜诗：}"漏泄春光有柳条。"邪之所凑，其气必虚。古人婚姻六礼，定在桃夭之时，良有以也。余则谓热蕴之极，必致煎熬肾水，遇体之充足者，但以前汤治之；倘体之虚怯者，不问精之藏与不藏，前汤中重加生、熟二地，以培其本。生地、熟地、黄芩、芍药、贝母、生草。则二说不相歧而相为用矣，何必如喻嘉言之分疏其说也乎！

暑热脉论

同时夏月病也，头痛、身热、面垢、自汗，而暑热分焉。暑为阴邪，热为阳邪，观于天地可知矣。炎风翕歘，草木荣而就枯；烈日熏蒸，沟洫盈而立涸。阳气发散于外者，底里必然虚空。源远之井，清冷如冰；岩谷之风，寒凄若刺。人，一小天地也。深居房室，静坐不啻趋炎；奔走道途，周行常思荫渴。阳气发泄于外者，底里亦必虚空，举动心艰，肢体疲倦，居恒气短，精力衰颓。故其为病，亦因其气而感之耳。其中暑也，感地窍之气，阴与阴遇，头痛身热、面垢自汗，与中热无异。而小便清利、大便溏泻、呕吐少气、安静好眠、脉则虚怯，亦有虚数者。较之中热，大相径庭焉。暑必伤气，非黄芪不足以益其气；暑必兼湿，非焦术不足以燥其湿；暑必积寒，非附子不足以温其寒。经验方：附子、焦术、黄芪、干姜、苡米、扁豆、茯苓、炙草。洁古曰：静而得之为中暑是也。其中热也，感天炎之气，阳与阳遇，头痛身热，面垢自汗，与中暑无异，而小便赤涩、大便坚硬、胸满气喘、烦躁不眠、脉则洪数，较之中暑，殊隔天渊焉。热甚发燥，非麦冬不足以清其燥；热甚为毒，非黄连不足以解其毒；热甚涸水，非猪苓不足以利其水。经验方：麦冬、黄芩、泽泻、焦术、猪苓、茯苓、前仁、炙草。洁古曰：动而得之为中热是也。五行之中，唯火有二，所以五运而有六气也。有六气，因有风寒暑湿燥火六淫，热即火病也。方书所注，有谓暑为阳邪，心属离火，故暑先入心，吾不知置热于何地？有将暑分阴症阳症，而火则牵扯诸火，亦知火乃六淫内之火乎？有以暑为夏月之伤寒，吾不知暑又是何病？千书一律，开卷茫然，总于五运六气，未能细心体认。余因参互考订，力为剖别，验之于症，实有毫发不差者。

痢症脉论

痢有不与世相递嬗，而名则因时而变易。方策所传，其来有自，不容不据古以准今。《素问》谓之肠澼，《难经》谓之里急后重，汉谓之滞下，晋谓之秋燥，至唐方谓之痢。即其名而绎其义，便血曰露，痛甚曰急；壅塞曰滞，皱裂曰燥，不利曰痢，痢之情形已显示于称名之表。历代以来，扬榷指陈，不啻以暮鼓晨钟，发人深省。治是症者，顾可孟浪从事，翻欲缄縢扃镉，《庄子》："将为胠箧探囊发匮之盗，而为守备，则必摄缄縢，固扃镉，此世俗之所谓知也。然而巨盗至，则负匮揭箧，担囊而趋，唯恐缄縢扃镉之不固也。"注：胠，开也。而置之死地乎?! 当此暑炎方退，金飙初起，土间其中。土旺于四季，五、六得天地之中，以未土为正。热、燥、湿汇于一时，三气凑而为病。有时行者，从皮毛入，微恶寒，腹痛，泄尽宿食方转红白。风之所过，行于一家，则病一家，行于一境，则病一境。有传染者，从口鼻入，不恶寒，腹痛，随泄宿食即转红白。气之所触，染于一人，则病一人，染于一方，则病一方。于斯时也，抚枕席而兴嗟，何分男女；如厕坑而抱痛，《左传》："晋景公有疾，将尝麦，如厕，陷而卒。"莫测死生。天气阴晴，垢闻一室；灯光明灭，呻彻五更。饫膏粱者无论已，可怜寒士当灾，朋尽回车，难邀甲戌之峙，《书·费誓》："甲戌峙乃糗粮。"人皆掩鼻，徒传庚癸之呼，《左传》："吴与鲁会，吴子不与士共饥渴，大夫申叔仪乞粮于鲁，大夫公孙有山氏对曰：'梁则无矣，粗则有之。若登首山以呼曰庚癸乎，则诺。'杜注：'军中不得出粮，故为私隐。庚，西方，主谷；癸，北方，主水。'"聚桑梓者犹可也，最苦旅人远适，今雨不来，杜甫诗："旧雨来，今雨不来。"谁恤零丁异地，文天祥诗："惶恐滩头说惶恐，零丁洋里叹零丁。"闻风争避，哪管客子离乡。儒者考古今之得失，证一己之功修，于是证而果参上乘焉。本来恻隐之心，自应以之普度也。喻嘉言曰："初用辛凉以解表，次用苦寒以清里。"刘河间曰："调气则后重自除，行血则脓血自止。"余于痢之时行初起者，而宗嘉言焉，疏经络而驱邪，败毒散，人参、羌活、独活、柴胡、前胡、川芎、枳壳、桔梗、茯苓、炙草。克壮元老之猷；于痢之传染初起者，而宗河间焉，和营卫而导滞，芍药汤，芍药、归尾、黄芩、黄连、大黄、木香、槟榔、肉桂、炙草。允占丈人之吉。及其归宿，郁则为热，试诊其脉，未有不数者，所以香连丸黄连二十两，吴萸十两同炒，去吴萸，木香四两八钱，不见火，共研末，醋糊为丸。为治痢之总方。顾在表忌用者，邪犹未入于里也；久病难用者，恐重伤其生气也。昔赵养葵以六味地黄汤治伤寒，人讥为赵氏之创见；而下多伤阴，余尝以六味汤治痢，此又余之创见也。如果脉虚自汗，赤白将尽，真人养脏汤，粟壳、诃子、肉豆蔻、木香、肉桂、人参、白术、秦归、白芍、甘草，寒甚加附子。一方无秦归。诃子散，粟壳、诃子、干姜、陈皮，为末空心服。俱可酌而用之。夫痢不分赤白，既出于热，翻服辛热而愈者，附子、肉桂、干姜、焦术、砂仁、炙草。此乃从治之法。盖人之禀赋，有寒有热，邪热之中人，每从其类而化。辛热药能开郁解结，使气血得以宣通，特宜于以

第二辑

寒化热之人，若遇以热化热而误用之，其祸将不可胜言矣！存心济世者，倘遇以寒化热之痢，用温补而大获其效，慎毋执以为例。

破古来之疑团，导后起以前路，有功斯世之文，定当不磨。南坡居士评。

疟疾脉论

儒者读书十年，穷理十年，自谓于医已通三昧。及其视病，两相龃龉，不归责药肆之假，便诿咎染病之真，与之强辩无庸也，请试之治疟。夫疟，病之浅而显者也，最易足以验医之得失。世之用劫药而侥幸以取功者，不在此论。如果堂堂之阵，正正之师，而百战百胜焉，庶可悬壶都市，《后汉书》："费长房者，汝南人也。为市掾，市中有老翁卖药，悬一壶于肆头，及市罢辄跳入壶中，市人莫之见，唯长房于楼上观之，异焉，因往再拜，翁乃与俱入壶中。唯见玉堂严丽，旨酒甘肴，盈衍其中，共饮毕而出。后乃就楼上候长房曰：'我神仙中人，以过见责，今事毕当去。'"负笈乡邦。《唐书》："元行冲博学，狄仁杰重之，行冲数规谏仁杰且曰：'明公之门珍味多矣，请备药物之末。'仁杰笑曰：'吾药笼中物，何可一日无也。'"犹是投之罔效，屡易其方。古籍粃糠，空披万卷，寒窗灯案，辜负十年。经曰："邪气客于风府，循膂而下，背脊骨两旁曰膂，并项骨三椎，至尾骶骨二十四椎。其气上行。"由尾骶骨上行。九日出于缺盆，肩下横骨陷中。余读经文，而知疟脉之所以弦也，躯壳之内，脏腑之外，属半表半里，而邪居之宜。脉之弦，与少阳同。是故风无常府，以所中处为府。其中顶骨也，三阳之脉皆上于头，阳明之脉循发际至额颅，邪气并于阳明，令人头痛，洒淅寒甚，久乃热，则为阳明之疟；少阳之脉，上抵头角，下耳后，邪气并于少阳，令人头痛，寒不甚，热不甚，恶见人，则为少阳之疟；

至于太阳之脉，从巅入络脑，还出别下项，正过风府处，故头痛、腰痛、体重、寒从背起。所以中于阳者，太阳之疟居多。其中骶骨也，三阴之脉皆发于足。太阴之脉上膝股，内入腹，邪气并入太阴，令人足软，不嗜饮食，多寒热，则为太阴之疟；厥阴之脉入毛中，绕阴器，邪气并入厥阴，令人足软，小腹满，小便不利，则为厥阴之疟；至于少阴之脉，上股后廉直贯脊，正当风府处，故足软，呕吐甚，多寒热，热多寒少。所以中于阴者，少阴之疟居多。其中于阳也，阳气渐入于阴分，日下一节，其行也迟，故其作也，日晏一日，难愈；其中于阴也，阴气转入阳分，日上二节，其行也速，故其作也，日早一日，易愈。治之之法：疟在三阳，则以三阳治之；阳明经症：葛根、升麻、黄芩、芍药、草果、炙草，姜枣引。阳明腑症：大黄、芒硝、槟榔、厚朴、炙草，姜枣引。少阳症，青皮饮：青皮、厚朴、柴胡、黄芩、法夏、云苓、白术、草果、炙草，姜枣引。太阳经症：麻黄、桂枝、杏仁、炙草，姜枣引。太阳腑症：焦术、茯苓、猪苓、桂枝、泽泻、草果、炙草，姜枣。疟在三阴，则以三阴治之。附子理中汤加草果，统治三阴。玉竹、焦术、干姜、草果、炙草、附片，姜枣引。倘弦化脉虚有汗，但辅其正气而邪自除，则统阴阳而温补之，经验方：黄芪、焦术、附子、首乌、秦归、玉竹、草果、茯苓、炙草，姜枣引。未有不随手而效者。《机要》曰："疟有中三阳者，有中三阴者，其症各殊，同《伤寒论》，知治伤寒，则知治疟。"余谓第知治伤寒，犹不足以治疟，知伤寒矣，而知邪客风府，则足以治疟矣。所同于伤寒者，症；所异于伤寒者，脉。伤寒之脉，随阴阳变迁；疟症之脉，一弦字贯彻。知所以治伤寒，而于阴阳胜复之理，邪正交战之时，脏腑行经之穴，无不灼知之矣。业医者，欲验一己之功修，请自试之治疟。

梅邑邹子文、苏学富，山海同庚友也。卅载前辨难《灵》《素》《难经》及《金匮要略》，独于疟而三致意焉。近闻老而益壮，著论沉吟，恍同一堂。

伤风脉论

六淫以风为首，人触之为伤风，憎寒。壮热、头疼、身痛、呕吐、口渴、脉浮而数。张元素著羌活汤，羌活、防风、黄芩、白芷、川芎、苍术、细辛、生地、炙草，姜葱枣引。不犯三阳禁忌，允称治伤风神方。且冬可以治寒，春可以治温，夏可以治热，秋可以治湿，为诸路之应兵。但夏月伤暑，脉虚身热，在所禁耳。旅店山居，医难猝办，皆可自检其方而用之。论未竣，客有笑于旁者曰："世当叔季，元气衰薄，虽伤风亦当用补，岂可概以羌活汤为治外感之总剂乎？"余勃然曰：君言时当叔季，对洪荒而言，在岐黄撰《灵》《素》二经，已言叔季，何况今日。至所言元气衰薄，谬亦甚矣。欲知今时，当观已往。孔子删书，断自唐虞，唐虞以前，无论已。儒者侈言夏后殷周之盛。夏都安邑，四百四十一年，历年多者，仅见一二；商都于亳，六百四十四年，历年多者，亦仅见一二；周都丰镐，八百七十四年。视夏商之元气较厚，武王九十三，穆王百有四岁。信史艳称而长寿者，尚不止二君，以及柱下吏、漆园叟、关令尹、王子晋，接踵而生，三代之元气如是云云。经嬴秦二世，耗散殆尽。西汉都于长安，二百十有三年，高祖五十三，武帝七十一，余无五十之寿；东汉都于洛阳，一百九十六年，光武六十三，明帝四十八，余无四十之寿。犹幸以寿名世者，黄石公、赤松子、东方朔、魏伯阳，有数可纪。自汉末历魏晋五代，元气衰薄极矣。四百余年中，在位一二年居多，享寿一二十过半。迄唐大统归一，元气方转，二百八十九年，君之五十余岁者，犹数数觏。为之臣者，许旌阳、孙思邈、钟离权、吕岩类，皆以寿称。

由后梁五代，以至宋、元、明，元气又寝衰矣。七百余年中，位无五十年，寿少五十岁，其时若陈抟、张平叔、冷谦、周颠而外，寿不概见。历代元气，彰彰可考，天运循环，无往不复。逮及我朝，元气大转。以一万八百年为一时计之，尧舜在中天之初，距今四千余年，今正当中天之中。瞻彼苍之眷顾，代见圣人之生；钟维岳之精灵，世征仁者之寿。贞元会合，间气浑涵。涤环宇之妖氛，宏开寿域；跻斯民于浑噩，普乐春台。雨时畅若，海晏河清；五星联珠，两曜合璧。一时应运生者，相皆耄耋，人率期颐。广洛浦之耆英，《宋史》："文潞公彦博，结洛阳社十三人，唯司马温公光，年未七十，其余俱八十、九十老人，谓之洛社耆英会。"屡屡开千叟之宴；集香山之人瑞，潜确《类书》："白乐天年七十，以刑部尚书致仕，自号香山居士。会老年宴集于履道里，合之得九人，皆年高致仕者。人慕之，绘为九老图。"在建百岁之坊。余家世居邵邑，潢水之湄，龙山之麓，同时百岁者五人：水之北，卢老、罗老、一妇归黄；山之南，一妇归吕、一妇氏唐。而八十、九十者，指不胜屈。一武庠石辑五，年已八十矣，弓著六钧，矢穿七札，演剧犹作小旦之音。即余门一领青衿，相传五代。曾祖元恺公，册名周士隽；祖存仁公，册名周良阶；父诞登，册名周道岸。俱年逾八十，详于乘册。外祖黄正礼九十七，在黉门八十有三。母舅黄文铎九十三，为孝廉六十余二。"世上难逢百岁人"，古人语也，想古来百岁者最难觏，以今观之，当易之曰"世上随逢百岁人"；"人生七十古来稀"，唐人诗也，想唐时七十岁者亦稀有，以今观之，当易之曰"人生七十世间多"。元气之足，禀赋之厚，三代以来，未有如我朝之盛者。治病者亦唯率由旧章焉耳，伤风漫云补乎哉！

借伤风一症，阐明贞元会合，天运循环之理，皆由一部廿一史，烂熟胸中，故说来凿凿可据。南坡居士评。

伤寒脉论

《伤寒》一书，后汉张机所著，发明《内经》奥旨，启万世之章程，为医门之秘诀。其文佶屈，其义奥突，其方简峭而精辟。有志集注，适有养胎之举，托迹昭潭，连源黄德安，同里旧交，寄居潭市，主于其家，怂恿著论，力救时世。客舍清闲，窃举茅庐诵读时所心得者，提要成篇，姑从简略。携稿诣省垣，衡邑成子凝秀，故人新吾子也，随誊真以补前刻。

经曰："伤寒一日，巨阳受之。"一日，一次也，不以日数拘。巨阳，太阳也。太阳，经也；膀胱，腑也。经脉从颠络脑，夹脊抵腰。受之，受其邪也。时值齾发粟冽，有寒有风，寒为阴邪，伤营；风为阳邪，伤卫。其中风也，经先受其风。桂枝症，不以病名病，而以药名病者，重乎其药也。脉浮而缓，头痛项强而恶寒，有风不皆无寒。过时即热，有汗，鼻鸣而恶风。倘消渴而小便不利，邪入膀胱腑之卫分矣，五苓散主之。其中寒也，经先受其寒。麻黄症，脉浮而紧，体痛，统头痛、身疼、腰痛、骨节疼痛而言。呕逆而恶寒，历时方热，无汗喘满而恶风。有寒不皆无风。倘如狂郁热冲心而小腹急结，郁热不行。邪入膀胱腑之营分矣，桃核承气汤主之。大青龙汤治风寒两中经而烦躁，寒郁于外，热蒸于内，阴阳攻击。小青龙汤治风寒两中腑之干呕。小便不利，心下有水气，干呕，或兼咳，兼渴，兼噎，兼喘。

中风经症：桂枝汤。桂枝、芍药、甘草、生姜、大枣。服已须臾，饮热稀粥以助药，温覆一时许，取微汗。发汗遂漏不止，恶风，小便难，四肢微急，难以屈伸，桂枝汤加附子。发汗后而喘，麻黄、杏仁、甘草、石膏。

中风腑症：五苓散。猪苓、茯苓、泽泻、白术、肉桂。

中寒经症：麻黄汤。麻黄、桂枝、杏仁、甘草，温服覆取汗。发汗不解，反恶寒者，虚故也，芍药、炙草、附子，三味温服。发汗后身疼痛，脉沉迟者，桂枝、生姜、人参、芍药、甘草、大枣。发汗过多，又乎冒心，心下悸欲得按者，桂枝、炙草，二味煮去滓顿服。未经汗下，脉沉，当温其里，宜四逆汤，附子、干姜、炙草。未经汗下而心悸而烦者，小建中汤，桂枝、芍药、炙草、生姜、饴糖。

中寒腑症：桃仁承气汤。桃仁、桂枝、大黄、芒硝、炙草。发汗，若下之，懊憹不得眠，胸中窒碍者，栀子十四枚，香豉四合，煮去滓温服，得吐则止。大下后，恶寒痞结，桂枝汤先解恶寒，大黄、黄连，二味煮去滓，温服以攻痞。心下痞而复恶寒汗出者，附子泻心汤，大黄、黄连、黄芩、附子。

风寒两中经症：大青龙汤。麻黄、桂枝、炙草、杏仁、生姜、大枣、石膏。

风寒两中腑症：小青龙汤。麻黄、芍药、五味、甘草、干姜、半夏、桂枝、细辛。渴去半夏加瓜蒌；噎去麻黄加附子；小便不利，小腹满，去麻黄加茯苓；喘去麻黄，加杏仁；发汗，若下之，病仍不解，烦躁者，茯苓四逆汤主之，茯苓、人参、炙草、干姜、附子。

"二日阳明受之。"阳明，经也；胃，腑也。经脉起鼻额，循鼻外，系目系。居戊土之乡，原禀坤静；摄离火之篆，阳明纯热。反揽乾则。脉浮而大，烦渴目痛，鼻干不得眠者，阳明经病也；脉浮而实，潮热谵语，腹满、大便硬者，胃家腑病也。经病治以白虎汤，腑病治以三承气汤，其为正阳明则然。六经虽分阴阳，而宰之者阳明，为六经之所朝宗，即为六经之所归宿。三阳有类聚之条，三阴有转属之症。太阳阳明，不更衣不大便而无所苦；约脾丸。少阳阳明，时烦躁而大便难；以法治之。大实腹痛，阳明杂见太阴之篇桂枝大黄汤。土燥水干，阳明混入少阴之类，急下之。脉滑而厥，里有热，白虎汤。厥阴中亦有阳明。随经而见，妙蕴无方。

阳明经症：白虎汤、石膏、粳米、知母、炙草。钱仲阳葛根汤。

葛根、升麻、白芷、炙草、大枣、生姜。

阳明腑症：三承气汤。汗吐下后微烦，小便数，大便硬。小承气汤，大黄、厚朴、枳实；腹胀满，调胃承气汤，大黄、炙草、芒硝；不大便，发热汗多，大承气汤，大黄、厚朴、枳实、芒硝。太阳阳明，脉浮而涩，麻仁约脾丸，麻仁、芍药、枳实、大黄、厚朴、杏仁；少阳阳明，以法治之，相胃家虚实加减下。桂枝大黄汤，见后文阴急下之大承气汤。

备录阳明症方。身黄如橘子色，小便不利，茵陈蒿汤，大黄、茵陈、栀子。身黄发热，栀子、黄柏、炙草。

"三日少阳受之。"少阳，经也；胆，腑也。经脉循胁络耳。兼木火之德，属甲木，寄相火。司出入之门，入太阳，出太阴。邪犯经，胸满胁痛而耳聋；邪犯府，口苦，胆热上蒸。呕逆胆热上冲。而目眩。胆热上重。脉之大者，变而为弦；症之热者，转而似疟。居阴阳之界，半表半里。通阴通阳；无汗下之方，禁汗禁下。邪正相持，进退互掎，小柴胡汤为和解少阳之统剂，而其变则有辨焉者。呕逆胆热而腹痛胃寒，黄连汤分理阴阳；呕吐而硬胃实、烦，郁热，大柴胡汤双清表里。宜应手而解，方工勿藉口于和为套。

小柴胡汤柴胡、黄芩、人参、法夏、炙草、生姜、大枣。胸中满而不呕，去法夏、人参，加瓜蒌仁；渴去法夏，加人参、花粉；腹痛去黄芩，加芍药；心下悸，小便不利，去黄芩，加茯苓。黄连汤黄连、炙草、干姜、人参、桂枝、半夏、大枣。大柴胡汤柴胡、半夏、枳实、大黄、黄芩、芍药、生姜、大枣。备录少阳症方胸胁微结，小便不利，柴胡、桂枝、干姜、花粉、黄芩、牡蛎、炙草。服柴胡汤已，反渴以阳明治。

"四日太阴受之。"太阴，经也；脾，脏也。经脉布胃中，络于嗌。邪入阴分，经脏齐病。阴阳变态之妙，有不见其朕兆。阳邪入阴，尺寸皆沉，腹满吐食自利。有腹满时痛之寒症，理中丸。即有腹满实痛之热症，桂枝汤加大黄。有得食缓吐之寒症，理中丸通治。即有得食即吐之热症，干姜黄连汤。有自利不渴当温之寒症，理中九通治。即有自利腐秽当下之热症，大承气汤。盖人之形有厚薄，气有盛衰，脏有本寒本热，每从赋禀以为转移。如必以直中为寒，传经为热，其何以解仲景寒热并论列于四日？

理中丸：人参、白术、炙草、干姜，捣碎蜜和为丸，如龙眼大，以沸汤和一丸，研碎温服。干姜黄连汤：干姜、黄连、人参。

"五日少阴受之。"少阴，经也；肾，脏也。经脉系舌本。生人之命蒂，安危系于少阴。病则脉细欲寐，自利发厥，手足冷曰厥。口干舌燥，渴欲引水自救。无奈水火同宫，辨别最宜分晓。挟水而动，则为阴邪；挟火而动，则为阳邪。阴邪脉沉细而迟，阳邪脉沉细而数。阴邪但欲寐，身无热；阳邪虽欲寐，心多烦。阴邪下利清谷，阳邪下利清水。阴邪面赤而里寒，小便白；阳邪手足厥而里热，小便赤。阴邪口干舌燥而带和，阳邪口干舌燥而至裂。阴邪渴欲引热水以自救，阳邪渴欲饮温水以自救。临症审视，只争芒芴。

寒症方身体痛，附子汤：附子、茯苓、人参、白术、芍药。四逆汤通治：炙草、干姜、附子。下利，白通汤：葱白、干姜、附子。手足冷，烦躁欲死，吴茱萸汤：吴萸、人参、生姜、大枣。

热症方心烦不卧，黄连汤：黄芩、黄连、芍药、鸡子黄、阿胶。咽痛，甘桔汤：甘草、桔梗。口烂咽干，大承气汤。自利清水，色纯青，心痛，口干，大承气汤。

"六日厥阴受之。"厥阴，经也；肝，脏也。经脉绕阴器，抵小腹，贯心膈。传经而至厥阴，在时为丑，在岁为冬，在卦为坤。脉细肢厥，厥，逆也。四肢以温为顺，以冷为逆。烦渴囊缩，症则犹是也，而治法悬绝。漏尽更残，四望阴霾，而有纯寒无热之症；天寒地冻，满腹阳春，而有纯热无寒之症；阴凝于阳必战，其血元黄，而有阴阳错杂之症。彼纯寒而厥，当归四逆汤，夫人而知之。热愈深，厥愈深，纯热之厥甚于纯寒，非急下不足以救水，医将何以决之？脉数、咽干、小便赤。而况阴阳错杂者之眩人耳目乎？当此阴尽阳回，晦朔交卸之时，仲景立乌梅丸以安蛔，其实统阴阳而治。医而知治厥阴，医道其庶几乎？

纯寒症。当归四逆汤：当归、桂枝、芍药、细辛、通草、甘草、大枣。下利清谷，里寒外热，汗出而厥者，通脉四逆汤。

纯热症。急下，大承气汤。

阴阳错杂症：乌梅丸，乌梅三百枚，细辛六两，干姜十两，黄连十六两，当归四两，附子六两，蜀椒四两，桂枝六两，人参六两，黄柏六两，右十味，异捣筛，合治之，以苦酒渍乌梅，一宿去核，蒸之五升米下，饭熟捣成泥，和药令相得，内臼中与蜜杵二千下，如梧桐子大，先食饭，服十丸，日三服，稍加二十丸。禁生冷、滑物、臭食等。

备录：脉滑而厥，里有热，白虎汤。

夫三阴三阳，班班可考，而有治表里急，治里表急，阴同乎阳，为两感。太阳少阴同病，阳明太阴同病，少阳厥阴同病。余读经文莫治，仲景无方，不禁怃然三叹焉。窃意表重于里者，以里为主，稍解其表；里垂于表者，纯治其里。管窥之见，不敢告人。壮游四方，而以此法活人居多。偶捡李梴《伤寒论阅》，亦有是说。余生也晚，安敢并驾古人？不谓理之所在，古今人所见有略同也。岐伯、仲景有知，其将许我友李梴为徒乎？若世所传大羌活汤则吐弃之矣。至于合病、并病、坏病、劳复、食复、饮酒复、阴易、阳易、阴阳易，六经精透，举而措之裕如。一百一十三方，采方总撮要领；三百九十七法，注法悉本原文。炼就长沙仲景为长沙太守，人称张长沙。之明珠，化作涅槃佛说法处。《金刚经》："人涅药而灭度之。"之舍利。牟尼珠名舍利子。

瘟疫脉论

春温、夏热、秋凉、冬寒，乃天地之正气，人感之而病者，为正病。久旱亢槽，淫霖苦潦，《洪范》："一极备，凶，一极无，凶。"注：极备，过多也；极无，过少也。唐孔氏曰："雨多则涝，雨少则旱。是极备亦凶，极无亦凶。"雨旸寒燠之不得其正者，为四时之沴气①。气轮岁会，五运甲己化土，乙庚化金，丙辛化水，丁壬化木，戊癸化火。土运临辰戌丑未，金运临申酉，水运临亥子，木运临寅卯，火运临巳午。运气与地支年辰相会，故曰岁会。运值天符。六气，子午之岁，少阴火司天，阳明金在泉；卯酉之岁，阳明金司天，少阳相火在泉；丑未之岁，太阴土司天，太阳水在泉；辰戌之岁，太阳水司天，太阴土在泉；寅申之岁，少阳相火司天，厥阴木在泉；巳亥之岁，厥阴木司天，少阳相火在泉。大寒至小暑，司天主之；大暑至小寒，在泉主之。火运之岁，上见少阳；土运之岁，上见太阴；金运之岁，上见阳明；水运之岁，上见太阳；木运之岁，上见厥阴。岁运与司天合，故曰天符。水火木金之各据其偏者，为八方之厉气。合厉与沴，酿而为毒，人感之而病者，为瘟疫。杂见于四时，在春，谓之春瘟；在夏，谓之热病；在秋，谓之晚发；痢亦名晚发。在冬，谓之寒疫。《内经》著于岐伯，详五疫之文，《内经·刺法论》帝曰："余闻五疫之至，皆相染易，无问大小，病状相似。不施救疗，如何可得不相移易者？"岐伯曰："不相染者，正气存内，邪不可干。避其毒气，天牝从来？复得其往，气出于脑，即不干。邪气出于脑，即先想心如日，欲将入于疫室，先想得青气自肝而出，左行于东，化作林木；次想白气自肺而出，右行于西，化作戈甲；次想赤气自心而出，南行于上，化作焰明；次想黑气自肾而出，北行于下，化作水；次想黄气自脾而出，存于中央，化作土。五气护身之毕，以想头上如北斗之煌煌，然后可入于疫室。"周礼掌于方相，聿严逐瘟之令。《周礼》方相氏掌蒙熊皮，黄金四目，元衣朱裳，执戈扬盾，帅百隶而时傩，以索室驱疫。《曲礼》："季冬、大傩月令，九门磔攘尼山，于乡人行傩。朝服而立于阼阶，皆古圣节宣燮理之义，故民无夭札，得以嬉游于光天化日之宇，诚盛事也。后世踵而行之，犹是生养斯民之至意。

_____

① 沴气：灾害不祥之气，同"疠气"。

第二辑

方书之逐瘟者，其立心亦如之。良相良医洽为一手。"其为瘟也，称名攸异，大头瘟、软脚瘟、虾蟆瘟、疙瘩瘟；其为斑也，形容各殊，赤霞斑、紫金斑、绿云斑、黑砂斑。互相传染，大小相似。初起，邪气客于募原，《难经·六十七难》："五脏之募，皆在腹；五脏之俞，皆在背。"原即腧之根本。募原，躯壳之里经脉所系之处。头微痛，或不痛，微恶寒，或不寒，但一于热，脉数无伦，沉沉默默，到夜尤甚。郁遏之极，邪从表出，谓之外溃，或大汗鼻血，随汗与血而解。若邪侵胃腑，则内溃矣，泻则完谷不化，结则坚硬如石，胃枯肠腐，舌黑唇青，无所不至。是为天地之毒气，常以肃杀而为心。激一己之心肺肝肠，魂飞魄走，捧心憔悴之形，愁云遍野；环四境之乡间里党，鬼哭神号，满目凄凉之色，毒雾蔽空。唯不知其毒而妄治之，盈城盈野，死于非命；知其毒而善调之，沿门沿户，立起沉疴。其在未溃之初，毒犹盘踞募原，驱伏魔，全凭草果；破坚垒，须藉槟榔。吴又可达原饮：槟榔、草果、厚朴、知母、芍药、炙草、黄芩。嘉靖己未，江淮大疫，用败毒散倍人参，去前胡、独活，服者尽效。万历己未大疫，用本方复效。大抵毒在募原，加参于表剂，元气不因表而受伤；以表剂而加参，毒气不藉参而助疟。与达原饮用知母、芍药同参。至于内溃，两方俱无用矣，唯有一下再下之法。毒而外溃，渐杀其势矣，即贝母、柴胡，可以和其事，经验方：柴胡、生地、贝母、黄芩、银花、生甘草，茅根引。毒而内溃，愈纵其悍矣，非芒硝、大黄，奚能奏其功？经验方：芒硝、大黄、槟榔、厚朴、枳实、炙草，姜枣引，下以毒尽为度。知斯三门，病无遁形；设方攻毒，妙在一心。三门：初中募原、外溃、内溃。精透三门之奥，不过借达原饮、经验方为之榜样。道人自瓶钵以来，所过省垣、郡邑，遇是症，全活约计数千，并无一定之方药。倘备录其案，即此一症，可以盈箱。夫瘟疫乃四时不正之气，温乃四时之正气，性命攸关，最宜分别。景岳《瘟疫门》中，抄写温病及伤寒之经文，杂凑成章，毒害苍生者，莫此书为甚。阳犯医门之刑，喻嘉言著

《医门法律》。擢发难数；阴设海底之狱，阿鼻难逃。铁铩镏注：大海之底，有石名沃燋，纵横八万四千里，厚二万里，下有八大地狱，八名阿鼻地狱。若吴又可，其于瘟疫，根源虽未必解透，细阅吴又可《瘟疫论》，从《内经·疟论》"邪气客于风府，横连募原"悟出。其撰之方，即从前人截疟方化裁，真千古慧心人也。至其所论伤寒少而瘟疫多，世医执其说，凡偶感风寒，便曰瘟疫。一言之误，贻祸千秋。而其治法极为精微，刘、李、朱，实为岐黄功臣。

拈一毒字诠题，设方以活生灵。南坡居士评。

室女脉数反吉论

小儿纯阳，脉常有六七至，甚有八九至者。室女血盛，脉上鱼际，亦常有六七至者。《脉经》但言脉上鱼际，而不言数。余尝见上鱼际之脉，未有不数者。盖脉即血也，血盛则脉长而洪；血衰则脉短而涩。室女贞元未亏，血海充满，其脉之数，亦固其所。但得娇姿艳丽，体态轻盈，谓之无病，可以勿药。唯是兰闺寂寞，愁结多端，纱窗月静，绣幕风清，时觉气体不安，延医调治，见其脉数而以为病，则误矣。《脉经》曰："脉数唯有儿童作吉看。"余即补之曰："脉数室女亦应作吉看。"

月经脉论

坤，顺德也，配乎健，则万物化醇；女，阴象也，从乎阳，则万物化生。图书以七为少阳之数，逢阳则化，故七月生齿，七岁毁齿，二七十四而天癸至，是乃先天一点真阳之水，《易》所谓男女媾精，《礼》所谓一阳来复，水泉始动者，此物此志也。积四千八百之期，合一《大藏经》，于以充于中而溢于外。其象上应乎月，三五而盈，三五而缺，周三十日而旋转如环，故称经焉。经者，正也，正直无私；经者，常也，经常不变。本坤之德，应月之精，以生男生女，原生生于不已。乃或为药饵所伤，或以忧思而伤，孰为不及期，孰为过期，在前在后，无所不至矣。夫不及期为热，过期为寒，此其常也。亦有不及期为寒，过期为热者，总分于迟数虚实之脉而已矣。其为药饵伤也，过服寒凉，弊为郁闭；过服温补，弊见沸腾。盖血，阴也，喜静而恶躁，静则培养，躁则消亡。尝见膏粱之家，未有妄服寒凉者。火郁至极，不得已而斟酌服之。在医士擅长，半属温补之方。胡为闺居气滞，本非虚也，而以为脾虚，辄予以黄芪、白术；闲坐寒生，本无寒也，而以为命门不足，辄予以附子、干姜。至煎熬之极，或血因火动，一月数行；或血为火灼，数月一行。讵知不及期与过期之俱关于药乎？其为忧思伤也，心地安舒，应期而至；心地抑郁，愆期而来。盖血，营也，好聚而恶散，聚则充周，散则奔突。纵观闾阎之众，未有不乐安舒者。暴怒频加，不期然而忧闷攻之。彼女子善怀，本多抑郁之隐，甚至掣肘于翁姑，致血上溢，非有余也，而以为血满；罔顾其衅起勃溪，反目于夫婿，致血横行，非不足也，而以为血亏；罔顾其悲由茍菲，至郁积之久，或稍如其意，行则后期，或仍拂其意，行则前期，讵知前期与后期之皆系于忧乎？由是观之，伤于忧思而无子者，顺其心，养其神，犹可挽回；伤于药饵而无子者，诵其经，祷其佛，难以救复。盖天地之大德曰生，而鼓其生机者，和风以散之，迟日以暄之，雨露滋培，土膏润泽，自然生意婆娑。一经炎风之煽，烈日之焚，土脉焦枯，英华何由发越？天地犹是也，而生机倦矣。人得天地之生以为生，而畅其生机者，静摄乃气，调和乃血，阴阳交错，子宫温暖，自觉生育绵延。一经燥热之侵，辛温之耗，血元羞涩，胚胎奚自结凝？人则犹是也，而生机绝矣。道人一瓢一笠，云游以来，见艰于嗣息求治者，盈门拥案。及阅前所服之药，无非温补之药；询前所延之医，无非温补之医。比比皆然，令人万不可解。顾考其服药之初，亦觉与温补相宜，气体庞然而丰隆也，姿态嫣然而明媚也，饮食纷然而并进也。医之用药，即此厉之阶耳。唯是瓦积之场，不堪黍植；块存之体，安望熊占？所愿兰房淑媛，绣阁名姝，体坤之道，顺月之恒，勿贪药饵，唯葆幽闲，以符天地好生之德，庶道人救世婆心。亦不至诋为饶舌耳。

胎前全凭脉论

凭脉为的治病。而至胎前，其看症也，历历录录；其用药也离离奇奇。黄芩，安胎者也；乌头，伤胎者也。而胎当寒结，黄芩转为伤胎之鸩血，乌头又为安胎之灵丹。明党、焦术、砂仁、附片、建姜、秦归、炙草。焦术，安胎者也；芒硝，伤胎者也。而胎当热结，焦术反为伤胎之砒霜，芒硝又为安胎之妙品。芒硝五钱，滚水澄去滓，调生蜜服。当此两命相关，以安为伤，以伤为安，而用之裕如者，夫亦曰权其脉之迟结数促尔！胆从脉出，而胆斯大；智从脉生，而知斯圆。无药不可以安胎，无药不可以伤胎，有何一定之方？有何一定之药也乎？彼《本草》之注安胎，药性之注禁服，不过为初学导之先路。夫胎症，其显焉者也。由胎症而推，脉清而用得其当，信石蜈蚣，无非参苓芪术；脉涸而用失其当，参苓芪术，无非信石蜈蚣。拘成见者，赵括读父书而丧师，荆公用周礼而乱宋；知变化者，孔明添灶而退兵，楚王破釜而取胜。古今来，英雄成败，止争此一心之妙用，又何恤乎人言！

产后不凭脉论

百脉空虚，瘀血留滞，二语足以括尽产后诸病。其用药也，补则足以填虚空，温则足以散瘀滞。温补二字，在产后极为稳当，而见之于脉，则未可以一格拘也。有迟涩者，有沉细者，有洪数者，有弦紧者。迟涩沉细，可温可补，若洪数弦紧，顾可漫无区别，而一于温之补之乎？抑知瘀血填塞隧道，血脉为之沸腾，虚寒之体，转化为实热之脉，倘凭脉以疗病，则为发为泄，为汗为凉。病症百端，药饵肆应，非不经营惨淡，竭力弥缝，乃一病未已，一病旋生，卒至温补难施，不可救药，岂非专凭脉者，阶之厉耶？余家世传《月科》一卷之书，得之本邑王定所。不诊脉，但问症。细阅书中，实是肚腹大胀大痛者，先治之以去瘀之本。桃仁、归尾、胡索、灵脂、干姜、川芎、荆芥穗，酒调服。其于症之虚寒者，固不外肉桂、干姜；茯苓、炙草、当归、川芎、焦白术、肉桂、蜜黄芪、干姜。即症之大热者，亦不离肉桂、干姜。百试百验，世无产难之妇。远近求药者，日踵其门。传至于余，参究脉理，思欲突过前人。乃凭脉罔效，凭书辄验。而后知产后凭脉，其理犹浅；不凭脉，其理方深。世之家藏秘本，粗视之，了无意义，而用之多效者，大半类此。

小儿疳脉论

道人于圣学，本无所窥，而少者怀之，雅有同志。窃于疳症，三致意焉。十六岁以后，谓之痨；十六岁以前，谓之疳。其症头皮枯涩，毛发焦稀，腮缩鼻干，脊耸体削，斗牙咬甲，烦渴自汗，口鼻溺赤，肚胀潮热，酷嗜瓜果、泥炭等物，外则肢体生疮，是其候也。疳之纲领有五：脾、肺、心、肝、肾。至于条目，不可穷纪，姑举其要，曰脊疳、曰蛔疳、曰脑疳、曰丁奚疳、曰无辜疳、曰哺露疳。名有百端，理唯一致，唯见症不同，不外热、积、虫三者而已。考古名方，有塌气丸、龙胆汤、芦荟丸、木香丸、胡黄连丸及各种肥儿丸。其理正，其义深，其效神，信非仙家莫传。因方书论症支吾，虽传其方，无人敢用。如景岳论中，其或气血两虚，有非大补不可，固属门外之揣摩。即钱仲阳为小儿科中一代名医，而以为皆因脾胃虚损，亦是老生常谈，与疳症何涉？钱氏如此，其他可知。道人不惜苦口饶舌，细为分析，病源既明，则作方者之苦心，庶得以阐明于世。杨氏曰："疳者，干也。"道人则曰："疳者，甘也。"因奉养太过，肥甘之味，郁而为热，蒸而生虫，久而成积，而疳以是名焉。唯其为热，煎熬津液，肌肉为之消削；唯其成积，肚腹胀大，饮食为之减少；唯其生虫，吮脏腑则偏嗜异物，蚀肢体则疮痒不痛。种种症候，大半得之膏粱之家，饫藜藿者，十居一二。道人云游以来，每见朱门子弟，反不如居茅屋者之神完气足。总由饮食不节之故，何关乎元气之盛衰、脾胃之强弱？此其大彰明较著者也。名方中不离黄连为君者，解其煎熬之热毒也；用芦荟、生地、山栀、青黛、胆草、黄柏者，清其火也；用芜黄、君子、川楝、雷丸、鹤虱、乌梅者，杀其虫也；用莪术、神曲、山楂、麦芽、青皮、木香者，消其积也；用干虾蟆、蟾酥者，以毒攻其毒也；用夜明砂、灵脂者，去瘀而生新也。有是症则有是药，性味之寒与毒，夫复何疑！尝见患是症者，请一目不识丁之医，或揣之曰："莫不是疳？"将师所传治疳之方，遂撮一贴，犹或伴中，彼原不知黄连之寒，芜黄之毒。请一读书明理之医，明知是疳，开口便曰："脾胃大亏，非峻补不可。枯瘦之躯，何堪此黄连之寒，芜黄之毒。"主人曰："稳当。"不知热得补而益炽，积得补而益坚，虫得补而更多。至于不救，则曰："有命。"此非读书之过，不善读书者之过也。道高一尺，魔高一丈，其是之谓欤？然则，唯攻热、积、虫，遂可以治痨乎？非也。五痨有所见之症，诸痨又各有所见之症，变化生心，岂可胶柱鼓瑟！不过胸有成竹，而后能画竹。然则，治痨一于攻而全无补法乎？亦非也。经曰："大毒治病，十去五六。"相其热退、积减、虫安，穷寇勿追，或调脾理胃，滋肾平肝，一任医之运用。

考古名方：治腹胀大塌气丸：白豆蔻、麦芽、五灵脂、砂仁、莪术、青皮、陈皮、君子二钱，虾蟆三钱，米糊为丸。下虫丸：苦楝子皮、酒浸焙、贯众、槟榔、桃仁、芜荑、木香、鹤虱、米糊为丸。木香丸治痨痢：黄连、木香、厚朴、夜明砂、生姜、水为丸。大芜荑汤治小儿发热作渴，少食，大便不利，发黄脱落：芜荑、山栀、秦归、白术、茯苓、柴胡、麻黄、羌活、防风、黄连、黄柏、炙草各二钱。四味肥儿丸治小儿食积五痨，目生云翳，牙龈腐烂：芜荑、神曲、麦芽、黄连，等分为末，猪胆汁为丸，绿豆大。芦荟肥儿丸治热痨：芦荟、龙胆草、木香、人参、君子、麦芽各二钱，土鳖去头足酥炙、槟榔、黄连各三钱，芜荑、胡黄连一钱，猪胆汁为丸，黍米大。龙胆丸治痨脑热疮：龙胆草、升麻、苦楝根皮、赤茯苓、防风、芦荟、油发灰、青黛、黄连、炼蜜为丸。蟾酥丸治小儿头顶结核，面色黄瘦，饮食不甘，腹大发热：蟾蜍二三个，将粪蛆一杓，置桶中，以尿浸之，即将蟾蜍打死，投于蛆食，一昼夜，用布袋盛起，置急流中一宿取出，瓦上焙干为末，入麝香少许，蜜为丸。

疑病杂病脉论

本无病也，而疑之为病，积想成因，悬拟成像，则无病者真以为有病矣。彼疑之，我亦疑之，何以名之为医？本无病也，而杂之为病，困顿其状，呻吟其声，则无病者，真以为有病矣。

彼杂焉，我受其杂焉，何以名之为医？而欲使疑者知其为疑，多方以解其疑，而疑者不疑；杂者知其为杂，直言以指其杂，而杂者不杂。亦唯决于脉，视其缓而已矣。盖有莫解之症，必有莫解之脉，疑则必疑为莫解之症，而何以诊其脉无恙也，其为疑必矣；有莫起之疴，必有莫起之脉，杂则必杂为莫起之疴，而何以诊其脉如常也，其为杂必矣。杯中蛇影，挂弓即解，疑者无所施其疑；灸难分痛，见艾即愈，杂者无所用其杂。精于脉理者，又何疑杂之我欺也哉？！

平人脉歇止无妨论

代脉关乎寿，结脉因乎寒，促脉因乎热。平脉歇止，则不关乎寿与寒热，亦自有说。盖一呼一吸，脉来六寸，血营气卫，息数一万三千五百通，脉行五十度，是为一周。稍为痰气所碍，则脉为之一止。非如代之止有常数，结促之止由迟数而得也。天地万古不老，而有岁差之数；日月万古常明，而有相食之时。岁差、相食，曾何损于天地日月也哉！

内外痈疽先变脉论

平人饮食仍旧，气体如常而脉数者，多发痈疽。夫外感脉数，骤然而来，饮食为之一变。兹之脉数，何以饮食仍旧也？内伤脉数，由渐而进，气体为之少减。兹之脉数，何以气体如常也？其为痈疽也，明矣。发于外者，痈疽并称，后犹可疗；发于内者，但以痈论，务须先知。凡属肺痈与胃脘诸痈，总是热毒蕴结，四字该之。其先少发寒热，渐隐隐作痛，斯时清其热，解其毒，疏其气，经验方：桔梗、天冬、黄芩、葶苈子五分，秦归、生甘草。易易耳。倘辨脉未清，视为他病，万一肺腑能语，则呼冤实属可怜，直待吐脓呕血，而后知焉，则已晚矣。士君子穷理于平日，辨脉于临时，一遇内毒，立剖当前，诚有不必为之试黄豆而验红点者。昔扁鹊视病，窥见脏腑之症结。留心脉学者，安见古今不相及也矣！

淡语中肯，力破题坚。南坡居士评。

痈疽一症，迨我朝《医宗金鉴》及《证治全生》①等书出，前代所不能医者，皆能医之。独涌泉症，不出前代论定。千总刘兰生童稚知交胶漆友也，患是症，流毒十有余年。未发之前，卜其必发者，验其脉数也；已发之后，断其不死者，验其脉缓也。费尽千金，总难痊愈。游湘三年，不知亦有人能医否，录之以志知己之感。

摘平脉三不治症论

天下事之信以为然者，必其理之无不然者也。然仅言其常然，而弗揭其偶然，非唯无以坚其信，或反益以滋其疑。即如定缓为平脉，是宜无病不瘳，讵知噎膈翻胃外，不可治者，又有三焉。肌肉大脱，九候虽调，不可治者，一也；病到喘促，脉忽还元，不可治者，二也；全受而体无亏，全归而脉不变，不可治者，三也。有理外之事，便有理外之理。第恐于理中之理，未能洞悉无疑，斯于理外之理，愈觉昧没而杂。既于理外之理，弗克明辨以晰，遂于理中之理，转至惝恍无凭。而缓为平脉之说，不几于捃撦陈言，究无主宰乎？爰摘三条，明著于编，使知以缓为宗，滴滴归原允矣。一经旧德，《汉书》：“韦贤以诗书授，七十余为相，少子元成复以明经，历位至丞相。”谚曰：“遗子黄

---

① 《证治全生》：即《外科证治全生集》，由王维德整理家传秘术及生平经验而成。

全满籖，不如一经。"沈诠期诗："一经传旧德。"是编缓为平脉，本《内经》旧德。**丝丝入扣，森然五字长城。**《唐书》："秦系与刘长卿善为诗赋，权德舆曰：'长卿自以为五字长城，系用偏师攻之，虽老益壮。'"《丹铅总录》："司马景王命虞松作表，再呈不可意。钟会取草为定五字，松悦服，以呈景王，景王曰：'不当尔也。'松曰：'钟会也。'景王曰：'如此可大用。'沈诠期诗：'五字擢英才。'用此事也。解者以五字为诗误矣。"

死生章

医者，所以治人之生者也。未知死，焉足以治人之生。实知死之无可救药，则凡稍有一毫之生，自宜多方调治。欲辨死生，仍归缓字。缓为一身之元气，即为一身之生气。有十分之缓，即有十分之生；有分毫之缓，即有分毫之生。听缓之声，绘缓之象，取缓之魂，追缓之魄，刺缓之骨，挢缓之神，而幽明异路，如在目前。弹石劈劈而又急，解索散散而无聚，问犹有分毫之缓乎？曰：无有也。弹石之脉，若坚硬之物击于石上；解索之脉，犹解乱索，指下乍疏乍密。雀啄顿来而又往，屋漏将绝而复起，问犹有分毫之缓乎？曰：无有也。雀啄之脉，犹雀之啄食，连连凑指，且坚且锐，忽然复来；屋漏之脉，良久一滴。虾游冉冉而进退难寻，鱼翔澄澄而迟疑掉尾，问犹有分毫之缓乎？曰：无有也。脉已濡细矣，加以十一二至，满指是脉，犹虾之拥于水中，冉冉而进退难寻；脉已沉矣，加以两息一至，犹鱼之在水中，头身贴然不动，而尾良久一掉。沸釜之脉涌如羹，一占此脉旦夕死，而缓全无余影矣。修到神仙也无药，世间何处觅医生。复有绝处逢生，困顿沉沉，声音劣劣，不患脉少而患脉多，不患脉无而患脉有。寸关虽无，尺沉而匀，病到无聊，脉犹有根，仔细栽培，立可回春。

合观诸作，清奇浓淡，无体不工，确是儒医。南坡居士评。

三指禅赋

以全求有众皆生育为韵

自呼梦觉，周君自号梦觉道人。人唤小癫。道人家前有周癫，人故以小癫别之。荆楚钟英，道人字荆威。士林望重；学霆警众，道人名学霆。郡志名传。录汞铅于丹灶；《参同契》："夫铅乃君，汞乃臣。"《志林》："龙者，汞也，精也，血也，出于肾；虎者，铅也，气也，力也，出于心。"庾信诗："自可寻丹灶。"驱草木以赭鞭。《史记》："帝作蜡祭，以赭鞭鞭草木。"帝，神农也。以赭鞭鞭打草木，使萌动也。语云："神农尝百草而知药性。"盖本诸此。现身说法，弹指参禅。本《传灯录》，古有一指禅。成一家言之心裁，即机杼一家之意。作作有芒，《史记·天官书》："作作有芒国其昌。"大率微词奥旨；出蔡沈《尚书序》。分四库书之体制，甲乙丙丁分为四库，藏贮经史子集诸书。多多益善，汉淮阴侯韩信将兵事。不遗断简残编。出《文选》。藻思频催，钱起诗："文人藻思催。"鬼神默为启牖；道人撰《数脉解》，是夜更深，灯盏无油，光芒渐渐长至五六寸高，辉煌满室，直达天明。撰《三焦辨》，是夜漏永，忽听门外喧嚷，骑拥多人。瞬息间，一方巾秀士站立身旁，良久方去。薪传不尽，《庄子》："穷于为薪火传也，不知其尽也。"伦物宜荷生全。病应手而即愈，人谓手底生春。尔其九年面壁，《传灯录》："达摩祖师至少林寺，面壁九年，始悟而成佛。"六度行舟。江总《栖霞寺碑》："三乘谓筏，六度为舟。"言庚庚而更卓，郑元祐诗："两徐识解更卓特，著书翼慎言庚庚。"原按，谓徐铉、徐锴，许慎《说文》。思其若抽。陆士衡《文赋》。《灵》《素》《难经》，酿花作蜜；蜂采花蕊，以酿之而成蜜。医方《脉诀》，集腋成裘。《吕氏春秋》："天下无粹白之狐，而有粹白之裘。"取之众白也。虽海上之奇方，无能为役；语出《左传》。彼医门之捷径，亦又何求。语本《周颂》。折肱者三，出《左传》。笑倩拈花之指；《传灯录》："世传拈花迦叶，独破颜微笑。世尊云：'吾正法眼藏，分付于汝。'"拍案者再，拍案称奇，谓文章之夺目。点凭顽石之头。梁高僧讲经于虎邱寺，聚石为徒，顽石为之点头。盖学不殊于半豹，《晋书》中有谢灵运云："若殷仲文读书半袁豹，则文才不减班固。"斯技无愧乎全牛。《庄子》中有庖丁曰："始臣解牛之时，所见无非牛者。三年之后，未尝见全牛也。"李商隐："文学殊半豹，技愧全牛。"是以仰体三无，《礼记》："天无私覆，地无私载，日月无私照。"兼包万有；不恤倾囊，有孚盈缶。二句本《易经》。白莲集于齐已，源绍木公；《浩然斋雅谈》："唐僧齐巳有《白莲集》，为《风骚旨格》。"红药传于谢庚，谛参金母。《西清诗话》："宋僧谢庚，诗多清丽，有《红药词》传于世。"《西王母传》："仙人得道升天，当揖金母而拜木公。"契前三之语，《传灯录》："问佛法如何？住持曰：'龙蛇混杂，凡圣同居。'师曰：'多少？'众翁曰：'前三三，后三三。'"意在笔先；陶宗仪《说郛》王维画学秘诀，凡画山水，意在笔先。留丈六之身，苏轼诗："问禅不契前三语，施佛空留丈六身。"方垂肘后。孙思邈有《肘后方》。慈航慧海，梁昭明太子诗："慧海渡慈航。"轮王委通慧之心；开通慧智。宝筏迷津，李白诗："金绳开觉路，宝筏度迷津。"梵帝伸指迷之手。指引迷津。宋之问诗："果渐轮王族，缘超梵帝家。"神针暗渡，本薛灵芸刺绣事。录合号以传灯；《宋史》僧道原《景德传灯录》三十卷。明镜高悬，用陈良翰虚堂悬镜事，言心眼之朗明也。六祖慧能云："明镜亦非台。"书林疑其覆瓿。用杨子云语，谓是书之必传也。乃知鹿苑婆娑，珠林母鹿生鹿女，形极美，金仙养之。后佛母生于鹿女，因名鹿苑。鸡园舞弄。《楞严经》："我在鹿苑及于鸡园，观见如来最初成道。"寻玉版以谈元，用苏东坡访玉版禅师谈元事。玉版禅师，笋也。设兰盆以饯送。释氏中元节，设盂兰盆以追荐鬼神。奇超白石之粮。《神仙传》："白石先生者，常煮自石为粮。"妙入黄粱之梦。吕纯阳遗芦生事，梦窹而黄粱犹未熟也。摊宝书之玉轴，用黄山谷诗。鲸尚可骑；仙人每跨鲸鱼。吸仙露于金茎，汉武帝金茎承露，取而饮之得仙。鹤非难控。周王子晋，缑山乘鹤。窗舒意蕊，金跻寿寓福林；出《文选》。室度心香，梁简文帝《相国寺碑铭》："窗舒意蕊，室度心香。"那借汗牛充栋。言书籍之多，直使汗牛充栋。种菩提之树，神秀诗："身是菩提树。"六祖慧能诗："菩提本无树。"浓披美荫以庇人；《庄子》："睹一蝉方得美荫。"泛般若之舟，梁简文帝倡导文泛般若之舟。大样恩波而济众。彼夫骚人寄兴，诸子遗怀。采汉儒之学海，《拾遗记》何休为学海。斗唐室之诗牌。《云仙杂录》："李白游慈恩寺，僧用水松牌乞诗。"词泻老庄，信是周家著述；老聃、庄周皆周人。学宗陈邵，陈希夷先生抟，邵康节先生雍。羞同晋代诙谐。如乐广之流。天文地理之精，任摩挲于玉腕；摩挲，神物；玉腕，言手腕之贵也。鱼跃鸢飞之趣，此二语，诗咏之，子思引之，程子以活泼泼地赞之，朱子于书舍书而悬之，其悟道也皆然。供吐纳于萧斋。《国史补》："梁武帝造寺，令萧子云飞白大书萧字，至今一萧字存焉。故时有萧寺、萧宫、萧斋之称。"鼓吹成群，孔稚圭以蛙声当雨部鼓吹。鄙官蛙之阁阁；晋惠帝问虾蟆事。阁阁，鸣声。推敲得意，贾岛与韩愈商量诗中推敲字，愈曰："敲字佳矣。"羡仪凤之喈喈。凤鸣喈喈。绛雪元霜，《汉武帝内传》："仙家上药有绛雪元霜。"参观即是慈云法雨；《鸡跖集》："如来慈心如彼大云荫注世界。"王维《六祖碑》："大兴法雨。"触处孔皆，则有丹经益寿。《宋史·皇甫坦传》："召问以长生久视之术，坦曰：'丹经万卷，不如守一。'"绿字留名，梁简文帝大法颂绿字摛章。逢凶化吉，起死回生。字挟风霜，《西京杂记》："淮南王安著《鸿烈》二十一篇，自云：'字中皆挟风霜。'"一字媲开天之画，伏羲作卦，一画开天。文光日月；《渔隐丛话》："淮西功德冠吾唐，吏部文章日月光。"千文喧掷地之声。梁周兴嗣作《千字文》，孙绰作《天台山赋》，既成以示范荣期，期曰："此赋掷地当作金石声。"想入非非，《涅槃经》："无非想，无非非想。"刺膏肓而病将神爽；《左传》："二竖子避膏之下，肓之上。"辞源了了，语本孔融事。作针砭而闻亦心惊。铁针磁砭，可以治病，谓药石也。欢喜丸，踌躇满志；《法苑珠林》："五百鹿车载种种欢喜丸。"清凉散，惨淡经营。《侯鲭录》："刘子仪三入翰林，称疾不出朝，土候之云：'虚热上攻。'石中立云：'只消一服清凉散。'谓两府始得用清凉伞也，此借用。""踌躇满志"，本《庄子》；"惨淡经营"，本杜诗。唯有脚之春，唐宋璟惠泽遍施于民，人谓有脚阳春。帡幪者广；本杨子。是以如椽之笔，晋王殉尝梦人以大笔如椽与之，其后文思日进。濡染而成。濡毫染翰。然则，因善病而废书，道人世习诗书，自幼应童子试，辄冠军，后因病搜方，遂明医理，应延清而废书。乃业医以邀福。道人之病，自立新方治之，而病已痊愈。综儒释道渊源之教，统会禅医；道人深悟禅机，故医书亦号禅。萃天地人参赞之才，胥归化育。范文正公曰："不为良相，当为良医。"原谓其可以赞天地之化育。圆通顿悟，《楞严经》："若能于此悟圆通根。"纳芥子于须弥；《维摩诘经》："以须弥之高广，纳芥子中而不迫窄。"昆仑山西方曰须弥山。方便随行，《维摩经》："摩诘以无量方便，饶益众生。"识庐山之面目。庐山以匡庐隐居得名。故云"始识庐山真面目"。庋手泽于高阁，私愧楂梨；《南史》："张敷，小名楂；父，小名梨。帝戏曰：'楂何如梨？'答曰：'梨，百果之宗，楂何敢比。'道人先世皆读书撮科，故云。"引众生于慧门，佛经通慧为门。共铭饘粥。《左传》："正考父之鼎铭曰：'饘于斯，粥于斯。'"曼倩之桃有核，马臻诗："饥怀曼倩桃。"庾信诗："汉帝看桃核。"处处延龄；啖之延年益寿。安期之枣如瓜，《史记》："臣尝游海上，见安期生食巨枣大如瓜。"人人果腹。《庄子》："其腹果然。"非关剿袭，凡盗人之文章以为蓝本，曰剿袭。是书语语出自胸裁，毫无此弊。岂拘弓学箕而冶学裘；《礼记》："良弓之子必学为箕；良冶之子必学为裘。"傥事品题，一经品题，便成佳士。定属丰年玉而荒年谷。刘义庆《世说》："庾文康为丰年玉，樨恭为荒年谷。"

跋

　　是书未刻之先，夜梦一道人，谈禅精奥，问其姓名，曰："吉祥顺。"明日遇梦觉道人于贡院西街，行止异常，与梦中所见适合，一笠一钵外，袖中止藏《三指禅》三卷，因请而梓之。道人周姓，始悟不言周而言吉者，乃仙家隐语，省一围也。名吉祥顺者，道人本慈祥之念，顺天地好生之德，以济人也。梓成因录数语，以志其异。

刘纪廉原跋

医之道大而微，语其大则参赞化育，语其微则性命之理寓焉。岐、轩而降，代有作者，究其人，何一非仙？何一非儒？抑岂寻章摘句、烧丹炼汞者流所能企及哉！予兹于小颠见之矣。颠周姓，世居邵阳龙山之麓，生数岁，有相之者曰："是儿歧嶷，盖谪仙也，当为一代名医。"父诞登公，以儒世其家，闻其言不悦。后善病始弃儒攻医，更治黄老养生书，数年得性命双修之道。以故盛暑尝披裘烈日中行，日行或数百里方息；隆冬积雪反解衣雪中卧，醒或一𨚕一跕，啸歌于市；或旬余不食不饥，食或兼数人食亦不饱；或拥胭花粉黛，醉舞欢呼，种种游戏，人是以颠呼之。颠曰："吾之颠，颠乎俗而不颠乎道，以吾之颠可以治人之颠。"颠而不颠，岂一技一能？直如张长史、米舍人之颠哉！因又号曰"小颠"，以别乎古仙之周颠也。子平愿毕游无定所，所在户履常满，或瞥见人一面，或闻人声咳，或以指略点其脉，便知其病之所在，与方服之，靡不瘳者。人谢之钱辄不受，受亦随挥霍之。故湖湘间上自当途执事荐绅先生，下逮贱隶妇稚，莫不识颠。予尝阅吾邵新志，慕其名，访之数年不获，今冬始省邸相逢，缘岂浅哉！谨以性命之理向之闻诸师者就质之，幸闻所未闻。复进而叩诸医，颠乃袖出《脉诀》一帙，曰："吾道古道非常道。盖以儒道而通乎仙，仙道而通乎医者也。夫儒理性命之自然，仙修性命之本能，医治性命之当然。吾反求诸己，抱一守中，以自然之理达本然之道，而治当然之病，安往不应手而愈人之病哉！"予卒读之，曰："是书也，传之天下后世，又岂仅愈一时一域之人之病而已哉！"遂书其语并详出处以为跋。

道光丁亥仲冬，星沙旅馆

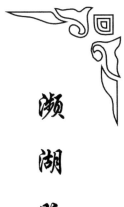

濒湖脉学

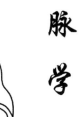

清·李时珍 著

孙玉信
赵永超 校注

内容提要

明·李时珍著。李时珍（1518—1593）字东璧，号濒湖，蕲州（今湖北蕲春）人。著有《本草纲目》。幼时聪明好学，从父学艺，声名大振，曾被聘为楚王奉祠正。全书不分卷，后附宋崔嘉彦所著《四言举要》及诸家考证《脉诀》之言。全书共记述了 27 种脉象、主病及相似脉的鉴别，是在《脉经》24 脉基础上增加了"长""短""牢"3 种脉象。引录其父李闻言阐述脉学立论的《四言举要》。立论有宗，以体状诗、相类诗、主病诗的歌诀形式，语言简明，比喻生动，便于诵习，是学习脉学的必读之书，为后世医家推崇。

本次整理，以明万历三十一年（1603 年）张鼎思重刻明嘉靖本为底本，以双梧书室本、扫叶山房本为校本整理而成。

目　录

中医脉学经典医籍集成

第二辑

序

　　李时珍曰：宋有俗子，杜撰《脉诀》，鄙陋讹谬，医学习诵以为权舆，逮臻颁白，脉理竟昧。戴同父常刊其误。先考月池翁著《四诊发明》八卷，皆精诣奥室。浅学未能窥造。珍因撮粹撷华僭撰此书，以便习读，为脉指南。世之医、病两家，咸以脉为首务。不知脉乃四诊之末，谓之巧者尔。上士欲会其全，非备四诊不可。

明嘉靖甲子上元日谨书于濒湖薖所

浮（阳）

浮脉：举之有余，按之不足。《脉经》。

如微风吹鸟背上毛，厌厌聂聂（轻泛貌），如循榆荚。《素问》。

如水漂木。崔氏。

如捻葱叶。黎氏。

【原注】 浮脉法天，有轻清在上之象。在卦为乾，在时为秋，在人为肺。又谓之毛。太过则中坚旁虚，如循鸡羽，病在外也；不及则气来毛微，病在中也。

《脉诀》言"寻之如太过"，乃浮兼洪紧之象，非浮脉也。

体状诗

浮脉惟从肉上行，如循榆荚似毛轻。
三秋得令知无恙，久病逢之却可惊。

相类诗

浮如木在水中浮，浮大中空乃是芤。
拍拍而浮是洪脉，来时虽盛去悠悠。
浮脉轻平似捻葱，虚来迟大豁然空。
浮而柔细方为濡，散似杨花无定踪。

【原注】 浮而有力为洪，浮而迟大为虚，虚甚为散，浮而无力为芤，浮而柔细为濡。

主病诗

浮脉为阳表病居，迟风数热紧寒拘。

浮而有力多风热，无力而浮是血虚。

寸浮头痛眩生风，或有风痰聚在胸。

关上土衰兼木旺，尺中溲便不流通。

【原注】 浮脉主表，有力表实，无力表虚。浮迟中风，浮数风热，浮紧风寒，浮缓风湿，浮虚伤暑，浮芤失血，浮洪虚热，浮散劳极。

沉（阴）

沉脉：重手按至筋骨乃得。《脉经》。

如绵裹砂，内刚外柔。杨氏。

如石投水，必极其底。

【原注】 沉脉法地，有渊泉在下之象。在卦为坎，在时为冬，在人为肾。又谓之石，亦曰营。太过则如弹石，按之益坚，病在外也。不及则气来虚微，去如数者，病在中也。

《脉诀》言"缓度三关，状如烂绵"者，非也。沉有缓数及各部之沉，烂绵乃弱脉，非沉也。

体状诗

水行润下脉来沉，筋骨之间软滑匀。

女子寸兮男子尺，四时如此号为平。

相类诗

沉帮筋骨自调匀，伏则推筋着骨寻。

沉细如绵真弱脉，弦长实大是牢形。

【原注】 沉行筋间，伏行骨上，牢大有力，弱细无力。

主病诗

沉潜水蓄阴经病，数热迟寒滑有痰。

无力而沉虚与气，沉而有力积并寒。

寸沉痰郁水停胸，关主中寒痛不通。

尺部浊遗并泄痢，肾虚腰及下元痌①。

【原注】 沉脉主里，有力里实，无力里虚。沉则为气，又主水蓄。沉迟痼冷，沉数内热，沉滑痰食，沉涩气郁，沉弱寒热，沉缓寒湿，沉紧冷痛，沉牢冷积。

迟（阴）

迟脉：一息三至，去来极慢。《脉经》。

【原注】 迟为阳不胜阴，故脉来不及。

《脉诀》言"重手乃得"，是有沉无浮。一息三至，甚为易见。而曰"隐隐"，曰"状且难"，是涩脉矣，其谬可知。

体状诗

迟来一息至惟三，阳不胜阴气血寒。

但把浮沉分表里，消阴须益火之原。

相类诗

脉来三至号为迟，小快于迟作缓持。

迟细而难知是涩，浮而迟大以虚推。

---

① 痌（tōng）：古同"恫"，痛苦，也有创伤溃烂之意。

【原注】 三至为迟，有力为缓，无力为涩。有止为结，迟甚为败，浮大而软为虚。

黎氏曰："迟，小而实；缓，大而慢。迟为阴盛阳衰，缓为卫盛营弱，宜别之。"

主病诗

迟司脏病或多痰，沉痼①癥瘕仔细看。

有力而迟为冷痛，迟而无力定虚寒。

寸迟必是上焦寒，关主中寒痛不堪。

尺是肾虚腰脚重，溲便不禁疝牵丸。

【原注】 迟脉主脏，有力冷痛，无力虚寒。浮迟表寒，沉迟里寒。

数（阳）

数脉：一息六至。《脉经》。

脉流薄疾。《素问》。

【原注】 数为阴不胜阳，故脉来太过。浮、沉、迟、数，脉之纲领。《素问》《脉经》皆为正脉。《脉诀》立七表、八里，而遗数脉，止歌于心脏，其妄甚矣。

体状诗

数脉息间常六至，阴微阳盛必狂烦。

浮沉表里分虚实，惟有儿童作吉看。

---

① 沉痼（gù）：长久而难治的病。

相类诗

数比平人多一至，紧来如数似弹绳。

数而时止名为促，数见关中动脉形。

【原注】 数而弦急为紧，流利为滑。数而有止为促，数甚为疾，数见关中为动。

主病诗

数脉为阳热可知，只将君相火来医。

实宜凉泻虚温补，肺病秋深却畏之。

寸数咽喉口舌疮，吐红咳嗽肺生疡。

当关胃火并肝火，尺属滋阴降火汤。

【原注】 数脉主腑，有力实火，无力虚火。浮数表热，沉数里热。气口数实肺痈①，数虚肺痿②。

滑 （阳中阴）

滑脉：往来前却，流利展转，替替然如珠之应指。《脉经》。漉漉如欲脱。

【原注】 滑为阴气有余，故脉来流利如水。脉者，血之府也。血盛则脉滑，故肾脉宜之；气盛则脉涩，故肺脉宜之。

《脉诀》云：按之即伏，三关如珠，不进不退。是不分浮滑、沉滑、尺寸之滑也，今正之。

---

① 肺痈：指由于热毒瘀结于肺，以致肺叶生疮，肉败血腐，形成脓疡，以发热、咳嗽、胸痛、咯吐腥臭浊痰，甚则咯吐脓血痰为主要临床表现的一种病证。

② 肺痿：指肺叶痿弱不用，临床以咳吐浊唾涎沫为症状，为肺脏的慢性虚损性疾患。

体状相类诗

滑脉如珠替替然，往来流利却还前。

莫将滑数为同类，数脉惟看至数间。

【原注】 滑则如珠，数则六至。

主病诗

滑脉为阳元气衰，痰生百病食生灾。

上为吐逆下蓄血，女脉调时定有胎。

寸滑膈痰生呕吐，吞酸舌强或咳嗽。

当关宿食肝脾热，渴痢癫淋看尺部。

【原注】 滑主痰饮，浮滑风痰，沉滑食痰，滑数痰火，滑短宿食。

《脉诀》言"关滑胃寒，尺滑脐似冰"，与《脉经》言"关滑胃热，尺滑血蓄，妇人经病"之旨相反，其谬如此。

涩（阴）

涩脉：细而迟，往来难，短且散，或一止复来。《脉经》。

参伍不调。《素问》。

如轻刀刮竹。《脉诀》。

如雨沾沙。通真子。

如病蚕食叶。

【原注】 涩为阳气有余，气盛则血少，故脉来蹇滞①，而肺宜之。

---

① 蹇滞：不流利。

《脉诀》言"指下寻之似有，举之全无"，与《脉经》所云，绝不相干。

体状诗

细迟短涩往来难，散止依稀应指间。

如雨沾沙容易散，病蚕食叶慢而艰。

相类诗

参伍不调名曰涩，轻刀刮竹短而难。

微似秒芒微软甚，浮沉不别有无间。

【原注】　细迟短散，时一止，曰涩；极细而软，重按若绝，曰微；浮而柔细，曰濡；沉而柔细，曰弱。

主病诗

涩缘血少或伤精，反胃亡阳汗雨淋。

寒湿入营为血痹，女人非孕即无经。

寸涩心虚痛对胸，胃虚胁胀察关中。

尺为精血俱伤候，肠结溲淋或下红。

【原注】　涩主血少精伤之病，女子有孕为胎病，无孕为败血。

杜光庭云：涩脉独见尺中，形散同代为死脉。

虚 （阴）

虚脉：迟大而软，按之无力，隐指豁豁然空。《脉经》。

【原注】　崔紫虚云：形大力薄，其虚可知。

《脉诀》言：寻之不足，举之有余，止言浮脉，不见虚状。

杨仁斋言：状似柳絮，散漫而迟。

滑氏言：散大而软，皆是散脉，非虚也。

体状相类诗

举之迟大按之松，脉状无涯类谷空。

莫把芤虚为一例，芤来浮大似慈葱。

【原注】　虚脉浮大而迟，按之无力。芤脉浮大，按之中空。芤为脱血，虚为血虚。浮散二脉见浮脉。

主病诗

脉虚身热为伤暑，自汗怔忡惊悸多。

发热阴虚须早治，养荣益气莫蹉跎。

血不荣心寸口虚，关中腹胀食难舒。

骨蒸痿痹伤精血，却在神门两部居。

【原注】　经曰：血虚脉虚。曰：气来虚微为不及，病在内。曰：久病脉虚者死。

实（阳）

实脉：浮沉皆得，脉大而长，微弦，应指愊愊然。《脉经》。

【原注】　愊愊，坚实貌。

《脉诀》言"如绳，应指来"，乃紧脉，非实脉也。

体状诗

浮沉皆得大而长，应指无虚愊愊强。

热蕴三焦成壮火，通肠发汗始安康。

相类诗

实脉浮沉有力强，紧如弹索转无常。

须知牢脉帮筋骨，实大微弦更带长。

【原注】 浮沉有力为实；弦急弹指为紧；沉而实大，微弦而长为牢。

主病诗

实脉为阳火郁成，发狂谵语吐频频。

或为阳毒或伤食，大便不通或气疼。

寸实应知面热风，咽疼舌强气填胸。

当关脾热中宫满，尺实腰肠痛不通。

【原注】 经曰：血实脉实。曰：脉实者，水谷为病。曰：气来实强，是谓太过。

《脉诀》言"尺实小便不禁①"，与《脉经》"尺实小腹痛、小便难"之说何反？洁古不知其谬，诀为虚寒，药用姜附，愈误矣。

长 (阳)

长脉：不大不小，迢迢②自若。朱氏。

如揭长竿末梢，为平；如引绳，如循长竿，为病。《素问》。

【原注】 长有三部之长、一部之长，在时为春，在人为

---

① 小便不禁：不自觉地、不能自制地排出小便。

② 迢迢（tiáo tiáo）：远的样子。此引申为脉长之意。

肝。心脉长，神强气壮；肾脉长，蒂固根深。经曰：长则气治。皆言平脉也。

体状相类诗

过于本位脉名长，弦则非然但满张。

弦脉与长争较远，良工尺度自能量。

【原注】　实、牢、弦、紧，皆兼长脉。

主病诗

长脉迢迢大小匀，反常为病似牵绳。

若非阳毒癫痫病，即是阳明热势深。

【原注】　长主有余之病。

短（阴）

短脉：不及本位。《脉诀》。

应指而回，不能满部。《脉经》。

【原注】　戴同父云："短脉只见尺寸，若关中见短脉，上不通寸，下不通尺，是阴阳绝脉，必死矣。故关不诊短。"

黎居士云："长短未有定体，诸脉举按之。附过于本位者为长，不及本位者为短。长脉属肝，宜于春；短脉属肺，宜于秋。但诊肝肺，长短自见。"短脉两头无、中间有，不及本位，乃气不足以前导其血也。

体状相类诗

两头缩缩名为短，涩短迟迟细且难。

短涩而浮秋喜见，三春为贼有邪干。

【原注】　涩、微、动、结，皆兼短脉。

主病诗

短脉惟于尺寸寻，短而滑数酒伤神。

浮为血涩沉为痞，寸主头疼尺腹疼。

【原注】　经曰：短则气病。短主不及之病。

洪（阳）

洪脉：指下极大。《脉经》。

来盛去衰。《素问》。

来大去长。通真子。

【原注】　洪脉在卦为离，在时为夏，在人为心。《素问》谓之大，亦曰钩。

滑氏曰：来盛去衰，如钩之曲，上而复下。应血脉来去之象，象万物敷布下垂之状。

詹炎举言：如环珠者，非。

《脉诀》云：季夏宜之，秋季、冬季，发汗通肠，俱非洪脉所宜。盖谬也。

体状诗

脉来洪盛去还衰，满指滔滔应夏时。

若在春秋冬月份，升阳散火莫狐疑①。

---

①　狐疑：犹豫不决。

相类诗

洪脉来时拍拍然，去衰来盛似波澜。

欲知实脉参差处，举按弦长愊愊坚。

【原注】 洪而有力为实，实而无力为洪。

主病诗

脉洪阳盛血应虚，相火炎炎热病居。

胀满胃翻须早治，阴虚泄痢可踌躇。

寸洪心火上焦炎，肺脉洪时金不堪。

肝火胃虚关内察，肾虚阴火尺中看。

【原注】 洪主阳盛阴虚之病，泄痢、失血、久嗽者忌之。

经曰：形瘦脉大多气者死。曰：脉大则病进。

微（阴）

微脉：极细而软，按之如欲绝，若有若无。《脉经》。

细而稍长。戴氏。

【原注】 《素问》谓之小。又曰：气血微则脉微。

体状相类诗

微脉轻微瞥瞥乎，按之欲绝有如无。

微为阳弱细阴弱，细比于微略较粗。

【原注】 轻诊即见，重按如欲绝者，微也。往来如线而常有者，细也。

仲景曰：脉瞥瞥如羹上肥者，阳气微；萦萦如蚕丝细者，

中医脉学经典医籍集成

第二辑

阴气衰。长病得之死，卒病得之生。

主病诗

气血微兮脉亦微，恶寒发热汗淋漓。

男为劳极诸虚候，女作崩中带下医。

寸微气促或心惊，关脉微时胀满形。

尺部见之精血弱，恶寒消瘅痛呻吟。

【原注】 微主久虚血弱之病，阳微恶寒，阴微发热。

《脉诀》云：崩中日久肝阴竭，漏下多时骨髓枯。

紧（阳）

紧脉：来往有力，左右弹人手。《素问》。

如转索无常。仲景。

数如切绳。《脉经》。

如纫箄线①。丹溪。

【原注】 紧乃热为寒束之脉，故急数如此，要有神气。

《素问》谓之急。

《脉诀》言：寥寥入尺来。

崔氏言："如线，皆非紧状。或以浮紧为弦，沉紧为牢。亦近似耳。"

体状诗

举如转索切如绳，脉象因之得紧名。

---

① 如纫箄（pái）线：箄，大的筏子。"如纫箄线"喻紧脉的脉象如连接竹筏的绳索那样紧张有力。

总是寒邪来作寇，内为腹痛外身疼。

相类诗

弦来端直似丝弦，紧则如绳左右弹。
紧言其力弦言象，牢脉弦长沉伏间。

主病诗

紧为诸痛主于寒，喘咳风痫吐冷痰。
浮紧表寒须发越，紧沉温散自然安。
寸紧人迎气口分，当关心腹痛沉沉。
尺中有紧为阴冷，定是奔豚与疝疼。

【原注】 诸紧为寒为痛。人迎紧盛，伤于寒；气口紧盛，伤于食。尺紧，痛居其腹，况乃疾在其腹。中恶浮紧、咳嗽沉紧，皆主死。

缓（阴）

缓脉：去来小快于迟。《脉经》。
一息四至。戴氏。
如丝在经，不卷其轴，应指和缓，往来甚匀。张太素。
如初春杨柳舞风之象。杨玄操。
如微风轻飐①柳梢。滑伯仁。

【原注】 缓脉在卦为坤，在时为四季，在人为脾。阳寸、阴尺，上下同等。浮大而软，无有偏胜者，平脉也。若非其时，即为有病。缓而和匀，不浮不沉，不疾不徐，不微不弱者，即

---

① 飐（zhǎn）：风吹物使其颤动。

为胃气。

故杜光庭云："欲知死期何以取？古贤推定五般土。阳土须知不遇阴，阴土遇阴当细数。"详《玉函经》。

体状诗

缓脉阿阿四至通，柳梢袅袅飐轻风。

欲从脉里求神气，只在从容和缓中。

相类诗

脉来三至号为迟，小快于迟作缓持。

迟细而难知是涩，浮而迟大以虚推。

主病诗

缓脉营衰卫有余，或风或湿或脾虚。

上为项强下痿痹，分别浮沉大小区。

寸缓风邪项背拘，关为风眩胃家虚。

神门濡泄或风秘，或是蹒跚足力迁。

【原注】　浮缓为风，沉缓为湿，缓大风虚，缓细湿痹，缓涩脾虚，缓弱气虚。

《脉诀》言：缓主脾热口臭、反胃、齿痛、梦鬼诸病。出自杜撰，与缓无关。

芤 (阳中阴)

芤脉：浮大而软，按之中央空，两边实。《脉经》。

中空外实，状如慈葱。

【原注】 芤，慈葱也。《素问》无芤名。

刘三点云：芤脉何似？绝类慈葱，指下成窟，有边无中。

戴同父云：营行脉中，脉以血为形。芤脉中空，脱血之象也。

《脉经》云：三部脉芤，长病得之生，卒病得之死。

《脉诀》言：两头有，中间无，是脉断截矣。又言主淋沥、气入小肠，与失血之候相反。误世不小。

体状诗

芤形浮大软如葱，边实须知内已空。

火犯阳经血上溢，热侵阴络下流红。

相类诗

中空旁实乃为芤，浮大而迟虚脉呼。

芤更带弦名曰革，芤为失血革血虚。

主病诗

寸芤积血在于胸，关里逢芤肠胃痈。

尺部见之多下血，赤淋红痢漏崩中。

弦（阳中阴）

弦脉：端直以长。《素问》。

如张弓弦。《脉经》。

按之不移，绰绰如按琴瑟弦。巢氏。

状若筝弦。《脉诀》。

第二辑

从中直过，挺然指下。《刊误》。

【原注】　弦脉在卦为震，在时为春，在人为肝。轻虚以滑者平，实滑如循长竿者病，劲急如新张弓弦者死。

池氏曰：弦紧而数劲为太过，弦紧而细为不及。

戴同父曰：弦而软，其病轻；弦而硬，其病重。

《脉诀》言：时时带数。又言：脉紧状绳牵。皆非弦象，今削之。

体状诗

弦脉迢迢端直长，肝经木旺土应伤。

怒气满胸常欲叫，翳蒙瞳子泪淋浪。

相类诗

弦来端直似丝弦，紧则如绳左右弹。

紧言其力弦言象，牢脉弦长沉伏间。

【原注】　长有三部之长、一部之长，在时为春，在人为肝。心脉长，神强气壮；肾脉长，蒂固根深。经曰：长则气治。皆言平脉也。

主病诗

弦应东方肝胆经，饮痰寒热疟缠身。

浮沉迟数须分别，大小单双有重轻。

寸弦头痛膈多痰，寒热癥瘕察左关。

关右胃寒心腹痛，尺中阴疝脚拘挛。

【原注】　弦为木盛之病。浮弦支饮外溢，沉弦悬饮内痛。疟脉自弦，弦数多热，弦迟多寒。弦大主虚，弦细拘急。阳弦

头痛，阴弦腹痛。单弦饮癖①，双弦寒痼。若不食者，木来克土，必难治。

革（阴）

革脉：弦而芤。仲景。

如按鼓皮。丹溪。

【原注】　仲景曰：弦则为寒，芤则为虚，虚寒相搏，此名曰革。男子亡血失精，妇人半产漏下。

《脉经》曰：三部脉革，长病得之死，卒病得之生。

时珍曰：此即芤、弦二脉相合，故均主失血之候。诸家脉书皆以为牢脉，故或有革无牢，有牢无革，混淆不辨。不知革浮牢沉，革虚牢实，形证皆异也。

又按《甲乙经》曰：浑浑革革，至如涌泉，病进而危；弊弊绰绰，其去如弦绝者死。谓脉来浑浊革变，急如涌泉，出而不反也。王贶以为溢脉，与此不同。

体状主病诗

革脉形如按鼓皮，芤弦相合脉寒虚。

女人半产并崩漏，男子营虚或梦遗。

相类诗

中空旁实乃为芤，浮大而迟虚脉呼。

芤更带弦名曰革，芤为失血革血虚。

---

①　饮癖（pǐ）：病名，水饮停聚于胁下，日久所致的癖病。

牢（阴中阳）

牢脉：似沉似伏，实大而长，微弦。《脉经》。

【原注】　扁鹊曰：牢而长者，肝也。

仲景曰：寒则牢坚，有牢固之象。

沈氏曰：似沉似伏，牢之位也；实大弦长，牢之体也。

《脉诀》不言形状，但云：寻之则无，按之则有。云：脉入皮肤辨息难。又以牢为死脉，皆孟浪谬误。

体状相类诗

弦长实大脉牢坚，牢位常居沉伏间。

革脉芤弦自浮起，革虚牢实要详看。

主病诗

寒则牢坚里有余，腹心寒痛木乘脾。

疝癫癥瘕何愁也，失血阴虚却忌之。

【原注】　牢主寒实之病，木实则为痛。

扁鹊云：软为虚，牢为实。失血者，脉宜沉细，反浮大而牢者死。虚病见实脉也。

《脉诀》言：骨间疼痛，气居于表。池氏以为肾传于脾，皆谬妄不经。

濡（阴，即软字）

濡脉：极软而浮细，如帛在水中，轻手相得，按之无有。《脉经》。

如水上浮沤①。

【原注】 帛浮水中，重手按之，随手而没之象。
《脉诀》言"按之似有举还无"，是微脉，非濡也。

体状诗

濡形浮细按须轻，水面浮绵力不禁。
病后产中犹有药，平人若见是无根。

相类诗

浮而柔细知为濡，沉细而柔作弱持。
微则浮微如欲绝，细来沉细近于微。

【原注】 浮细如绵曰濡，沉细如绵曰弱，浮而极细如绝曰
微，沉而极细不断曰细。

主病诗

濡为亡血阴虚病，髓海丹田暗已亏。
汗雨夜来蒸入骨，血山崩倒湿侵脾。
寸濡阳微自汗多，关中其奈气虚何。
尺伤精血虚寒甚，温补真阴可起疴。

【原注】 濡主血虚之病，又为伤湿。

弱（阴）

弱脉：极软而沉细，按之乃得，举手无有。《脉经》。

---

① 浮沤（ōu）：水泡。

【原注】 弱乃濡之沉者。

《脉诀》言：轻手乃得。

黎氏譬如浮沤，皆是濡脉，非弱也。

《素问》曰：脉弱以滑，是有胃气；脉弱以涩，是谓久病。病后老弱见之顺，平人少年见之逆。

体状诗

弱来无力按之柔，柔细而沉不见浮。

阳陷入阴精血弱，白头犹可少年愁。

相类诗

浮而柔细知为濡，沉细而柔作弱持。

微则浮微如欲绝，细来沉细近于微。

主病诗

弱脉阴虚阳气衰，恶寒发热骨筋痿。

多惊多汗精神减，益气调营急早医。

寸弱阳虚病可知，关为胃弱与脾衰。

欲求阳陷阴虚病，须把神门两部推。

【原注】 弱主气虚之病。

仲景曰：阳陷入阴，故恶寒发热。

又云：弱主筋，沉主骨，阳浮阴弱，血虚筋急。

柳氏曰：气虚则脉弱，寸弱阳虚，尺弱阴虚，关弱胃虚。

散 （阴）

散脉：大而散，有表无里。《脉经》。

涣漫不收。崔氏。

无统纪，无拘束，至数不齐，或来多去少，或去多来少，涣散不收，如杨花散漫之象。柳氏。

【原注】　戴同父曰：心脉浮大而散，肺脉短涩而散，平脉也。心脉软散，怔忡；肺脉软散，汗出；肝脉软散，溢饮；脾脉软散，胻肿，病脉也；肾脉软散，诸病脉代散，死脉也。

《难经》曰：散脉独见则危。

柳氏曰：散为气血俱虚、根本脱离之脉，产妇得之生，孕妇得之堕。

体状诗

散似杨花散漫飞，去来无定至难齐。
产为生兆胎为堕，久病逢之不必医。

相类诗

散脉无拘散漫然，濡来浮细水中绵。
浮而迟大为虚脉，芤脉中空有两边。

主病诗

左寸怔忡右寸汗，溢饮左关应软散。
右关软散胻[①]胕肿，散居两尺魂应断。

细 (阴)

细脉：小大于微而常有，细直而软，若丝线之应指。《脉

---

①　胻（héng）：小腿。

经》。

【原注】　《素问》谓之小。

王启玄言：如莠蓬，状其柔细也。

《脉诀》言：往来极微，是微反大于细矣，与经相背。

体状诗

细来累累细如丝，应指沉沉无绝期。

春夏少年俱不利，秋冬老弱却相宜。

相类诗

浮而柔细知为濡，沉细而柔作弱持。

微则浮微如欲绝，细来沉细近于微。

主病诗

细脉萦萦血气衰，诸虚劳损七情乖。

若非湿气侵腰肾，即是伤精汗泄来。

寸细应知呕吐频，入关腹胀胃虚形。

尺逢定是丹田冷，泄痢遗精号脱阴。

【原注】　《脉经》曰：细为血少气衰。有此证则顺，否则逆。故吐衄得沉细者生。忧劳过度者，脉亦细。

伏（阴）

伏脉：重按着骨，指下裁动。《脉经》。

脉行筋下。《刊误》。

【原注】 《脉诀》言：寻之似有，定息全无。殊为舛谬①。

体状诗

伏脉推筋着骨寻，指间裁动隐然深。
伤寒欲汗阳将解，厥逆脐疼证属阴。

相类诗

沉帮筋骨自调匀，伏则推筋着骨寻。
沉细如绵真弱脉，弦长实大是牢形。

主病诗

伏为霍乱吐频频，腹痛多缘宿食停。
蓄饮老痰成积聚，散寒温里莫因循。
食郁胸中双寸伏，欲吐不吐常兀兀。
当关腹痛困沉沉，关后疝疼还破腹。

【原注】 伤寒，一手脉伏曰单伏，两手脉伏曰双伏，不可以阳证见阴为诊，乃火邪内郁，不得发越，阳极似阴，故脉伏，必有大汗而解。正如久旱将雨，六合阴晦，雨后庶物皆苏之义。又有夹阴伤寒，先有伏阴在内，外复感寒，阴盛阳衰，四肢厥逆，六脉沉伏，须投姜附及灸关元，脉乃复出也。若太溪、冲阳皆无脉者，必死。

《脉诀》言：徐徐发汗。洁古以麻黄附子细辛汤主之，皆非也。

---

① 舛（chuǎn）谬：差错，错误。

刘元宾曰：伏脉不可发汗。

动（阳）

动乃数脉，见于关上下，无头尾，如豆大，厥厥动摇。

【原注】　仲景曰：阴阳相搏名曰动，阳动则汗出，阴动则发热，形冷恶寒，此三焦伤也。

成无己曰：阴阳相搏，则虚者动，故阳虚则阳动，阴虚则阴动。

庞安常曰：关前三分为阳，后三分为阴，关位半阴半阳，故动随虚见。

《脉诀》言：寻之似有，举之还无，不离其处，不往不来，三关沉沉。含糊谬妄，殊非动脉。

詹氏言：其形鼓动如钩、如毛者，尤谬。

体状诗

动脉摇摇数在关，无头无尾豆形团。

其原本是阴阳搏，虚者摇兮胜者安。

主病诗

动脉专司痛与惊，汗因阳动热因阴。

或为泄痢拘挛病，男子亡精女子崩。

【原注】　仲景曰：动则为痛为惊。

《素问》曰：阴虚阳搏，谓之崩。又曰：妇人手少阴脉动甚者，妊子也。

促 （阳）

促脉：来去数，时一止复来。《脉经》。

如蹶之趣，徐疾不常。黎氏。

【原注】 《脉经》但言数而止为促。

《脉诀》乃云并居寸口，不言时止者，谬矣。数止为促，缓止为结，何独寸口哉！

体状诗

促脉数而时一止，此为阳极欲亡阴。

三焦郁火炎炎盛，进必无生退可生。

相类诗

数而时止名为促，缓止须将结脉呼。

止不能回方是代，结生代死自殊途。

主病诗

促脉惟将火病医，其因有五细推之。

时时喘咳皆痰积，或发狂斑与毒疽。

【原注】 促主阳盛之病。促、结之因，皆有气、血、痰、饮、食五者之别。一有留滞，则脉必见止也。

结 （阴）

结脉：往来缓，时一止复来。《脉经》。

第
二
辑

【原注】 《脉诀》言：或来或去，聚而却还，与结无关。仲景有累累如循长竿曰阴结，蔼蔼①如车盖曰阳结。

《脉经》又有如麻子动摇，旋引旋收，聚散不常者曰结，主死。此三脉，名同实异也。

体状诗

结脉缓而时一止，独阴偏盛欲亡阳。

浮力气滞沉为积，汗下分明在主张。

相类诗

数而时止名为促，缓止须将结脉呼。

止不能回方是代，结生代死自殊涂。

主病诗

结脉皆因气血凝，老痰结滞苦沉吟。

内生积聚外痈肿，疝瘕为殃病属阴。

【原注】 结主阴盛之病。越人曰：结甚则积甚，结微则气微，浮结外有痛积，伏结内有积聚。

代 (阴)

代脉：动而中止，不能自还，因而复动。仲景。

脉至还入尺，良久方来。吴氏。

【原注】 脉一息五至，肺、心、脾、肝、肾五脏之气，皆

---

① 蔼蔼：形容树木茂盛。

足五十动而一息，合大衍之数，谓之平脉。反此则止乃见焉，肾气不能至，则四十动一止；肝气不能至，则三十动一止。盖一脏之气衰，而他脏之气代至也。

经曰：代则气衰。

滑伯仁曰：若无病，羸瘦脉代者，危脉也。有病而气血乍损，气不能续者，只为病脉。伤寒心悸脉代者，复脉汤主之。妊娠脉代者，其胎百日。代之生死，不可不辨。

体状诗

动而中止不能还，复动因而作代看。

病者得之犹可疗，平人却与寿相关。

相类诗

数而时止名为促，缓止须将结脉呼。

止不能回方是代，结生代死自殊途。

【原注】　促结之止无常数，或二动、三动，一止即来。代脉之止有常数，必依数而止，还入尺中，良久方来也。

主病诗

代脉元因脏气衰，腹疼泄痢下元亏。

或为吐泻中宫病，女子怀胎三月兮。

【原注】　《脉经》曰：代散者死。主泄及便脓血。

五十不止身无病，数内有止皆知定。四十一止一脏绝，四年之后多亡命。三十一止即三年，二十一止二年应。十动一止一年殂，更观气色兼形证。两动一止三四日，三四动止应六七。五六一止七八朝，次第推之自无失。

【原注】　戴同父曰："脉必满五十动，出自《难经》。而《脉诀》五脏歌，皆以四十五动为准。乖于经旨。"

柳东阳曰："古以动数候脉，是吃紧语。须候五十动，乃知五脏缺失。今人指到腕臂，即云见了。夫五十动，岂弹指间事耶？故学者当诊脉、问证、听声、观色，斯备四诊而无失。"

四言举要

（一）

脉乃血派，气血之先；
血之隧道，气息应焉。
其象法地，血之府也；
心之合也，皮之部也。
资始于肾，资生于胃；
阳中之阴，本乎营卫。
营者阴血，卫者阳气；
营行脉中，卫行脉外。
脉不自行，随气而至；
气动脉应，阴阳之义。
气如橐龠①，血如波澜；
血脉气息，上下循环。
十二经中，皆有动脉；
惟手太阴，寸口取决。

---

①　橐龠（tuó yuè）：指的是古代冶炼时用以鼓风吹火的装置，比喻肺主气，司呼吸，调节气机的功能。《道德经·第五章》："天地之间，其犹橐籥乎？虚而不屈，动而愈出。"

此经属肺，上系吭嗌①；

脉之大会，息之出入。

一呼一吸，四至为息；

日夜一万，三千五百。

一呼一吸，脉行六寸；

日夜八百，十丈为准。

（二）

初持脉时，令仰其掌；

掌后高骨，是谓关上。

关前为阳，关后为阴；

阳寸阴尺，先后推寻。

心肝居左，肺脾居右；

肾与命门，居两尺部。

魂魄谷神，皆见寸口；

左主司官，右主司府。

左大顺男，右大顺女；

本命扶命，男左女右。

关前一分，人命之主；

左为人迎，右为气口。

神门决断，两在关后；

人无二脉，病死不救。

男女脉同，惟尺则异；

阳弱阴盛，反此病至。

脉有七诊，曰浮中沉；

---

① 吭嗌（háng ài）：咽喉。

上下左右，消息求寻。
又有九候，举按轻重；
三部浮沉，各候五动。
寸候胸上，关候膈下；
尺候于脐，下至跟踝。
左脉候左，右脉候右；
病随所在，不病者否。

（三）

浮为心肺，沉为肾肝；
脾胃中州，浮沉之间。
心脉之浮，浮大而散；
肺脉之浮，浮涩而短。
肝脉之沉，沉而弦长；
肾脉之沉，沉实而濡。
脾胃属土，脉宜和缓；
命为相火，左寸同断。

（四）

春弦夏洪，秋毛冬石；
四季和缓，是谓平脉。
太过实强，病生于外；
不及虚微，病生于内。
春得秋脉，死在金日；
五脏准此，推之不失。
四时百病，胃气为本；
脉贵有神，不可不审。

（五）

调停自气，呼吸定息；
四至五至，平和之则。
三至为迟，迟则为冷；
六至为数，数即热证。
转迟转冷，转数转热；
迟数既明，浮沉当别。
浮沉迟数，辨内外因；
外因于天，内因于人。
天有阴阳，风雨晦冥；
人喜怒忧，思悲恐惊。
外因之浮，则为表证；
沉里迟阴，数则阳盛。
内因之浮，虚风所为；
沉气迟冷，数热何疑。
浮数表热，沉数里热；
浮迟表虚，沉迟冷结。
表里阴阳，风气冷热；
辨内外因，脉证参别。
脉理浩繁，总括于四；
既得提纲，引申触类。

（六）

浮脉法天，轻手可得；
泛泛在上，如水漂木。
有力洪大，来盛去悠；

无力虚大，迟而且柔。

虚甚则散，涣漫不收；

有边无中，其名曰芤。

浮小为濡，绵浮水面；

濡甚则微，不任寻按。

沉脉法地，近于筋骨；

深深在下，沉极为伏。

有力为牢，实大弦长；

牢甚则实，愊愊而强。

无力为弱，柔小如绵；

弱甚则细，如蛛丝然。

迟脉属阴，一息三至；

小快于迟，缓不及四。

二损一败，病不可治；

两息夺精，脉已无气。

浮大虚散，或见芤革；

浮小濡微，沉小细弱。

迟细为涩，往来极难；

易散一止，止而复还。

结则来缓，止而复来；

代则来缓，止不能回。

数脉属阳，六至一息；

七疾八极，九至为脱。

浮大者洪，沉大牢实；

往来流利，是谓之滑。

有力为紧，弹如转索；

数见寸口，有止为促。

数见关中，动脉可候；

厥厥动摇，状如小豆。

长则气治，过于本位；

长而端直，弦脉应指。

短则气病，不能满部；

不见于关，惟尺寸候。

（七）

一脉一形，各有主病；

数脉相兼，则见诸证。

浮脉主表，里必不足；

有力风热，无力血弱。

浮迟风虚，浮数风热；

浮紧风寒，浮缓风湿。

浮虚伤暑，浮芤失血；

浮洪虚火，浮微劳极。

浮濡阴虚，浮散虚剧；

浮弦痰饮，浮滑痰热。

沉脉主里，主寒主积；

有力痰食，无力气郁。

沉迟虚寒，沉数热伏；

沉紧冷痛，沉缓水蓄。

沉牢痼冷，沉实热极；

沉弱阴虚，沉细痹湿。

沉弦饮痛，沉滑宿食；

沉伏吐利，阴毒聚积。

迟脉主脏，阳气伏潜；

有力为痛，无力虚寒。

数脉主腑，主吐主狂；

有力为热，无力为疮。

滑脉主痰，或伤于食；

下为蓄血，上为吐逆。

涩脉少血，或中寒湿；

反胃结肠，自汗厥逆。

弦脉主饮，病属胆肝；

弦数多热，弦迟多寒。

浮弦支饮，沉弦悬痛；

阳弦头痛，阴弦腹痛。

紧脉主寒，又主诸痛；

浮紧表寒，沉紧里痛。

长脉气平，短脉气病；

细则气少，大则病进。

浮长风痫，沉短宿食；

血虚脉虚，气实脉实。

洪脉为热，其阴则虚；

细脉为湿，其血则虚。

缓大者风，缓细者湿；

缓涩血少，缓滑内热。

濡小阴虚，弱小阳竭；

阳竭恶寒，阴虚发热。

阳微恶寒，阴微发热；

男微虚损，女微泻血。

阳动汗出，阴动发热；

为痛与惊，崩中失血。

虚寒相搏，其名为革；
男子失精，女子失血。
阳胜则促，肺痈阳毒；
阴盛则结，疝瘕积郁。
代则气衰，或泄脓血；
伤寒心悸，女胎三月。

（八）

脉之主病，有宜不宜；
阴阳顺逆，凶吉可推。
中风浮缓，急实则忌；
浮滑中痰，沉迟中气。
尸厥①沉滑，卒不知人；
入脏身冷，入腑身温。

风伤于卫，浮缓有汗；
寒伤于营，浮紧无汗。
暑伤于气，脉虚身热；
湿伤于血，脉缓细涩。
伤寒热病，脉喜浮洪；
沉微涩小，证反必凶。
汗后脉静，身凉则安；
汗后脉躁，热甚必难。

---

① 尸厥：古病名。突然昏倒不省人事，状如昏死的恶候，以神志丧失，身体僵直，不能言语，二便失禁，其状若尸为主要表现。

阳病见阴，病必危殆；

阴病见阳，难困无害。

上不至关，阴气已绝；

下不至关，阳气已竭。

代脉止歇，脏绝倾危；

散脉无根，形损难医。

饮食内伤，气口急滑；

劳倦内伤，脾脉大弱。

欲知是气，下手脉沉；

沉极则伏，涩弱久深。

六郁多沉，滑痰紧食；

气涩血芤，数火细湿。

滑主多痰，弦主留饮；

热则滑数，寒则弦紧。

浮滑兼风，沉滑兼气；

食伤短疾，湿留濡细。

疟脉自弦，弦数者热；

弦迟者寒，代散者折。

泄泻下痢，沉小滑弱；

实大浮洪，发热则恶。

呕吐反胃，浮滑者昌；

弦数紧涩，结肠者亡。

霍乱之候，脉代勿讶；

厥逆迟微，是则可怕。

咳嗽多浮，聚肺关胃；
沉紧小危，浮濡易治。
喘急息肩，浮滑者顺；
沉涩肢寒，散脉逆证。

病热有火，洪数可医；
沉微无火，无根者危。
骨蒸发热，脉数而虚；
热而涩小，必损其躯。
劳极诸虚，浮软微弱；
土败双弦，火炎急数。

诸病失血，脉必见芤；
缓小可喜，数大可忧。
瘀血内蓄，却宜牢大；
沉小涩微，反成其害。

遗精白浊，微涩而弱；
火胜阴虚，芤濡洪数。
三消之脉，浮大者生；
细小微涩，形脱可惊。
小便淋闭，鼻头色黄；
涩小无血，数大何妨。
大便燥结，须分气血；
阳数而实，阴迟而涩。

癫乃重阴，狂乃重阳；

浮洪吉兆，沉急凶殃。
痫脉宜虚，实急者恶；
浮阳沉阴，滑痰数热。

喉痹之脉，数热迟寒；
缠喉走马；微伏则难。
诸风眩运，有火有痰；
左涩死血；右大虚看。
头痛多弦，浮风紧寒；
热洪湿细，缓滑厥痰。
气虚弦软，血虚微涩；
肾厥弦坚，真痛短涩。

心腹之痛，其类有九；
细迟从吉，浮大延久。
疝气弦急，积聚在里；
牢急者生，弱急者死。
腰痛之脉，多沉而弦；
兼浮者风，兼紧者寒。
弦滑痰饮，濡细肾着；
大乃肾虚，沉实闪肭。

脚气有四，迟寒数热；
浮滑者风，濡细者湿。
痿病肺虚，脉多微缓；
或涩或紧，或细或濡。
风寒湿气，合而为痹；

浮涩而紧，三脉乃备。
五疸实热，脉必洪数；
涩微属虚，切忌发渴。

脉得诸沉，责其有水；
浮气与风，沉石或里。
沉数为阳，沉迟为阴；
浮大出厄，虚小可惊。
胀满脉弦，土制于木；
湿热数洪，阴寒迟热。
浮为虚满，紧则中实；
浮大可治，虚小危极。

五脏为积，六腑为聚；
实强者生，沉细者死。
中恶腹胀，紧细者生；
脉若浮大，邪气已深。

痈疽浮散，恶寒发热；
若有痛处，痈疽所发。
脉数发热，而痛者阳；
不数不热，不疼阴疮。
未溃痈疽，不怕洪大；
已溃痈疽，洪大可怕。

肺痈已成，寸数而实；
肺痿之形，数而无力。

肺痈色白，脉宜短涩；
不宜浮大，唾糊呕血。
肠痈实热，滑数可知；
数而不热，关脉芤虚。
微涩而紧，未脓当下；
紧数脓成，切不可下。

妇人之脉，以血为本；
血旺易胎，气旺难孕。
少阴动甚，谓之有子；
尺脉滑利，妊娠可喜。
滑疾不散，胎必三月；
但疾不散，五月可别。
左疾为男，右疾为女；
女腹如箕，男腹如釜。
欲产之脉，其主离经；
水下乃产，未下勿惊。
新产之脉，缓滑为吉；
实大弦牢，有证则逆。

小儿之脉，七至为平；
更察色证，与虎口纹。

奇经八脉，其诊又别；
直上直下，浮则为督。
牢则为冲，紧则任脉；
寸左右弹，阳跷可决。

尺左右弹，阴跷可别；
关左右弹，带脉当决。
尺外斜上，至寸阴维；
尺内斜上，至寸阳维。

督脉为病，脊强癫痫；
任脉为病，七疝瘕坚。
冲脉为病，逆气里急；
带主带下，脐痛精失。
阳维寒热，目眩僵仆；
阴维心痛；胸胁刺筑。
阳跷为病，阳缓阴急；
阴跷为病，阴缓阳急。
癫痫瘛疭，寒热恍惚；
八脉脉证，各有所属。

平人无脉，移于外络；
兄位弟乘，阳溪列缺。

病脉即明，吉凶当别；
经脉之外，又有真脉。
肝绝之脉，循刀责责；
心绝之脉，转豆躁疾。
脾则雀啄，如屋之漏，
如水之流，如杯之覆。
肺绝如毛，无根萧索；
麻子动摇，浮波之合。

肾脉将绝，至如省客；

来如弹石，去如解索。

命脉将绝，虾游鱼翔；

至如涌泉，绝在膀胱。

真脉既形，胃已无气；

参察色证，断之以臆①。

---

① 臆（yì）：无根据的，主观的。

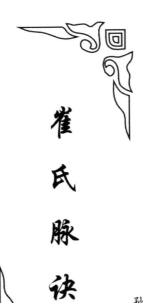

崔氏脉诀

宋·崔嘉彦 撰

孙玉信 校注

内容提要

又名《崔嘉言脉诀》《崔真人脉诀》《四言脉诀》，旧题崔嘉彦撰。崔嘉彦，字子虚，南宋时成纪（今甘肃天水）人，约生活于送宋政和元年（1111年）至绍熙二年（1191年）。撰有《脉诀秘旨》《西原脉诀》等。《西原脉诀》的四言歌诀部分先后被托名刘开（三点）《方脉举要》、崔嘉彦《崔真人脉诀》、李杲《东垣脉诀》等，以《崔真人脉诀》影响广大，广行于世。

全书682句，内容包括脉与阴阳气血营卫的关系、诊脉部位、诊脉方法、六部配脏腑、七表、八里、九道，以及中风、伤寒、暑湿、温病、各种杂病、六经病、妇人、小儿、四时、五脏、肥瘦长短人脉。共述脉象27种，以浮、沉、迟、数四脉为纲，以风、气、冷、热四者主病，可谓提纲挈领，言简意赅。以四言韵语编写，既简明扼要，又方便记诵，因而深为后代医家推重。明代李时珍之父李言闻曾加删定，易名《四言举要》，李时珍编入《濒湖脉学》，广为流传。

本次整理，以《订正古今医统正脉全书》收载的明万历二十九年辛丑步月楼梓行映旭斋藏版《东垣十书·脉诀》底本，以尊古堂藏版《东垣十书·脉诀》为主校本。

目　录

人身之脉，本乎荣卫；

荣者阴血，卫者阳气。

荣行脉中，卫行脉外。

脉不自行，随气而至；

气动脉应，阴阳之义。

气如橐籥①，血如波澜；

血脉气息，上下循环。

十二经中，皆有动脉；

手太阴经，可得而息。

此经属肺，上系吭嗌②；

脉之大会，息之出入。

初持脉时，令仰其掌；

掌后高骨，是谓关上。

关前为阳，关后为阴；

阳寸阴尺，先后推寻。

寸关与尺，两手各有；

揣得高骨，上下左右。

男女脉同，惟尺则异；

阳弱阴盛，反此病至。

调停自气，呼吸定息；

四至五至，平和之则。

三至名迟，迟则为冷；

六至为数，数即热证。

---

① 橐籥（tuó yuè）：指的是古代冶炼时用以鼓风吹火的装置，比喻肺主气，司呼吸，调节气机的功能。《道德经·第五章》："天地之间，其犹橐籥乎？虚而不屈，动而愈出。"

② 吭嗌（háng ài）：指咽喉。

转迟转冷，转数转热；

在人消息①，在人差别。

迟数既得，即辨浮沉；

浮表沉里，深浅酌斟。

浮数表热，沉数里热；

浮迟表虚，沉迟冷结。

察其六部，的在何处；

一部两经，一脏一腑。

左寸属心，合于小肠；

关为肝胆，尺肾膀胱。

右寸主肺，大肠同条；

关则脾胃，尺命三焦。

不特脏腑，身亦主之；

上下中央，三部分齐。

寸候胸上，关候膈下；

尺候于脐，直至跟踝。

左脉候左，右脉候右；

病随所在，不病者否。

浮沉迟数，有内外因；

外因于天，内缘于人。

天则阴阳，风雨晦明；

人喜怒忧，思悲恐惊。

外因之浮，则为表证；

沉里迟寒，数则热盛。

内因浮脉，虚风所为；

---

① 消息：指体察斟酌病情。

沉气迟冷，数燥何疑。

表里寒热，风气冷燥；

辨内外因，脉证参考。

浮沉之脉，亦有当然；

浮为心肺，沉属肾肝。

脾者中州，浮沉之间；

肺重三菽①，皮毛相得。

六菽为心，得之血脉；

脾九菽重，得于肌肉。

肝与筋乎，重十二菽；

惟有肾脉，独沉之极；

按之至骨，举指来疾。

脉理浩繁，总括于四；

六难七难，专衍其义。

析而言之，七表②八里③；

又有九道④，其名乃备。

浮而无力，是名芤脉；

有力为洪，形状可识。

沉而有力，其脉为实；

无力微弱，伏则沉极。

脉迟有力，滑而流利；

---

① 菽：《春秋·考异邮》谓"大豆曰菽"。文中三菽、六菽、九菽、十二菽，以其重量比喻按脉力度的比例。

② 七表：《脉诀》把二十四脉分为七表、八里、九道。七表即浮、芤、滑、数、弦、紧、洪七种脉。

③ 八里：指微、沉、缓、涩、迟、伏、濡、弱八种脉。

④ 九道：指长、短、虚、促、结、代、牢、动、细九种脉。

无力缓涩，漫同一例。

数而有力，脉名为紧；

小紧为弦，疑似宜审。

合则为四，离为七八；

天机之秘，神授之诀。

举之有余，按之不足；

泛泛浮浮，如水漂木。

芤脉何似，绝类慈葱；

指下成窟，有边无中。

滑脉如珠，往来转旋；

举按皆盛，实脉则然。

弦如张弦，紧如细线；

洪较之浮，大而力健。

隐隐约约，微渺难寻；

举无按有，便指为沉。

似迟不迟，是谓之缓；

如雨沾沙，涩难而短。

迟则极缓，伏按至骨；

濡则软软，弱则忽忽。

既知七表，又知八里；

九道之形，不可不记。

诸家九道，互有去取；

不可相无，可以相有。

过于本位，相引曰长；

短则不及，来去乖张①。

----

① 乖张：不顺，不相合。

中医脉学经典医籍集成

第二辑

形大力薄，其虚可知；
促结俱止，促数结迟。
代止不然，止难回之；
三脉皆止，当审毫厘。
牢比弦紧，转坚转劲；
动则动摇，厥厥不定。
细如一线，小而有力；
弦大虚芤，脉曰改革。
涣漫不收，其脉为散；
急疾曰数，脉最易见。
即脉求病，病无不明；
病参之脉，可决死生。
然有应病，有不相应；
此最宜详，不可执定。
人安脉病，是曰行尸；
人病脉和，可保无危。
中风脉浮，滑兼痰气；
其或沉滑，勿以风治。
或浮或沉，而微而虚；
扶危降痰，风未可疏。
寒中太阳，浮紧而涩；
及传而变，名状难悉。
阳明则长，少阳则弦；
太阴入里，迟浮必兼。
及入少阴，其脉遂紧；
厥阴热深，脉伏厥冷。
在阳当汗，次利小便；

表解里病，其脉实坚。

此其大略，治法之正；

至于大法，自有仲景。

伤寒有五，脉非一端；

阴阳俱盛，紧涩者寒。

阳浮而滑，阴濡而弱；

此名中风，勿用寒药。

阳濡而弱，阴小而急；

此非风寒，乃湿温病。

阴阳俱盛，病热之极；

浮之而滑，沉之散涩。

惟有温病，脉散诸经；

各随所在，不可指名。

暑伤于气，所以脉虚；

弦细芤迟，体状无余。

或涩或细，或濡或缓；

是皆中湿，可得而断。

疟脉自弦，弦迟多寒；

弦数多热，随时变迁。

风寒湿气，合而为痹；

浮涩而紧，三脉乃备。

脚气①之脉，其状有四：

浮弦为风，濡弱湿气；

_____

① 脚气：病名。一称壅疾，又称脚弱。因外感湿邪风毒，或饮食厚味所伤，积湿生热，流注腿脚而致病。其证先见脚腿麻木、酸痛、软弱无力，或挛急，或肿胀，或萎枯，或发热等。

迟涩因寒，洪数热郁。

风汗湿温，热下寒熨。

腰痛之脉，皆沉而弦；

兼浮者风，兼紧者寒；

濡细则湿，实则闪肭①；

指下既明，治斯不忒。

尺脉虚弱，缓涩而紧；

病为足痛，或是痿病。

涩则无血，厥寒为甚；

尺微无阴，下痢逆冷。

热厥脉伏，时或而数；

便秘必难，治不可错。

疝脉弦急，积聚在里；

牢急者生，弱急者死。

沉迟浮涩，疝瘕寒痛；

痛甚则伏，或细或动。

风寒暑湿，气郁生涎；

下虚上实，皆晕而眩。

风浮寒紧，湿细暑虚；

涎弦而滑，虚脉则无。

治眩晕法，尤当审谛；

先理痰气，次随证治。

滑数为呕，代者霍乱②；

---

① 闪肭：肭，同"衄"，扭伤、折伤。此谓扭伤筋络或肌肉。

② 霍乱：病名。以起病急骤，卒然发作，上吐下泻，腹痛或不痛为特征的疾病。因"其病变起于顷刻之间，挥霍缭乱"，故名。

微滑者生，涩数凶断。
偏弦为饮，或沉弦滑；
或结或伏，痰饮中节。
咳嗽所因，浮风紧寒；
数热细湿，房劳涩难。
右关濡者，饮食伤脾；
左关弦短，疲极肝衰。
浮短肺伤，法当咳嗽；
五脏之嗽，各视本部。
浮紧虚寒，沉数实热；
洪滑多痰，弦涩少血。
形盛脉细，不足以息；
沉少伏匿，皆是死脉。
惟有浮大，而嗽者生；
外证内脉，参考秤停。
下手脉沉，便知是气；
沉极则伏，涩弱难治。
其或沉滑，气兼痰饮；
沉弦细动，皆气痛证。
心痛在寸，腹痛在关；
下部在尺，脉象显然。
心中惊悸，脉必代结；
饮食之悸，沉伏动滑。
颠痫之脉，浮洪大长；
滑大坚疾，痰蓄心狂。
乍大乍小，乍长乍短；
此皆邪脉，神志昏乱。

汗脉浮虚，或涩或濡；

软散洪大，渴饮无余。

遗精白浊①，当验于尺；

结芤动紧，二证之的。

鼻头色黄，小便必难；

脉浮弦涩，为不小便。

便血则芤，数则赤黄；

实脉癃闭②，热在膀胱。

诸证失血，皆见芤脉；

随其上下，以验所出。

大凡失血，脉贵沉细；

设见浮大，后必难治。

水肿之症，有阴有阳；

察脉观色，问证须详。

阴脉沉迟，其色青白；

不渴而泻，小便清涩。

脉或沉数，色赤而黄；

燥屎赤尿，兼渴为阳。

胀满脉弦，脾制于肝；

洪数热胀，迟弱阴寒。

浮为虚满，紧则中实；

浮则可治，虚则危急。

胸痞脉滑，为有痰结；

---

① 白浊：病证名。小便浑浊色白，亦称尿浊、便浊等。
② 癃闭：病名。以小便量少，排尿困难，甚则小便闭塞不通为主症的一种病证。其中小便不畅，点滴而短少，称为癃；小便闭塞，点滴不通，称为闭。

弦伏亦痞，涩则气劣。

肝积肥气，弦细青色；

心为伏梁①，沉芤色赤。

脾积痞气，浮大而长；

其色脾土，中央之黄。

肺积息贲，浮毛色白；

奔豚属肾，沉急面黑。

五脏为积，六腑为聚；

积在本位，聚无定处。

駃②紧浮牢，小而沉实；

或结或伏，为聚为积。

实强者生，沉小者死；

生死之别，病同脉异。

气口③紧盛，为伤于食；

食不消化，浮滑而疾。

滑而不匀，必是吐泻；

霍乱之候，脉代勿讶。

夏月泄泻，脉应暑湿；

洪而数溲，脉必虚极。

治暑湿泻，分其小便；

虚脱固肠，罔或不痊。

无积不痢，脉宜滑大；

---

① 伏梁：心积症，其症有积自脐上至心下，其大如臂，状似尾舍栋梁。《难经·五十六难》："心之积名曰伏梁，起脐上，大如臂，上至心下，久不愈，令人病烦心。"

② 駃（kuài）：疾速，迅速。

③ 气口：即寸口。《素问·经脉别论》："气口成寸，以决死生。"

浮弦急死，沉细无害。

五疸①实热，脉必洪数；

如或微涩，证其虚弱。

骨蒸劳热，脉数而虚；

热而涩小，必殒其躯。

如汗加咳，非药可除。

头痛阳弦，浮风紧寒；

风热洪数，湿细而坚。

气虚头痛，虽弦必涩；

痰厥则滑，肾厥②坚实。

痈疽浮数，恶寒发热；

若有痛处，痈疽所发。

脉数发热，而疼者阳；

不数不热，不疼阴疮。

发痈之脉，弦洪相搏；

细沉而滑，肺肝俱数。

寸数而实，肺痈已成；

寸数虚涩，肺痿之形。

肺痈色白，脉宜短涩；

死者浮大，不白而赤。

肠痈难知，滑数可推；

数而不热，肠痈何疑。

迟紧未脓，下以平之；

---

① 五疸：黄疸、谷疸、酒疸、女劳疸、黑疸。见《金匮要略·黄疸病脉证并治》。

② 肾厥：肾气上逆之证。《普济本事方》卷二："治肾气不足，气逆上行，头痛不可忍，谓之肾厥。其脉举之则弦，按之石坚。"

洪数脓成，不下为宜。

阴搏于下，阳别于上；

血气和调，有子之象。

手之少阴，其脉动甚；

尺按不绝，此为有孕。

少阴属心，心主血脉；

肾为胞门①，脉应于尺。

或寸脉微，关滑尺数；

往来流利，如雀之啄。

或诊三部，浮沉一止；

或平而虚，当问月水。

男女之别，以左右取；

左疾为男，右疾为女。

沉实在左，浮大在右；

右女左男，可以预剖。

离经六至，沉细而滑；

阵痛连腰，胎即时脱。

血瘕②弦急，而大者生；

虚小弱者，即是死形。

半产漏下，革脉主之；

弱即血耗，立见倾危。

诊小儿脉，浮沉为先；

浮表沉里，便知其源。

---

① 胞门：指子官口，又称子门。《金匮要略·妇人杂病脉证并治》："妇人之病……胞门寒伤，经络凝坚。"

② 血瘕：病证名，因瘀血聚积所生的有形肿块。

大小滑涩，虚实迟驶；

各依脉形，以审证治。

大凡妇人，及夫婴稚。

病同丈夫，脉即同例。

惟有妇人，胎产血气；

小儿惊疳，变蒸①等类；

各有方法，与丈夫异。

要知妇孺，贵识证形；

问始之详，脉难尽凭。

望闻问切，神圣工巧；

愚者昧昧，明者了了；

病脉诊法，大略如斯。

若乃持脉，犹所当知：

谓如春弦，夏名钩脉；

秋则为毛，冬则为石。

实强太过，病见于外；

虚微不及，病决在内。

四脉各异，四时各论；

皆以胃气，而为之本。

胃气者何？脉之中和；

过与不及，皆是偏颇。

春主肝木，夏主心火；

脾土乘旺，则在长夏；

秋主肺金，冬主肾水。

五脏脉象，与五运配；

---

① 变蒸：指婴儿在生长过程中，或有身热、脉乱、汗出等症，而身无大病者。

肝脉弦长，厌厌耳耳；
指下寻之，如寻榆叶；
益坚而滑，如循长竿；
是谓太过，受病于肝。
急如张弦，又如循刃；
如按琴瑟，肝死之应。
浮大如散，心和且安；
累累如环，如循琅玕；
病则益数，如鸡举足；
死操带钩，后踞前曲；
浮涩而短，蔼蔼如盖；
此肺之平，按之益大。
病如循羽，不下不上；
死则消索，吹毛扬扬。
沉濡而滑，肾平则若；
上大下锐，滑如雀啄。
肾之病脉，啄啄连属；
连属之中，然而微曲；
来如解索，去如弹石；
已死之肾，在人审识。
脾者中州，平和不见；
然亦可察，中大而缓。
来如雀啄，如滴漏水；
脾脏之衰，脉乃见此。
人有肥瘦，修长侏儒；
肥沉瘦浮，短促长疏。
各分诊法，不可一途。

难尽者意，难穷者理。

得之于心，应之于指。

勉励小子，日诵琅琅；

造①道之玄，筌蹄②可忘？

---

① 造：至，到达。

② 筌蹄：筌，捕鱼竹器；蹄，捕兔之网。喻指达到目的的手段或工具。

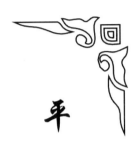

平脉考

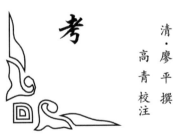

清·廖平 撰

高青 校注

内容提要

清·廖平撰辑。刊于 1913 年。是廖氏汇集《内经》有关诊病评脉资料，以杨上善注解为基础进行考证。包括《平脉考总论》《内经平脉考》两部分。前者以《素问》诊脉内容为主，后者涉及《灵枢》五脏病证及外应，强调诊皮、诊筋、诊骨法。

本次整理，以成都存古书局刊行《六译馆丛书》为底本。

目　录

平脉考总论

诊法常以平旦

（《素·脉要精微论》）

黄帝问曰：诊法何如？岐伯对曰：诊法常以平旦，阴气未动，阳气未散，饮食未进，经脉未盛，络脉调匀，血气未乱，故乃可诊有过之脉。切脉动静，而视精明，察五色，观五脏有余不足，六腑强弱，形之盛衰，以此参伍，决死生之分。

呼吸至数

（《素·平人气象论》）

黄帝问曰：平人何如？岐伯对曰：人一呼脉再动，人一吸脉亦再动，命曰平人。平人者，不病也。医不病，故为病人平息以论法也。（杨注：平人病法，先医人自平，一呼脉再动，一吸脉再动，是医不病，调和脉也。然后数人之息，一呼脉再动，一吸脉再动，即是彼人不病者也。若彼人一呼脉一动，一吸脉一动等，名曰不及，皆有病也。故曰：医不病，为病人平息者也。）人一呼脉一动，人一吸脉一动者，曰少气。（杨注：呼吸皆一动，名曰不及，故知少气。）人一呼脉三动，一吸脉三动而躁，及尺热，曰病温；尺不热，脉滑，曰病风；脉涩，曰痹。（杨注：脉之三动，以是气之有余，又加躁疾，尺之皮肤复热，即阳气盛，故为病温。病温，先夏至日前发也；若后夏至日发者，病暑也。一呼三动而躁，尺皮不热，脉滑，曰风。脉涩，曰痹也。）人一呼脉四动以上，曰死。（杨注：四至，阳气独盛，阴气绝衰，故死。）脉绝不至，曰死。（杨注：以手按脉，一来即绝，更复不来，故死。）乍疏乍数，曰死。（杨注：乍疏曰阴，乍数曰阳，阴阳动乱不次，故曰死也。）

七诊

（《素·三部九候论》）

黄帝曰：何以知病之所在？（杨注：病之所在，在于死生，与决死生，亦不易也，但决有多端，故复问也。）岐伯对曰：察其九候，独小者病，独大者病，独疾者病，独迟者病，独热者病，独寒者病，脉独陷者病。（杨注：以次复有一十八候，独小大等，即为七也。九候之脉，上下左右，均调若一，故偏独者为病也。）以左手上去踝五寸而按之，庶右手足当踝而弹之，其应过五寸以上蠕蠕然者，不病。（杨注：脉和调也。人当内踝之上，足太阴脉见上行，至内踝上八寸，交出厥阴之后，其脉行胃气于五脏，故于踝上五寸，以左手按之，右手当踝弹之，左手下蠕调动，其人不病，为候八也。蠕，蠕动不盛也，蠕而免反。）其应疾中手浑浑然者，病。（杨注：弹之左手之下，浑浑动而不调者病，其候九也。）中手徐徐然者，病。其应上不能至五寸者，弹之不应者，死。（杨注：足大阴血气微弱，弹之徐徐者，有病。不至五寸，不应其手者，为死十也。）脱肉身不去者，死。（杨注：去者，行也。脱肉羸瘦身弱，不能行者，为死十一也。）中部乍疏乍数者，死。（杨注：中部谓手太阴、手阳明、手少阴，乍有疏数，为死十二也。）其脉代而钩者，病在络脉。（杨注：中部之脉，手太阴，秋脉也。手少阴，夏脉也。秋脉王时，得于脾脉，土来乘金，名曰虚邪，故为病也。夏脉王时，得脾脉者，土来乘火，名曰实邪，故为病也。夏脉其病皆在络脉，可刺去血，为病十三也。）九候之相应也，上下若一，不得相失。一候后则病，二候后则病甚，三候后则病危。所谓后者，应不俱也。察其病脏，以知死生之期。（杨注：九候上下动脉相应若一，不得相失。忽然八候相应俱动，一候在后，即有一失，故病。二候在后，不与七候俱动，即为二失，故病甚也。三候在后，不与六候俱动，即为三失，故病危也。三候在后为病，宜各察之是何脏之候，候之即知所候之脏，病有间甚，生死之期。三候在后为病，有三失，为十六也。）必先知经脉，然后知病脉，真脏脉见胜者死。（杨注：欲依九候察痛，定须先知十二经脉及诸络脉行所在，然后取于九候。候诸病脉，有真脏脉见，胃气之柔独胜，必当有死，为十七也。）足太阳气绝者，其足不可屈伸，死必戴眼。（杨注：足太阳脉从目络头至足，故其脉绝，足不屈伸，戴目而死，为十八也。）

诊有大方

（《素问·方盛衰论》）

是以诊有大方，坐起有常，出入有行，以转神明，必清必净，上观下观，司八正邪，别五中部，按脉动静，循尺滑涩，寒温之意，视其大小，合之病态，逆从以得，复知病名，诊可十全，不失人情，故诊之或视息视意，故不失条理，道甚明察，故能长久。不知此道，失经绝理，亡言妄期，此谓失道。

脉分四时无胃曰死

（《素·平人气象论》）

平人之常气禀于胃，胃者平人之常气也。人无胃气曰逆，逆者死。春胃微弦，曰平。夏胃微钩，曰平。长夏胃微软弱，曰平。秋胃微毛，曰平。冬胃微石，曰平。

逆从四时无胃亦死

（《素·平人气象论》《素·玉机真脏论》）

岐伯曰：脉从阴阳，病易已；脉逆阴阳，病难已。脉得四时之顺，曰病。无他脉反四时及不间脏，曰难已。脉有逆从四时，未有脏形，春夏而脉瘦，秋冬而脉浮大，命曰逆四时也。风热而脉静，泄而脱血脉实，病在中；脉虚，病在外；脉涩坚者，皆难治，命曰反四时也。人以水谷为本，故人绝水谷则死，脉无胃气亦死。所谓无胃气者，但得真脏脉，不得胃气也。所谓脉不得胃气者，肝不弦，肾不石也。

黄帝曰：凡治病，察其形气色泽，脉之盛衰，病之新故，乃治之。无后其时，形气相得，谓之可治。色泽以浮，谓之易已。脉从四时，谓之可治。脉弱以滑，是有胃气，命曰易治。取之以时，形气相失，谓之难治。色夭不泽，谓之难已。脉实以坚，谓之益甚。脉逆四时，为不可治。必察四难，而明告之。所谓逆四时者，春得肺脉，夏得肾脉，秋得心脉，冬得脾脉，其至皆悬绝沉涩者，命曰逆四时。未有脏形于春夏而脉沉涩，秋冬而脉浮大，名曰逆四时也。病热脉静，泄而脉大，脱血而脉实，病在中，脉实坚，病在外，脉不实坚者，皆难治。

五脏平病死脉胃气为本

（《素·平人气象论》）

夫平（读为长生之生）心脉来，累累如连珠，如循琅玕，曰心平。平肺脉来，厌厌聂聂，如落榆荚，曰肺平。平肝脉来，软弱招招，如揭长竿末梢，曰肝平。平脾脉来，和柔相离，如鸡践地，曰脾平。平肾脉来，喘喘累累，如钩，按之而坚，曰肾平。

脉色

善为脉者，谨察五脏六腑，一逆一从，阴阳表里，雌雄之纪，藏之心意，合心于精，非其人勿教，非其真勿授，是为得道。脉气流经，经气归于肺，肺朝百脉。气口成寸，以决死生。

天周二十八宿，人经二十八脉。周身一十六丈二尺，故人一呼脉再动，气行三寸，一吸脉亦再动，气行三寸，一万三千五百息，气行五十营于身，水下百刻，日行二十八宿，漏水皆尽，脉终矣，凡行八百一十丈也。凡未诊病者，必问常贵后贱，虽不中邪，病从内生，名曰脱营。常富后贫，名曰失精。凡欲诊病者，必问饮食居处，暴乐暴苦，始乐后苦，皆伤精气，精气竭绝，形体毁沮。故善为脉者，必以此类奇恒从容知之，为工而不知道，此诊之不足贵，此治之三过也。诊有三常，必问贵贱。封君败伤及欲侯王，故贵脱势，虽不中邪，精神内伤，身必败亡。始富后贫，虽不伤邪，皮焦筋屈，痿躄为挛。凡诊者必知终始，有知余绪，切脉问名，当合男女。诊不知阴阳逆从之理，此治之一失也。诊病不问其始忧患，饮食之失节，起居之过度，或伤于毒，不先言此，猝持寸口，何病能中，妄言作名，为粗所穷，此治之四失也。诊无人事治数之道，从容之葆，坐持寸口。诊不中五脉，百病所起，始以自怨，遗师其咎。必审问其所始病，与今之所方病，而后各切循其脉，视其经络浮沉，以上下逆从循之。寸口主中，人迎主外，两者相应，俱往俱来，若引绳大小齐等。春夏人迎微大，秋冬寸口微大，如是者命曰平人。帝曰：脉从而病反者，其诊何如？岐伯曰：脉至而从，按之不鼓，诸阳皆然。帝曰：诸阴之反，其脉何如？岐伯曰：脉至而从，按之鼓甚而盛也。阳病而阳脉小者为逆，阴病而阴脉大者为逆，故阴阳俱静俱动，若引绳相倾者，病。脉盛血少，此为反也。脉少血多，此谓反也。手太阴、足太阴盛者，寸口大三倍于人迎。人之居处，动静勇怯，脉亦为之变乎。诊病之道，观人勇怯，骨肉皮肤，能知其情，以为诊法也。善诊者，察色按脉，分别阴阳，审清浊而知部分，视喘息听声音，知其所苦，观权衡规矩而知病所主。视其颜色，黄赤者多热气，青白者少热气，黑色者多血少气。凡诊。

《内经》平脉考

（中多与相法相参）

《灵·本脏》篇

（《太素》作五脏命分，隋·杨上善注）

黄帝问于岐伯曰：人之血气精神者，所以奉于生而周于性命者也。（太初之无谓之道也。太极未形，物得以生，谓之德也。未形德者，有分旦然无间，谓之命也。此命流动生物，物成生理，谓之形也。形体保神，各有所仪，谓之性也。是以血气精神，奉于一形之生，周于形体所仪之性，亦周有分无间之命，故命分流动成形体，保神为性，形性久居为生者，皆血气之所奉也。）经脉者，所以行血气而营阴阳，濡筋骨利关节者也。（十二经脉也。十二经脉行营血气，营于三阴三阳，润筋骨利关节也。）卫气者，所以温分肉，充皮肤，肥腠理，司开合者也。（卫气慓悍，行于分肉，司腠理开合也。）志意者，所以御精神，收魂魄，适寒温，知喜怒者也。（脾肾之神志意者，能御精神，令之守身，收于魂魄，使之不散，调于寒暑，得于中利，知于喜怒，不过其节者，皆志意之德也。）是故血和则经脉流行，营覆阴阳，筋骨劲强，关节滑利矣。（营气和益也。覆者，营气能营覆阴阳也。）卫气和则分肉解利，皮肤调柔，腠理致密矣。（卫司腠理，故致密也。）志意和则精神专直，魂魄不散，悔怒不至，五脏不受邪气矣。（志意所为必当，故无悔矣。志意司腠理，外邪不入，故五脏不受也。）寒温和则六腑化谷，风痹不作。（寒暑内适六腑，则中和谷，化贼风，邪痹无由起也。）经脉通利，肢节得安矣。此人之常平也。（若尔血气营卫志意调者，乃是人之平和者。此为平人无病之脉。）五脏者，所以藏精神、血气、魂魄者也。六腑者，所以化谷而行津液者也。
此人之所以具受于天也；愚智贤不肖，毋以相倚也。（五脏藏神，
六腑化谷，此乃天之命分，愚智虽殊，得之不相依倚也。津液即泣汗涎涕
唾也。）然其有独尽天寿而毋邪僻之病，百年不衰，虽犯风雨，
卒寒大暑，犹不能害也。有其不离屏蔽室内，毋怵惕之恐，然
犹不免于病者，何也？愿闻其故。（人有劳神怵惕，无所不为，虽犯
贼风邪气，独尽天年，复有闲居无思，不预外邪，不免于病，不道伤命，
同禀血气，何乃有殊，愿闻其故也。）岐伯对曰：窘乎哉，问也！
（窘，奇预反，急也。）五脏者，所以参天地，副阴阳，而运四时，
化五节者。（肺心居其上，故参天也。肝脾肾在下，故参地也。肝心为
牡，副阳也。脾肺肾等牝，副阴也。肝春、心夏、肺秋、肾冬，即连四时
也。从五时而变，即化五节。节，时也。）五脏者，固有小大、高下、
坚脆、端正、偏倾者。六腑者，亦有长短、小大、厚薄、结直、
缓急者。（天地阴阳，四时八节，造化不同，用参五脏，何得一也？五脏
各有五别，六腑皆准五脏，亦有五别，故脏腑别言，各有五别，五五二十
五也。五脏既五，六腑亦五，三焦一腑，属于膀胱，故唯有五。）凡此二
十五者，各各不同，或善或恶，或吉或凶，请言其方。（心小则
安，此为善也。易伤以忧，即为恶也。心坚则脏安守固，此为吉也。心脆
则喜病，消瘅热中，即为凶也。如此脏腑随义，皆有善恶吉凶，请具
陈也。）

　　马注：此详言人之易感于邪者，以脏腑之有善恶吉凶也。
善恶体言，吉凶以病言，下文正详言之。（参用马注。）

　　心小则安，邪弗能伤，易伤以忧。心大则忧不能伤，易伤
于邪。（脏小则神收，不敢自宽，故常安，邪不入也。脏大则神气宣纵，
故忧不能伤，邪入不安也。）心高则满于肺中，悗而善忘，难开以
言。（心脏高者，则神高也。心为肺逼，小于心，故悗善忘也。以其神高
不受他言，故难开以言也。）心下则脏外，易伤于寒，易恐以言。
（以下则在肺脏之外，神亦居外，故寒易伤也。亦以神下，故易恐以言

也。）心坚，则脏安守固。（脏坚则神守亦坚固，故其心脏安不病，其神守坚固。）心脆，则喜病消瘅热中。（五脏柔脆，神亦柔脆，故脏柔脆，人血脉上行，转而为热，消肌肤，故病消瘅热中也。瘅，音丹。热中，胃中热故也。）心端正，则和利难伤。（五脏端正，神亦端正也，神端正，性亦和柔，故声色芳味之利难相伤也；斯乃贤人君子，所以得心神也。）心偏倾，操持不一，无守司也。（心脏偏倾不一，神亦如之。故操持百端，竟无守司之恒，此为众人、小人所得心神也。心藏之神有此八变，后之四脏，但言脏变，皆不言神变者，以神为魂魄意志之主，言其神变，则四种皆知，故略不言也。相心入法，皆为本体。）

马注：此言心有善恶吉凶也。心之小者则安，外邪弗之能伤，但内有所忧则易伤耳。盖心小者必多忧，所以忧易伤之也。若心大则忧不能伤，而外邪反易伤之矣。心之高者则心上之为肺，当满于肺中，肺与心相着，乃多烦闷，而心窍不通必为健忘，及难以善言开之也。若心下则易伤于寒，及易以言恐之矣。心之坚者则脏安守固，凡外邪不能入，忧不能恐。若心脆则善病，消瘅热中，多内伤之病矣。心之端正者，则和利难伤，凡外邪人言皆不能伤。心偏倾则其人操守不一，无所守司。由此观之，则心宜不大不小，不高不下，坚而不脆，正而不偏，斯谓之善也，而可以免凶病矣。下文脾肝肺肾，亦犹是耳。（参用马注，下同。心专指脑言。）

肺小，则少饮不病喘喝。（人分所得，肺小则少饮浆水，又肺小不受外邪，故不病喘喝。喝，喘声。）肺大，则多饮，善病胸痹、喉痹、逆气。（肺大喜受外邪，故喜病痹，反逆气也。）肺高，则上气肩息，欲咳。（肺高则上迫缺盆，故上气喘息，两肩并动，故曰肩息。又肺上迫，故数欲咳。）肺下，则居贲迫肺，善胁下痛。（贲，当膈也，补昆反。气来委膈，下迫于肝，致胁下痛，以肝居胁下故也。）肺坚，则不病咳，上气。（肺脏坚固，不为邪伤，故无咳与上气也。）肺脆，则善病消瘅易伤。（以下四脏之变，例同心脏。）肺端正，则和利难伤。

肺偏倾，则胸偏痛也。（偏倾者，随偏所在，即偏处胸痛也。）

　　此言肺有善恶吉凶也。肺之高者则病上气，竦肩而息粗，及为咳嗽。消瘅者，消渴而瘅热也。

　　肝小则脏安，无胁下之病。（肝小不受外邪，故安无两胁下痛。）肝大则逼胃迫咽，迫咽则苦膈中且胁下痛。（胃居肝下，咽在肺傍，肝大下逼于胃，傍迫于咽，迫咽则咽膈不通饮食，故曰膈中也。肝大受邪，故两胁下痛。）肝高，则上支贲切胁，急为息贲。（肝高，上支于膈，又切于胁，支膈切胁既急，即喘息于贲，故曰息贲也。）肝下则逼胃，胁下空，胁下空则，则易受邪。（胃居肝下，则以肝下则安于胃上。胁下无物，故易受邪气。）肝坚，则脏安难伤也。（肝坚则外邪不入，故安难伤也。）肝脆，则善病消瘅易伤也。肝端正，则和利难伤也。肝偏倾，则胁下痛也。（偏近一箱，则一箱空处偏痛也。）

　　此言肝有善恶吉凶也。肝之高者，则其经脉所行及所谓支别者，上奔迫切，胁下多闷，当为息奔之证。（按《素问·刺禁论》云：肝在于左。"至真要大论"王注言：肝居下。左则肝生于下，胃当在上，何为能下逼于胃？意者在左为肝，在右为脾，肝与脾并，故司言下通于胃也。则王氏言肝生于左者，谬矣。）

　　脾小则脏安，难伤于邪也。（脾小外邪不入，故安而难伤也。）脾大则苦凑䏚①而痛不能疾行。（䏚，以沼反，胁空处也。脾大凑向空䏚而痛，大力不行，则胁䏚空也。）脾高，则䏚引季胁而痛。（脾下则䏚缓，高则䏚牵季胁中痛也。）脾下则下加于大肠，下加于大肠，则脏苦受邪。（脾下即是大肠，故脾下加出于脾脏所居之外，故善受邪。）脾坚，则脏安难伤也。（外邪不伤，故安。）脾脆，则善病消瘅易伤也。脾端正，则和利难伤也。脾偏倾，则善满善胀。（瘈，死曳反，牵纵也。脾偏形近一箱，动而多瘈，又气聚为胀也。）

　　此言脾有善恶吉凶也。䏚，胁下软肉处也。

---

①　䏚（miǎo）：指胁肋下方挟脊两旁空软部分。

肾小则脏安，难伤也。（肾小不受外邪，故安而难伤也。）肾大则善病腰痛不可以俯仰，易伤以邪。（肾大在于腰中，故俯仰皆痛也。）肾高则苦背膂痛，不可以俯仰。（肾高，去腰著于脊膂，故脊膂痛，不得俯仰也。）肾下则腰尻痛，不可以俯仰，为狐疝。（肾下入于尻中，下迫膀胱，故尻痛不可俯仰。疝，所奸反，小腹痛，大小便难，曰疝。疝有多种，此为狐疝，谓狐夜时不得小便，小腹处痛，日出方得，人亦如此，因名狐疝也。）肾坚，则不病腰背痛。（肾在腰背之间，故肾坚则腰背不痛也。）肾脆，则善病消瘅易伤。肾端正，则和利难伤。肾偏倾，则善腰尻偏痛也。（二肾有一偏倾，则偏处痛也。）

此言肾有善恶吉凶也。

凡此二十五变者，人之所以苦常病。（人之五脏，受之天分，有此二十五变者，不由人之失养之愆，故虽不离屏蔽，常善有前病也。）黄帝曰：何以知其然也？（五脏二十五变，皆在身中，变生常病，亦居其内，未知因候，知以为调养也。五脏在腹内，无以知其八种之变。）

此结言五脏二十五异者，人之苦于常病也。二十五异者，曰小大，曰高下，曰坚脆，曰端正，曰偏倾也。五脏则为二十五矣。

岐伯曰：赤色小理者，心小。粗理者，心大。（理者，肉之纹理。粗，音粗也。）无髑骬①者，心高。髑骬小短举者，心下。髑骬长者，心坚。髑骬弱小以薄者，心脆。髑骬直下不举者，心端正。髑骬倚一方者，心偏倾也。（髑骬，胸前蔽骨，蔽心神也。其心上入肺中，不须蔽骨，故心高以无蔽骨为候也。高者，志意高远也。故短小举者，为心下之候。下者，志意卑近也。髑骬，头骨，不在心膺。）

传"师传"篇：心为之主，缺盆为之道，骺骨有余以候髑骬。

此言欲知心之善恶吉凶，当验之色理与髑骬也。髑骬者，

---

① 髑骬（hé yú）：指剑突。

胸下蔽骨也。（由色理、髑骭，以验心八法。）

白色小理者，肺小。粗理者，肺大。巨肩反膺陷喉者，肺高。合腋张胁者，肺下。好肩背厚者，肺坚。肩背薄者，肺脆。好肩膺者，肺端正。胁偏疏者，肺偏倾也。（大肩胸膺反喉骨陷入，肺必高上。肩背当为胸膺，字之误。肺心合同诊一，心指脑。）

传"师传"篇：五脏六腑者，肺为之盖，巨肩陷膺，候见其外。

此言欲知肺之善恶吉凶，当验之色理、肩背、膺腋、喉胁之类也。（由色理、膺胁、肩背，以验肺之八法。）

青色小理者，肝小。粗理者，肝大。广胸反骹者，肝高。合胁菟骹者，肝下。胸胁好者，肝坚。胁骨弱者，肝脆。膺腹好相得者，肝端正。胁骨偏举者，肝偏倾也。（骹，足胫也，反前曲出也。肝合胆为一脏。）

传"师传"篇：肝者，主为将，使之候外，欲知坚固，视目小大。

此言欲知肝之善恶吉凶，当验之色理、胸骹、膺腹之类也。

黄色小理者，脾小。粗理者，脾大。揭唇者，脾高。唇下纵者，脾下。唇坚者，脾坚。唇大而不坚者，脾脆。唇上下好者，脾端正。唇偏举者，脾偏倾也。（揭，举也，起辄反。）

传"师传"篇：脾者，主之冲，使之迎粮，视唇舌好恶，以知吉凶。

此言欲知脾之善恶吉凶，当验之色理与唇也。

黑色小理者，肾小。粗理者，肾大。高耳者，肾高。耳后陷者，肾下。耳坚者，肾坚。耳薄不坚者，肾脆。耳好前居牙车者，肾端正。耳偏高者，肾偏倾。（一箱独高为偏。以外肾为肾，一名胆。故经曰：肾少阳又为冲任。）

传"师传"篇：肾者，主为外，使之远听，视耳好恶，以知其性。

此言欲知肾之善恶吉凶，当验之色理与耳也。

凡此诸变者，持则安，减则病。（凡此二十五变，过分以为不善，减则为病，持平安和以为大则也。）

传"师传"篇云：本脏以身形肢节䐃肉，候五脏六腑之小大焉。

此结言上文二十五异者，善于持守则安，而持守之功减，则不免于病也。

黄帝曰：善哉！然非余之所问也。愿闻人之有不可病者，至尽天寿，虽有深忧，大恐怵惕之志，犹不能减也，甚寒大热，弗能伤也。其有不离屏蔽室内，又无怵惕之恐，然不免于病者，何也？愿闻其故。（子言五脏之变，所知是要，然非吾之问本意。问本意者，人生尽于天寿，内则深忧大恐，外则甚寒极热，然无所伤，不为病也；而有外无寒暑之侵，内去怵惕之怀，而疾病百端，其故何也？）岐伯曰：五脏六腑者，邪之舍也。请言其故。（五脏六腑坚端正者，和利得人，则道之宅也。脏腑脆而偏倾，则邪气舍也。为道之宅，则其性和柔，神明聪利，人之受附也。为邪之舍，不离病也，心奸邪也，喜为盗也，乖公正也，言不恒也。是知二十五变，虽得之于天，调养得中，纵内外邪侵，不为病也。乖和失理，虽不离屏蔽，终为病也。前言一脏各有五变，未极理也。今言一变具有五脏，方得尽理。故请言其故也。）五脏皆小者，少病，苦焦心大愁忧。（夫五神以依脏，故前言心之脏变，神亦随之；次说四脏之变，不言神变。今总论五脏，初有四变，唯言于神；次有二变，但说于脏；次有二变，复但言神也。心脏形小，外邪难入，故少病；神亦随小，故不白中焦，心愁忧也。）五脏皆大者，缓于事，难使以忧。五脏皆高者，好高举措。（措，置也，旦故反。）五脏皆下者，好出人下。（意志卑弱。）五脏皆坚者，无病。五脏皆脆者，不离于病。五脏皆端正者，和利得人心。五脏皆偏倾者，邪心喜盗，不可以为人平，反复言语也。（喜，虚意反，好也。和，谓神

第二辑

性和柔。利,谓薄于名利。并为人所附也。)

此言人有病,有不病者,以五脏之有善恶吉凶也。

黄帝问曰:愿闻六腑之应。(五脏应候,已说于前。六腑之候,阙而未论,故次问之。)岐伯答曰:肺合大肠,大肠者,皮其应。心合小肠,小肠者,脉其应。肝合胆,(外肾。)胆者,筋其应也。脾合胃,胃者,肉其应。肾(肾为胆。)合三焦(二字衍)膀胱,(心主合。)三焦膀胱(当作三焦。)者,腠理毫毛其应。(肾合三焦膀胱,故有五腑也。五脏为阴,合于五腑。五腑为阳,故皮、脉、筋、肉、腠理毫毛,五腑候也。"灵兰秘典"说:三焦气化则能出矣。谓三焦主津液,气化则由腠理毫毛出而为汗。后人因膀胱无上口,其说甚著,遂互易其文。津液非便尿,三焦不得为水道,说详"秘典"篇注。)

此言五脏与六腑相合,而亦有知六腑之法也。肾合三焦者,左肾合膀胱,右肾合三焦也。

黄帝曰:应之奈何?岐伯曰:肺应皮。(此诊皮法,五诊之第一。)皮厚者,大肠厚。皮薄者,大肠薄。皮缓,腹里大者,大肠大而长。皮急者,大肠急而短。皮滑者,大肠直。皮肉不相离者,大肠结。(应,候也。肺以皮为候,肺合大肠,故以其皮候大肠也。结,纡屈多。二肠言长短。)

传"师传"篇:鼻隧以长,以候大肠。

此言欲知大肠,当验之皮也。(脏以大小、高下、坚脆、正偏分八门,腑以厚薄、长短、直结分六门。)

心应脉。(此以动脉言,五诊法第三。)皮厚者,脉厚。(五字衍。)脉厚者,小肠厚。皮薄者,脉薄。(五字衍。)脉薄者,小肠薄。皮缓者,脉缓。(五字衍。)脉缓者,小肠大而长。皮薄而(三字衍。)脉冲小者,小肠小而短。(心合于脉,脉在皮中,故得以皮候脉,脉候小肠也。冲,虚也,脉虚小也。)诸阳经脉皆多纡屈者,小肠结。(诸阳经,六阳经也。小肠之脉,太阳也。太阳,诸阳为长,故诸阳经纡屈多者,则知小肠亦纡屈也。纡屈即名为结也。阳经在于肤,不见候，其阳络即经，可知矣。）

传"师传"篇：唇厚人中长，以候小肠。

此言欲知小肠，当验之脉，而脉又当验之于皮也。

脾应肉。（络属肉分，五诊法之第二。）肉䐃①坚大者，胃厚。肉䐃麋者，胃薄。肉䐃小而麋者，胃不坚。（脾以合胃，故以肉䐃候于胃也。麋，口也，莫可反。）肉䐃不称其身者，胃下。胃下者，下管约不利。肉䐃不坚者，胃缓。（谓䐃颗累与身大小不相称也。胃下逼于下管，故便溲不利。）肉䐃无小里累者，胃急。肉䐃多少里累者，胃结。胃结者，胃上管约不利。（裹，音颗，谓肉䐃无小颗段连累。）

传"师传"篇：六腑者，胃为之海，广骸大颈张胸，五谷乃容。

此言欲知胃者，当验之肉䐃也。（胃不言长短，以缓急代之。坚下二字，同于脏直缺。）

肝应爪。（诊筋法。爪者，筋之余。五诊筋在第四。）爪厚色黄者，胆（外肾）厚。爪薄色红者，胆薄。爪坚色青者，胆急。爪濡色赤者，胆缓。（肝以合胆，胆以应筋，爪为筋余，故以爪候胆也。）爪无弱者，胆直。（无弱，强也。爪强，胆直也。）爪恶色黑多纹者，胆结。（人之爪甲，色不得明净，又多好破坏者，其人胆纡屈结也。）

传"师传"篇：目下果大，其胆乃横。

此言欲知胆者，当验之爪也。（以缓急代长短。）

肾（附肝之胆）应骨。（诊骨为五诊之终。）密理厚皮者，三焦（二字衍，下同。）膀胱厚。粗理薄皮者，三焦膀胱薄。（以六腑言，此下当添心主应髓。）腠理疏者，三焦（三焦主腠理，为心主之合。）膀胱缓。皮急而无毫毛者，三焦膀胱（衍）急。毫毛美而粗者，

---

① 䐃（jùn）：①肌肉突起处；②隆起的大块肌肉。此处泛指肌肉。

三焦膀胱（衍）直。稀毫毛者，三焦膀胱（衍）结。（肾以应骨，骨应三焦膀胱，三焦膀胱气发腠理，故以腠理候三焦膀胱也。三焦之气，如雾沤沟渎，与膀胱水府是同，故合为一府也。腠理毫毛在皮，故亦以皮之毫毛为候也。三焦膀胱合言互见共为六证。马注误分二腰为二脏，以配二腑，大误。）

传"师传"篇：鼻孔在外，膀胱漏泄。鼻柱中央配三焦乃约。此所以候六腑者也。

黄帝曰：厚薄美恶皆有形，愿闻其所病。（已闻六腑美恶之形，然未知美恶生病如何。）岐伯曰：各视其所外应，以知其内脏，则知其所病矣。（各视外候，则知所生病矣。）

此言视其外之所应，可以知其内之所病也。

《灵·师传》篇
（此节为"本脏"之传）

黄帝曰："本脏"（《灵·本脏》篇为经。）以身形、肢节、䐃肉，候五脏六腑之小大焉。（详"本脏"篇。）今夫王公大人，临朝即位之君而问焉，谁可扪循之而后答乎？（不能施诊候之法。）岐伯曰：身形肢节者，脏腑之盖也，（隐微。）非面部之阅也。（外见。）黄帝曰：五脏之气阅于面者，余已知之矣，以肢节知而阅之奈何？岐伯曰：五脏六腑者，肺为之盖，巨肩陷咽，候见其外。（详"本脏"脉候。）黄帝曰：善。岐伯曰：五脏六腑，心为之主，缺盆为之道，骺骨有余，以候髑骬①。（详"本脏"心候。）黄帝曰：善。岐伯曰：肝者，主为将，使之候外。欲知坚固，视目小大。（详"本脏"肝候。）黄帝曰：善。岐伯曰：脾者，主为卫，使之迎粮，视唇舌好恶，以知吉凶。（详"本脏"脾经。）

---

① 骬：疑应为"骬"。见前文

黄帝曰：善。岐伯曰：肾者，主为外，（外肾。）使之远听，（卫脉为肾少阳经纬耳。）视耳好恶，以知其性。（详"本脏"肾候。）黄帝曰：善。

黄帝曰：愿闻六腑之候。岐伯曰：六腑者，胃为之海。广骸大颈张胸，五谷乃容。（详胃候。）鼻隧以长，以候大肠。（详大肠候。）唇厚人中长，以候小肠。（详小肠候。）目下果大，其胆乃横。（详胆候。）鼻孔在外，膀胱漏泄。（膀胱候。）鼻柱中央起，三焦乃约。（三焦候。）此所以候六腑者也。（六腑分候六脏，今三焦膀胱同属于肾者，传抄之误。）上下三等，脏安且良矣。

《灵·通天》篇全
（内言人有五等，皆禀气于天，故名篇）

黄帝问于少师（经有称天师者，据此篇当为大师，如九歌之大司命少司命，五天帝之太皥、少皥）曰：余尝闻人有阴阳，何谓阴人？何谓阳人？（先分阴阳。）少师曰：天（上）地（下）之间，六合之内，（十二月六冲，即六合。说详《皇帝疆域图考》。）不离于五，（帝学以五行配五方，一身专言五脏。肺心合在西，肝胆合在东，脑带神经在南，冲任肾水在北，脾胃合在中。此为五行五脏之正说）人亦应之，非徒一阴一阳而已也，（人分五种，《周礼》所谓五土之民。）而略言耳。（以五言之。）口弗能遍明也。（脏腑应政法，内入伯外十二牧，则为奇经八，外经十二，或配二伯十二牧为十四经络。外为经水十二，则内当有经山九，分配歧异，皆为五行之变，或又推为二十五人。）黄帝曰：愿略（五分）闻其意。（非已行之事实。）有贤人、圣人，（《素·上古天真论》以帝为圣人，王伯为贤人。）必能备而行之乎？（《中庸》待其人而后行。）少师曰：盖有太阴之人、（北。大五行属外肾冲任。）少阴之人、（西。）太阳之人、（南。大五行属脑督带。）少阳之人、（东。）阴阳和平之人、（中央。）凡此五人者，其态不同，其筋骨气血各不等。（即《周礼》五土之分，相伞家五形之说亦同。）

黄帝曰：其不等者，可得闻乎？（治法、相法，皆与医理相通。《千金方》九论，谓学医必先通相法者是也。）

少师曰：太阴之人，贪而不仁，（《齐诗》六情说北方贪很。）下齐湛湛，好内而恶出，（贪。）心和（和当为私。）而不发，（很。）不务于时，动而后之，此太阴之人也。（黑帝北极，方万二千里。）

少阴（大小五脏，肺肝无异说，特有分合之不同耳。）之人，（翼氏说东方阴贼，乃反言之，如东方喜反以为怒。）小贪而贼心，（本性西方阴贼。）见人有亡，常若有得，好伤好害，（娟疾险刻。）见人有荣，乃反愠怒，（《大学》人之彦圣而违之，俾不通。）心疾而无恩，（如申韩之学。）此少阴之人也。（白帝西极，方万二千里。）

太阳（《内经》五脏有大小之分，大五脏以督脉、脑髓为南、为心、为髓海。任、冲、外肾为北、为水、为五脏六腑之海。肺与心合，为气海。肝与胆合，为一血海。脾合之胃，为五海五大脏。）之人，（南方廉贞。）居处于于，（文见《庄子》。）好言大事，无能而虚说，（所谓心高。）志发于四野，（午为野。）举措不顾是非，（笃信守死，如屈子渔父。）为事如常，自用事，虽败而无悔，（所谓贞易，恒其德贞。）此太阳之人也。（《中庸》死而不厌。赤帝南极，方万二千里。）

少阳（东方喜。）之人，谍谛好自贵，有小小官则高自宜，（春气喜。）好为外交，（阳气始出。）而不内附，（东方公平。）此少阳之人也。

阴阳和平之人，居处安静，无为惧惧（《诗》作瞿瞿。）无为欣欣，（无喜怒。）婉然从物，或与不争，与时变化，（土寄王四时。）尊则谦谦，谭而不治，是谓至治。（中央黄帝，万二千里。）古之善用针艾者，视人五态乃治之。盛者泻之，虚者补之。（补泄以本经为本，《难经》乃专言补母泄子，又以五原附会其说，后世针灸家皆囿于其法，不能超出迷津。）

黄帝曰：治人之五态，奈何？少师曰：太阴之人，（又如水形人。）多阴而无阳，（北寒坚冰。）其阴血浊，（南则清。）其卫气涩，（南则滑。）阴阳不和，（冬之夜，夏之日，长昼长夜。）缓筋而厚皮，不之疾泻，不能移之。（《异法方宜》黑道主人，即《周礼》五民之坎衍。）

少阴之人，多阴少阳，小胃而大肠，六腑不调，其阳明（足阳明胃。）脉小，而太阳脉大，必审调之，其血易脱，其气易败也。（西方山林。）

太阳之人，火形，多阳而少阴，（南火阳。）必谨调之，无脱其阴，而泻其阳。（五态治各不同。）阳重脱者易狂，（无冬无夏。）阴阳皆脱者，暴死不知人也。（赤道之人，《周礼》邱陵。）

少阳之人，（东方木形。）多阳少阴，（春气。）经小（经动脉。）而络大，（络不动。）血在中而气外，实阴而虚阳，独泻其络脉则强，气脱而疾，中气不足，病不起也。（东极川泽之民。）

阴阳和平之人，其阴阳之气和，（一昼一夜，一寒一暑。）血脉调谨，诊其阴阳，（脉色形体。）视其邪正，安容仪，审有余不足，盛则泻之，虚则补之，不盛不虚，以经取之。（四经经脉篇文十二，见分别经络者，后师引以解上文。）此所以调阴阳，别五态之人者也。黄帝曰：夫五态之人者，相与毋故，猝然新会，未知其行也，何以别之？（治国医病皆同此困难，猝然相加，不能辨别其所属。）少师答曰：众人之属，（兼体者，多为众人。）不知五态之人者，（观人太众，则反不能分别。）故五五二十五人，（二十五人详下篇，皆为兼体。）而五态之人不与焉。（五态为独体，不在廿五人兼体之中。）五态之人，（相法欲详兼相，须先详特体，亦如《说文》，先识独体，然后能知合体。）尤不合于众者也。（独体特别，不如兼体之多。）

黄帝曰：别五态之人奈何？少师曰：太阴之人，其状（形状。）黮黮然，（《客经》屡以"然"为形容词，"廿五人篇"二十五"然"与此同，皆谓形状，非指经脉。）黑色念然，（视色之法，《客经》

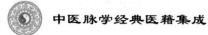

第二辑

以志色为重。）下意临临然，长大䐃然未偻，此太阴之人也。（《五行大义》论人合五行云：北狄之人，高颧被发，其衣长。颧主肾，肾水也，故高颧被发者，象水流漫也，衣长亦象水行也。又引《春秋丈耀钩》云：北方至寒，其人短颈，气象急缩也。）

少阴之人，其状（形状属相法。）清然窃然，固以阴贼，（西方本阴贼。《齐诗》乃反以属东方。）立而躁嶮，（《容经·立经》。）行而似伏，（《容经·行经》）此少阴之人也。（《五行大义》论人合五行云：西戎之人，深目高鼻，衣而无冠者。鼻主肺，肺金也，故高。目，肝也，肝为木金之所制，故深。金主裁断，故发断无冠。又引《春秋文耀钩》云：西方高土，日月所入，其人面多毛，象山多草木也。）

太阳之人，其状轩轩（火形。）储储，反身折䐃，此太阳之人也。（《五行大义》论人合五行云：南蛮之人，短小轻躁，高口少发，衣服亦尚短轻。高口者，口人中主心。心，火也。火炎上，故高。炎上，故少发也。又引《春秋丈耀钩》云：南方至温，其人大口，象气缓舒也。）

少阳之人，其状立则好仰，（《容经·立经》。）行则好摇，（《容经·行经》。）其两臂两肘则常出于背，此少阳之人也。（《五行大义》论人合五行云：东夷之人，其形细长，修眉长目，衣冠亦尚狭长。东海勾丽之人，其冠高狭，加以鸟羽，象于木枝。长目者，目主肝，肝，木也，故细而长，皆象木也。又引《春秋文耀钩》云：东方川谷所经，其人小头锐，形象木小上也。）

阴阳和平之人，其状委委然，随随然，颙颙然，愉愉然，暶暶然，豆豆然，众人皆曰君子，此阴阳和平之人也。（《五行大义》论人合五行云：中夏之人，容貌平整者，象土地和平也。其衣冠车服备五色者，象土包含四行也。又引《春秋文耀钩》云：中央四通，雨露所施，其人面大，象土平广也。）

《灵·阴阳二十五人》篇

黄帝曰：余闻阴阳之人何如？伯高曰：天地之间，六合之内，不离于五，（《灵枢识》引张云：由阴阳而化五行，所以天地万物之理，总不离五，而人身之相应者，亦惟此耳。）人亦应之，故五五二十五人之政，而阴阳之人不与焉，其态又不合于众者五，余已知之矣。愿闻二十五人之形，血气之所生，别而以候，从外知内，何如？（《灵枢识》引张云：五行之中，又各有五，如下文五形之人，而又分左之上下，右之上下，是为五矣。五而五之计有二十五人也。然此言五行之详，非若《通天》篇所谓太阳、少阳、太阴、少阴、和平五态而已。故曰阴阳之人不与焉，又不合于众者五也。别而以候，欲别其外而知其内也。简按：马云计有二十五人之式，而彼阴阳和平之人不与也。此政读为式。）岐伯曰：善乎哉问也！此先师之秘也，虽伯高犹不能明之也。黄帝避席遵循（《灵枢识》简按：逡巡同《庄子·至乐》作蹲循。《通雅》云：古人不惟借声，见形义近者，时牵率书之，故循以借逡，又以借巡耳。）而却曰：余闻之得其人弗教，是谓重失。得而泄之，天将厌之。余愿得而明之，金柜藏之，不敢扬之。岐伯曰：先立五形，金木水火土，别其五色，异其五形之人，而二十五人具矣。黄帝曰：愿猝闻之。岐伯曰：慎之，慎之，臣请言之。木形之人，（陈图南云：木形瘦，直节坚，色带青，为人卓荦。又云：天三生木，在人为肝，在窍为眼，又主筋膜爪甲。《秘诀》云：五形凶，木形多金，一生剥落，父母早刑，妻子不成。五形吉，木水相资，富而且贵，文学英华，出尘之器。《风鉴》曰：棱棱形瘦骨，凛凛更修长，秀气生眉眼，须知晚景光。成和子曰：木形主长，得其五长，气色不杂，精神不乱，动止温柔，涉久而清也。《秘诀》云：木之枝干发于甲，木位天地生长之府，配于五德，居其首，在人为仁，得其形并得其性，是为真木之精华，秀茂定贵贱也。经云：似木得木，资财足。）比于上角，（水音。）似于苍帝，（《五行大义》引《录图》云：东方苍帝，体为苍龙，其人长，头面大，骨角起，眉皆丰博，顺金授火。东方苍龙之精，乃天神，非人帝。）其为人苍色，小头，长面，大肩背，直身，小手足，好有才，劳心少力，多忧劳于事，能春夏，不能秋冬，感而病生，足厥阴佗佗然。（《灵枢识》云：《甲乙》无"似于苍帝其为人"七字，下同此例。肩下有"平"字。马云：比者，拟疑之谓，盖以人而拟角，故谓之曰比。此言木形人有五，有全偏之分也。木形之人，木气之全者也。下文四股则偏矣。木主东方，其音角，其色苍，故木形之人，当比之上角，似于上天之苍帝。色苍者，木之色苍也。头小者，木之巅小也。面长者，木之体长也。肩背大者，木之枝叶繁生，其近肩之所阔大也。身直者，木之体直也。小手足者，木之枝细而根之分生者小也。此自其体而言耳。好有才者，木随用而可以成材也。力少者，木必易摇也。言多忧而外劳于事者，木不能静也。耐春夏者，木以春夏而茂盛也。不耐秋冬者，木以秋冬而凋落也。此自其性而言耳。故秋冬有感于邪，则病易生。肝经属足厥阴，为根干，故足厥阴经之分肉形体佗佗然，有安重之义。张云：足厥阴，肝木之经也。肝主筋，为罢极之本，故曰佗佗然。佗佗，筋柔迟重之貌。足厥阴为木之脏，足少阳为木之腑，此言脏而下言腑者，盖以厥阴少阳为表里，而脏为腑之主耳。故首云上角厥阴者，总言木形之全也。后云大角、左角、钛角、判角少阳者，分言木形之详也。兹于上角而分左右，左右而又分上下，正以明阴阳之中复有阴阳也。余准此。《志》云：佗佗，美也，如木之美材也。）**大角之人，比于左足少阳，少阳之上遗遗然。**（《灵枢识》云《甲乙》注：一曰左角。张云：禀五行之偏者各四，曰左之上下，右之上下，而此言木形之左上者，是谓大角之人也。其形之见于外者，属于左足少阳之经，如下文所谓足少阳之上，气血盛则通髯美良，以及血气多少等辨，正合此大角之人也。遗遗，柔退貌。愚按"通天"篇有云：太阴之人、少阴之人、太阳之人、少阳之人、阴阳和平之人，凡五人者，其态不同，是统言大体而分其阴阳五态也。此以木火土金水五形之人，而复各分其左右上下，于是各形之中，而又悉其大少之义耳。总皆发明禀赋之异，而示人以变化之不同也。马云：遗遗然者，如有所遗失，然行之不骤而训也。简按：马注不允。《志》云：遗遗，谦下之态，如枝叶之下垂也。亦恐非是。）**左角之人，比于右足少阳，少阳之下随随然。**（《灵枢识》云：《甲乙》作右角。张云：左角，一云少角。随随，从顺貌。下文云足少阳之下，血气盛则胫毛美长者，正合此少角之人。而此言其右之下也。余仿此。）钛角之人，比于右足少阳，少阳之上推推然。（《灵枢识》云：《甲乙》推推作鸠鸠。张云：一曰右角。角形而并于右足少阳之上者，是谓右角之人。此即言其右之上也。推推，前进貌。《志》云：大谓之钛，即太角也。太角之人，比于左足少阳。钛角之人，比于右足少阳。推推，上进之态，如枝叶之上达也。简案：《广韵》钛音大，义同。然则钛角乃与上文大角何别？上丈大角，据《甲乙》作左角，近是。）判角之人，比于左足少阳，少阳之下栝栝然。（《灵枢识》云：《正脉》《甲乙》括括作栝括。张云：判，半也。应在大角之下者，是谓判角之人，而属于左足少阳之下，即言其左之下也。栝栝，方正貌。凡此遗遗、随随、推推、栝栝者，皆所以表木形之象。《志》云：栝栝，正直之态，如木体之挺直也。《时则训》云：东方之极，自碣石山过朝鲜，贯大人之国，东至日出之次，榑木之地，青土树木之野，太皞勾芒之所司者，万二千里。其《令》曰：挺群禁，开闭合，通穷窒，达障塞，行优游，弃怨恶，解役罪，免忧患，休刑罚，开关梁，宣出财，和外怨，抚四方，行柔惠，止刚强。）

火形之人，（陈图南云：火形丰锐，赤焦燥，反露气，枯无常好。又曰：地二生火，在人为心。心之窍为舌，又主血气毛发。《秘诀》云：五行凶，火形水性，两不相并，克破妻儿，手财无剩。五行吉，火局遇木，莺肩腾上，三十为卿，功名盖世。《风鉴》云：欲识火形貌，下阔上头尖，举止全无定，颐边更少髯。成和子云：火形主明，得其五露，气色不杂，精神不乱，动止敦厚，卧欠而安也。《秘诀》云：以火为神，水作精，精全而后神方生，神全而后气方备，气备而后色方成。火之在人为礼，得其形，并得其性，是为真火，主威势勇烈，定刚柔也。经云：似火得火，见权果。）比于上徵，似于赤帝。（《五行大义》引《录图》云：南方赤帝，体为朱鸟。其人头尖圆面，方颐张目，小上广下，鬔髯偃胸，顺水授土。）其为人赤色，广脷，锐面小头，好肩背、髀腹，小手足，行安地，疾心，行摇肩，背肉满，有气，轻财，少信，多虑见事明，好颜，急心，不寿暴死，能春夏，不能秋冬，秋冬感而病生，手少阴核核然。（《灵枢识》云：《甲乙》无"似于赤帝其为人"七字。核核,作窍窍。刿,诸本有刿,当改。马云:此言火形之人,有全偏之分也。火主南方,其音徵,其色赤,故火形之人似于上天之赤帝。刿者,脊肉也。广刿者,火之中势炽而广大也。面锐头小者,火之炎上者,必锐且小也。好肩背、髀腹者,火之自下而上,渐大而狭,故谓之好也。手足小者,火之旁及者势小也。行安地者,欠必着地而起也。疾心者,火势猛也。行摇肩者,火之势摇也。背肉满者,即广刿之义也。有气者,火有气势也。此自其体而言耳。轻财者,天性易发而不聚也。少信者,性不常也。多虑而见事明者,火性明通而旁烛也。好颜者,火色光明也。急心者,火性急也。不寿暴死者,火势不久也。耐春夏者,火令行于暑时也。不耐秋冬者,火畏水也。此自其性而言耳。故秋冬有感于邪,则病易生。手少阴心经属火,其经脉穴道之行于分部者,若核核然,有真实之义。下文言手太阳小肠经者,以经与小肠为表里耳。)质徵之人,比于左手太阳,太阳之上肌肌然。(《灵枢识》云:《甲乙》质作大。张云:一曰质之人,一曰太徵。以徵形而应于左之上,是谓大徵之人,而属于左手太阳之上也。肌肌,肤浅貌。)少徵之人比于右手太阳,太阳之下慆慆然。(《灵枢识》张云:应右徵之下者,是谓少徵之人,而属于右手大阳之下也。慆慆,不反貌。《志》云:慆慆,喜悦之态。简按:《说文》慆,说也。《志》正本此。)右徵之人,比于右手太阳,太阳之上鲛鲛然。(《灵枢识》张云:以徵形而属于右手太阳之上,是谓右徵之人。鲛鲛,踊跃貌。)质判之人,比于左手太阳,太阳之下支支颐颐然。(《灵枢识》:《甲乙》质判作判徵。支支下有然字。颐颐然作熙熙然。张云:此居质徵之下,故曰质判,而属于左手大阳之下。判,亦半之义也。《时则训》:南方之极,自北户孙之外,贯颛顼之国,南至委火炎风之野,赤帝祝融之所司者,万二千里。其《令》曰:爵有德,赏有功,惠贤良,救饥渴,举力农,振贫穷,惠孤寡,忧罢疾,出大禄,行大赏,起毁宗,立无后,封建侯,立贤辅。)

土形之人,(陈图南云:土形敦厚,色黄,光臀背露兮,性乐静。又曰:天五生土,在人为脾,脾之窍为唇,又主肉色。《秘诀》:五形凶,土逢木克,作事无成,若然夭折,家道伶仃。五形吉,土添离火,戊己丙丁，愈暖愈佳，其道生成。《风鉴》云：端厚仍深重，安详若泰山，心谋难测度. 信义动人间。成和子云：土形主厚，得其五厚，气色不杂，精神不乱，动止敦庞，处久而静也。《秘诀》云：土浮游于四季，旺在辰戌丑未，寄在丙丁，一季主事十八日，其德能生万物，在人为信，得其形，并得其性，是谓真土。主生育有容，定富贵也。经云：似土得土，厚柜库。）

比于上宫，似于上古（五天帝之黄帝，本属上古，此为寓言，故以上古言之。）黄帝。（《五行大义》引《录图》云：中央黄帝，体为轩辕，其人面方，广颡，兑颐，缓唇，背丰厚，顺木授金。《内经》由孔门所传，故用六书文字。此本又出先秦汉初先师之手，非真古黄帝之书，其言黄帝者，托古也。此篇以黄帝而问，黄帝故加上古二字）。其为人黄色，圆面，大头，美肩背，大腹，美股胫，小手足，多肉，上下相称，行安地，举足浮，安心，好利人，不喜权势善附人也，能秋冬，不能春夏，春夏感而病生，足太阴敦敦然。（《灵枢识》云：《甲乙》无"似于上古黄帝"六字。马云曰：上古者，以别于本帝也。色黄者，土之色黄也。面圆者，土之体圆也。头大者，土之体平也。肩背美者，土之体厚也。腹大者，土之体阔大也。股胫美者，土之体肥也。小手足者，土本大亦可以小也。多肉者，土主肉也。上下相称者，土自上而下，其体如一也。行安地者，体安重也。举足浮者，土扬之则浮也。此自其体而言耳。安心者，上不轻动也。好利人者，土以生物为德也。不喜权势善附人者，土能容垢纳污，不弃贱趋贵也。耐秋冬者，土喜滋润也。不耐春夏者，土畏亢燥也。故春夏有感于邪则病易生，此自其性而言）太宫之人，比于左足阳明，阳明之上婉婉然。（《灵枢识》张云：以宫形而应于左之上，是谓大宫之人，而属于左足阳明之上也。）加宫之人，比于左足阳明，阳明之下坎坎然。（《灵枢识》引张云：应在太宫之下者，是谓加宫之人，而属于左足阳明之下也。）少宫之人，比于右足阳明，阳明之上枢枢然。（《灵枢识》引张云：应在太宫之右，故曰少宫之人，而属于右足阳明之上也。）左宫之人，比于右足阳明，阳明之下兀兀然。（《灵枢识》引张云：当是右宫之人，故属于右足阳明之下也。《时则训》：中央之极，自昆仑东绝两恒山，日月之所道，江汉之所出，众民之野，五谷之所宜，龙门河济相贯以息壤堙洪水之州，东至于碣石，黄帝后土之所司者，万二千里。其《令》曰：平而不阿，明而不苛，包裹覆露，无不囊怀，溥泛无私，正静以和，行秸鬻，养老衰，吊死问疾，以送万物之归。）

金形之人，（陈图南云：金形方正，色洁白，肉不盈分骨不薄。又曰：地四生金，在人为肺。肺之窍为鼻，又主皮肤喘息。《秘诀》云：五形凶，金形带木，斲削方成，初主寒滞，末主超群。五形吉，金逢厚土，足宝足珍，诸事营谋，遂意称心。又云《风鉴》云：部位要中正三停又带方，金形人入格，自是有名扬。成和子云：金形主方，得其五方，气色不杂，精神不乱，动止规模，坐久而重也。《秘诀》云：金之位于乾兑，西方肃杀之气，秉坚刚之体。在人为义，得其形，并得其性，是为真金。主刑诛厄难，定寿夭也。经云：似金得金，刚毅深。）比于上商，似于白帝。（《五行大义》引《录图》云：西方白帝，体为白虎，其人方颡，直面，兑目，大鼻，小角，顺火授水。）其为人方面，白色，小头，小肩背，小腹，小手足如骨发踵外，骨轻，身清廉，急心，静悍，善为吏，能秋冬，不能春夏，春夏感而病生，手太阴敦敦然。（《灵枢识》云：《甲乙》无"似于白帝"四字。马云：面方者，金之体方也。色白者，金之色白也。曰头、曰肩背、曰腹俱小者，金体沉重而不浮大也。手足小如骨发踵外者，金之旁生者必小，而其足跟之外，如另有小骨发于踵外也。骨轻者，金无骨，故其骨则轻也。身清廉者，金之体冷而廉静，不染他污也。此自其体而言耳。急心者，金性至急也。静悍者，金之性不动则静，动之则悍也。善为吏者，金主肃杀有威也。耐秋冬者，金令王于凉寒之候也。不耐春夏者，金畏火也。故春夏有感于邪，则病易生，此自其性而言耳。）鈇商之人，比于左手阳明，阳明之上廉廉然。（《灵枢识》：《甲乙》鈇作大。）右商之人，比于左手阳明，阳明之下脱脱然。（《灵枢识》马云：右商之人，疑是左商之人。）左商之人，比于右手阳明，阳明之上监监然。（《灵枢识》马云：左商之人，当是右商之人也。）少商之人，比于右手阳明，阳明之下严严

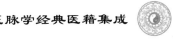
然。（《灵枢识》张云：应左右之下者，是谓少商之人，而属于右手阳明之下也。《时则训》：西方之极，自昆仑绝流沙沉羽西，至三危之国，石城金室，饮气之民，不死之野，少暤蓐收之所司者，万二千里。其《令》曰：审用法，诛必辜，备盗贼，禁奸邪，饰群牧，谨著聚，修城郭，补决窦，塞蹊径，遏沟渎，止流水，维溪谷，守门闾，陈兵甲，选百官，诛不法。）

水形之人，（陈图南云：水形圆，厚重而黑，腹垂背牟，真气魄。又曰：天一生水，在人为肾，肾之窍为耳，又主骨齿。《秘诀》云：五形凶，水性遇土，忽破家财，疾苦连年，终身迍遭。五形吉，水得金生，名利双成，知圆形方，明达果毅。《风鉴》云：眉粗并眼大，城郭更团圆，此水名真水，平生富自然。成和子曰：水行立圆，得其五圆，气色不杂，精神不乱，动止宽容，行久而轻也。《语》云：智者乐水。又云：智者动。《秘诀》云：水先之气耳，通贯于六合，化机不息，亘古如常，圆融似智。得其形，并得其性，是为真水。主聪明敏达，定贤愚也。经云：似水得水，文学贵。）比于上羽，似于黑帝。（《五行大义》引《录图》云：北方黑帝，体为玄武。其人夹面兑头，深目厚耳，垂腹反羽，顺土授水。）

其为人黑色，面不平，大头，廉颐，小肩，大腹，动手足，发行摇身，下尻长，背延延然，不敬畏，善欺绐，人戮死，能秋冬，不能春夏，春夏感而病生，足少阴汗汗然。（《灵枢识》：《甲乙》无"似于黑帝"四字。面不平者，水上有波也。头大者，水面不锐也。颐廉有角者，水流四达也。肩小者，水之自高而泻下者，其高处不大也。腹大者，水之腹大而善藏物也。手足动及发行必摇身者，水流而达也。下尻长者，水流必长也。背延延然者，亦长意也，此自其体而言耳。不敬畏者，水决而不可遏也。善欺绐者，水性不实也。戮死者，水灭体消也。耐秋冬者，水以秋冬不亏也。不耐春夏者，水以火而沸也。此自其性而言耳。）大羽之人，比于右足太阳，太阳之上颊颊然。（《灵枢识》张云，以水形而应于右之上者，是谓大羽之人，而属于右足太阳之上也。）小羽之人，比于左足太阳，太阳之下纡纡然。（《灵枢识》引张云：在左之下者，是谓少羽之人，而属于左足太阳之下也。）众之为人，比于右足太阳，太阳之下洁洁然。（《灵枢识》引张云：众，常也。一曰加之人，应在右之下者，曰众之为人，而属于右足太阳之下也。）桎之为人，比于左足太阳，太阳之上安安然。（《灵枢识》引张云：桎，窒同，局窒不通之义，居左之上者，曰桎之为人，而属于左足太阳之上。《时则训》：北方之极，自九泽通夏晦之极，北至令正之谷，有冻寒、积冰、雪雹、霜霰，漂润群水之野，颛顼玄冥之所司者，万二千里。其《令》曰：申群禁，固闭藏，修障塞，缮关梁，禁外徙，断罚刑，杀当罪，闭关闾，大搜客，止交游，禁夜乐，早闭晏开，以塞奸人。已得执之必固，天节已几，刑杀无赦，虽有盛尊之亲，断以法度。毋行水，毋发藏，毋释罪。）

凡克皆对冲，与岁破之意同。如水火金木，其说甚明。若以土字占一位，则当在西，（木克土。）金当在北，（火克金。）火当在东矣。（土克水。）

是故五形之人，二十五变者，众之所以相欺者是也。（《灵枢识》引马云：此总结上文五行之人，有二十五等之异者，乃众人之难辨而易欺者也。张云：形分为五，而又分为二十五，禀赋既偏，则不免强弱盛负之相欺。故惟不偏不易，而钟天地之正气者，斯为阴阳和平之人。是以有圣跖贤愚之别也。杨慎云：相法出于黄帝，虽不能通其详，其大指可知矣。乃知此术不始于《左传》荀子所载，唐举、管辂之所师，当出于此。）

黄帝曰：得其形，不得其色，何如？岐伯曰：形胜色，色胜形者，至其胜时，年加感则病，行失则忧矣。形色相得者，富贵大尔。（《灵枢识》马云：人有形胜色者，如木形人而黄色现也。有色胜形者，如木形人而白色现也。但此等之人，不以本形之本色相见，而有他色来见，至其形色相胜之时，值有年忌相加，则感之而病，行偶有疏失，则甚可忧矣。如得木形木色相得者，其年当富贵大乐也。张云：胜时年者，如木王土衰，而又逢丁壬之木运，或东方之干支，值其王气相加而感之则病矣。简按：张以运气释之，恐非经旨。）

黄帝曰：其形色相胜之时，年加可知乎？岐伯曰：凡年忌下上之人，大忌常加。七岁、十六岁、二十五岁、三十四岁、四十三岁、五十二岁、六十一岁，皆人之大忌，不可不自安也。感则病行，失则忧矣。当此之时，无为奸事，是谓年忌。（《灵枢识》：《甲乙》"凡年忌下上之人大忌"作"凡人之大忌"似是。张云：此言年忌，始于七岁，以至六十一岁，皆递加九年者，盖以七为阳之少，九为阳之老，阳数极于九，而极必变，故自七岁以后，凡遇九年，皆为年忌。马云：凡所谓年忌者，乃各经下上之人，大忌其常加也。如大角之人，比于左足少阳之上。判角之人，比于左足少阳之下。属木之人也。简按：相胜之时下句。）

黄帝曰：夫子之言脉之上下，血气之候，以知形气，奈何？岐伯曰：足阳明之上，血气胜则髯美长，血少气多则髯短，故气少血多则髯少，血气皆少则无髯，两吻多画。（《灵枢识》：《甲乙》髯美、髯短、髯少及无髯之髯，俱作须。《汉书·高帝纪》师古注：在颐曰须，在颊曰髯。血少气多作血多气少，气少血多作气多血少。张云：此下言手足三阳之外候也。足阳明胃经之脉，行于上体者，循鼻外，挟口环唇，故此经气血之盛衰，皆形见于口傍之髯也。吻，口角也。画，纹也。阳明血气不充，两吻故多纹画。简按：汉周亚夫从理入口而饿死，其理略同。）足阳明之下，血气盛则下毛美长至胸，血多气少则下毛美短至脐，行则善高举足，足指少肉，足善寒。血少气多则肉而善瘃。血气皆少则无毛，有则稀枯瘁，善痿厥足痹。（《灵枢识》：《甲乙》足指作足大指。马云：瘃，音祝。《释文》云：手中寒疮也。张云：足阳明之脉，行于下体者也，由归来至气街，总宗筋之会，会于气街而阳明为之长，故形见于下毛，而或有至胸至脐也。行则善高举足者，因其血多。盖四肢皆禀气于胃，足受血而能步也。足指少肉，足善寒者，因其气少。盖四肢者，诸阳之本，阳气不足则指少肉而善寒也。血少气多，则浮见于外，故下体肉分多为寒肿也。足阳明为五脏六腑之海，主润宗筋，束骨而利机关也，今血气俱少于下，故为痿厥足痹等病。）足少阳之上，气血盛则通髯美长，血多气少则通髯美短，血少气多则少须，血气皆少则无须。（《灵枢识》张云：足少阳胆经之脉，行于上体者抵于颔下颊车，故其气血之盛衰，必形见于须髯也。）感于寒湿则善痹，骨痛爪枯也。（《灵枢识》张云：此皆筋骨之病，以少阳厥阴为表里，而肝主筋也。）足少阳之下，血气盛则胫毛美长，外踝肥。血多气少则胫毛美短，外踝皮坚而厚。血少气多则胻毛少，外踝皮薄而软。血气皆少则无毛，外踝瘦无肉。（《灵枢识》张云：足少阳之脉，行于下体者，出膝外廉，下外转骨、外辅之前，故其形见者，皆在足之外侧。）足太阳之上，血气盛则美眉，眉有毫毛。血多气少则恶眉，面多少理。血少气多，则面多肉。血气和，则美色。（《灵枢识》：《甲乙》"面多少理"作"面多小理"。张云：足太阳膀胱之脉，行于上体者，起于目内眦，其筋之支者，下颜结于鼻，故其气血之盛衰，皆形见于眉面之间也。《志》云：毫毛者，眉中之长毛，因血气盛而生长。恶眉者，无华彩而枯瘁也。）足太阳之下，血气盛则跟肉满踵坚，气少血多则瘦跟空，血气皆少则善转筋踵下痛。（《灵枢识》张云：足太阳经之行于下体者，从后廉下合腘中，贯踹内，出外踝之后，结于踵，故其形见为病，皆在足之跟踵也。）手阳明之上，血气盛则髭美，血少气多则髭恶，血气皆少则无髭。（《灵枢识》：《甲乙》"无髭"上有"善转筋"三字。张云：手阳明大肠之脉，行于上体者，挟口交人中，上挟鼻孔，故其气血之盛衰，必形见于髭也。在口上曰髭，在口下曰须。）手阳明之下，血气盛则腋下毛美，手鱼肉以温，气血皆少则手瘦以寒。（《灵枢识》张云：手阳明之行于下体者，上臑外前廉，下近于腋，且阳明太阴为表里，而太阴之脉出腋下，故腋下毛美。手鱼肉者，大指本节后厚肉也。本经之脉，起次指，出合谷，故形见于此。）手少阳之上，血气盛则眉美以长，耳色美，血气皆少则耳焦恶色。（《灵枢识》张云：手少阳三焦之脉，行于上体者，出耳前后，至目锐眦，故其血气之盛衰，皆见于耳目之间。）手少阳之下，血气盛则手卷多肉以温，血气皆少则寒以瘦，气少血多则瘦以多脉。（《灵枢识》：《甲乙》"卷"作"拳"。张云：手少阳之脉，行于下体者，起名指端，循于腕出臂外上肘，故其形见若此。《志》云：盖手少阳之血气，循手表腕，盛则皮缓肉淖，故善于卷握也。多脉者，皮肉瘦而脉络多外见也。）手太阳之上，血气盛则口多须面多肉以平，血气皆少则面瘦恶色。（《灵枢识》：《甲乙》"有多须"无"有"字、"须"作"髯"、"恶色"作"黑色"。张云：手太阳小肠之脉，行于上体者，循颊上颧斜络于颧，故其气血之盛衰，皆形见于须面之间也。）手太阳之下，血气盛则掌肉充满，血气皆少则掌瘦以寒。（《灵枢识》张云：手太阳之脉，行于下体者，循手外侧上腕，故其形见者如此。按：本篇首言五形者，以脏为主，而言其禀，此言六阳者，以腑为表，而言其形，禀质相合，象变斯具矣，此所以有左右上下之分也。）

黄帝曰：二十五人者，刺之有约乎？岐伯曰：美眉者，足太阳之脉气血多。恶眉者，气血少。其肥而泽者，血气有余。肥而不泽者，气有余血不足。瘦而不泽者，气血俱不足。审察其形气有余不足而调之，可以知逆顺矣。（《灵枢识》张云：此言足太阳一经之盛衰，而他经之有余不足亦犹是也。审察既明而后调之，则不失其逆顺矣。）

黄帝曰：刺其诸阴阳奈何？岐伯曰：按其寸口人迎，以调阴阳。切循其经络之凝涩，结而不通者，此于身皆为痛痹，甚则不行，故凝涩。凝涩者，致气以温之，血和乃止。其结络者，脉结血不行，决之乃行。（《灵枢识》云：《甲乙》"涩"作"泣"。张云：寸口在手太阴脉也，人迎在头阳明脉也。太阴行气于三阴，阳明行气于三阳，故按其寸口人迎而可以调阴阳也。《禁服》《终始》《经脉》等篇，所谓人迎脉口一盛二盛三盛等义，皆是也。经络为病，身必痛痹，甚则血气不行，故脉道凝涩也。血脉凝涩，气不至也，故当留针以补，而致其气以温之。致，使之至也。决者，开泄之谓。）故曰：气有余于上者，导而下之。气不足于上者，推而休之。其稽留不至者，因而迎之。必明于经隧乃能持之。寒与热争者，导而行之。其宛陈血不结者，则而予之。（《灵枢识》：《甲乙》"休"作"往"，"则而予之"作"即而取之"。马云：大凡病之气，有余于上者，别病在上，求之下，当针其穴之在下者，以导而下之。气不足于上者，则仍刺其上穴，乃推其针而久留，以休息之，候其气至可也。如针已稽留而气尚未至，必因而迎之，随即有以推之耳。凡此者，必先明于各经经脉之隧，然后可持针以刺之。其间有寒热相争者，则导而行之，有气郁陈而血未结者，必侧其针以刺之。）必先明知二十五人，则血气之所在左右上下，刺约毕也。（《灵枢识》：《甲乙》"则"作"别"、"刺"上有"则"字、"也"作"矣"。张云：凡刺之道，须明血气，故必知此二十五人之脉理，而刺之大约，可以尽矣。）

《灵·论勇》篇

（先详五形，次论忍痛，终乃言勇怯，
其性情不同，皆由形体脏腑之各别）

黄帝问于少俞曰：有人于此并行并立，其年之长少等也，衣之厚薄均也，卒然遇烈风暴雨，或病或不病，或皆病或皆不病，其故何也？少俞曰：帝问何急？黄帝曰：愿尽闻之。少俞曰：春青风，夏阳风，秋凉风，冬寒风，（九宫八风，此俗为四，同。）凡此四时之风者，其所病各不同形。黄帝曰：四时之风，病人如何？少俞曰：黄色（土形。）薄皮弱肉者，不胜春之虚风。（木克土。）白色（金形。）薄皮弱肉者，不胜夏之虚风。（火克金。）青色（木形。）薄皮弱肉，不胜秋之虚风。（金克木。）赤色（火形。）薄皮弱肉，不胜冬之虚风也。（水克火。）黄帝曰：黑色不病乎？少俞曰：黑色（水形。）而皮厚肉坚固，（与薄皮弱肉反。）不伤于四时之风。（此水形特长。）其皮薄而肉不坚，（与上四形同。）色不一者，（水形而色不能黑。）长夏至而有虚风者，病矣。（土克水。）其皮厚而肌肉坚者，长夏至而有虚风，不病矣。（以上为解。）其皮厚而肌肉坚者，必重感于寒，（不畏风而畏寒，此风寒之分。）故内皆然乃病。黄帝曰：善。

黄帝曰：夫人之忍痛与不忍痛者，非勇怯之分也。夫勇士之不忍痛者，见难则前，见痛则止。夫怯士之忍痛者，闻难则恐，遇痛不动。夫勇士之忍痛者，见难不恐，遇痛不动。夫怯士之不忍痛者，见难与痛，目转面盻，恐不能言，失气，惊，颜色变化，乍死乍生。余见其然也，不知其何由，愿闻其故。少俞曰：夫忍痛与不忍痛者，皮肤之薄厚，肌肉之坚脆缓急之分也，（诊皮络法。）非怯勇之谓也。

黄帝曰：愿闻勇怯所定由然。少俞曰：勇士者，目深以固，长衡直扬，三焦理横，其心端直，其肝大以坚，其胆满以傍。怒则气盛，则胸张肝举，而胆横眦裂，而目扬毛起而面苍，此勇士之由然者也。

黄帝曰：愿闻怯士之所由然。少俞曰：怯士者，目大而不减，阴阳相失，其三焦理纵，𩩲骬短而小，肝系缓，其胆不满而纵，肠胃挺，胁下空，虽方大怒，气不能满其胸，肝肺虽举，气衰复下，故不能久怒，此怯士之所由然也。

黄帝曰：怯士之得酒，怒不避勇士者，何脏使然？少俞曰：酒者，水谷之精，熟谷之液也。其气慓悍，其入于胃中则胃胀，气上逆满于胸中，肝浮胆横。当是之时，固此于勇士，气衰则悔，与勇士同类，不知避之，名曰酒悖也。

《灵·卫气失常》篇

黄帝问于伯高曰：人之肥瘦小大寒温，（以形体言。《灵枢识》马云：大小者，身之大小也。寒温者，身寒暖也。）有老壮少小，（以年岁分。）别之奈何？

伯高对曰：人年五十以上为老，二十以上为壮，十八以上为少，六岁以上为小。（年岁分四等。《灵枢识》马云："十八以上，六岁以上"，"上"字俱当作"下"。王弘义云：数始于一，成于三，三而两之为六，三而三之为九，十八者二九之数也。二十者，阴阳之生数始也，五行之生数终也。简案：《千金》引《小品方》云：凡人生六岁以上为小，十六以上为少，三十以上为壮，五十以上为老，由此考之，"以上"不必"以下"之误。）

黄帝曰：何以度知其肥瘦？伯高曰：人有肥、（《周礼》。）有膏、（《周礼》膏。）有肉。（《周礼》肉。西人以血液分人体三种，与此异同。）黄帝曰：别此奈何？伯高曰：䐃肉坚，皮满者，肥。（肥。）䐃肉不坚，皮缓者，膏。（瘦。）皮肉不相离者，肉。（《灵枢识》云：《甲乙》"䐃"作"䐃"、"肥"作"脂"。张："䐃"作"䐃"。注云：肥者，即下文所谓脂也。䐃肉，肉之聚处也。此言伟壮之人，而有脂、膏、肉三者之异。脂者，紧而满，故下文云肉坚身小。膏者，泽而大，故下文云肉淖垂腴。皮肉连实而上下相应者，曰肉，故下文曰：身体容大。《志》云：腠理者，肌肉之纹理。如豕之分肉，条分而有理，理中之白膜曰脂。内外连皮之肥肉曰肥。膏者，即肥之脂，膏谓如豕肉之红白相间而有数层为膏。简案：《广韵》云：凝者，曰脂。泽者，曰膏。《博雅》云：人一肉而膏，二肉而脂。又《汉·五行志》：在人腹中，肥而包里心者，脂也。经文：皮之满缓，可以证其凝与否也。马云：膏者，油也。脂者，骨，骨中髓也，误。）

黄帝曰：身之寒温何如？伯高曰：膏者，其肉淖而粗理者，身寒；细理者，身热。脂者，其肉坚，细理者，热；粗理者，寒。（《灵枢识》：《甲乙》热之热作"和"，非。张云：淖，柔而润也。膏者，肉淖。脂者，肉坚。若其寒热，则粗理者皆寒，细理者皆热。《志》云：粗理者，卫气外泄，故身寒。细理者，卫气收藏，故身热。）

黄帝曰：其肥瘦大小奈何？伯高曰：膏者，多气而皮纵缓，故能纵腹垂腴。肉者，身体容大。脂者，其身瘦小。（《灵枢识》张云：纵，宽纵也。腴，脂肥也。膏者，纵腹垂腴。脂者，其身瘦小。是膏肥于脂也。肉为皮肉连实，自与脂膏者有间。《志》云：胃气盛则腠理肥，是以膏者多气而皮纵缓，故能纵垂腴。腴，脐下之少腹也。肉者，身体容大，此卫气盛而满于分肉也。脂者，其身瘦小，此卫气深沉不能充乎分肉，以致脂相连而肌肉紧密，故其身瘦小也。简案：《说文》腹下肥也。又《礼·少仪》注：腴，腹下也。《通雅》云：凡肉肥软处曰腴。《志》直为少腹，恐非也。）

黄帝曰：三者之气血多少何如？伯高曰：膏者多气，多气者热，热者耐寒。肉者多血，多血则充形，充形则平。脂者，其血清气滑少，故不能大。（《灵枢识》张云：膏者多气，气为阳，故质热而耐寒也。肉者多血，血养形，故形充而气质平也。脂者血清而气滑少，故不能大。若此三虽肥盛，皆别于众人，而脂者之气血似不及乎膏肉也。愚按：世传肥白多气虚，而此云膏者多气，不无相左。若据余闻见之验，则苍瘦之气虚者，固不减于肥白，是以不宜胶柱也。）此别于众人者也。

黄帝曰：众人奈何？伯高曰：众人，皮肉脂膏不能相加也，血与气不能相多，故其形不大不小，各自称其身，命曰众人。（《灵枢识》张云：众人者，言三者之外，众多之常人也。其皮肉、脂骨、血气各有品格，故不能相加，亦不能相多，而形体小大皆相称而已。余伯荣云：不能相加者，谓血气和平，则皮肉脂膏不能相加于肥大也。血气之浮沉深浅，各有常所，不能相多于肥肉间也。皮肉筋骨各自称其身，故其形不大不小也。）

黄帝曰：善。治之奈何？伯高曰：必先别其三形，血之多少，气之清浊，而后调之，治无失常经。是故膏人，纵腹垂腴；肉人者，上下容大；脂人者，虽脂不能大也。（《灵枢识》：《甲乙》"膏人"下有一"者"字。张云：三形既定，血气既明，则宜补宜泻，自可勿失常经矣。是故膏人以下，此重言其详也。）

《素·血气形志》篇

（人形志苦乐不同，分五门治之。）

形乐志苦，病生于脉，（心。）治之以灸刺。（杨注：形，身之貌也。志，心之志也。心以主脉，以其心劳，邪气伤脉，心之应也，故以灸刺补泻脉病也。按：此互举示例之法，与《方治异宜》篇同。）形苦志乐，病生于筋，（肝。）治之以熨引。（杨注：形苦筋劳，邪气伤筋，肝之应也。筋之病也医而急，故以熨引调其筋病也。药布熨之引之，使其调也。）形乐志乐，病生于肉，（脾。）治之以针石。（杨注：形志俱逸，则邪气客肉，脾之应也。多发痛肿，故以砭针及石熨调之也。《山海经》曰：高石之山，其上多玉，有石可以为砭针，堪以破痈肿者也。）形苦志苦，病生于咽喝，（肺。）治之以百药。（杨注：形志俱苦，劳气客邪伤气，在于咽喝，肺之应也。喝，肺喘声也。有本作渴。故疗之汤液丸散药之也。）形数惊恐，筋络不通，（肾。）病生于不仁，治之以按摩醪药。是谓五形志也。（杨注：惊恐主肾，形多惊惧，邪客筋脉，筋脉不通，肾之应也。病生筋脉皮肤之间，为痹不仁，故以按摩醪醴。五形，言陈其所宜也。）刺阳明出血气，（杨注：手阳明大肠脉也，足阳明胃脉也，二脉上下连注，其气最强，故此二脉盛者，刺之，血气俱泻。）刺太阳出血恶气，（杨注：手太阳小肠脉也，足太阳膀胱脉也，二脉上下连注，津液最多，故二脉盛者，刺之泻血。邪客之者，泻去恶气也。）刺少阳出气恶血，（杨注：手少阳三焦脉也，足少阳胆脉也，二脉上下连注，其气最多，此二脉盛者，刺之泻气。邪客之者，泻去恶血也。）刺太阴出气恶血，（杨注：手大阴肺脉也，足太阴脾脉也，此二太阴与二阳明，虽为表里，其气血俱盛，故并泻血气也。）刺少阴出气恶血，刺厥阴出血恶气，（杨注：手厥阴心包络脉也，足厥阴肝脉也，与二少阳以为表里，二阳气多血少，阴阳相反，故二阴血多气少，是以二厥阴盛，以泻血也。邪客之者，泻去恶血也。）阳明多血气，太阳多血少气，少阳多气少血，太阴多血气，厥阴多血少气，少阴少血多气。（杨注：此言刺三阴三阳出血出气，差别所以也。）足阳明太阴为表里，少阳厥阴为表里，太阳少阴为表里，是谓足之阴阳也。手阳明太阴为表里，少阳心主为表里，太阳少阴为表里，是谓手之阴阳也。（杨注：今知手足阴阳所在。）凡治病必先去其血，去其所苦，伺之所欲，然后泻有余补不足。（杨注：凡疗病法，诸有痛苦，由其血者，血刺之处，先刺去之。刺去血已，伺候其人情之所欲，得其虚实，然后行其补泻之法也。）

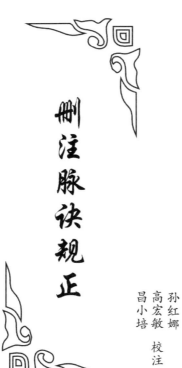

删注脉诀规正

清·沈镜 著

孙红娜
高宏敏 校注
昌小培

内容提要

　　清·沈镜编撰。简称《脉诀规正》。二卷。刊于清康熙三十二年（1693 年）。沈镜，字薇垣，号中和主人。瀛津（今河北河间市）人，生卒年不详。本书据高阳生《脉诀》予以删订加注，是为本书主体，但上卷补入内景真传图说，脏腑十二官，四时五脏平脉、邪脉图，背部五脏之腧图说等。下卷并将《濒湖脉学》、奇经八脉脉病歌等摘抄附入，便于参考学习。内容由三个部分组成。第一部分介绍脉诊的基本知识，并附相应的脉图、诊候图以及图解。第二部分对《王叔和脉诀》一书的主要内容进行注释、订正。此部分亦为本书之主体。第三部分以沈镜所补之脉歌、李濒湖二十七脉歌及奇经八脉歌为基本内容。是书虽名为《删注脉诀规正》，然其内容已远远超出《王叔和脉诀》。

　　本次整理，以清康熙庚辰三十九（1700 年）年刻本为底本。

目　录

第二辑

自 序

　　余幼习儒，而命生不辰，值遇凶荒饥馑之季，复逢鼎革①之变，先贤弃銮衣世职②，避迹津城。余彼时弱冠③，有志青云，以复箕裘④之望。先君见改革之后，天下荒荒，四方尚未宁息，欲余弃儒就医。余曰："医乃小道也，何能昌大门闾。"先君曰："汝能洞达岐黄之理，则良医良相同一事也。"遂从严命⑤，授⑥业于浙绍剑台吴先生之门。初读《素问》《难经》脏腑经络生克制化之理，次读《脉经》《甲乙经》及张、刘、李、朱四大家⑦之旨，最后见小集《脉诀》，竟未注何氏所作。暇日阅《古今医统》《濒湖脉学》，乃知六朝时高阳生假晋太医令王叔和⑧而撰。虽启后学，然其词粗，其理鄙，辟⑨之者代不乏人，而习之者恬不知改，何也？盖因其词理浅近，又有歌诀，而初学入门者，易于诵习。殊不知习传之久，自知有《脉诀》，而不知有《脉经》者多矣。其有诵读之久，博闻之广而知其谬者，百中仅几人耳！即《内经》上工、中工、下工之谓也。余既辟其非，

----

　　① 鼎革：指改朝换代。
　　② 銮衣世职：世代承袭的职位。
　　③ 弱冠：古时男子二十岁要行加冠礼，表示已成人。
　　④ 箕裘：喻祖上的事业。
　　⑤ 严命：对君父、长上之命的敬称。此处指父命。
　　⑥ 授：通"受"。
　　⑦ 张、刘、李、朱四大家：是指金元时期的刘完素、张从正、李杲、朱震亨，对中医学理论的发展做出了重要贡献，后人尊称为"金元四大家"。
　　⑧ 王叔和：即王熙，字叔和。晋太医令。博通经方，尤以脉学见长。著《脉经》，编订张仲景《伤寒杂病论》。
　　⑨ 辟：驳斥、批驳。

而又本其词者，亦为初学入门之虑。虽固如是，然词理妄谬者削正之，文义缺略者增注之，使词理通顺，不致悬绝差讹。又将李濒湖①二十七脉及奇经八脉并为摘入，辑成一书，俾使后学开卷易诵，了然明白。识之君子，弗罪余拾他人之涎唾耳。

时龙飞康熙三十二年岁在癸酉元日也

---

① 李濒湖：即李时珍，又名可观，字东璧，晚号濒湖山人。明代医学家。著有《本草纲目》《濒湖脉学》等书。

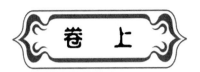

内景真传图

脑者，髓之海。诸髓皆属于脑。故上至脑下至尾骶髓，则肾主之。膻中者，名气海，在两乳间，气所居焉，能分布阴阳，气之生源，命之主也。故为人父母者，不可损也。膈膜者，在心肺之下，脾肾之上，贴于脊膈间，周围遮幔如幕下垂，以蔽浊气不至上熏心肺。胃者，水谷之海，饮食入胃，由脾运化而传送至大小肠。故经①曰：胃阳弱而百病生，脾阴足而万邪息。幽门者，谓幽微隐秘之深处，水谷由此传入小肠，下至阑门，乃泌清别浊而转入大肠，清渗于膀胱而通脏腑焉。

人之一身，脏腑、经络、百骸、九窍尽皆贯通，故外有感伤，内有传变，今绘小图以便熟玩。

---

① 经：此指曹庭栋的《老老恒言》。

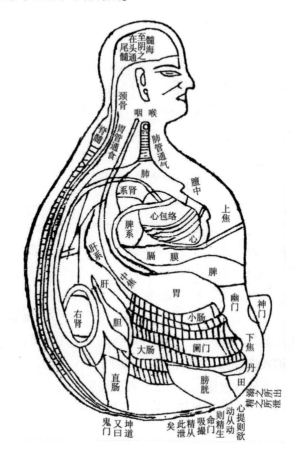

内景真传说

　　前贤于人身之经络部分重见叠出，而于内景则略之。华佗虽有内照图，然亦有难辨而未悉者，余故考而分别之。前自气管以下，联络皆脏也；后自食管以下，联络皆腑也。

　　[批]自唇以下至肛门有七重门：唇曰飞门，齿曰户门，喉曰咽门，胃之上口曰贲门，胃之下口小肠之上口曰幽门，小肠之下口大肠之上口曰

阑门，大肠之下口曰肛门，共七重门。

口之上下谓之唇，名曰飞门，言其动运开张，如物之飞也。口内居者为舌，舌乃心之苗，其舌本又属脾肾二经。舌下有二隐窍，名曰廉泉，动而津液涌出，下通于肾。如肾水枯涸，津液不能上潮，则口干燥矣。其上下齿牙为户门，虽属手足阳明二经，而其本又属于肾。以其肾主骨也，故曰齿乃骨之余。其喉间如小舌之垂下者，名曰悬雍，乃发生之机也。再下又有会厌，居吸门之上，其大如钱，为声音之关。薄而易起，音快而便；厚而迟起，音慢而重。项前硬管，谓之喉咙，主气。经曰：喉以候气，即肺管也。管有十二节，又云九节，长七寸，下连于肺。经曰：肺为相傅之官，形如华盖，六叶两耳，上有二十四孔，主藏魄。心居肺下，形如未开莲花，其位居中而前。经曰：心为君主之官，上有七窍三毛，主藏神，周旁有脂膜裹之，是为心包络。近下另有膈膜一层，周围张大，粘连胸脊之前后，以遮膈下之浊气，不使上熏心肺也。其膈膜之上，谓之膻中。经曰：膻中为气之海，乃清气所居之地，而为上焦，主持呼吸，而条贯百脉者也。心发四系。一系上连于肺。一系从左透膈膜而下通于肝，肝如春木甲折之象。经曰：肝为将军之官，主藏魂。肝凡七叶，而胆附于肝之短叶。胆为清净之腑，有上口而无下口，又谓之青肠。一系从右透膈膜而下通于脾，脾如马蹄，掩于太仓之上。太仓，即胃也。经曰：脾胃为仓廪之官，主磨水谷，其位居中，主藏意。一系透膈膜循脊直下而通于肾。肾有二枚，形如豇豆，色紫黑，后着脊第十四节两旁膂筋间。经曰：肾为作强之官，主藏精与志。左一枚阴水居焉，右一枚相火居焉，其正中谓之命门，经曰七节之旁，中有小心者是也，乃人身立命之根本。此言五脏皆统而相连者也。

喉咙后管，名曰咽门，咽以咽物也。咽下为胃管，长一尺

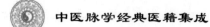

三寸，下连贲门，即胃之上口也。下以透膈，乃太仓胃也。胃又谓之黄肠，与脾相为表里。脾为运化之原，胃为藏纳之腑，主腐熟水谷，合变化乃为中焦。胃之下口为幽门，谓幽微隐秘之处，水谷由此而传入小肠。小肠承受化物，经曰小肠受盛之官，化物出焉，又谓之赤肠。其下口谓之阑门，谓阑住水谷，泌清别浊，而分入大肠膀胱也。其泌之清者，前以渗入膀胱。膀胱与小肠脂膜相连，无上口而有下口，小肠秘①之清者，从而渗入之。其中空虚，善受湿气，故津液藏而化为溺。经曰膀胱为州都之官，气化则能出矣，又谓之黑肠。其下口有管，直透前阴，而溺出焉。其泌之浊者，后以转入大肠而为粪。大肠积叠十六曲，故又名为回肠，又名为白肠。二脏咸禀下焦决渎之气，传导秽滓，从直肠而出肛门。直肠在肛门之上，长七寸。肛门又名魄门，人死魄从此而去。此言六腑皆统而相连者也。

《内经》五脏六腑十二官论

"灵兰秘典论"曰：心者，君主之官，神明出焉②。心者一身之主，故为君主。其藏神，其位南，有离明之象，故曰神明出焉。肺者，相傅之官，治节出焉③。位高近君，犹之宰辅，故为相傅之官。肺出气，气调则脏腑诸官听其节制，无所不治，故曰治节出焉。肝者，将军

① 秘：同"泌"。

② 心者，君主之官，神明出焉：心居五脏之中心，主血脉，故为君主之官而主神明。神明，此指精神意识。出焉，犹言"于此出生"，亦"主"之义。

③ 肺者，相傅之官，治节出焉：张介宾曰"肺与膈皆居膈上，位高近君，犹之宰辅，故称相傅之官。肺主气，气调则营卫脏腑无所不治，故曰治节出焉。"相傅，古代官名，辅助君王治国者，如宰相、相国等。治节，治理、调节之意。

之官，谋虑出焉①。肝为震卦，壮勇而急，故为将军之官。肝为东方龙神，龙善变化，故曰谋虑出焉。**胆者，中正之官，决断出焉**②胆性刚直，故为中正之官。刚直者，善决断。肝虽勇决，非胆不断，故曰决断出焉。**膻中者，臣使之官，喜乐出焉**③。膻中者，心主之宫城，因其贴近君主，故称臣使。沈氏曰：按十二脏内，有膻中而无胞络，十二经内有胞络而无膻中，盖知膻中即胞络也，胞络即膻中也。况喜笑属火，此云喜乐出焉。其配心君也，明矣。[批]经言膻中者，心主之宫城，即胸中空落之处，如坛，如宫城，而君主居于内矣。若云配脏腑，非也。十二经中配手少阳三焦者，包络也。且手厥阴心包络，内有脏形之可凭，外有经络穴道之可据，不知前贤何以喻之。此子之拙见，俟后高明再证之。**脾胃者，仓廪之官，五味出焉**。胃司受纳收藏之职，脾司运化转输之官。一腑一脏，二官相为表里，故统为仓廪之官。二官相合，输布运化而知五味，故曰五味出焉。**大肠者，传导之官，变化出焉**。大肠居小肠之下，主出糟粕，故名变化传导也。**小肠者，受盛之官，化物出焉**。小肠居胃之下，受盛胃之水谷而分泌清浊。水液渗于膀胱，糟粕归于大肠，故曰化物出焉。**肾者，作强之官，伎巧出焉**④。肾处北方，属水而主骨，宜为作强之官。水能化生万物，故曰伎巧出焉。**三焦者，决渎**⑤**之官，水道出焉**。上焦如雾，中焦如沤，下焦如渎，三⑥焦气治，则水道疏通，

---

① 肝者，将军之官，谋虑出焉：恽铁樵曰"肝主怒，拟其似者，故曰将军。怒则不复有谋虑，是肝之病也，从病之失职，以测不病时之本能，故谋虑归诸肝。"将军，刚武善战，主司护卫，有勇有谋，方可全功。

② 胆者，中正之官，决断出焉：王冰曰"刚正果决，故官为中正。直而不疑，故决断出焉。"中正，古代考核人品的官职。

③ 膻中者，臣使之官，喜乐出焉：心包行君相之令，命为臣使。心包为心之外围，心之志为喜，故心气畅达，令人喜乐。膻中、历代注释有二，一指气海，一指心包络，此作为十二官之一，当指心包络。

④ 肾者，作强之官，伎巧出焉：肾主骨生髓，脑为髓海，髓充则骨强，智多生巧。作强，指作用强用。伎巧，即技巧。伎，同"技"；巧，即精巧。

⑤ 决渎：流通水道。决，即开通。渎，即水道。

⑥ 三：此字原脱，据清大文堂本补。

故名为决渎之官。膀胱者，州都之官，津液藏焉，气化则能出矣①。膀胱位居卑下②，故名州都之官，水谷循下焦而渗入膀胱。盖膀胱有下口而无上口，津液之藏者皆由气化渗入，然后能出而为溺，故曰气化则能出焉。凡此十二官者，不得相失，失则为病。失则不能相使，而疾病乃作矣。故曰：主明则下安，主不明则十二官危。主者，君主之官也。主明，则十二官奉令承命而寿；主不明，则诸臣旷职，自上及下相使之道不通，即不奉命而危矣。

十二经脏腑手足阴阳表里图

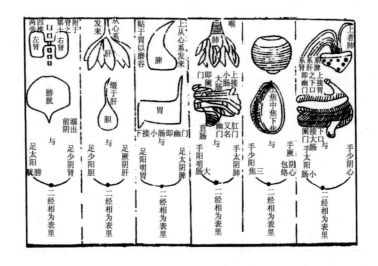

---

① 气化则能出矣：张介宾曰"津液之入者为水，水之化者由气，有化而入而后有出，是谓气化则能出焉"。

② 卑下：低矮，低注。

三焦图

前之三焦，形式狭小，不能尽悉，复绘此图以备观览。

《中藏经》曰：三焦者乃人身最关要之腑，与手厥阴心包络相为表里。人之三焦如天地之三元总详在后，总领五脏、六腑、营卫、经络、内外、左右、上下之气。三焦通，则内外、左右、上下、脏腑、经络皆通。其于周身灌体，和内调外，荣左养右，导上宣下，莫不由此而运用之。故诊脉入式歌云：三焦位居上下中，自在胸腹皆相应。应者，运动周流不息之谓也。

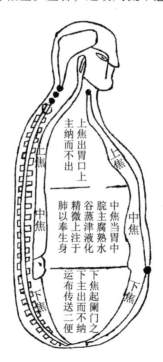

膻中包络辨

包络者，包心之络也。《内经》十二官有膻中无包络，十二经有包络无膻中。《灵枢》叙经络篇内，亦有包络无膻中，然曰动则喜笑不休，正与十二官内喜乐出焉相合。岂非包络即膻中，膻中即包络乎？况十二经络内，包络凡九穴，左右十八穴，起天池而终中冲，是内有脏腑外有经络之可据。不知古人设两名色①何也？后之学者当从包络为是。

五脏生成喜恶色味之图

心脏	肝脏	肺脏	脾脏	肾脏	右肾
丁火也，属南方，司离位，为君火，王于夏，味本苦，颜色赤	乙木也，属东方，司震位，为风木，王于春，味本酸，颜色青	辛金也，属西方，司兑位，为燥金，王于秋，味本辛，颜色白	巳土也属中州，司坤位，为湿土，王于四季，味本甘，颜色黄	癸水也，属北方，司坎位，为寒水，王于冬，味本咸，颜色黑	相火也，其方位、色味，俱与左肾同
其喜黍，其恶热，其藏神，主生血，生于二，成于七	其喜麻麦，其恶风，其藏魂，又主生血，于三，成于八	其喜稻，其恶寒，其藏魄，其主气，生于四，成于九	其喜粱，其恶湿，其藏意，其主肉，生于五，成于十	其喜豆，其恶燥，其藏志，其主骨，生于一，成于六	其喜恶、生成，亦与左肾同

---

① 名色：名目，名称。

（续表）

心脏	肝脏	肺脏	脾脏	肾脏	右肾
液化为汗，开窍于舌，其华在发，其充在血，其声为言，其臭为焦	液化为泪，开窍于目，其华在爪，其充在筋，其声为呼，其臭为臊	液化为涕，开窍于鼻，其华在毛，其充在气，其声为哭，其臭为腥	液化为涎，开窍于口，其华在唇，其充肌肤，其声为歌，其臭为香	液化为唾，开窍于耳，其养在骨，其充在髓，其声为呻，其臭为腐	心肝脾肺俱一，惟肾则二。二者阴数也，故位居至下
手少阴经，君主之官，实梦惊怪，虚梦烟火，脉洪大顺，脉沉细逆	足厥阴经，将军之官，实梦山林，虚梦细草，脉弦长顺，浮涩短逆	手太阴经，相傅之官，实梦兵戈，虚梦田水，脉浮涩短顺，大洪逆	足太阴经，仓廪之官，实梦歌乐，虚梦争食，脉缓慢顺，脉弦长逆	足少阴经，作强之官，实梦腰重，虚梦涉水，脉沉滑顺，脉缓慢逆	右肾虽然屑水，其中有火，详见五行相生应脉图内
手太阳小肠为之腑，受盛之官也，为丙火	足少阳胆经为之腑，中正之官也，为甲木	手阳明大肠为之腑，传道之官也，为庚金	足阳明胃经为之腑，水谷之海也，为戊土	足太阳膀胱为之腑，州都之官也，为壬水	精气之舍，元气之所，性水属火

命门图

赵氏曰：两肾俱属水，左为阴水，右为阳水，中间是命门。命门右边小白圈是相火之穴，左边小黑圈是阴水之穴。此一水一火俱无形，日夜潜行不息。息，则无生矣。

赵氏《医贯》曰：命门在人身中，对脐附脊，自上数下第十四椎，自下数上第七椎，经曰七节之旁而有小心是也。此处

第二辑

各开一寸五分，乃是两肾。左肾属阴水，右肾属阳水。阴水生肝木，阳水有少火。少火生脾土，少火即相火也。少火虽由君火生来，其实自命门发源也。又曰：人身各具一太极，太极在人身正象两肾之形。其两肾中间有穴为命门，静则合乎水，动则变乎火，一动一静而真阴真阳生焉，实人身之根本也，即太极动而生阳，静而生阴之意。夫太极一动一静生水木火土金，命门一动一静而生肾肝心脾肺，此生成自然之理。赵氏图，两肾象太极，发前人之所未发也。男女交媾，其中有白膜扇动吸噏，而精从此生矣。

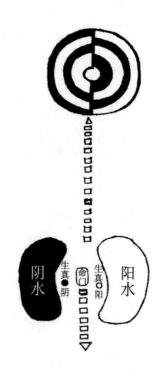

脏腑十二时流注图

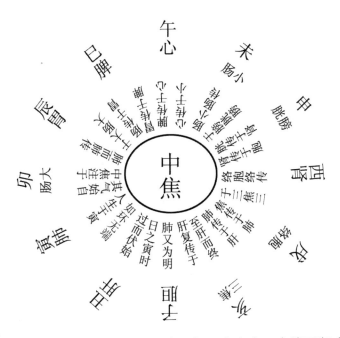

歌曰：肺寅大卯胃辰经，脾巳午心小未中，申膀酉肾戌胞络，亥三子胆丑肝通。

五行相生应脉图

此五行生成之理也。金木水土皆一，惟火有二。君火不主令，相火代之。右尺者，相火也。夫火能生万物，此火存，所以能生脾土则生；此火灭，所以不能生脾土则死。是以前贤多以此部断生死，故名之曰命门。

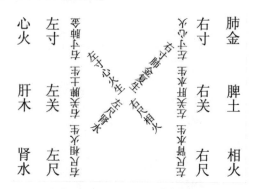

	肺金	右寸		心火	左寸
脾土	右关		肝木	左关
相火	右尺		肾水	左尺

四时五脏平脉图

歌曰：春中若得四季脉，不治多应病自除者，是微邪也。

心脉	肝脉	脾脉	肺脉	肾脉	
弦而洪浮	弦而长	弦而缓	弦而浮微	弦而细沉	春
洪而散	洪而长弦	洪而弦迟	洪而涩浮	洪而滑沉	夏
缓而洪	缓而弦	缓而慢	缓而涩浮	缓而濡沉	四季
浮而洪	浮而长弦	浮而大弦	浮而涩短	微而滑	秋
沉而洪	沉而弦	沉而缓	沉而涩	沉而滑	冬

赋云：春得脾而莫疗，反以微邪为可畏。何也？是春中独见脾脉也。春乃肝令而不见肝之脉，是木自衰矣。木衰则土盛，土盛则生金，金来克木，故可畏也。若春中脉得微弦带缓是本脉尚存，虽脾土乘之则为微邪，不足虑也。若本脉全无独见脾脉，是则为害①。余脏仿此。

四时五脏邪脉图

歌曰：顺候是无邪，四时同若此。贼脉问五行，反候终言死。虚则补其母，实则泻其子。克彼是微邪，不治病自愈。

---

① 是则为害：此四字原脱，据清大文堂本补。

```
　　　冬　　秋　　四季　夏　　春
　　　　　　　　　季
无无 常顺 而沉 而浮 而缓 而浮　弦　正邪
病邪 平候 滑细 短涩 大慢 散洪

克兵 缓 浮 弦 沉　而浮　贼邪
贼候 大 洪 细　短涩

邪为来从 而浮而缓 浮 弦 而沉　虚邪
虚者后 短涩大慢 洪　 滑细

邪为来从 弦 而沉而微 缓 浮　实邪
实者前　 滑细短涩 大 洪

邪为乘妻 浮 弦 而沉而浮 缓 微
微夫来 洪　 滑细短涩 大 邪
```

十四穴动脉图

膻中　在两乳中间，属任脉。经曰①：膻中为气海，乃气聚之海，非生气之海。生气之海，在脐下一寸五分。膻中宜灸，不宜针。

三焦　上焦在心下下膈，中焦在胃中脘，下焦在脐下。经曰：上焦如雾，气之原也。中焦如沤，血之原也。下焦如渎，水之原也。

期门　穴在乳下两肋端，有动脉是穴。

丹田　在脐下三寸，《难经》疏丹田即关元，乃元气之根本也。

人迎　左手关前一分是也。《脉经》曰人迎紧盛伤于寒，即左寸也。

气口　右手关前一分是也。《脉经》曰气口紧盛伤于食，即右寸也。

冲阳　二穴在左右两足跗上五寸陷中，有动脉是穴，属足阳明胃经。人病危殆，寸关尺三部皆无，可去冲阳、太冲、太溪三脉诊之，如存尚有

---

① 曰：此字原脱，据清大文堂本补。

可生之意，即树无叶而有根也。

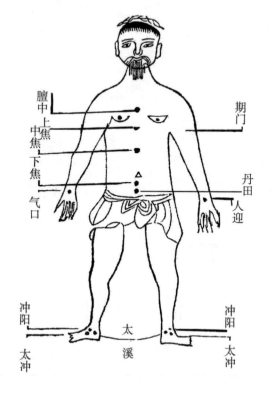

太冲　二穴在左右两足大趾本节后三寸陷中，有动脉是穴，属足厥阴肝经。

太溪　二穴在左右两足踝后跟骨间陷中，有动脉是穴，属足少阴肾经。

五脏之腧皆系于背图

人身经络穴道，繁密难以记取。今将五脏六腑诸腧绘成小图，为初学入门者一目了然，便知某脏在某处也。

肺腧在第三椎	厥阴心包络腧在第四椎	心腧在第五椎
督腧在第六椎	膈腧在第七椎	肝腧在第九椎
胆腧在第十椎	脾腧在第十一椎	胃腧在第十二椎
三焦腧在第十三椎	肾腧在第十四椎	气海腧在第十五椎
大肠腧在第十六椎	关元①腧在第十七椎	小肠腧在第十八椎
膀胱腧在第十九椎	中膂腧在第二十椎	白环腧在第二十一椎

以上诸脏腑穴腧，皆夹脊两旁各一寸五分，故经曰皆为五脏之腧。凡痈疽大疮生于背部恶症，以其内连脏腑故也。

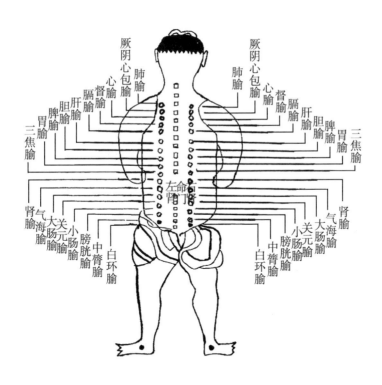

---

① 关元：原作"元关"，据文义改。

辨妄 出《古今医统》

脉者医之关键，医不究脉则无以别证，证之不别则无以措指。医惟明脉，诚为良医。盖自《内经》以下，历周秦汉魏，鲜有知其旨绪者。至晋王叔和，始以脉鸣世，撰有《脉经》，可谓详切。惜其误以大小肠候之两寸，致谬于六朝高阳生窃其名杜撰《脉诀》，配以左心小肠肝胆肾，右肺大肠脾胃命，作歌成帙①。人咸谓浅近易于习诵，竟不知以假乱真，而《脉经》几隐晦也。至宋有庞安常、蔡西山、戴同父出力为之辩，而终未尽辩也。夫脉以言而传之者，亦下学之事耳。上达者，以神领，以心悟，而后得其妙焉。彼以左寸心与小肠同候，右寸肺与大肠同候，不知其祖述何圣，抑不知其祖述何经。既不祖述，必据以理之可准，义之可通，而故可宗也。以理言之，则大小肠皆居下部之地，今乃越中部候之寸上，谓理之可准乎，抑义之可通乎？又谓左寸浮以候小肠之脉，沉以候心之脉，设或单浮则心脉无矣。经曰：心脉绝，死不治。心脉可以一日无乎？予缘其以小肠配于左寸之误者，彼盖因手少阴心经与手太阳小肠经为表里，误移于寸口合而诊之。其大肠配于右寸之误者，亦因手太阴肺经与手阳明大肠经为表里，误移于寸口合而诊之也。殊不知经络相为表里，诊候自有部位，岂可以至下之脏腑，而诊之至上之位者乎？《内经》以心配膻中，肺配胸中；以肝配胆，以脾配胃；两尺外以候肾，内以候腹中大小肠膀胱三腑。故寸关尺三部之配，诊则各因其脏腑之地位，何尝泥于经络而候之也。至于"三焦无状空有名，寄在胸中膈相应"二句尤为

---

① 帙（zhì）：古代书画外面包着的布套。量词，一套线装书叫一帙。

不经之谈。三焦既无形状，命门又无经络，何以候之右尺？经曰：上焦在心下下膈，主纳而不出；中焦在胃中脘，主运化；下焦在脐下一寸，主出而不纳。又曰：上焦如雾，中焦如沤，下焦如渎。此明以上中下分三焦也。又曰：粗理薄皮者，三焦薄；密理厚皮者，三焦厚；勇士者，三焦理横；怯士者，三焦理纵。《灵枢·经络》篇曰：三焦起自关冲，而终丝竹空，凡二十三穴，左右四十六穴。今《脉诀》以有形有名，有经络之腑，而云无状空有名，其谬妄极矣。命门者，在脊之十四椎下，两肾中间，此一阳居于二阴之义，静则合乎水，动则合乎火，此生成自然之理，人身之根本也。世人多以右尺为命门者，亦有说焉。因右尺有少火，由心火而生。心者君主之官，君火不主令，相火代之。此火存则可以生脾土，曰生，此火灭则不能生脾土，曰死。既能诊候生死，故呼之为命门，实非命门也。殊不知命门在两肾中间，自脊骨从上数下第十四节，从下数上第七节，经曰七节之旁，而有小心是也。今引《内经》设图以正其讹，为人司命者，不可不知也。

《内经》三部诊候图

此图乃《内经》两手寸关尺三部诊法也。而《难经》《脉诀》易之以大小肠，紊乱配于心肺之部位，遂失其真，致千古之下，久陷阴霾之域。虽辟之者代不乏人，奈习之者恬不知改。今以《内经》脉法为图，据经正谬，则无征不信，吾知免夫①！

---

① 吾气免夫：免，避免。"吾知免夫"，意谓我知道可以避免再出现《难经》《脉诀》那样的失误了！

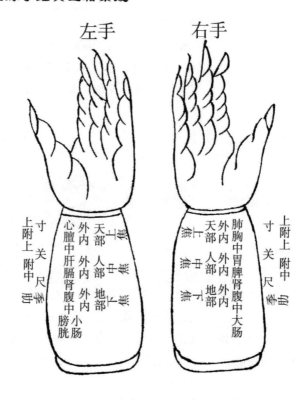

《内经》寸关尺三部诊候脉法

　　"脉要精微论"篇曰：尺内①两傍则季胁②也，尺内，谓尺泽之内；两傍，谓尺之外侧；季胁，谓近肾之处，穴在肋骨之下，带脉上一寸八分。言尺内之两傍，候腰胯以下之症也。尺外以候肾，尺外，谓尺之外侧也。尺外下之两旁则季胁之分，季胁之上肾之分也。窍通瞳耳，主

――――――――――

　　① 尺内：即前臂内侧由肘至腕的皮肤。
　　② 季胁：又名季肋、软肋，相当于侧胸第十一、第十二软骨部分。

藏精，通腰脊，司骨髓。尺里以候腹①。尺里，谓尺之内侧也。下两旁则季胁之分，季胁之内则腹之分也。腹主大小肠膀胱，前阳后阴皆在其中。《灵枢经》曰：下焦如渎，腹为下焦，水之原也。中②附上③，两关部也。左外以候肝，窍通于目，司筋爪，主藏血。内以候膈，肝主贲。贲，鬲也。《灵枢经》曰：中焦如沤，膈为中焦，血之原也。右④外以候胃，胃为市，司受纳，主中脘，饮食之属也。内以候脾，脾居中，窍通口，主四肢，司运化。上附上，两寸部也。右外以候肺，肺叶垂外，窍通鼻，司皮毛。内以候胸中，胸中主气管。《灵枢经》曰：上焦如雾，胸为上焦，气之原也。左外以候心，心主膈中，窍通舌，脏腑之君主，司形骸。内以候膻中，膻中为气之海，统于两臂。前以候前，上前谓左寸口，下前谓胸之前膺及气海也。后以候后⑤，上后谓右寸口，下后谓胸之后背及气管也。上竟上者，胸喉中事也，上竟上，至鱼际也。并头面事也。下竟下者⑥，少腹腰股膝胫足中事也。下竟下，谓尽⑦尺之脉动处也。少腹气海，膀胱腰股膝胫足中之气，动静皆分其远近，及连接处所名目以候之，知其善恶也。

徐春甫⑧先生曰：此《内经》诊法也。今世言脉之三部则

---

① 尺外……候腹：尺泽部外侧为尺外，尺泽部中间为尺里，即小指侧为尺里，拇指侧为尺外。尺外和尺里，分别诊察肾和腹部。

② 中：此字原脱，据《素问·脉要精微论》篇补。

③ 中附……附上：从尺泽至鱼际分为三段，中即中段，上即上段，上文尺外尺里为下段。

④ 左……右：指左右手。

⑤ 前以……候后：谓尺肤部的前面，即臂内阴经之分，候胸腹部的病；尺肤部的后面，即臂后阳经之分，候背部的病。

⑥ 上竟……下者：竟，尺头之意。上竟上，上段之尽端，即鱼际部。下竟下，下段之尽端，即尽于尺部。

⑦ 尽：此字原脱，据清大文堂本补。

⑧ 徐春甫：字汝元（或作汝源），号思鹤，又号东皋。祁门人（今属安徽）。明代医学家，有《古今医统》《内经要旨》《妇科心镜》《幼幼汇集》《痘疹汇秘》等著作，其中以《古今医统》影响最大。

是，而其内外之候则非。若非心谷汪先生《质疑》之著，其孰从而知之？《质疑》曰：内外每部，有前后半部之分也。脉之上至应前半部为外，属阳；脉之下至应后半部为内，属阴。上至者，自后而进于前，阳生于阴也；下至者，自前而退于后，阴生于阳也。概而言之：脏腑近背之阳位者，以前半部候之；近腹之阴位者，以后半部候之。细而分之，如两尺内外前后两旁之交，犹夫季胁之位，界腰腹以分内外也。两尺前之半部以候肾，附腰背之阳位者，两尺后之半部以候腹中之阴位者。自尺而附上为关，在左则前以候肝之居于左胁近背之阳位，后以候膈之当胃口之阴位者；在右则前以候胃之近背之阳位，后以候脾之居于右胁近腹之阴位者。又上自关而附上为寸，在右则前以候肺之居于右上近背之阳位，后以候胸中居于右上之阴位；在左则前以候心居于左上近背之阳位，后以候膻中居于左上之阴位也。此其为尺寸、前后、内外之候也。至若前以候前、后以候后云者，则承上意而广言之也。夫肝心脾肺俱各一候，惟肾一脏而当两尺之候何哉？此阳一阴二之理也。夫肝心脾肺居于膈上阳位，其数奇，故各一形一候。惟肾居于膈下之阴位，其数偶，故形如豇豆两枚，对附腰脊之左右而分候两尺，此水润下之理也。《脉经》及《刊误》并以两尺候肾者，得此意也。《难经》《脉诀》乃以左尺候肾属水，右尺候手厥阴，配之命门少阳三焦，失之矣。夫命门，《铜人图》以脊之十四椎下一穴谓之命门。据此内无正脏，外无正经，何以例部。夫脉之应于指下者，必内脏腑而外经络，循经而朝于寸口。据经及人身中并无命门之经络，何以应诊之右尺哉。且夫手厥阴之经，起于胸中，络之三焦，由腋上循于臂手之内，终于手之中指。然经与脏俱值身之上部，固当候之寸口，而《难经》《脉诀》以右尺候之，可乎？考之"金匮真言"篇曰：肝心脾肺肾五脏为阴，胆胃大小肠三焦膀胱六腑为阳。此以十一脏而配十二经，则手厥阴一经无脏可配矣。又考"灵兰秘典论"篇岐伯对黄帝十二脏腑问曰：心者君主之官，神明出焉；肺者相傅之官，治节出焉；肝者将军之官，谋虑出焉；胆者中正之官，决断出焉；膻中者臣使之官，喜乐出焉；脾胃者仓廪之官，五味出焉；大肠者传导之官，变化出焉；小肠者受盛之官，化物出焉；肾者作强之官，伎巧出焉；三焦者决渎之官，水道出焉；膀胱者州都之官，津液藏焉，气化则能出矣。观此膻中足十二脏之数，以备十二官之用。然则手厥阴之经者，实膻中也。及《灵枢》叙经脉，又有包络而无膻中，然曰动则喜笑不休，正与喜乐出焉之句相合。夫喜笑者，心火之所司，则知其与心应也。膻中称臣使者，君主之亲臣也。由是则包络即膻中，膻中即包络，断无可疑矣。膻中配之心脏，自有确据，而《脉诀》置而不言，有是理哉？今考诸书以正之，业此者皆共览焉。

《内经》三部九候脉法

"三部九候论"篇帝曰：愿闻天地之至数，合于人形血气，通决死生，为之奈何？岐伯曰：天地之至数，始于一，终于九焉。一者天，二者地，三者人，因而三之，三三者九，以应九野①。故人有三部，部有三候，以决死生，以处百病，以调虚实，而除邪病。帝曰：何为三部？岐伯曰：有下部，有中部，有上部，部各有三候，三候者，有天有地有人也，必指而导之，乃以为真。上部天，两额之动脉。在额两旁，动应于手足少阳脉气之所行也。上部地，两颊之动脉。在鼻孔下两旁，近于巨髎之分，动应

① 九野：《类经·三部九候》谓"九野者，即洛书九宫、禹贡九州之义"。

第二辑

于手足阳明脉气之所行也。上部人，耳前之动脉。在耳前陷中，其动应于手少阳脉气之所行也。中部天，手太阴也。谓肺脉在掌后寸口中，是谓经渠，动应于手也。中部地，手阳明也。谓大肠脉在手大指次指歧骨间，合谷之分，动应于手也。中部人，手少阴也。谓心脉在掌后锐骨之端，神门之分，动应于手也。下部天，足厥阴也。谓肝脉在毛际外，羊矢①下一寸半陷中，五里之分，卧而取之，动应于手也。女子取太冲，在足大趾本节后二寸陷中是也。下部地，足少阴也。谓肾脉在足内踝后跟骨上陷中，太溪之分，动应于手也。下部人，足太阴也。谓脾脉在鱼腹上趋筋间，直五里下箕门，为内股之分，宽巩足单衣，沉取之乃得，动应于手也。候胃气者，当取足跗上冲阳之分，穴中脉动乃应于手也。故下部之天以候肝，地以候肾，人以候脾胃之气。中部之天以候肺，地以候胸中之气，人以候心。上部之天以候头角之气，地以候口齿之气，人以候耳目之气。三部者，三而三之，合则为九。九分为九野，九野为九脏。以是应天地之数。故神脏五，形脏四，合为九脏。所谓神脏者，肝藏魂，心藏神，脾藏意，肺藏魄，肾藏志也。以其皆神气居之，故曰神脏五也。所谓形脏者，皆如器外张虚而不屈，合脏于物，故云形脏也。四者，一头角，二耳目，三口齿，四胸中也。九候之相应也，上下若一，不得相失。一候后则病，二候后则病甚，三候后则病危。所谓后者，应不俱也。张澹初曰：此古圣慎重之诊，通身候转，病无隐焉。今则废其二，只以气口一诊，犹而舛谬②。故录此，以备学者览焉。

持脉手法

滑伯仁曰：诊脉之道，先调平自己气息，男子先诊左手，

---

① 羊矢：经外穴名。
② 舛谬：错误。

女人先诊右手。而以己之中指，按对彼之掌后高骨，是为关位。若不见脉，其人脉在手之上侧，须遍寻而得之，名曰反关脉。此亦百中之偶一耳，姑举以备，可预知而存之矣。既得关位，却齐下名、食二指。其人臂长，疏排其指；臂短，密排其指。初以食指轻按寸上，浮以消息之，次中按以消息之，次重按以消息之；上竟以消息之，下竟以消息之；推而外以消息之，推而内以消息之。然后中关名尺①，一一类此以消息之，复以三指合总以消息之，两手六部皆如是以消息之。要以一呼一吸之间，脉行四至为率②。呼出心肺，吸入肝肾，脾居其中，故五至而得胃气为平脉也。其有太过不及，即是病脉。看其入则应于何指而为病，不越乎八要也。外观形色，悉望闻问切之情，乃以各部参断而忠告之。如轻言谈笑，乱说是非，左右瞻顾，举止忽略者，乃庸下之医，仁人君子弗为也。

诊脉三要

滑伯仁曰：诊脉之要有三，一曰举，二曰按，三曰寻。轻手得之曰举，重手取之曰按，不轻不重委曲求之曰寻。初持脉轻手候之，脉见皮毛之间者，阳也，腑也，亦心肺之应也。重手按之，脉伏于肉下者，阴也，脏也，亦肝肾之应也。不轻不重而取之，其脉应乎血肉之间者，阴阳相适，中和之应，脾胃之候也。若浮中沉之不见，则委曲而求之。若隐若见，则阴阳伏匿之脉也。六脉皆然，今一一细陈之，庶使学者无遗蕴焉。

---

① 中关名尺：意谓中指关位，无名指尺位。中，中指；名，无名指。
② 率：频率。

肺合皮毛，肺脉循皮毛而行，持脉指法如三菽①之重。按在皮毛而得者为浮；稍稍加力，脉道不利者为涩；又稍加力，不及本位者为短，乃肺之带胃气而神应者也。

心合血脉，心脉循血脉而行，持脉指法如六菽之重。按至血脉而得为浮；稍稍加力，脉道粗者为大；又稍加力，脉道阔软者为散，乃心之带胃气而神应者也。

脾合肌肉，脾脉循肌肉而行，持脉指法如九菽之重。按至肌肉如微风轻飐②柳梢之状为缓；次稍加力，脉道敦厚为大，乃脾胃之王③气而神应者也。

肝合筋，肝脉循筋而行，持脉指法如十二菽之重。按至筋，而脉道如筝弦相似者为弦；次稍加力，脉道迢迢者为长，乃肝之带胃气而神应者也。

肾合骨，肾脉循骨而行，持脉指法如十五菽之重。按至骨上而得者为沉；次重按之，脉道无力为濡，举指来疾流利者为滑，乃肾之带胃气而神应者也。

以上五脏之平脉，务究极熟。一遇病脉，自然可晓。经曰先识经脉而后识病脉，正此之谓也。

诊家枢要

经曰：脉者，气血之先也。气血盛则脉盛，气血衰则脉衰。气血热则脉数，气血寒则脉迟。气血微则脉弱，气血平则脉治。又人长则脉长，人短则脉短。性急人则脉急，性缓人则脉缓。

---

① 菽：《春秋·考异邮》谓"大豆曰菽"。文中三菽、六菽、九菽、十二菽，以其重量比喻按脉力度的比例。

② 飐（zhǎn）：风吹物体使之摇曳颤动。

③ 王：通"旺"。

男子左手脉大，女子右手脉大。男人尺脉常弱，女人尺脉常盛。又室女尼姑与老人之脉，皆濡而弱。此皆是其常也，反之者则为逆耳。

脉察六字

经曰：上下来去至止六字，为脉之神机也。不明六字，则阴阳虚实不别也。上者为阳，下者为阴；来者为阳，去者为阴；至者为阳，止者为阴。上者，自尺部上于寸口，阳生于阴也。下者，自寸口下于尺部，阴生于阳也。来者，自骨肉之分而出于皮毛之际，气之升也。去者，自皮肤之际而还于骨肉之分，气之降也。应曰至，息曰止也。

反关脉

反关脉者，不行于寸口，由肺列缺穴斜刺臂侧，入大肠阳溪穴而上食指，故名反关。有一手反关，有两手反关，此得于有生之初，非病脉也。其三部定位，九候浅深，与平常应见寸口无异。《脉经》谓之弟乘兄位。故崔紫虚四字脉歌曰：平人无脉，移于外络，兄位弟乘，阳溪列缺。此脉，千百人中仅一耳。

无脉候

夫无脉之候，所因不一。久病无脉，气绝者死。暴病无脉，气郁可治。伤寒风痛，痰积经闭，忧惊折伤，关格吐利，运气不应，斯皆无忌。

脉贵有神

东垣曰：不病之脉，不求其神，而神无不在也。有病之脉，则当求其神之有无。谓如六数七极，热也，脉中有力，即有神矣，为泄其热；三迟二败，寒也，脉中有力，即有神矣，为去其寒。若无力，即无神矣，将何恃耶？苟不知此而泄之去之，神将何以而生耶？故曰脉者，气血之先也；气血者，人之神也。

九候虽调肌肉大脱者不治

此岐伯欲人以脉合形也。盖形肉者，脾所主也。脾为中土，土者万物之母。观其形肉脱，则知脾坏于内而根本丧矣。即使九候虽调，犹未免于死也。形可以忽视乎哉？

男女异脉

男子以阳为主，两寸之脉常旺于尺。若寸弱尺盛者，肾不足也。肾不足则火盛，遗精淋浊，阴虚发热，咳嗽等症作矣。女人以阴为主，两尺脉常旺于寸。若尺弱寸盛者，上焦有余也。上有余下则亏，冲任不调，月事不准，崩带等症作矣。故不足固病，有余亦病，过犹不及也。

老少异脉

老弱之人，脉宜缓弱，若过旺者，病也。少壮之人，脉宜充实，若脉过弱者，亦病也。然尤有说焉，有老人脉旺而非躁，此天禀之厚，引年之叟也，名曰寿脉。若脉躁疾，有表无里，此孤阳也，其死近矣。有少年脉细而和缓，三部皆同，此天禀之静，清逸之士也，名曰清脉。

五脏六腑歌

《素问》曰：五脏者，藏精气而不泻，故满而不能实。六腑者，传化物而不藏，故实而不能满。

心脏歌

心脏身之精，小肠为弟兄。

心者一身之主，主藏精神，灵机莫测，应变无穷。主宰万事，无不是心经之运，故曰身之精。与小肠合为之表里，故曰弟兄。

象离随夏旺，属火向南明。

心为君火，象在离位，随夏而旺，向南而明，久之位也。

任物无纤巨，多谋最有灵。

任，承受也；纤，细也；巨，大也。心本虚灵，应事无迹，图谋事物，最是神灵。千绪万端，不问巨细，自能灵机应变。

内行于血海，外应舌将荣。

心生血，肝藏血。肝虽为血海，实由心经运行于肝也。舌乃心之苗，故外应之能荣，动而知味也。

七孔多聪慧，三毛上智英。

上智之人，心有七孔、三毛以通神明，自然聪颖智慧。若下愚者，未必有也。

反时忧不解，顺候脉洪平。

反时者，反其当时之脉也。心属火位，脉当浮洪，是为平脉。若反其时，脉当浮洪反得沉濡而细，是水克火也，故忧之不能解救矣。

液汗通津①润，声言爽气清。

心之液为汗，顺则通活津润。心之声为言，顺则气和语言清爽。

味苦颜赤色，喜黍恶炎蒸。

经云：其味苦，其色赤，其喜黍，其恶热是也。

伏梁秋得积，如臂系②脐萦。

心之积名曰伏梁，如手臂在脐上，环脐萦结而痛，以秋庚辛日得之。何也？乃肾病传心，心当传肺，肺以秋令适王，王者不受邪，心复还肾，肾不肯受，故当结为积。久不已，令人心烦。

顺视鸡冠色，凶看瘀血凝。

心属南方火位，视其色如鸡冠者顺，如瘀血黑结者逆，乃水来克火也，故曰凶。

诊时须审委，细察在精诚。

言诊脉之时，必审之委曲③，细察病源，要精诚，不致差误也。

实梦忧惊怪，虚翻烟火明。

心气实则热，热则故梦惊恐怪异之事。心气虚则怯，怯则火炎，故梦烟火光明之事。

称之十二两，大小与常平。

心重一十二两，附着于脊之第五椎，居肺下膈上，中有七孔三毛，盛精汁三合，主藏神，大小常等。《素问·灵兰秘典论》曰：心者君主之官，神明出焉。

小肠广二五，三丈一尺零。

小肠大二寸，半径八分，分之少半；长三丈一尺，盛谷二斗四升，水六升二合，合之大半；后附于脊，左环回积叠十六曲。《素问·灵兰秘典论》曰：小肠者受盛之官，化物出焉。

---

① 津：《勿听子俗解脉诀大全·心脏歌一》《脉诀刊误·心脏歌一》均作"皮"，义长。

② 系：《通真子补注王叔和脉诀·心脏歌一》《脉诀刊误·心脏歌一》均作"在"，义胜。

③ 委曲：指事情的经过，底细。

肝脏歌

肝脏应春阳，连枝胆共房。

肝属木，应春而发生，阳和之象也。与胆为表里，胆附于肝之短叶，故曰共房。

色青形象木，位列在东方。

肝之色青，象木，位在东方，属甲乙也。

含血荣于目，牵筋爪运将。

含，藏也。肝藏血而为血海，开窍于目，筋爪属肝，皆血之荣养运用也。故曰目得血而能视，掌得血而能握，指得血而能捻，足得血而能步。

逆时生恚怒，顺候脉弦长。

肝经不顺，则常得恚怒；如得弦长之脉，斯顺候也。

泣下为之液，声呼是本乡。

泣泪者，肝之液。呼者，肝之声。本乡者，出于本脏也。

味酸宜所纳，麻麦应随粮。

酸者肝之味，得酸则喜。纳麻者，肝之谷，故曰随粮。一曰麦，盖麻麦皆肝之谷也。

实梦山林树，虚看细草芒。

肝实则梦山林大树，肝虚则梦细草芒芒。

积因肥气得，杯覆胁隅旁。

肝之积名曰肥气，在左胁下，如覆杯，以季夏戊己①日得之。何也？乃肺病传肝，肝当传脾，脾以季夏适王，王者不受邪，肝复还于肺，肺不肯受，故留结为积。久不愈，令人发咳逆、痎疟②，连岁不已。

翠羽身将吉，颜同枯草殃。

观其颜色如翠羽之青者吉，如枯草之色者殃。

---

① 己：原作"巳"，据文义，当为形误。
② 痎（jiē）疟：两日一发的疟疾。

四斤余四两，七叶两分张①。

肝重四斤四两，左三叶右四叶，附着于脊之第九椎，主藏魂。《素问》曰：肝者将军之官，谋虑出焉。

胆长三寸许，三两三铢囊。

胆长三寸，重三两三铢，藏于肝之短叶。胆有上口而无下口，故曰囊。《素问》曰：胆者，中正之官，决断出焉。

脾脏歌

脾脏象中坤，安和对胃门。

脾属中央戊己土，在卦为坤，在时为四季。与胃相和而为表里，故曰对门。

旺时随四季，自与土为根。

脾属土，旺于四季，辰戌丑未之月，每季旺十八日。故《月令记》谓：土旺用事。

味甘涎是液，藏意色黄敦。

土之味本甘，其液乃化为涎，主藏意。黄乃土之色，敦厚乃土之性。

磨谷能消食，荣身本在温。

脾胃为饮食之脏腑，脾胃和则能消磨五谷。荣养身体，本在温暖，不宜大寒。故土暖则万物生，土寒则万物死。

应唇通口气，连肉润肌臀。

脾之华在唇之四白，故曰应唇。脾气通于口则知五味，以养肌肉。肉分气实，则肌臀肥泽。

形广长三五，膏凝散半斤。

脾重二斤三两，扁广三寸，长五寸，有散膏半斤裹之，主藏意，温五脏。"灵兰秘典论"云：脾胃者，仓廪之官，五味出焉。

顺时脉缓慢，失则气连吞。

---

① 张：《脉诀刊误·五脏歌》作"行"。

脾脉本和缓，如春风舞柳，曰顺。脉来凑指如鸟吞食之状，即雀啄屋漏之意，乃脾气衰也，故曰失。

实梦歌欢乐，虚争饮食分。

歌乐皆发于脾，实则气血充满，故梦歌欢。虚则脾胃空虚，故梦争食。

湿多成五泄，肠响若雷奔。

脾喜燥而恶湿，如受湿过多则湿寒相搏，故脾胃如雷鸣奔响而泄泻也。五泄注见《难经》。

痞气冬为积，皮黄四体昏。

脾之积名曰痞气，在胃脘，覆如盘，大小不一，以冬壬癸日得之。何也？此乃肝病传于脾，脾当传于肾，肾以冬月适王，王者不能受邪，故脾复还于肝，肝不肯受，因留结而为积。久不愈，令人四肢不能收，发为黄疸，饮食不为肌肤。

二斤十四两，三斗五升存。

胃重二斤十四两，大一尺五寸，径五寸，长二尺六寸。其形横屈，盛谷二斗，容水一斗五升而满。一日常消水谷五升，七日消尽水谷则死。《内经》曰：平人七日不食则死，即此之谓也。

肺脏歌

肺脏最居先，大肠通道宣。

肺为五脏之华盖，居于最上，故曰最先。大肠为之腑，主传导诸物。

象兑随秋旺，金属五行牵。

在卦为兑，在时为秋，在五行属金，居西方之位也。

皮与毛相应，魂将魄共连。

肺主气，外应于皮毛。故皮毛者，肺之属也。肝藏魂，肺藏魄。《内经》曰：阳动阴静则魂游于魄，阴动阳静则魄游于魂。故曰共连也。

鼻闻香臭辨，壅塞气相煎。

鼻乃肺之窍，肺气和则能辨物之香臭，肺气病则鼻气壅塞而不见宽也。

语过多成嗽，疮浮酒灌穿。

肺主气，语言过多则伤中气，恐成劳嗽。经曰叠言朗诵则伤气是也。酒乃湿热之物，过多则湿热之气熏蒸于肺，肺气既伤则多生齇鼻①或酒刺而浮于面者也。

猪膏凝者吉，枯骨命难痊。

肺本西方庚辛金也，其色白要如猪膏之白，光润滑泽者曰吉，不欲如朽木枯骨之白，神离气散也，曰凶。

本积息贲患，乘春右胁边。

肺之积名曰息贲，在右胁下，大如覆杯，以春甲乙日得之。何也？乃心病传肺，肺当传肝，肝以春适王，王者不受邪，肺复还心，心不肯受，故留结为积。久不已，令人洒淅②寒热，喘嗽，肺气壅塞。

顺时浮涩短，反即大洪弦。

肺得浮涩而短是本位，顺。脉若洪大而弦，反候也。大洪乃心脉，火克金也。兼弦是肝木乘肺金，气大弱也，故凶。

实梦兵戈竞，虚行涉水田。

肺属秋金，主肃杀之令，故肺实则梦兵戈争竞之事；虚则梦涉水田者，金水母子相亲也。

三斤三两重，八叶散分悬。

肺重三斤三两，六叶两耳，凡八叶，四垂如盖，附着于脊之第三椎，中有；十四孔，行列布分，以通诸脏之气。故肺为五脏之华盖，主藏魄。《素问》曰：肺者相傅之官，治节出焉。

大肠广四寸，二丈一尺连。

大肠重二斤十二两，大四寸，径一寸之少半，长二丈一尺，受谷一斗，水七升半，主传导糟粕。《素问》曰：大肠者，传导之官，变化出焉。又名回肠，以其周回叠积，故曰回。

---

① 齇（zhā）鼻：俗称酒糟鼻。

② 洒淅：寒颤貌。

肾脏歌

肾脏对分之，膀胱共合宜。

肾有两枚，相对而垂于腰之两旁。左为肾，右为命门，有水火之异焉。膀胱是其腑也。

旺冬身属水，在①北定无欺。

肾属水，旺于冬，位居北方，为主癸水也。

两耳通为窍，发骨髓其滋。

肾之窍通于耳，其司在听。发、骨髓皆属肾。故人发早白者，肾虚也；骨痿髓空者，肾败也。

味咸归藿豆，精志自相随。

咸者肾味，故喜而归之。藿，菜也。豆，五谷之一也。皆肾之谷也。肾藏精与志，故精志备，自然相随而无病也。

沉滑当是本，浮缓厄在脾。

肾脉本当沉滑，是平。若遇浮缓，乃脾脉，是土来克水，为贼邪，故厄。

色同乌羽吉，形似炭煤危。

肾属北方壬癸水，其色本黑，然要黑如乌羽者，光彩明润也，故曰吉。不欲如煤者，黑暗而灰滞也，故曰危。

冷即②多成唾，焦烦水易亏。

肾属水脏，喜温而不喜寒。如寒冷过多则火衰，火衰则水盛而多唾。焦枯烦躁，心火盛也，火盛则水亏而多渴。

奔豚脐下积，究竟骨将痿。

肾之积名曰奔豚，在于小腹，上至心下。若豚之状，或上或下，奔走

---

① 在：《通真子补注王叔和脉诀·肾脏歌一》《脉诀刊误·肾脏歌一》均为"位"，义长。
② 即：《通真子补注王叔和脉诀·肾脏歌一》《脉诀刊误·肾脏歌一》均为"积"，义胜。

无时，故曰奔豚，以夏丙丁日得之。何也？乃脾病传肾，肾当传心，心以夏适王，王者不受邪，肾复还于脾，脾不肯受，故留结为积。久不愈，令人喘逆，少气，骨痿。

实梦腰难解，虚行涉①水湄②。

腰者肾之府，肾实则精血留聚，故梦腰有所系。肾虚则精竭而水亏，故梦溺于水湄。

一斤余二③两，腰脊对相垂。

肾有两枚，形如豇豆，重一斤二两，附着于脊之十四椎下，各开一寸半，主藏精与志。《素问》曰：肾乃作强之官，伎巧出焉。

膀胱是其腑，九两零二铢。纵横广九寸，肾下少腹居。

膀胱重九两零二铢，纵广九寸，居少腹大肠之侧。小肠下口乃膀胱上口，水液由是渗入焉。所以膀胱有下口而无上口，盛溺九升九合。《素问》曰：膀胱乃州都之官，津液藏焉，气化则能出矣。

诊脉赋

经曰：荣行脉中，卫行脉外。故脉者为气血之前④，所以主宰荣卫而不可须臾失也。脉字从月，从永者，谓得此可永岁月也。古脉字从血从辰，所以使气血各依分派而行经络也。医家由此以识经络之虚实、脏腑之寒热，由虚实寒热以定药之君臣佐使、补泻温凉。故先哲曰：脉理通乎神明，乃医家之首务也。若诚能精于脉，则吉凶生死无不知矣。

欲测病兮死生，须详脉兮有灵。

---

① 涉：《勿听子俗解脉诀大全·肾脏歌一》《脉诀刊误·肾脏歌一》均作"溺"，义长。

② 水湄：水边、水岸。

③ 二：《通真子补注王叔和脉诀·肾脏歌一》《脉诀刊误·肾脏歌一》均为"一"。

④ 前：当为"先"。《中藏经·脉要论》曰："脉者，乃气血之先也。"

欲推测诸病之生死，则详诊六部之脉，必有灵验也。

左辨心肝之理，右察脾肺之情。

左手寸部诊心脉。关部诊肝脉。右手寸部诊肺脉。关部诊脾脉。

此为寸关所主，

心肝脾肺四脏，主于两手寸关部也。

肾即两尺分并。

肾有两枚，垂于腰之两旁。左为肾，属水；右为命门，属火。故肾在两尺部分诊也。细详见后。

三部五脏易识，

三部者，寸关尺也。五脏者，心肝脾肺肾也。此则容易认识，七诊九候须究心焉。

七诊九候难明。

七诊者：一静其心，存其神也；二忘外意，无思虑也；三均呼吸，定其气也；四轻指于皮肤之间，探其腑脉也；五稍重指于肌肉之间，取其胃气也；六再重指于骨上，取其脏脉也；七详察脉之往来息数也。九候者，三部之中各取浮中沉三法，三而三之，为之九候也。《内经》七诊九候法曰：七诊者，宜平旦，则如井之晨清且聚，一也；阴气未动，二也；阳气未散，三也；饮食未进，四也；经脉未盛，五也；络脉调匀，六也；气血未乱，七也，故乃可诊。至于仓卒病患，又不必拘于此论矣。九候者，三部各有浮中沉三候，三而三之，为之九候也。浮以候表，头面皮毛汗滕之属也；沉以候里，脏腑二便骨髓之属也；中者无过不及，非表非里而无病之可议，《中庸》所谓天下之正道也。反之者病。

昼夜循环荣卫，须有定数。

血为荣，气为卫。荣行脉中，卫行脉外。一昼一夜，行阳二十五度，行阴二十五度，荣卫共行五十度周于身，故日有定数也。详见《难经》。

男女长幼大小，各有殊形。

男子属阳，面南受气，寸强尺弱；女子属阴，面北受气，寸微尺盛；老人脉濡而缓；幼人脉数而急；肥人脉常沉；瘦人脉常浮。故各有殊形也。

复有节气不同，须知春夏秋冬。

五日为一候，三候为一气，三气为一节，二节为一季，四季为一岁。故一岁之中，有三百六十日，七十二候，二十四气，八节四季之令，与夫春温、夏热、秋凉、冬寒之气候，各有不同也。

建寅卯月兮木旺，脉弦长以相从。

正月建寅，二月建卯，乃足少阳胆经与足厥阴肝经木旺之时，二经相为表里。木当春而发生也，故其脉来弦而长。然弦长中要带和缓，为有胃气。余脏仿此。

当其巳午，心大而洪。

四月为巳，五月为午，乃手太阳小肠经与手少阴心经火旺之时，二经相为表里。火性炎上，故其脉来洪大也。

脾属四季，迟缓为宗。

四季，乃辰戌丑未之月也。当此之月，乃足太阴脾经与足阳明胃经土旺之时，二经相为表里。土性厚重，所以寄旺于四季，故其脉来和缓而迟也。

申酉是金为肺，微浮短涩宜逢。

七月为申，八月为酉，乃手太阴肺经与手阳明大肠经金旺之时，二经相为表里。肺居在上，其体轻浮，故其脉来短涩而微浮。

月临亥子，是乃肾家之旺，得其沉细而滑，各为平脉之容。

十月为亥，十一月为子，乃足少阴肾经与足太阳膀胱经水旺之时，二经相为表里。水性下流，故其脉来沉细而滑。

既平脉之不衰，

言诊五脏之脉，四时随经所旺而不衰，故为之平也。

反见鬼兮命危。

如春见短涩，夏见沉细，秋见洪大，冬见迟缓，四季见弦长，皆谓鬼贼相克之脉，故为相反而危殆也。

儿扶母兮瘥速，

若心见迟缓，肝见洪大，肺见沉细，脾见短涩，肾见长弦，是子来扶养于母，亦相生之道也，虽病易瘥。何也？经曰：从前来者为实邪，从后来者为虚邪。又曰：虚则补其母，实则泻其子。今心见脾脉，肝见心脉，是从前来之实邪也，故泻之而愈。

母抑子兮退迟。

谓肾病传肝，肝病传心，心病传脾，脾病传肺，肺病传肾，为母来传子，病虽不死，稽迟难愈。详见《难经》。

得妻不同一治，生死仍须各推。

我克者为妻，假如心得肺脉，肝得脾脉，谓夫得妻脉也。然妻来乘夫，虽不为正克，生死各有推断也。解见下文。

假如春得肺脉为鬼，得心脉乃是肝儿，肾为其母，脾则为妻。

五行木火土金水，相生者也；木土水火金，相克者也。假如春属肝木，见肺金脉，为克我之鬼贼也；见心脉，为我生之子也；见肾脉，为生我之母也；见脾脉，为我乘之妻也。其夏秋冬三季，皆仿此而推。详见五邪图。

春得脾而莫疗，冬得心而不治，夏得肺而难瘥，秋得肝亦何疑。

春得脾而莫疗者，盖言春中不见肝脉而独见脾者。春乃肝木，主令发生之时，而不见本脏之脉，是肝木自衰矣。又独是脾土之脉，恐土旺生金，金来刑木，故可畏也。若春令脉弦而带和缓，为木胜土之微邪，不足虑也。其夏秋冬三时，仿此而推。

此乃论四时休旺之理，明五行生克之义。

此二句结上文之意。

举一隅而为例，则三①隅而可知也。

隅，屋角也。言一隅既明，诸隅可知，一理既明，诸义可推也。

诊脉入式歌

左心膻中肝胆肾。

左者，左手寸关尺三部也。左寸诊心与膻中之脉，左关诊肝于胆之

---

① 三：原脱，据清大文堂本补。

脉，左尺诊肾与小肠、膀胱之脉。歌句中不言膀胱者，包不尽也。原诀中言左寸诊心与小肠之脉，右寸诊肺与大肠之脉者，特因心与小肠为表里，肺与大肠为表里也。殊不知脏腑经络虽有表里，而部位上下自有分别。岂可以大小肠在至下之位，而诊在至上之部者乎？滑伯仁以左尺候小肠膀胱前阴之病，右尺候大肠后阴之病，可称千古只眼，而终莫能正是伪。《脉诀》出，以讹承讹，而至于今。予今略为改正，其精察详审见《刊误》《质疑》《医统》《医证》《顺生微论》等书。详细见前图中。

右肺胸中脾胃命。

右者，右手寸关尺三部脉也。右寸诊肺与胸中之脉，右关诊脾胃之脉，右尺诊命门大肠之脉。歌句不言大肠者，亦包不尽也。按《内经》云：肾有两枚，形如豇豆，分列腰脊十四椎之两旁各开一寸五分。其两肾之中间陷中为之命门，盖一阳居于二阴之中，而成乎坎也。此为真元之根本，故曰命门。今以右尺为命门者，其说有自来也。人身五脏，左尺肾水而生左关肝木，左关肝木而生左寸心火，左寸心火而生右尺肾少火，右尺肾少火而生右关脾土，右关脾土而生右寸肺金，右寸肺金复生左尺肾水，是肾左属水而右属火明矣。人有重疾，而医诊右尺命脉以定生死吉凶者，盖五行惟火易灭，其次水易涸，金木土有形质之物而难尽。故诊右尺以知火之存灭，而定生死也。此火灭则无以生脾土，故死。此火存尚能生脾土，故可生。所以，世人多诊此脉以定生死。细详见前图中。

女人面北受气看，寸关尺部同断病。

男子面南受气，两寸向南，两尺向北，故寸脉常盛，尺脉常弱。女子面北受气，两尺向南，两寸向北，故寸脉常弱，尺脉常盛。诊得男子得女人脉为不足，女人得男子脉为太过，皆病也。是故，女人尺脉与男子尺脉常相反。其三部之候症，男女得病同断之。详见《难经》。

心与膻中居左寸，肝胆同归左关定。

心与膻中脉同居左手寸口，肝与胆脉同居左手关中也。

肾居尺脉合膀胱，

肾与膀胱脉同居左手尺部也。

小肠亦在此部询。

小肠虽与心为表里，而位在脐下，接连膀胱上口，故诊当同在左尺也。而《脉诀》云在左寸，岂不谬哉。

　　肺与胸中居右寸，脾胃脉从关里认。

　　肺与胸中之脉同居右手寸口，脾与胃脉同居右手关中。

　　右尺命门并大肠，

　　命门与大肠同居右手尺部。

　　用心仔细须寻趁。

　　言医人仔细寻察病人之脉，必六部之中往来各得其平而相趁也。

　　若诊他脉覆手取，要自看时仰手认。

　　此言以手诊脉之法也。若诊他人之脉，必覆着手取。要看自己之脉，必仰着手认也。

　　三部须教指下明，九候了然心里印。

　　三部者，寸关尺也。寸为上部，关为中部，尺为下部。上部法天，候胸中以上至头之有疾者也；中部法人，候膈以下至脐之有疾者也；下部法地，候脐以下至足之有疾也。三部之中，各得浮中沉三候。浮于上为阳，以候表；沉于下为阴，以候里；不浮不沉，上下之间谓之中，阴阳相半，以候胃气。诊脉之际，必教三部指下分明，九候了然印于心，何愁疾之不瘳也。

　　大肠共肺为传送，

　　经云：大肠者，传导之官，变化出焉，能传化糟粕而出也。肺不能传送，大肠乃肺之腑，故连言之。

　　心与小肠为受盛。

　　经云：小肠者，受盛之官，化物出焉。心不能化物，小肠乃心之腑，故连言之。

　　脾胃相通五谷消，

　　脾胃者，仓廪之官，五味出焉。脾近于胃而膜相连，故能相通运化而五谷消矣。《内经》曰：肝之谷麦，心之谷黍，脾之谷粱，肺之谷稻，肾之谷豆，是五谷以配五脏，学者当知。

　　膀胱肾合为津庆。

　　膀胱者，州都之官，津液藏焉，气化则能出矣。肾主五液，膀胱与肾连合而津液流通，乃为身之庆也。

三焦位居上下中，自在胸腹皆相应。

三焦者，上焦中焦下焦也。"灵兰秘典论"曰：上焦在心下下膈，主纳而不出。心肺若无上焦，何以宗主荣卫？中焦在胸中腕，主不上不下。脾胃若无中焦，何以腐熟水谷？下焦在脐下一寸，主出而不纳。肝肾若无下焦，何以流①决津液？所以分上中下三部，在于胸膈腹间，上下相应，而运用无穷也。《灵枢经》曰：上焦如雾，中焦如沤，下焦如渎。此以膈②为上焦气之原也，胸为中焦血之原也，腹为下焦水之原也。位分不同，而治③主亦异。吕氏曰：三焦者，如天地有三元，生成万物④也。人法天地，故有三焦。所以，宗主荣卫，腐熟水谷，流决津液而荣养百骸也。元者，元气也。天地若无上元，何以运行日月星斗，更迭寒暑。天地若无中元，何以运行风云雷雨，霜雪冰雹，阴晴晦明。天地若无下元，何以生长五谷草木山林，及江河湖海滔滔不息也。沈氏曰：吕氏拉出三元喻三焦，深有意趣，此发前人未发之意。

肝胆同为精⑤液腑⑥，能通眼目为清净。

肝之窍开于目，而胆附于肝，故肝胆同运则津液自生，上通眼目，清明净亮也。

智者能调五脏和，自然察认诸家病。

言高明上智之士，自能调和五脏六腑，察认诸家之病也。

掌后高骨号为关，骨下关脉形宛然。

掌之后高骨，乃手腕骨也。关脉见此骨下。

次第推排三部脉，配合天地人三元。

下指先定准关脉，为之中部，然后安排上下二部。上部法天，即寸

---

① 流：此字原漫漶，据清大文堂本补。漫漶：书版，石刻等因年代久远遭磨损而模糊不清。

② 膈：此字原脱，据清大文堂本补。

③ 治：此字原漫漶，据清大文堂本补。

④ 万物：此二字原漫漶，据清大文堂本补。

⑤ 精：《脉诀刊误·诊候入式歌》作"津"。

⑥ 腑：《脉诀刊误·诊候入式歌》作"府"。

也；中部法人，即关也；下部法地，即尺也，是以譬之三元。

关前为阳名寸口，关后为阴名尺泽。

关以上谓之前，属阳，名寸口；关以下谓之后，属阴，名尺泽；关界乎中也。《难经》曰：从关至尺泽穴当一尺，故名曰尺，为阴之所治也。从关至鱼际穴当一寸，故名曰寸，为阳之所治也。又阴得尺中一寸，阳得寸内九分，始终一寸九分，故曰尺寸也。

关前关后别阴阳，察脉根源应不忒①。

关前为阳，关后为阴。浮②脉为阳，沉脉为阴。浮主于表，沉主于里。此言尺寸③俱有浮沉阴阳，非止寸口独有浮，尺部独有沉也。知乎此，则察病根源岂有差忒哉！

一息四至号平和，更加一至亦无痾④。

一呼一吸为一息。一息之间，脉来四至为平和，若得五至，亦无病也。经曰：呼出心与肺，吸入肝与肾。脾受谷气于中，在呼吸之间也。

三迟二败冷危困，六数七极热生多。

一息三至曰迟，二至曰败，皆阴太过而阳不及，由寒冷之所致也。一息六至曰数，七至曰极，皆阳太过而阴不及，由热之所致也。

八脱九死十归墓，十一十二绝魂嗟⑤。

一息八至，是阳覆于阴也，阴不胜阳则脱。一息九至，是阳阐于阴也，无阴则死。十至亦然。十一、十二至，皆是阴阳并绝之脉也。

一息一至着床害，两息一至死非怪。

一息一至、两息一至者，总皆阴阳并绝之死脉，故曰非怪。

迟冷数热古今传，《难经》越度分明载。

迟则为冷，数则为热。冷则为阴，热则为阳。人之脉，一息四至五至为平，六至以上皆为之热，三至以下皆为之冷。而秦越人《难经》内，其

---

① 忒（tè）：差错。

② 浮：此字原脱，据清大文堂本补。

③ 尺寸：此二字原脱，据清大文堂本补。

④ 痾（ē）：病。如痾癖、痾痕。

⑤ 嗟（jiē）：文言叹词。《脉诀刊误·诊候入式歌》作"瘥"。

法度已载之明白矣。此二句总结上文之意。

热积生风冷生气，用心指下叮咛记。

热积多则生风，冷积多则动气，此则重申冷热之意也。总之，叮咛医家要用心于指下，审察寒热虚实之理也。

春弦夏洪秋似毛，冬石依经分节气。

春季肝木主令，其脉当弦。夏季心火主令，其脉当洪。秋季肺金主令，其脉当浮涩而短曰毛。冬季肾水主令，其脉当沉细而滑曰石。然四时之脉，必依经旨①，合节气而见为顺也。反则为病矣。

阿阿缓若春杨柳，此是脾家居四季。

阿阿，宽舒之貌。言脾脉譬如春之杨柳，其风和，其枝嫩，动摇宽舒缓慢，则是脾之正脉。然脾经旺于四季，辰戌丑未之月各主十八日。当此之时，土王用事而脾家更健旺也。

在意专心察细微，灵机晓解通玄记。

此言为医者，必专心在意，沉潜体悟脉理之精微，则识病之应变灵机自然晓悟之，岂不通玄哉。

浮芤滑实弦紧洪，名为七表属阳宫。

此七脉者，皆属乎表，阳也。

微沉缓涩迟并伏，濡弱为阴八里同。

此八脉者，皆属乎里，阴也。

长短虚细促动结，代革同归九道中。

此九脉者，属乎阴阳相半。如长动促，阳也；短虚细结代革，阴也。

更有数牢散三脉，二十七脉名须穷。

数与牢者，阳也。散者，阴也。

血荣气卫定息数，一万三千五百通。

血为荣，气为卫。荣行脉中，卫行脉外，昼夜周流运行不息。一日一夜，呼吸定息，通计一万三千五百息也。

昼夜八百一十丈，呼吸定息六寸行。

---

① 旨：原脱，据清大文堂本补。

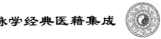

凡人之一呼一吸为一息，脉行六寸。昼夜以一万三千五百息算之，共行八百一十丈也。

十二经络周流遍，一十六丈二尺零。

十二经络始于手太阴肺经，终于足厥阴肝经，共长十六丈二尺。昼夜循环五十度算之，得八百一十丈。

［批］以下诸脉主病。

浮风芤血滑多痰，

浮主风者，风气浮荡也。芤主血虚失血，血属阴，阴道常乏，故中间空也。滑主血多，随气壅上为痰。

实热弦劳紧痛间。

实主气，实有热，血随气行，气血俱热也。弦主劳伤，气血拘敛也。紧主邪搏，气血沸乱，故痛也。

洪热微寒脐下积，

洪乃气血燔灼，表里热极。微乃气血虚寒，脐下冷积，作①痛作泻。

沉因气痛缓皮顽。

沉为气郁于里，故疼痛。缓若非时得之，则气血不周，故皮肤顽痹麻木也。

涩则伤精阴血败，

涩主精血枯燥，男子得之房劳伤精，女子有胎得之为胎中少血作痛，无孕得之为瘀血滞也。

又闻迟冷伏关格②。

迟为阳虚里寒，多见冷症。伏乃阴阳潜伏，主关格闭塞也。

濡多自汗偏宜老，

濡主气血衰疲，阳虚自汗。老人气血已衰，故宜。壮年气血强壮，故危。

弱脉精虚骨体酸。

---

① 作：原脱，据清大文堂本补。
② 关格：原为"格关"，据文义改。

弱脉主真元精气虚极，骨髓空虚，故作酸痛。若年老之人得之，亦无妨也。

长则气理短则病，

长为气血有条理而不乱，虽有病易治。短为气血衰少，又主酒病，因酒多伤神故也。

诸病见短难治。

细为气乏代衰然。

细本元气不足，精血虚乏也。代乃元气衰极，他脏代至死脉也。

促为热极结为积，

促乃阳盛而阴不相济，热蓄于里也。结乃阴盛而阳不相入，内外邪滞为积也。

虚惊动脱血频来。

虚主气血俱虚，故多恍惚惊悸，又主伤暑自汗。动亦虚劳之脉，主脱而崩中、漏下、泄痢，血分之疾也。

数则心烦大病进，

数乃热极之脉也，主心烦发狂，大热之症。

［批］大亦洪盛之脉。大为邪盛，气血虚弱，不能相制，故病进也。

革为精漏血虚寒。

革乃变易血气去留常度，男子不交精泄，女子崩中漏下，有孕为半产。总之，虚寒怪脉也。

牢坚里急心腹痛，

牢为邪气在里，故里急心腹疼痛也。

散似杨花气不全。

散乃真气离散之意，故知气不全也。

［批］以下诸脉，相类相反，主病有同有异。

按平弦而若紧，欲识涩而似微。浮芤其状相反，沉伏殊途同归。洪与实而形同仿佛，濡与弱而性带依稀。滑动体殊不一，革牢按之似疑。缓比迟之小快，结促指下疾迟。虚散薄而无力，代则歇而中止。

各脉形状，俱详见于后。但此等脉体有相类者，有相反者，有主病相同者，有主病相异者，总在医家临期审辨而施治之。又诸脉相类歌曰："浮似芤，芤则中断浮不断。浮似洪，力薄为浮厚者洪。浮似虚，轻手为浮无力虚。滑似动，滑珠朗朗动混混。滑似数，滑利往来数至多。实似革，革按不移实大长。弦似紧，弦言有力紧言象。洪似大，大按无力洪有力。微似涩，涩短迟细微如毛。沉似伏，伏极其沉深复深。缓似迟，缓均迟之仍小快。迟似涩，迟息三至涩短难。弱似濡，濡力柔薄弱如无。结促代，结缓促数止无定，代歇有常命鲜回。散似大，散形缓慢里全无，大则其中还翕翕①。"

先辨此情，后论其理，更复通于药性，然后可以为医。

此言为医者，既能辨诸脉之情，又能论五行生克之理，更复通于药性温凉补泻之法，斯乃可以为医也。

既已明其诸脉，须知疾之所有。

既明诸脉之形，则主病之寒热虚实无不②知矣。

[批] 以下论三部诸脉主病。

寸脉急而头痛，弦为心下之咎。紧是肚痛之征，缓即皮顽之候。微微冷入胸中，数数热居胃口。滑主痰多，涩而血少。胸连胁满，只为洪滑而莫差。项引背痛，多缘沉紧而不谬。

此一节论寸口诸脉之主病也。

更过关中，浮缓不餐。紧牢痛满，喘急难痊。弱以数分，胃之虚热。弦以滑分，胃之食痰。微涩心下胀满，沉分膈上吞酸。弱即宜为虚视，沉实须作食看。下肿缘濡，女萎散疗之在急，水症因伏，牵牛汤泻则令安。

此一节，论关中诸脉之主病也。

尔乃尺中脉滑，定知女经不调。男子遇此之候，必主小腹难消。伏脉谷兮不化，微即腹痛无慆慆者，赖也。数缘内热便壅

① 翕翕：翕，动也，盛也。翕翕，即一张一合之貌。
② 无不：此二字原脱，据清大文堂本补。

第二辑

大小便壅塞也，迟是寒于下焦。胃冷呕逆涩候，腹胀阴疝弦牢。紧则痛居其腹，沉乃疾在其腰。濡数浮芤，皆主小便赤涩。细详如此之候，何处能逃。

此一节论尺部诸脉之主病也。

［批］以下论妇人妊娠脉。

若问女子何因，尺中不绝胎脉方真。

不绝，谓脉滑而流利不绝也。肾居尺部，男子藏精，女子系胞，若脉滑而流利必有孕矣。

太阴洪而女孕，太阳大而男娠。

太阴指右手，谓手足太阴皆在右手也；太阳指左手，谓手足太阳皆在左手也。

若遇俱洪而当双产，此法推之其验若神。

若两手俱洪，谓阴阳俱盛，必双胎也。

月数断之，各依其部。假令中冲者动，此乃将及九旬。

《灵枢经》曰：中冲应足阳明胃经，少冲应手太阳小肠，太冲应手阳明大肠。故知中冲主三四个月，少冲主五六个月，太冲主七八个月。今则中冲足阳明胃脉滑疾而动，知受孕三月矣。余经仿此。

［批］此以下论七绝脉。

患者欲知生死，须详脉之动止。

此言要知患者之生死吉凶，须详脉之动状也。此以下，论诸脉之死候也。

弹石劈劈而又急，

劈劈，逼迫之貌。弹石之脉，若坚硬之物击于石上，劈劈然寻之却散①绝。此肾气已绝，胃气空虚也。

解索散散而无聚。

解索之脉，犹解乱索之状，指下数动，乍疏乍数，无复②次序。缘精

---

① 散：原脱，据清大文堂本补。
② 复：原脱，据清大文堂本补。

枯血竭，心脾两绝也。

雀啄顿木而又住，

雀啄之脉，犹雀啄食，连连凑指且坚且锐，忽然顿绝，良久复来。此肝经绝也。

屋漏将绝而复起。

屋漏之脉，状如屋上之水残漏于地，良久一滴，四畔溅起无力。此皆脾胃衰绝，心肺败也。

虾游冉冉而进退难寻，

虾游之脉，若虾之游水，始则冉冉不动，少焉瞥①然惊跳而去，杳然不见，良久指下又准前来。此脾胃两绝，魂离魄散也。

鱼翔澄澄而迟疑掉尾。

又曰鱼翔，犹鱼之在水中，头身贴然不动而尾悠摇之状，良久倏然沉没。此心气已绝，荣卫两亡，五脏俱败也。

釜沸之脉涌如羹，一占此脉旦夕死。

釜沸之脉在皮肤间，有出无入，泅泅如羹上波。旦诊夕死，夕诊旦死，脏气绝矣。

嗟乎！遇此之候，定不能起。总②有丸丹，天命而已。

此结上文之意，见此七种脉则不可治也。

复有困重沉沉，声音劣劣。寸关虽无，尺犹不绝。往来息均，踝中不歇。如此之流，何忧殒灭。

沉沉，是神昏也。劣劣，是少气也。息均，是脉息调匀也。踝中不歇，是足太溪之脉动而不止也。流，类也。殒灭，是殁灭。言上七脉一见，则不可治也。若遇此类之病，尚可治之，须参芪大补之。

经文具载，树无叶而有根。人困如斯，垂死乃当更治。

此结上文之意。详《难经·十四难》，谓人之有尺，如树之有根，虽沉困犹可治也。

---

① 瞥：短暂地看看。此处意谓"很快地"。
② 总：《勿听子俗解脉诀大全·脉赋》作"纵"，义胜。

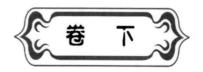

濒湖二十七脉歌

此李时珍奇经八脉内者，其理精详，其词简要。诸家脉莫妙于此，故摘入之。

浮 阳也

浮脉，举之有余，按之不足《脉经》。如微风吹鸟背上毛，厌厌聂聂轻泛貌，如循榆荚①《素问》。如水漂木崔氏。如捻葱叶黎氏。

浮脉法天，有轻清在上之象。在卦为乾，在时为秋，在人为肺，又谓之毛。太过，则中坚旁虚，如循鸡羽，病②在外也；不及，则气来毛微，病在中也。《脉诀》言寻之如太过，乃浮兼洪紧之象，非浮脉也。

［体状诗］浮脉惟从肉上行，如循榆荚似毛轻。三秋得令知无恙，久病逢之却可惊。

［相类诗］浮如木在水中浮，浮大中空乃是芤。拍拍而浮是洪脉，来时虽盛去悠悠。

---

① 如循榆荚：《素问·平人气象论》篇为"如落榆荚"。张介宾注曰："如落榆荚，轻浮和缓貌。"

② 病：此字原脱，据《濒湖脉学·浮脉》补。

浮脉轻平似捻葱，虚来迟大豁然空。浮细而柔①方为濡，散似杨花无定踪。

〔浮而有力为洪，浮而迟大为虚，虚甚为散。浮而无力为芤，浮而柔细为濡。〕

［主病诗］浮脉为阳表病居，迟风数热紧寒拘。浮而有力多风热，无力而浮是血虚。

寸浮头痛眩生风，或有风痰聚在胸。关上土衰兼木旺，尺中溲便不流通。

〔浮脉主表，有力表实，无力表虚。浮迟中风，浮数风热，浮紧风寒，浮缓风湿，浮虚伤暑，浮芤失血，浮洪虚热，浮散劳极。〕

沉阴也

沉脉，重手按至筋骨乃得《脉经》。如绵裹砂，内刚外柔杨氏。如石投水，必极其底。

〔沉脉法地，有渊泉在下之象。在卦为坎，在时为冬，在人为肾，又为之石，亦曰营。太过则如弹石，按之益坚，病在内②也；不及则气来虚微，去如数者，病在中也。《脉诀》言缓度三关，状如烂绵者，非也。沉有缓数及各部之沉，烂绵乃弱脉，非沉也。〕

［体状诗］水行润下脉来沉，筋骨之间软滑匀。女子寸兮男子尺，四时如此号为平。

［相类诗］沉帮筋骨自调匀，伏则推筋着骨寻。沉细如绵真弱脉，弦长实大是牢形。

〔沉行筋间，伏行骨上。牢大有力，弱细无力。〕

［主病诗］沉潜水蓄阴经病，数热迟寒滑有痰。无力而沉虚与气，沉而有力积并寒。

---

① 浮细而柔：《濒湖脉学·浮脉》作"浮而柔细"。

② 内：《濒湖脉学》作"外"。

寸沉痰郁水停胸，关主中寒痛不通。尺部浊遗并泄痢，肾虚腰及下元恫①。

沉脉主里，有力里实，无力里虚。沉则为气，又主水蓄。沉迟痛②冷，沉数内热，沉滑痰食，沉涩气郁，沉弱寒热，沉缓寒湿，沉紧冷痛，沉牢冷积。

迟_{阴也}

迟脉，一息三至，去来极慢《脉经》。

迟为阳不胜阴，故脉来不及。《脉诀》言重手乃得，是有沉无浮。一息三至，甚为易见。而曰隐隐，曰状且难，是涩脉矣，其谬可知。

［体状诗］迟来一息至惟三，阳不胜阴气血寒。但把浮沉分表里，消阴须益火之源。

［相类诗］脉来三至号为迟，小快③于迟作缓持。迟细而难知是涩，浮而迟大以虚推。

三至为迟，有力为缓，无力为涩，有止为结。迟甚为败，浮大而软为虚。黎氏曰：迟小而实，缓大而慢，迟为阴盛阳衰，缓为卫盛营弱，宜别之。

［主病诗］迟司脏病或多痰，沉痼癥瘕仔细看。有力而迟为冷痛，迟而无力定虚寒。

寸迟必是上焦寒，关主中寒痛不堪。尺是肾虚腰脚重，溲便不禁疝牵丸。

迟脉主脏，有力冷痛，无力虚寒。浮迟表寒，沉迟里寒。

数_{阳也}

数脉，一息六至《脉经》。脉流薄疾《素问》。

---

① 恫（tōng）：病痛。《濒湖脉学》为"痌"字。
② 痼（gù）：经久难治愈的。
③ 快：《濒湖脉学》为"驶"（jué）。

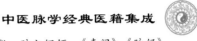

数为阴不胜阳，故脉来太过。浮沉迟数，脉之纲领。《素问》《脉经》皆为正脉。《脉诀》立七表八里，而遗数脉，止歌于心脏，其妄甚矣。

[体状诗] 数脉息间常六至，阴微阳盛必狂烦。浮沉表里分虚实，惟有儿童作吉看。

[相类诗] 数比平人多一至，紧来如数似弹绳。数而时止名为促，数见关中动脉形。

数而弦急为紧，流利为滑。数而时止为促，数甚为极。数见关中为动。

[主病诗] 数脉为阳热可知，只将君相火来医。实宜凉泻虚温补，肺病秋深却畏之。

寸数咽喉口舌疮，吐红咳嗽肺生疡。当关胃火并肝火，尺属滋阴降火汤。

数脉主腑，有力实火，无力虚火。浮数表热，沉数里热。气口数实肺痈，数虚肺痿。

滑 阳中阴也

滑脉，往来前却，流利展转，替替然①如珠之应指《脉经》。漉漉如欲脱。

滑为阴气有余，故脉来流利如水。脉者，血之府也。血盛则脉滑，故肾脉宜之。气盛则脉涩，故肺脉宜之。《脉诀》言按之即伏，三关如珠，不进不退，是不分浮滑、沉滑、尺寸之滑也。今正之。

[体状并相类诗] 滑脉如珠替替然，往来流利却还前。莫将滑数为同类，数脉惟看至数间。

滑则如珠，数则六至。

[主病诗] 滑脉为阳元气衰，痰生百病食生灾。上为呕吐下蓄血，女脉调时定有胎。

---

① 替替然：交替往来。比喻滑脉应指如珠往来流利。

寸滑膈痰生呕吐，吞酸舌强或咳嗽。当关宿食肝脾热，渴痢癫①淋看尺部。

滑主痰饮。浮滑风痰，沉滑食痰，滑数痰火，滑短宿食。《脉诀》言关滑胃寒，尺滑脐似水，与《脉经》言关滑胃热、尺滑蓄血、妇人经病之旨相反。其谬如此。

涩阴也

涩脉，细而迟，往来难，短且散，或一止复来《脉经》。参伍不调《素问》。如轻刀刮竹《脉诀》。如雨沾沙通真子。如病蚕食叶。

涩为阳气有余，气盛则血少，故脉来塞滞，而肺脉宜之。《脉诀》言指下寻之似有，举之全无，与《脉经》所云，绝不相干。

［体状诗］细迟短涩往来难，散止依稀应指间。如雨沾沙容易散，病蚕食叶慢而艰。

［相类诗］参伍不调名曰涩，轻刀刮竹短而难。微似秒芒②微软甚，浮沉不别有无间。

细迟短散，或时一止，曰涩。极细而软，重按若绝，曰微。浮而柔细，曰濡。沉而柔细，曰弱。

［主病诗］涩缘血少或伤精，反胃亡阳汗雨淋。寒湿入营为血痹，女人非孕即无经。

寸涩心虚痛对胸，胃虚胁胀察关中。尺为精血俱伤候，肠结溲淋或下红。

涩主血少精伤之病，女人有孕为胎病，无孕为败血。杜光庭云：涩脉独见尺中，形同代者③为死脉。

---

① 癫（tuí）：病名。癫又称癫疝、阴癫，是肠癫、气癫、水癫、卵胀之总称。
② 秒芒：谷物种子壳上芒。在此喻细微、微小。
③ 形同代者：《濒湖脉学·涩脉》为"形散同代"。

虚 阴也

虚脉，迟大而软，按之无力，隐指豁豁然空《脉经》。

崔紫虚①云形大力薄，其虚可知。《脉诀》言寻之不足，举之有余，止言浮脉，不见虚状。杨仁斋②言状似柳絮，散漫而迟。滑氏言散大而软。皆是散脉，非虚也。

[体状并相类诗] 举之迟大按之松，脉状无涯类谷空。莫把芤虚为一例，芤来浮大似慈葱。

虚脉浮大而迟，按之无力。芤脉浮大，按之中空。虚为血虚，芤为脱血。浮散二脉，见浮脉。

[主病诗] 脉虚身热为伤暑，自汗怔忡惊悸多。发热阴虚须早治，养荣益气莫蹉跎。

血不荣心寸口虚，关中腹胀食难舒。骨蒸痿痹伤精血，却在神门两部居。

经曰：血虚脉虚。曰：气来虚微为不及，病在内。曰：久病脉虚者死。

实 阳也

实脉，浮沉皆得，脉大而长，微弦应指幅幅③然《脉经》。

幅幅，坚实貌。《脉诀》言如绳应指来，乃紧脉，非实脉也。

[体状诗] 浮沉皆得大而长，应指无虚幅幅强。热蕴三焦成壮火，通肠发汗始安康。

---

① 崔紫虚：即崔嘉彦，字希范，号紫虚、紫虚道人，人称"崔真人"。南宋医学家，道士。著有《紫虚脉诀》《紫虚真人四原论》等著作。

② 杨仁斋：即杨士瀛，学登父，号仁斋。南宋医家。著有《仁斋直指方论》《伤寒类书活人书总括》等书。

③ 幅幅：胀满的样子。此指实脉指下盈实感。

265·

第二辑

[相类诗] 实脉浮沉有力强，紧如弹索转无常。须知牢脉帮筋骨，实大微弦更带长。

> 浮沉有力为实，弦急弹指为紧，沉而实大微弦而长为牢。

[主病诗] 实脉为阳火郁成，发狂谵语吐频频。或为阳毒或伤食，大便不通或气疼。

寸实应知面热风，咽疼舌强气填胸。当关脾热中宫满，尺实腰肠痛不通。

> 经曰：血实脉实。曰：脉实者水谷为病。曰：气来实强是谓太过，病自外也。《脉诀》言尺实小便不禁，与《脉经》尺实小腹痛小便难之说，何反？洁古不知其谬，诀为虚寒，药用姜附，愈误矣。

长_{阳也}

长脉，不大不小，迢迢自若_{朱氏}。如循①长竿末梢为平，如引绳如循长竿为病《素问》。

> 长脉有三，在时为春，在人为肝，在症为有余之病。又曰：心脉长，神强气壮；肾脉长，蒂固根深。经曰：长则气治。皆言平脉也。

[体状并相类诗] 过于本位脉名长，弦则非然但满张。弦脉与长争较远，良工尺度自能量。

> 实牢弦紧，皆兼长脉。

[主病诗] 长脉迢迢大小匀，反常为病似牵绳。若非阳毒癫病病，即是阳明热势深。

> 长主有余之病。

短_{阴也}

短脉，不及本位《脉诀》，应指而回，不能满部《脉经》。

---

① 循：《濒湖脉学·长脉》作"揭"。

滑伯仁云：短脉两头无，中间有，不及本位，乃气不足以前导其血也。戴同父云：短脉只见尺寸，若关中见短，上不通寸，下不通尺，是阴阳绝脉，必死矣，故关不诊短。黎居士云：长短未有定体，诸脉举按之，附过于本位者为长，不及本位者为短。长脉属肝，宜于春，短脉属肺，宜于秋。但诊肝肺，长短自见。

[体状并相类诗] 两头缩缩名为短，涩短迟迟细且难。短涩而浮秋见喜，三春为贼有邪干。

涩微动结，皆兼短脉。

[主病诗] 短脉惟于尺寸寻，短而滑数酒伤神。浮为血涩沉为痞，寸主头疼尺腹疼。

经曰：短则气病，短主不及之病。滑氏曰：短脉为阴中伏阳，为三焦气壅，为宿食不消。

洪_{阳也}

洪脉，指下极大《脉经》。来盛去衰《素问》。来大去长_{通真子}。

洪脉，在卦为离，在时为夏，在人为心。《素问》谓之大，亦曰钩。滑氏曰：来盛去衰，如钩之曲，上而复下，应血脉来去之象。象万物敷布下垂之状。詹炎举言如环珠者，非。《脉诀》云季夏宜之，秋季冬季，发汗通肠，俱非洪脉所宜，盖谬也。

[体状诗] 脉来洪盛去还衰，满指滔滔应夏时。若在春秋冬月分，升阳散火莫狐疑。

[相类诗] 洪脉来时拍拍然，去衰来盛似波澜。欲知实脉参差处，举按弦长愊愊坚。

洪而有力为实，实而无力为洪。

[主病诗] 脉洪阳盛血应虚，相火炎炎热病居。胀满胃翻须

早治，阴虚泻痢可踌躇①。

寸洪心火上焦炎，肺脉洪时金不堪。肝火胃虚关内察，肾虚阴火尺中看。

> 洪主阳盛阴虚之病，泄痢失血久嗽者忌之。经曰：形瘦脉大多气者死。曰：脉大则病进。

微 阴也

微脉，极细而软，按之如欲绝，若有若无《脉经》。细而稍长戴氏。《素问》谓之小，又曰气血微则脉微。

[体状并相类诗] 微脉轻微瀌瀌乎，按之欲绝有如无。微为阳弱细阴弱，细比微兮略较粗。

> 轻诊即见，重按如欲绝者，微也。往来如线而常有者，细也。仲景曰：脉瞥瞥如羹上肥者②，阳气微；萦萦如茧丝细者，阴气衰。长病得之死，卒病得之生。

[主病诗] 气血微兮脉亦微，恶寒发热汗淋漓。男为劳极诸虚候，女作崩中带下医。

寸微气促或心惊，关脉微时胀满形。尺部见之精血弱，恶寒消瘅痛呻吟。

> 微主久虚血弱之病。阳微恶寒，阴微发热。《脉诀》云：崩中日久为白带漏下，时多骨髓枯。

紧 阳也

紧脉，来往有力，左右弹人手《素问》。如转索无常仲景。数

---

① 踌躇：《濒湖脉学》为"愁如"。
② 脉瞥瞥……肥者：状其脉似有若无，浮而无力。

如切绳《脉经》。如纫箄线①丹溪。

紧，乃热为寒束之脉，故急数如此，要有神气。《素问》谓之急。《脉诀》言寥寥入尺来，崔氏言如线，皆非紧状。或以浮紧为弦，沉紧为牢，亦近似耳。

［体状诗］举如转索切如绳，脉象因之得紧名。总是寒邪来作寇，内为腹痛外身疼。

［相类诗］见弦实。

［主病诗］紧为诸痛主于寒，喘咳风痫吐冷痰。浮紧表寒须发越，沉紧温散自然安。

寸紧人迎气口分，当关心腹痛沉沉。尺中有紧为阴冷，定是奔豚与疝疼。

诸紧为寒为痛，人迎紧盛伤于寒，气口紧盛伤于食，尺紧痛居其腹，沉乃疾在其腹。中恶浮紧，咳嗽沉紧，皆主死症。

缓 阴也

缓脉，去来小驶于迟《脉经》。一息四至戴氏。如丝在经，不卷其轴，应指和缓，往来甚匀张太素。如初春杨柳舞风之象杨玄操。如微风轻飐柳梢滑伯仁。

缓脉在卦为坤，在时为四季，在人为脾。阳寸阴尺，上下同等。浮大而软无有偏胜者，平脉也。若非其时，即为有病。缓而和匀，不浮不沉，不疾不徐，不微不弱者，即为胃气。故杜光庭云：欲知死期何以取，古贤推定五般土。阳土须知不遇阴，阴土遇阴当细数。详《玉函经》。

［体状诗］缓脉阿阿四至通，柳梢袅袅飐轻风。欲从脉里求神气，只在从容和缓中。

［相类诗］见迟脉。

---

① 如纫箄（pái）线：箄，大的筏子。"如纫箄线"喻紧脉的脉象如连接竹筏的绳索那样紧张有力。

第
二
辑

　　［主病诗］缓脉营衰卫有余，或风或湿或脾虚。上为项强下
痿痹，分别浮沉大小区。寸缓风邪项背拘，关为风眩胃家虚。
神门濡泄或风秘，或是蹒跚足力迂。

　　浮缓为风，沉缓为湿。缓大风虚，缓细湿痹，缓涩脾虚，缓弱气虚。
《脉诀》言缓主脾热口臭、反胃、齿痛、梦鬼之病，出自杜撰，与缓脉
无干。

芤阳中阴也

　　芤脉，浮大而软，按之中央空，两边实《脉经》。中空外实，
状如慈葱。

　　芤，慈葱也。《素问》无芤名。刘三点云：芤脉何似绝类慈葱，指下
成窟，有边无中。戴同父云：营行脉中，脉以血为形。芤脉中空，脱血之
象也。《脉经》云：三部脉芤，长病得之生，卒病得之死。《脉诀》言两头
有，中间无，是脉断截矣。又言主淋沥，气入小肠，与失血之候相反，真
误世不小。

　　［体状诗］芤形浮大软如葱，按之旁有中央空。火犯阳经血
上溢，热侵阴络下流红。

　　［相类诗］中空旁实乃为芤，浮大而迟虚脉呼。芤更带弦名
曰革，芤为亡血革血虚①。

　　［主病诗］寸芤积血在于胸，关内逢芤肠胃痈。尺部见之多
下血，赤淋红痢漏崩中。

弦阳中阴也

　　弦脉，端直以长《素问》。如张弓弦《脉经》。按之不移，绰
绰如按琴瑟弦《巢氏》。状若筝弦《脉诀》。从中直过，挺然指下

---

　　①　芤为亡血革血虚：《濒湖脉学》为"血亡芤革血虚虚"。

《刊误》。

弦脉，在卦为震，在时为春，在人为肝。轻虚以滑者，平；实滑如循长竿者，病；劲急如新张弓弦者，死。池氏曰：弦紧而数①，为太过；弦紧而细，为不及。戴同父曰：弦而软，其病轻；弦而硬，其病重。《脉诀》言时时带数，又言状如绳牵，皆非弦象，今削之。

[体状诗] 弦脉迢迢端直长，肝经木旺土应伤。怒气满胸常欲叫，翳蒙瞳子泪淋浪。

[相类诗] 弦来端直似丝弦，紧则如绳左右弹。紧言其力弦言象，牢脉弦长沉伏间 又见长脉。

[主病诗] 弦应东方肝胆经，饮痰寒热疟缠身。浮沉迟数须分别，大小单双有重轻。

寸弦头痛膈多痰，寒热癥瘕察左关。关右胃寒心腹痛，尺中阴疝脚拘挛。

弦为木盛之病。浮弦支饮外溢，沉弦悬饮内痛，疟脉自弦。弦数多热，弦迟多寒，弦大主虚，弦细拘急。阳弦头痛，阴弦腹痛。单弦饮癖，双弦寒痼。若不食者，为木来克土，必难治。

革 阴也

革脉，弦而芤 仲景。如按鼓皮 丹溪。

仲景曰：弦则为寒，芤则为虚，虚寒相搏，此名曰革，男子亡血失精，妇人半产漏下。《脉经》曰：三部脉革，长病得之死，卒病得之生。时珍曰：此即芤弦二脉相合也，故均主失血之候。诸家脉书，皆以为牢脉，故或有革无牢，有牢无革，混淆不辨。不知革浮牢沉，革虚牢实，形症皆异也。又按《甲乙经》曰：浑浑革革，至如涌泉，病进而危；弊弊绰绰②，其去如弦绝者死。谓脉来浑浊革变，急如涌泉，出而不反也。王贶

---

① 弦紧而数：《濒湖脉学·弦脉》为"弦紧而数劲"。
② 弊弊绰绰：疑当作"弊弊绵绵"。《素问悬解·脉要精微论》：弊弊，虚浮也；绵绵，软弱也。

以为溢脉，与此不同。

[体状并主病诗] 革脉形如按鼓皮，芤弦相合脉寒虚。女人半产并崩漏，男子营虚或梦遗。

[相类诗] 见芤牢脉。

牢 阴中阳也

牢脉，似沉似伏，实大而长，微弦《脉经》。

扁鹊曰：牢而长者肝也。仲景曰：寒则牢坚。有牢固之象。沈氏曰：似沉似伏，牢之位也；实大弦长，牢之体也。《脉诀》不言形状，但云寻之则无，按之则有，云脉入皮肤辨息难，又以牢为死脉，皆孟浪谬误。

[体状并相类诗] 弦长实大似牢坚，牢脉常居沉伏间。革脉芤弦自浮起，革虚牢实要详看。

[主病诗] 寒则牢坚里有余，腹心寒痛木乘脾。疝癥癥瘕何愁也，失血阴虚却忌之。

牢主寒实之病，木实则为痛。扁鹊曰：软为虚，牢为实。失血者脉宜沉细，反浮大而牢者死，虚病见实脉也。《脉诀》言骨间疼痛，气居于表，池氏以为肾传于脾，皆谬妄不经。

濡 阴也

濡脉，极软而浮细，如帛在水中，轻手乃得，按之无有《脉经》。如水上浮沤。

如帛浮水中，重手按之，随手而没之象。《脉诀》言按之似有，举还无，是微脉，非濡也。

[体状诗] 濡形浮细按须轻，水面浮绵力不禁。病后产中犹有药，平人若见似无根。

[相类诗] 浮而柔细知为濡，沉细而柔作弱持。微则浮微如欲绝，细来沉细近于微。

浮细如绵曰濡，沉细如绵曰弱，浮而极细如绝曰微，沉而极细不断曰细。

[主病诗] 濡为亡血阴虚病，髓海丹田暗已亏。汗雨夜来蒸入骨，血山崩倒湿侵脾。

寸濡阳微自汗多，关中其奈气虚何。尺伤精血虚寒甚，温补真阴可起疴。

濡主血虚之病，又主伤湿。

弱阴也

弱脉，极软而沉细，按之乃得，举手无有《脉经》。

弱乃濡之沉者。《脉诀》言轻手乃得，黎氏云譬如浮沤，皆是濡脉，非弱也。《素问》曰：脉弱以滑，是有胃气；脉弱以涩，是谓久病。病后、老弱见之顺，平人、少年见之逆。

[体状诗] 弱来无力按之柔，柔细而沉不见浮。阳陷入阴精血弱，白头犹可少年愁。

[相类诗] 见濡脉。

[主病诗] 弱脉阴虚阳气衰，恶寒发热骨筋痿。多惊多汗精神减，益气调营急蚤①医。

寸弱阳虚病可知，关为胃弱与脾衰。欲求阳陷阴虚病，须把神门两部推。

弱主气虚之病。仲景曰：阳陷入阴，故恶寒发热。又云：弱主筋，沉主骨，阳浮阴弱，血虚筋急。柳氏曰：气虚则脉弱，寸弱阳虚，尺弱阴虚，关弱胃虚。

散阴也

散脉，大而散，有表无里《脉经》。涣漫不收崔氏。无统纪，

---

① 蚤：通"早"。

无拘束，至数不齐，或来多去少，或去多来少，涣散不收，如杨花散漫之象柳氏。

戴同父曰：心脉浮大而散，肺脉短涩而散，平脉也。心脉软散怔忡，肺脉软散汗出，肝脉软散溢饮，脾脉软散胻①肿，病脉也。肾脉软散，诸病脉代散，死脉也。《难经》曰：散脉独见则危。柳氏曰：散为气血俱虚，根本脱离之脉，产妇得之生，孕妇得之死②。

［体状诗］散似杨花散漫飞，去来无定至难齐。产为生兆胎为堕，久病逢之不必医。

［相类诗］散脉无拘散漫然，濡来浮细水中绵。浮而迟大为虚脉，芤则中空有两边。

［主病诗］左寸怔忡右寸汗，溢饮左关应软散。右关软散胻肿胕，散居两尺魂应断。

细阴也

细脉，小于微而常有，细直而软，若丝线之应指《脉经》。

《素问》谓之小，王启玄言如莠蓬，状其柔细也，《脉诀》言往来极微，是微反大于细矣，与经相背。

［体状诗］细来累累细如丝，应指沉沉无绝期。春夏少年俱不利，秋冬老弱却相宜。

［相类诗］见微脉、濡。

［主病诗］细脉萦萦血气衰，诸虚劳损七情乖。若非湿气侵腰肾，即是伤精汗泄来。

寸细应知呕吐频，入关腹胀胃虚形。尺逢定是丹田冷，泻痢遗精号脱阴。

《脉经》曰：细为血少气衰，有此症则顺，否则逆。故吐衄得沉细者，

---

① 胻（héng）：即小腿。
② 死：《濒湖脉学·散脉》作"堕"，义胜。

生。忧劳过度者，脉亦细。

伏 阴也

伏脉，重按着骨，指下才动《脉经》。脉行筋下《刊误》。《脉诀》言寻之似有，定息全无，殊为舛谬。

[体状诗] 伏脉推筋着骨寻，指间才动隐然深。伤寒欲汗阳将解，厥逆脐痛症属阴。

[相类诗] 见沉脉。

[主病诗] 伏为霍乱吐频频，腹痛多缘宿食停。蓄饮老痰成积聚，散寒温里莫因循。

食郁胸中双寸伏，欲吐不吐常兀兀。当关腹痛困沉沉，关后疝疼还破腹。

伤寒，一手脉伏曰单伏，两手脉伏曰双伏，不可以阳症见阴脉为诊。乃火邪内郁，不得发越，阳极似阴，故脉伏。必有大汗而解，正如久旱将雨，六合阴晦，雨后万物皆苏之义。又有夹阴伤寒，先有伏阴在内，外复感寒，阴盛阳衰，四肢厥逆，六脉沉伏。须投姜附，及灸关元，脉乃复出也。若太溪冲阳皆无脉者，必死。《脉诀》言徐徐发汗，洁古以附子麻黄细辛汤主之，皆非也。刘元宾曰：伏脉不可发汗。

动 阳也

动乃数脉，见于关，上下，无头尾，如豆大，厥厥动摇《脉经》。

仲景曰：阴阳相搏，名曰动。阳动则汗出，阴动则发热，形冷恶寒，此三焦伤也。成无己曰：阴阳相搏则虚者动，故阳虚则阳动，阴虚则阴动。庞安常曰：关前三分为阳，关后三分为阴，关位半阴半阳，故动随虚见。《脉诀》言寻之似有，举之还无，不离其处，不往不来，三关沉沉，含糊谬妄，殊非动脉。詹氏言其形鼓动如钩如毛者，尤谬。

[体状诗] 动脉摇摇数在关，无头无尾豆形圆。其原本是阴

阳搏，虚者摇兮胜者安。

[主病诗] 动脉专司痛与惊，汗因阳动热因阴。或为泄痢拘挛病，男子亡精女子崩。

仲景曰：动则为痛为惊。《素问》曰：阴虚阳搏谓之崩。又曰：妇人手少阴脉动甚者，妊子也。

促_{阳也}

促脉，来去数，时一止复来《脉经》。如蹶之趋①，徐疾不常黎氏。

《脉经》但言数而止为促。《脉诀》乃云并居寸口，不言时止者，谬矣。数而止为促，缓而止为结，何独寸口哉？

[体状诗] 促脉数而时一止，此为阳极欲亡阴。三焦郁火炎炎盛，进必无生退可生。

[相类诗] 见代脉。

[主病诗] 促脉惟将火病医，其因有五细推之。时时喘嗽皆痰积，或发狂斑与毒疽。

促主阳盛之病。促结之因，皆有气、血、痰、饮、食五者之别。一有留滞，则脉必见止也。

结_{阴也}

结脉，往来缓，时一止复来《脉经》。

《脉诀》言或来或去，聚而却还，与结无关。仲景有累累如循长竿曰阴结，蔼蔼如车盖曰阳结。《脉经》又有如麻子动摇，旋引旋收，聚散不常者，曰结，主死。此三脉，名同实异也。

[体状诗] 结脉缓而时一止，独阴偏盛欲亡阳。浮为气滞沉

---

① 趋：《濒湖脉学·促脉》作"趣"。

为积，汗下分明在主张。

［相类诗］见代脉。

［主病诗］结脉皆因气血凝，老痰结滞苦沉吟。内为积聚外痈肿，疝瘕为殃病属阴。

结主阴盛之病。越人曰：结甚则积甚，结微则气微。浮结外有痛积，伏结内有积聚。

代阴也

代脉，动而中止，不能自还，因而复动仲景。脉至还入尺，良久方来吴氏。

脉一息五至，肝心脾肺肾五脏之气，皆足五十动而一息，合大衍之数，谓之平脉，反此则止乃见焉。肾气不能至，则四十动一止；肝气不能至，则三十动一止。盖一脏之气衰，而他脏之气代至也。经曰：代则气衰。滑伯仁曰：若无病，羸瘦，脉代者，危脉也。有病而气血乍损，气不能续者，只为病脉。伤寒心悸，脉代者，复脉汤主之；妊娠脉代者，其胎百日。代之生死，不可不辨。

［体状诗］动而中止不能还，复动因而作代看。病者得之犹可疗，平人却与寿相关。

［相类诗］数而时止名为促，缓止须将结脉呼。止不能回方是代，结生代死自殊涂。

促结之止无常数，或二动一止，或三五动一止即来。代脉之止有常数，必依数而止，还入尺中，良久方来。

［主病诗］代脉原因脏气衰，腹痛泄痢下元亏。或为吐泻中宫病，女子怀胎三月兮。

《脉经》曰：代散者死，主泻及便脓血。天都①张澹初曰：促结代三脉，人多难辨，今剖明于后，庶使学者临期有本，不致茫然矣。夫迟缓之

---

① 天都：通常指帝王的都城。

第二辑

脉，而时一止者为结。数滑之脉，而时一止者为促。二脉之止无规则，或数至一止，或数十至一止，或十几至一止，或二十几至一止，或三五至一止，参前落后，原无一定之止是也。结者，阴也。阴盛则结，主气血凝滞，老痰积聚，胸满等症。促者，阳也。阳盛则促，主痰嗽喘满，痈疽郁热等症。二脉虽时一止，大抵为病脉，非死脉也。惟代者，真死脉也。刻期而定，致至而止，如四十动一止者，后必至四十而再一止，决不爽至也。是为一脏无气，刻期而死矣。故歌曰：

五十不止身无病，数内有止皆知定。四十一止一脏绝，四年之后多亡命。三十一止即三年，二十一止二年应。十动一止一年殂①，更观气色兼形症。

此缓者。又急者歌曰：

两动一止三四日，三四动止应六七。五六一止七八朝，次第推之自无失。

戴同父曰：脉必满五十动，出自《难经》，而《脉诀·五脏歌》皆以四十五动为准，有乖②经旨。柳东阳曰：古以动数候脉，是吃紧语。须候五十动，乃知五脏缺失。今人指到腕臂，即云见了。夫五十动，岂弹指间事耶？故学者当诊脉、问症、听声、观色，斯备四诊而无失。

奇经八脉脉病歌

奇经八脉者，阳维、阴维、阳跷、阴跷、冲、任、督、带，不与十二经共贯也。

奇经八脉者，在十二经脉之外，无脏腑与之配合，故曰奇。李时珍曰：凡人一身有经脉、有络脉，直行曰经，旁支曰络。经凡十二，手之三阴三阳、足之三阴三阳是也。络凡十五，乃十二经各有一旁络，而脾经又有一大络，并任、督二络为十五也。共二十七气，相随上下，如泉之流，

---

① 殂：死亡。
② 乖：违反，背离。

如日月之行，不得休息。故阴脉荣于五脏，阳脉荣于六腑，阴阳相贯，如环无端，莫知其纪，终而复始。其流溢之气，入于奇经，转相灌溉，内温脏腑，外濡腠理。奇经凡八，不拘制于十二正经，无表里脏腑配合，故谓之奇。盖正经犹夫沟渠，奇经犹夫湖泽，正经之脉隆盛，则溢于奇经。故秦越人比之天雨降下，沟渠满溢，滂霈①妄行，流于湖泽，此发《灵枢②》未发之秘也。故阳维起于诸阳之会，由外踝之金门穴而上行于卫分；阴维起于诸阴之会，由内踝之筑宾穴而上行于营分，所以为一身之纲维也。夫人身之经络繁密，二脉能于阴交阳会之处，加一系缚，举纲齐目，而阴阳斯得维持之力矣。阳跷之脉，起于足跟，循外踝上行于身之左右；阴跷之脉，起于足跟，循内踝上行于身之左右，所以使机关之跷捷也。二脉以踝内外分阴阳者，外踝属太阳，内踝属少阴也。督、任、冲者皆起于会阴穴，一源而三派。督脉循脊而行于身后，为阳脉之总督，故曰阳脉之海。任脉亦起于会阴，循腹而行于身前，为阴脉之承任，故曰阴脉之海。冲脉亦起于会阴，前行于腹，后行于背，上行于头，下行于足，以至溪谷肌肉无处不到，为十二经络上下之冲要，故曰十二经脉之海。带脉横围于腰，状如束带，所以总束诸脉者也。是故阳维主一身之表，阴维主一身之里，以乾坤言也；阳跷主一身左右之阳，阴跷主一身左右之阴，以东西言也；督主身后之阳，冲、任主身前之阴，以南北言也；带脉横束诸脉，以六合言也。钱塘潘辑③曰：医而知乎八脉，则十二经、十五络之大旨得矣；仙而知乎八脉，则龙虎升降，玄牝④幽微之窍妙得矣。沈氏曰：八脉者乃人身最关系之经络也。医不知此，罔探病机；仙不知此，难安炉鼎。而《脉诀》略而不讲，误医误病，莫甚于此。其伪王叔和书，可知矣。

　　阳维为病，苦寒热。

---

① 霈（pèi）：大雨。

② 枢：《奇经八脉考·总说》作"素"。

③ 潘辑：字硕甫，号邓林。明末清初医家。著有《医灯续焰》《伤寒大旨》等书。

④ 玄牝（pìn）：滋生万物的本源。喻"道"。此处应指任督二脉。

张洁古曰：阳主卫、主气、主表。阳维受邪为病在表，故表病苦寒热。

阴维为病，苦心痛。

阴主荣、主血、主里。阴维受邪为病在里，是荣合血，血合心，故苦心痛。

阳跷为病，阴缓而阳急。

《难经》曰：阳跷，阳之络也。故阴缓而阳急，是阳病而阴不病也。

阴跷为病，阳缓而阴急。

阴跷，阴之络也。故阳缓而阴急，是阴病而阳不病也。又曰：癫痫瘈疭，寒热恍惚。癫属阴，目闭俯首，阴急而阳缓也。痫属阳，目直僵仆，阳急而阴缓也。瘈者，挛也，筋脉挛，向里拘，阴病而阳不病也。疭者，纵也，筋脉纵，从外弛，阳病而阴不病也。寒则气收敛，从里从阴。热则气散漫，从表从阳。恍者，目前恍然，若有所见，阳病也。惚者，胸中空惚，若有所失，阴病也。二经为病，总之分阴阳缓急之义也。

冲之为病，气逆而里急。

经曰：冲脉为五脏六腑十二经脉之海，其气不顺、血不和，则胸腹之气循经壅逆而上，故里急矣。

督之为病，脊强而折厥。

督者，总督诸阳，于太阳合行于背，故督为诸阳之总。太阳为诸阳之长，故风邪伤阳，表先受之，所以脊强反折而癫痫。其脉起自会阴，由长强贯脊，上行过颠顶至龈交而终，凡二十七穴。

任之为病，则男疝而女瘕聚。

任者，承任诸阴，于冲脉并行于腹，故腹属阴，背属阳也。男子病疝女子瘕聚者，盖七疝之发必在前阴少腹之间，任所经之地，虽属肝经，未有不以任为原者。瘕者，假也。聚者，气聚则坚，气散则平，亦似疝之时作时止之意，多属气聚血凝经滞也。其脉起自会阴，上循脐腹，过咽喉至承浆而终，凡二十四穴。经曰：女子以冲任为主，故冲任调则月事以时下，男女交媾而成孕，产则上为乳汁。又曰：女子二七而天癸至，任脉通，太冲脉盛，月事以时下。七七任脉虚，太冲脉衰，天癸竭，地道不通而无子。所以妇人全赖冲任也。男子以任督为主。滑伯仁曰：任督二脉，一源而二歧，一行于身前，一行于身后，犹夫天地之子午，可以分可以合。分之以见阴阳之不离，合之以见浑沦之无间，一而二，二而一者也。李时珍曰：任督二脉，人身之子午也，乃丹家阳火阴符升降之道，坎水离火交媾之乡。人能通二脉，则百脉交通。《黄庭经》曰：皆在心内运天经，昼夜存之自长生。天经乃吾身之黄道，呼吸往来于此也。鹿运尾间，能通督脉，龟纳鼻息，能通任脉，故二物皆得长寿。此数说，皆丹家河车妙旨，而药物火候，自有别传。奇经八脉之精详，见李时珍八脉考，而医家不可不览焉。

带主带下，腹胀满而腰溶溶①。

杨氏曰：带脉总束诸脉，不使妄行，如人束带而前垂，故名带。妇人恶露，随带脉而下，故谓之带下。张子和曰：任、督、冲三脉，同起而异行，一源而三歧，皆络于带脉。因诸经往来上下，遗热于带脉之间，客热郁抑，白物满溢，随溲而下，绵绵不已，是为白带。一有此症，则腹胀满，腰溶溶如坐水中状。

脉则尺外斜上至寸，阳维。

脉自尺至寸，皆斜上于外，是自内出外，阳之象也。

尺内斜上至寸，阴维。

脉则自尺至寸皆斜上于内，是自外入内，阴之象也。

寸左右弹，阳跷可决。

寸以候阳，寸之左右皆有弹石搏手之意，是阳跷脉也。

尺左右弹，阴跷可别。

尺以候阴，尺之左右皆有弹石搏手之意，是阴跷脉也。

关左右弹，带脉当则。

带脉围腰一周，不上不下，故关应之。所以关左右弹者，是带脉也。

直上直下，浮则为督，牢则为冲，紧则为任。

《灵枢经》曰：冲为五脏六腑之海，任督为阴阳之络，三脉直行上下，

---

① 溶溶：缓慢的样子。

发源最中，故见脉亦直上直下，即三部俱长透之义。若直上直下而浮者，则气张扬，阳之象也，故属督。若直上直下而牢者，则体坚实有余之象也，故属冲。若直上直下而紧者，则势敛束，亦阴象也，故属任。

八脉脉症，医所当恁①。

言医于此八脉并八脉之病证，当留心体恁焉。

诊四时生克脉歌

春得秋脉定知死，死在庚辛申酉里。

人之脏器喜所生，而畏所克。如春季木旺之时，其脉当弦长，今见浮涩而短，是肺脉也。为金来克木，期在庚申辛酉金旺之日必死也。

夏得冬脉亦如然，还与壬癸为期尔。

夏季火旺之时，其脉当洪，如得沉细，是肾脉也。为水来克火，期在壬癸亥子水旺之日必死也。

严冬诊得四季脉，戊己辰戌是其厄。

冬季水旺之时，脉当沉细，如得迟缓，是脾脉也。为土来克水，期在戊己辰戌丑未土旺之日必死也。

秋得夏脉亦同前，为缘丙丁相刑克。

秋季金旺之时，其脉当浮涩，如得洪大，是心脉也。为火来克金，期在丙丁巳午火旺之日必死也。

季月季夏得春脉，克在甲寅病应极。

季月是辰戌丑未之月，季夏是六月，皆土旺之时，其脉当迟缓，如得弦长，是肝脉也。为木来克土，期在甲寅乙卯木旺之日必死也。

直逢乙卯亦非良，此是五行相鬼贼。

若逢乙卯日，亦为木克土也。

以上皆五行相克之理。然临病之时，又在现形色，察审症，看脉中有胃气无胃气，以断吉凶也。

---

① 恁（nèn）：《广雅·释诂》谓"恁，思也"。注文"体恁"意谓体认思量。

诊四时虚实脉歌

春得冬脉只为虚，更宜补肾病自除。

经曰：从后来为虚邪，从前来者为实邪。又曰：虚则补其母，实则泻其子。假如春令得沉石之肾脉者，五行水能生木，是母来生我也，谓之从后来之虚邪也。经又曰：不应至而至，谓之太过；应至而不至，谓之不及。太过者为实，不及者为虚。故虚则补其母，谓补肾水以生肝木，其病自除。

若得夏脉缘心实，还应泻子自无虞。

假如春得夏令洪大之脉者，五行以木能生火，是母去生子也，为之从前来之实邪。实则泻其子，谓泻其心火自愈，故虽病而无虞。

夏秋冬脉皆如是，其间生克细推之。

言春季生克虚实之理既明，而夏秋冬三时，仿此而推。

所胜为微不胜贼，在前为实在后虚。

我胜彼者为微邪，彼胜我者为贼邪；在我前者为实邪，在我后者为虚邪；正经为正邪。此五邪也。详见《难经》并前图中。

春中若得四季脉，不治多应病自除。

如春中诊得四季脾土之脉，为微邪。谓木胜土，我克彼也，故不治自愈。

形色脉体相应歌

形健脉病号行尸，形病脉健亦将危。

形健脉病者，谓身体健旺无病之人，其脉见代散，或脉无根，或六脉与人不相应，此则不久即病，病即死，故曰行尸。形病脉健者，谓人有久病在身，形容羸瘦，精神枯槁，盗汗不食，滑泄不止，虚损劳极，而脉反见洪数有力，亦死也。

色脉相生病自已，色脉相胜不须医。

经言：见其色而不得其脉，反得相胜之脉者，死；得相生之脉者，病自已。盖四时之色脉，以相生为主。假令色红，病热痰火斑疹等症，其脉当浮洪而大，此为色脉相应。即不然，或得色青脉弦大，此亦为生我者，或得色黄脉缓大，此亦为我生者，虽病，无能为害。若得脉沉细，此为克我者，故色脉相胜不须医，此之谓也。

长短肥瘦老幼体，细心诊候莫违时。

如长人脉宜疏长，短人脉宜短促，肥人脉宜沉，瘦人脉宜浮，老人脉宜濡弱，幼人脉宜急数，此为体脉相宜，曰无病。若相违相反，体脉不应，曰病。

《脉经》观病察色生死候歌

欲愈之病目眦黄胃气行也，眼胞忽陷定知亡五脏亡也。耳目口鼻黑色起，入口十死七难当肾乘胃也。面黄目青手乱频，邪风在胃丧其身木克土也。面黑目白命门败，困极八日死来侵先青后黑，即《素问》回则不转，神去则死意。面色忽然望之青，进之如黑卒难当肝肾绝也。面赤目白怕喘气，待过十日定存亡火克金也。黄黑白色起入目，更兼口鼻有灾殃水乘脾①也。面青目黄午时死，余候须看两日强木克土也。目无精光齿龈黑心肝绝也，面白目黑亦灾殃肺肾绝也。口如鱼口不能合脾绝，气出不返命飞扬肝肾先绝。肩息直视及唇焦，面肿苍黑也难逃。妄语错乱及不语，尸臭元知寿不高心绝。人中尽满兼唇青，三日须知命必倾木克土也。两颊颧赤心病久，口张气直②命难停脾肺绝也。足跌趾肿膝如斗，十日须知难保守脾绝。项筋舒展定知殂督脉绝也，掌内无纹也不久心包络绝。唇青体冷及遗尿膀胱绝也，背面饮食四日期肝绝。手足

---

①　脾：原脱，据清大文堂本补。
②　气直：原作"直气"，据《脉诀刊误·察色观病人生死候歌》互乙。

爪甲皆青黑，许过八日定难医_{肝肾绝也}。脊疼腰重反复难，此是骨绝五日看。体重溺赤时不止，肉绝六日便高判。手足甲青呼骂多，筋绝九日定难过。发直如麻半日死_{小肠绝}，寻衣语死十知么_{心绝}。

诊伤寒脉歌

伤寒热病同看脉，满手透关洪拍拍。阳症浮紧数弦洪，七日之中便脱厄。忽然微细慢沉沉，直至伏时重候逆。大凡此症问途程，沉数洪微定消息。

夫伤寒者，乃冬月严寒之时，人之不谨，触冒寒邪，即病者，名为伤寒；不即病，寒邪藏于肌肤之中，至春变为瘟病，夏变为热病。此二症名虽不同，而其六经传变则一也。故曰：伤寒热病同看脉。初得病一日，在足太阳膀胱经，脉即浮紧，渐至三关洪大拍拍然。伤寒，有阳症，有阴症。如脉浮紧洪大，症则头痛二身热，面赤烦躁，脊强体痛，为阳症阳脉，顺也。至七日传经尽，邪气散则愈矣。如见阳症，而脉忽见微细沉①伏，此阳症见阴脉也，为逆。《活人书》曰：阳症见阴脉者，死；阴症见阳脉者，生。故诀云：大凡看阴症阳症之程途，只诊脉之沉数洪微，便可消息矣。

热病诊得脉浮洪，细小徒费用神功。汗后脉静当便瘥，喘热脉乱命应终。

言伤寒热病，脉当浮洪为顺。今诊得微细而小者，乃阳症见阴脉也，主死。如伤寒发汗之后，邪气已散，热退身凉，脉当平静，其病愈矣。今既汗之后，反喘急大热，狂闷脉乱不食者，名阳交。阳交者，死。沈氏曰：伤寒一症，《素问》虽载而未详，至汉张仲景出，发《素问》所未发。治伤寒三百九十七法，一百一十三方，条分缕析，无不详备，故仲景为伤

---

① 沉：原脱，据清大文堂本补。

寒之鼻祖。其后又有成无己、吴蒙斋①、陶节庵②等出，则伤寒之精详全备，又何加焉。业此道者，当通览之。

辨伤寒伤风脉歌

伤寒伤风何以判，寒脉紧涩风浮缓。伤寒恶寒风恶风，伤风自汗寒无汗。阳属膀胱并胃胆，阴居脾肾更连肝。浮长弦细沉微缓，脉症先将表里看。

此论伤寒与伤风之病。伤寒者，伤于寒邪也。伤风者，伤于风邪也。如伤寒脉必紧涩，恶寒无汗，宜散邪发表为主，麻黄汤之类是也。伤风脉必浮缓，恶风自汗，宜散邪实表为主，桂枝汤之类是也。然伤寒有六经传变，阴阳表里之不同。初得病一日，太阳膀胱经，脉必浮；二日，阳明胃经，脉必长；三日，少阳胆经，脉必弦；四日，太阴脾经，脉必细；五日，少阴肾经，脉必沉；六日，厥阴肝经，脉必微缓。故吴蒙斋《伤寒赋》曰：太阳则头痛身热脊强；阳明则目痛鼻干不眠；少阳耳聋胁痛，寒热呕而口为之苦；太阴腹满自利，尺寸沉而津不到咽；少阴舌干口燥；厥阴烦满囊拳。一二日可发表而散，三四日宜和解而痊，五六日便实方可议下，七八日不解又复再传。

诊杂病生死脉症歌

中风口噤迟浮吉，急实大数命魂殂。

风中经络则筋急，筋急故口噤不能开，脉得浮迟者吉。浮则主风，迟则主寒，乃风寒在经络，可解散而愈。若得急实大数之脉，乃阳脉也。阳热之极，则阴必亏。故经曰：阴虚则病，阴绝则死。

---

① 吴蒙斋：即吴恕，字如心，号蒙斋。元代太医院御医。著《伤寒活人指掌图》。下同。

② 陶节庵：即陶华，字尚之，号节庵。明初医家。著有《伤寒六书》。

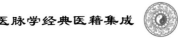

鱼口气粗难得瘥，面赤如妆不久居。

鱼口者，如鱼之口张而不合也，乃脾气绝矣。何以见之？盖唇口四白皆属于脾，脾绝则筋引长而不收，故如鱼口之开张。气粗者，呼出气骤，有出无入，肺气绝也。面赤如妆者，心气虚，阳气绝也。心气虚则真色泄于外，阳气绝则火气浮于上，故面赤如妆，知必死矣。

发直如麻口吐沫，喷药闷乱岂复苏。

发者血之余，心绝则血败而发直，枯焦如麻矣。涎者，脾之液，脾绝则不能收敛痰涎，故痰沫从口上溢也。咽喉为水谷之道路，今胃中为风痰所扰，闷乱顿绝，故药不能下咽，岂有望其苏醒者哉。

咽喉拽锯水鸡响，摇头上窜气长嘘。

咽喉中为痰壅塞，不能达下，故如拽锯声，如水鸡鸣，乃气绝不能运达也。摇头者，阳气不能主持也。上窜者，肝风内甚筋急也。气长嘘者，有出无入也。俱真气失散，死之候也。

面青黑暗并泻血，撒手遗尿脏气孤。

经曰：肝之色青，肾之色黑。青欲如苍璧之泽，不欲如蓝；黑欲如乌羽，不欲如煤。今青黑色暗，是肝肾绝矣。真气下脱，脏气不固，故泻血。脾绝则撒手，肾绝则遗尿，皆死候也。

眼合口开不须治，汗出如珠不可苏。

眼合口开，皆脾绝也。汗出如珠，乃荣卫相离，腠理开泄，故汗出如珠凝而不流也。以上皆中风死候。

胀满浮大是出厄，虚小命殂须努力。

胀满即鼓胀也，由阳气外虚，邪气内积。脉浮大则邪在表，故易愈。脉虚小则正气虚，邪侵于内，故难愈。经曰：浮大宜发表，是开鬼门也；虚小宜利小便，是洁净腑也。

下痢微小却为生，脉大浮洪无瘥日。

下痢，脉浮洪是邪气盛，内热甚，则气血日见消耗，故重；微小是邪气少，内热轻，则气血难于消耗，脾胃易于复原，故轻。

恍惚之病发癫狂，其脉实大保安吉。

恍惚之病，是心不宁也。心不宁则火盛心虚，心虚则魂不守舍，故发癫狂。若得实牢滑大之脉，是阳症见阳脉，故吉。若得沉细微小之脉，是阳症见阴脉也，故凶。

消渴脉大数者轻，虚小病深厄难脱。

消渴者，口渴饮水不止也，乃肾水亏乏，胃中有热，津液亡竭。如得浮大数脉，乃顺其脉候也。如得虚小微涩之脉，乃反其脉候也。此外，如少阴症，自利而渴，脉多沉；中暑而渴，脉多虚；产后而渴，脉多弱。难专以虚小为渴之凶脉也，不可不知。

水气浮大得延生，沉细应当是死期。

水气者，水肿病也。由脾胃不能制水，则水溢于四肢头面，而为肿满。若得浮大之脉，是心生脾，火生土也，故生。若得沉细之脉，是肾水愈旺，水愈旺则火必衰，难以生脾土矣，故死。

霍乱之候脉微迟，气少不语大难医。三部浮洪必救得，古今课定更无疑。

人之冷热不调，寒暑交集，扰乱于肠胃之间，致饮食难以运化，壅塞不通，而为上吐下泻，心腹绞痛，扰乱不宁，为之霍乱。若吐泻后，六脉微迟细小，呼吸气少，口不欲言，此为吐伤正气，故难愈。若脉浮洪有力，为正气未伤，故易愈。

鼻衄吐血沉细宜，忽然浮大即倾危。

经曰：心生血，肝藏血，脾统血，肺运血，肾纳血。血得热则行，得冷则凝。血不自行，随气而行。从鼻中出曰衄血，从口中出曰吐血，总皆阴虚阳盛故也。若得沉细之脉，是阴气尚实，肾水尚旺，易愈。若得浮大数实之脉，是阴气虚，肾水少，以致火盛克金，故难瘥。

心腹痛脉沉细宜，浮大弦长命必殂。

通则不痛，痛则不通。凡心腹痛，皆痰饮食积气滞不通之故。气滞不通，则经络闭塞，而流畅之迟，故脉沉细微小。如浮大弦长，症脉相反也，故凶。沈氏曰：心腹痛病原不一，故经分为九种。总之，以脉症参合而施治之。

头痛短涩应须死，浮滑风痰必易除。

头乃诸阳之会，其痛原非一端。如得短涩之脉，是气虚血少，诸阳不足，故凶。如得浮滑之脉，浮则为风，滑则为痰，以祛风邪清痰火则愈。

内实腹胀痛满盈，心下牢坚呕吐频。手足烦热脉沉细，大小便涩死多真。

内实者，心内结实不通也，牢坚者，心下满硬胀痛也，兼之呕吐，手足烦热，大小便闭结，此为五实。实者为有余之症，脉当弦滑洪紧数大为顺。今脉反沉细，是阳症见阴脉也，故死。

内外俱虚身冷寒，汗出如珠胃呕番。忽然手足脉厥逆，更兼泻痢定难痊。

内外是表里也。表里皆虚，身冷，汗出，作呕，手足逆冷，泄泻，此为五虚。虚者，正气不足，此恶候也。浆粥入胃，泻止则生，不止则死。

上气浮肿肩息频，浮滑之脉即相成。忽然微细应难救，神功用尽也无生。

即前水气浮大者生，沉细者死之意。

咳而尿血羸瘦形，其脉疾大病难任。

心生血，与小肠合为表里。今咳嗽尿血，身体瘦怯，是房劳虚损之甚。乃阴虚肾水枯竭，水不能制火，心火亢甚，而热传于小肠，故尿血也。脉疾大者难治，是阴虚得阳脉也。亦有下部脉浮弦急者，是风邪入少阴而尿血，易治。

失血之脉沉弱吉，忽遇实大死来侵。

大凡失血，皆是阴虚。脉沉弱细小而吉者，是阴气尚实，火不亢甚。若实大牢数，是阴虚极而阳亢甚也，故死。

上气喘急候何宁，手足温暖脉滑生。若得沉涩肢逆冷，必然归死命须倾。

肺主气，为诸脏之华盖，最喜清虚，不欲窒凝。若人调摄失宜，或风寒暑湿相侵，致气逆上冲而喘急，或中脘停痰夹火而喘急，脉得滑手足温者生，涩而四肢寒者死。

咳嗽惟有浮大生，形盛脉细沉伏冥。

冥，归冥也。咳嗽之症，其病不一。如浮则为风，紧则为寒，数则为热，细濡为湿，弦则为劳，滑则为痰，涩则少血，弱则气虚，各视其部而见症也。大要浮大易愈，沉细伏小皆难愈。盛字当作衰字，形衰脉细小而虚之极也，故难愈。

上部有脉下部无，其人当吐不吐死。

经曰：上部有脉，下部无脉，其人当吐，不吐者死。何也？此症属食伤太阴，寒凝脾胃，致胸中痞塞不通，则气郁而不伸矣。所以上下隔绝，故尺部无脉也。必得吐以伸达之，其气复得宣通则愈。如自不吐，必须瓜蒂散，或盐汤探吐之，以免夭札①之患也。或探吐之而更不吐者，必死。

中恶腹胀紧细生，若得浮大命逡巡②。

中恶者，乃人平素调摄失宜，精神衰弱，以致鬼邪恶气卒中也。令人心腹胀满刺痛，闷乱欲死，脉得紧细而微生，紧大而浮者死。《脉经》曰：中恶之候，脉亦不等。有卒中恶毒吐血数升，脉沉数者死，浮大疾快者生。亦有卒中腹大肢满，脉缓大者生，紧大而浮者死。

金疮血盛虚细活，急实大数必危身。

金疮者，刀斧箭伤之类也。伤后血去既多，脉宜虚小微细为吉，急实大数为凶。总之，与诸失血同。

凡脉尺寸紧数形，又似钗直吐转增。此为蛊毒急须救，若逢数软可延生。

夫蛊毒者，有数种，或妖魅变感，或仇③人巫师种毒，或淫情约期种时未觉，久则随气血变化，如虫如蛊，形象不一。发则令人心腹搅痛，如有物咬；或腹皮胀大如抱瓮，发热烦躁；或好食一物。此病有缓有急，急者数月而死，缓者引延岁月，游走腹内，侵食血肉，筋骨羸瘦，耗尽气血，致食脏腑而死。若脉数软，邪气未甚，尚可调理，脉弦急紧数者，死之速也。

中毒洪大病④应生，细微之脉必危倾。吐血但出不能止，命应难返没痊平。

---

① 札：《集韵·薛韵》谓"札，夭死也"。
② 逡（qūn）巡：徘徊。
③ 仇：原脱，据清大文堂本补。
④ 病：《脉诀刊误·诊诸杂病生死脉候歌》作"脉"。

中毒者，乃误食砒霜水银菌药，一切有毒杀人之物是也。脉洪大为毒在腑，或可治；脉沉细为毒在脏，难治。如血上行而吐，心肺坏也，必死。沈氏曰：诸失①血脉宜微细，惟中毒吐血脉宜洪大。

大凡要看生死门，太冲脉在即为凭。若动应神魂魄在，歇止干休命不停。

此言诸病危殆，寸关尺脉俱无，可将太冲脉诊之。若应神而动，尚有可生之机。若止而不动，死无疑也。太冲脉在足大趾本节上一寸五分陷中，有动脉，是穴乃足厥阴肝经所注，男女可决死生。

诊妇人脉歌

妇人尺脉宜常盛，

女人面北受气，两寸在北，而尺在南，故尺脉宜常洪盛也。

右手脉大亦为顺。

女人受阴气而生，人之左手为阳，右手为阴，右手脉大，从其阴类也。

两尺微涩或沉绝，肝部沉迟皆经病。

妇人两尺司肾，与督任之脉诊得微为虚，涩为血少，沉绝为寒、为虚，更兼肝脉沉迟。肝为血海，今肝脉沉迟为寒，为气血不充，故主经病。

经病闭绝或愆期，当患少腹引腰痛。

经脉既闭绝愆期，故少腹与腰时有疼痛，或经来时疼痛，或有瘀块。

少阴浮数小便淋，

少阴属尺脉，诊得浮数，浮为风，数为热，乃风热入于膀胱，故淋闭而痛也。

若或弦紧疝瘕症。

弦则为疝、为积，紧则为痛。故诊肝肾见弦紧，知有是症也。

---

① 失：原脱，据清大文堂本补。

第二辑

肝脉弦长出鱼际，此为血盛①思男境。

诊得肝脉弦长，出寸口而上鱼际，为肝血盛溢，而有思男之意。故经曰：男子精盛则思欲，女人血盛则怀胎。

诊妇人有妊脉歌

肝为血兮肺②为气，血为荣兮气为卫。阴阳配偶不参差，两脏调和当受孕。

肝藏血，肺主气。血为荣属阴，气为卫属阳。妇人受孕，必肝肺两脏气血调和，周身阴阳调和停匀，无一毫参差偏盛之处，则当受孕也。

血衰气旺定无孕，血旺气衰应有体。

妇人怀孕，必以经血调匀为主。或血旺气衰，尚能成孕。如血衰气旺，则必难于妊也。

寸微关滑尺带数，流利往来似雀啄。胎儿之脉已见形，数犹过也月怀胎犹未觉。

妇人寸脉微小，呼吸五至而匀，关脉滑，尺脉数而不绝，且往来流利，连连凑指有似雀啄之状，非雀啄脉也。乃血旺气衰，即经谓阴搏阳别，为之有子，受胎一两月犹未觉也。池氏曰：寸微为气衰，尺数为血旺，关滑为血多气少，正合前血旺气衰应有体之意。

三部浮沉按不绝，尺内不止真胎妇。

寸关尺三部浮沉按之流利不绝，此是气血调和，阳施阴化之象，更兼尺脉滑疾不止，真妊妇脉也。

滑疾不散胎三月，但疾不散五月母。

脉按之滑疾不散者，胎元三月形始成矣。但疾不散不滑者，胎元五月形已成矣。《灵枢经》曰：中冲应足阳明胃脉，若滑疾不散者，主三四月；少冲应手太阳小肠脉，若疾而不散者，主五六月；太冲应手阳明大肠脉，

---

① 盛：原脱，据清大文堂本补。
② 肺：此字原漫漶，据清大文堂本补。

主七八月。

左疾左手疾实滑大为男，右右手疾实滑大为女。流利相通速来去，两手关脉大相应，胎形已见同前语。

妇人怀胎，谓之重身。小儿胎气之脉已见于母脉中，所以左手滑疾而实，往来流利不绝为男，右手滑疾而实，流利不绝为女。两手关脉大相应者，即前左疾为男、右疾为女相合符也。

诸阳为男诸阴女，指下分明长记取。

左手为阳为男，右手为阴为女。此二句，总结分诊男女之脉也。

夫乘妻兮纵气雾，妻乘夫兮横气助。子乘母兮逆气参，母乘子兮顺气护。

仲景曰：脉有相乘，水行乘火，金行乘木曰纵，谓资其气，乘其所不胜也；火行乘水，木行乘金曰横，谓逆其气，乘其所胜也；水行乘金，火行乘木曰逆，谓子至于母，其气逆也；金行乘水，木行乘火曰顺，谓母加子，其气顺也。凡胎气，必纵横顺逆四气以荣养之，方能成胎也。

左手带纵两个男，右手带横一双女。左手脉逆生三男，右手脉顺产三女。

左手脉纵者，如心得沉脉，胆得浮脉，肾得缓脉，皆夫乘妻也。上下直看，往来流利不绝，气血之盛，故生两男。右手脉横者，如肺得弦脉，脾得沉脉，肾得洪脉，皆妻来乘夫也。推之横看，满指无间，气血之盛，故生两女。左手脉逆者，如心得弦脉，肝得滑脉，肾得浮微脉，皆子乘母也。自下溢上，往来流利，气血盛极，故生三男。右手脉顺者，如肺得滑脉，脾得浮脉，肾得弦脉，皆母乘子也。自上流下，往来疾速，气血盛极，故主三女。

寸关尺部皆相应，一男一女分形证。

寸关尺部皆相应者，谓两手六部脉中，皆滑大疾实，应手流利不绝。此为气血阴阳俱旺，故知生一男一女也。

往来三部通流利，滑数相参皆替替。阴搏阳别脉得明，过期不月胎成聚。

三部脉往来流利不绝，滑数相参，乃阳施阴化之象。而尺寸少阴动

第二辑

甚，别有阳脉搏手，更问月事过期不来，乃胎孕无疑矣。

信期逾月胎成聚，身热脉疾无所苦。嗜卧恶食呕吐频，精神结在其中住。

胎成之后，脉必滑数流利而疾。其人身体无病似病之状，或时头痛，肢体无力，嗜卧懒食，或闻食即吐。此乃精血结聚其中，以荣养胎气也，故外不能支持而似病矣。

诊妊妇下血及胎动不安脉歌

血下如同月水来，漏尽胞干主杀胎。亦损妊母须忧虑，急进神丹救得回。

夫胎漏下血者，其缘不一。有因误食伤胎之物，而下血者；有因持重损伤，而下血者；有因房劳太甚，损伤荣卫而下血者；有因大怒伤肝，肝火妄动而下血者。轻则漏浆，重则漏血。治法有二：因母病以致胎动下血者，但治其母而胎自安；因胎不坚以致母病者，但治其胎，则母自愈。

心腹急痛面目青，冷汗气绝命必倾。血下不止胎冲上，四肢逆冷定伤生。

怀孕之妇，必须珍重调理。如或伤损之轻，急宜调理，温养自愈。或伤损之重，必下血不止。心腹急痛而目青色，冷汗气急更兼四肢逆冷者死。

堕胎举重或倒仆，致胎死在其母腹。已损未出血不止，冲心闷乱母魂孤。

言孕妇堕胎，或因举动，或因跌仆，而致胎死母腹，既死之后，其胎必离其处，随血而下则母无妨。如损伤之后，下血过多，其胎未下，以致血干气弱，则胎上冲心胃，而母必死。

有时子死母身存，或是母亡存子命。牢紧弦强滑者生，沉细而微归泉定。

凡妊妇之脉，宜牢紧弦①滑有力，不宜沉细微小。此四句，论妊妇生死之别也。

诊妊妇欲产及产难脉歌

欲产之妇脉离经，沉细而滑也同名。夜半觉来应分诞，来朝日午定知生。

离经者，是脉离其常处也。脉一呼三至，一吸三至，呼吸六至。女至者，疾数之脉也。此缘胎元将产，气血流畅之速，故疾数而六至也。亦有沉细而滑疾，呼吸一二至者，亦曰离经。杨氏曰：既是将产，气血流畅，而脉疾数，六至曰离经。何以又沉细而滑，亦曰离经？曰：人之气血脏腑，殊非一等，此乃胎元将产，气血聚于冲任下元，故不能应于脉也。但滑疾数疾，可见气血流畅之象，再加腰痛必欲产矣。故夜半觉，必知来日日午可生。如腹痛而腰未痛者，是转胎，未必就产。

身重体热寒又频，舌下之脉黑复青。反舌上冷子当死，腹中须遗母归冥。

孕妇有产难之患，皆平素将息失宜，或气血虚弱，所以临产艰难。或惊动太早，而胞浆先破，下血干涸，连日不产也。既是难产，则气血耗费，以致身体寒热，舌青黑而死。乃阴阳两虚，心气将绝。经曰：阳虚恶寒，阴虚发热，故寒热交作而战栗也。舌乃心之苗，舌上青黑冷者，水克火也，故知子母俱死也。

面赤舌青细寻看，母活子死断定然。唇口俱青沫又出，母子俱死总高判。

赤面舌青者，赤属心，青属肝，为木火相生，心血流通，故知妊妇不死。若唇口俱青而又吐沫者，唇口属脾，青色见之，为木来克土，主脾胃气绝，而母子俱死矣。沫者，脾之涎，脾绝不能收故也。

面青舌赤沫又频，母死子活自分明。不信若能看应验，寻

---

① 弦：此字原漫漶，据清大文堂本补。

之先哲不虚陈。

产难生死之验，全以面舌候者，盖五脏精华皆聚于面，舌乃心之苗也。面青知母死，舌赤知子活；面赤知母活，舌青知子死；面舌唇口俱青，则母子俱死矣。自身重体热至，此病不以脉候而知生死者，以临产脉乱不可定也，故察色则可知矣。

诊新产生死脉歌

新产之脉缓滑吉，实大弦急死来侵。

缓滑之脉，乃脾胃气和，故吉。实大弦急，乃肝木乘脾，故凶。然产后气血虚弱，理宜缓弱。若实大弦急，乃反候也。

若得重沉小者吉，忽来牢坚命不停。

新产之妇，气血虚损，脉沉细微小，脉症相合也。若牢坚有力，是为相反。

寸口涩疾不调死，沉细附骨不绝生。

产后见涩脉而疾急者，乃血损过多，而火炎也，故死。沉细附骨又不绝，乃阴实根固之象，故生。

审看症候分明记，常将此念驻心经。

言医家须审察此症，记取分明，庶临证不致茫然也。

孕妇伤寒歌

妇人怀孕得伤寒，不与寻常治法看。表症里症须当察，热极不止胎不安。式用仲景护胎法，谵狂烦衄各般般。

此论妊妇伤寒也，一见此症，其胎必损，妊妇亦危急。用仲景护胎法可保，不可不知。陶节庵《伤寒全生集》曰：妊妇伤寒须要安胎为主，兼以伤寒治之。如专用发表攻里之剂，损动胎气，而妊妇亦难保。其间表里传变，谵语狂热，烦躁衄血，大小便秘结等症，俱照寻常伤寒治，只无伤动胃气。

诊产后伤寒脉歌

产后因得伤寒症，脉细四肢暖者生。忽然洪大肢逆冷，须知其死莫能停。

凡寻常伤寒，脉宜洪大。但产后气血亏损，脉宜微细为顺，勿以阳症见阴脉为论。《伤寒全生集》曰：产后伤寒不可轻易汗下，盖气血亏损故也。然多有诸症类似伤寒者，必参详脉症，勿孟浪施治。有产时伤力发热者，有去血过多发热者，有恶露不尽发热者，有早起劳动发热者，有饮食停滞发热者，一概状类伤寒，要在详审。不可骤用发表攻里之剂，伤损气血，以致噬脐难追①。又曰：大抵此数症皆有发热、恶寒、头痛等症，状类伤寒，实非伤寒也。若一误治，则杀人甚速。

小儿面部图

钱仲阳曰：小儿半、周、二岁，为婴儿。三岁、四岁，为孩儿。五岁、六岁，为小儿。七岁为龆②。八岁为齔③。九岁为童子。十岁为稚子。十六岁成丁，始为男子。

左腮属肝经，其色青者为顺，白者为逆。右腮属肺经，其色白者

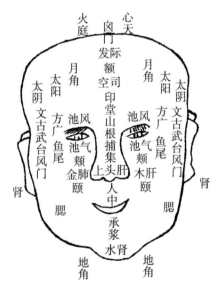

---

① 噬脐难追：像咬自己肚脐似的，够不着。喻事后追悔莫及的心情。

② 龆（tiáo）：脱乳齿换恒齿。喻幼年。

③ 齔（chèn）：儿童换牙，脱乳齿换恒齿。泛指童年。

为顺，赤者为逆。额上属心经，其色赤者为顺，黑者为逆。鼻准属脾经，其色黄者为顺，青者为逆。颏下属肾经，其色黑者为顺，黄者为逆。

诊小儿虎口三关脉图

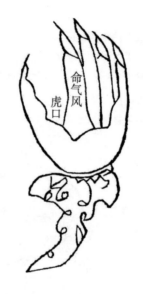

小儿初生至三岁内，凡有病疾看虎口三关，以气血未定，寸关尺三部脉未全，故不可凭也。初节为风关，次节为气关，三节为命关。风关则轻，气关则重，命关则危。紫为热，红为寒，青为惊，白为疳，黄则主脾病，黑则主危恶，此其大概而已。至于临证时，必观色聆音，问症察脉，以尽病情。

诊小儿虎口三关脉歌

小儿三岁下，虎口看三关。初节风关位，次则气关连。三节为之命，男左女右观。紫热红伤寒，青惊白是疳。黑时因中恶，黄即困脾端。淡红淡黄者，斯为无病看。

看小儿人迎气口脉歌

小儿三岁方凭脉，一指三关定数息。

小儿三岁以前有病，看虎口三关。三岁以后，方看掌后高骨。以一指定寸关尺三部，人小臂短故也。一息六至为平，七八至为热，十至为困。

迟冷数热古今传，浮风沉积须当识。左手人迎主外感，右手气口主内疾。外候风寒暑湿侵，内候乳食痰积滞，洪紧无汗是伤寒，浮缓有汗伤风至。浮洪多是风热盛，沉细原因乳食积。沉紧腹中痛不休，弦紧喉间喘气。紧促之时痘疹生，紧数之际惊风致。虚软吐泻作慢惊，滑则为痰弦疟痢。芤为失血上下分，弦急客忤君须记。软而细者为疳虫，实而数者为便闭。大小不匀为恶候，二至为殃三至卒。五至为虚四至损，六至平和曰无疾。七至八至病犹轻，九至十至病势极。十一十二死无疑，此诀万中无一失。

观小儿形色断病歌

察儿形色，先分部位。左颊青龙属肝，右颊白虎属肺。天庭高而离阳心火，地角低而坎阴肾水。鼻在面中，脾应唇际。红气见而热痰壅盛，青色露而肝风怔悸。如煤之黑为痛中恶逆传，似橘之黄伤食脾虚吐利。白乃疳痨，紫为热炽。青遮口角难医，黑掩太阳不治。年寿赤光，多生脓血。山根青黑，频见灾危。朱雀贯于双瞳，火入水乡。青龙达于四白，肝乘肺部。

泻痢而戴阳①须防，咳嗽而拖蓝②可忌。疼痛方殷③，面青而唇口噏。惊风欲发，面赤而目窜视④。火光焰焰，外感风寒。金气浮浮，中脏积滞。乍黄乍白，疳积连绵。又赤又青，邪风瘛疭。气乏囟门成坑，血衰头毛作穗。肝热眼生眵泪，脾冷流涎滞颐。面目虚浮，定腹胀而上喘。眉毛频蹙，必腹痛而多啼。风气二池如黄土则为不祥，左右两颊如青黛则为客忤⑤。风门黑主疝而青为惊，方广光滑吉而昏暗凶。手如数物兮肝风将发，面若涂朱兮心火似炎。坐卧爱暖风寒之人，伸缩就冷烦热之攻。肚大脚小脾欲困而成疳，目瞪口呆势似危而必毙。噫！五体以头为尊，一面惟神可恃。况乎声有轻重之不同，啼有干湿之顿异。病之初作，必先呵欠。火之大发，忽然惊啼。口传秘诀，医家当记。

观小儿形色死症歌

眼上赤脉，下贯瞳仁。

赤脉属心，瞳仁属肾。乃心火胜肾水，水干则不能生木，致肝肾俱绝，故知必死。

囟门肿起，兼及作坑。

囟者，精神之门户。热盛气壅则肿，热微气脱则陷也。

鼻干黑燥火克金也，肚大青筋木克土也，目多直视，睹不转睛太阳绝也，指甲青黑肝绝也，忽作鸦声肝绝也，虚舌出口，啮齿咬人心气散则舌出不能收，肾气绝则齿嚼咬人也，鱼口气急脾绝也，啼不

---

① 戴阳：面见红赤。
② 拖蓝：面带青色。
③ 方殷：大也，众也。"方殷"谓正当剧盛之时。
④ 窜视：窜则目直而似怒，视则睛露而不活。
⑤ 客忤（wǔ）：小儿受惊吓所患疾病。

作声肺绝也，蛔虫既出，必是死形胃气绝也，用药速救，百①无一生。

诊杂病脉法

中风脉浮，滑兼痰气。其或沉滑，勿以风治。或浮或沉，而微而虚，扶危治痰，风未可疏。浮迟者吉，急疾者殂。

中风脉宜浮滑或浮迟，此风实有痰壅滞也。若洪大急疾，重按无力必殂。

类中因气，身凉无痰。脉必沉虚，八味为最。类中因痰，形肥脉滑。膏粱之人，痰治无差。类中因火，便结便黄。色赤脉数，火治为良。

类中风者，虽似中风，实非中风也。如中暑、中湿、中痰、中火、中气、食厥等症，俱类中风，医宜临证参详。如中气以八味顺气汤，中痰以二陈汤，中火以清热导痰汤。此其大法也。

寒伤太阳，浮紧而涩。及传而变，名状难悉。阳明则长，少阳则弦。太阴入里，迟沉必兼。及入少阴，其脉遂沉。厥阴热深，脉伏厥冷。在阳当汗，次利小便。表解里病，其脉实坚。此其大略，治法详看。至于大法，自有仲景。

夫伤寒，自有本科②之书。今集此脉，为初学诊视不致错凭。

中寒紧涩，阴阳俱盛。法当无汗，有汗伤命。

阳紧，寒在上焦作吐。阴紧，寒在下焦自利。阴阳俱紧，上下皆受寒也。法当无汗，反自汗者，亡阳不治。

伤风之脉，阳浮阴弱。邪在六经，或弦而数。

阳浮，卫中风也。阴弱，荣气弱也。邪在六经弦数。

---

① 百：《脉诀刊误·小儿外证十五候歌》作"十"。
② 科：原脱，据清大文堂本补。

暑伤于气，所以脉虚。弦细芤迟，体状无余。

脉虚而微弱，或浮大而散，或隐不见。微弱隐伏皆虚类也。

暑热病剧，为盛暑时得热病也。阴阳盛极，浮之而滑，沉之散涩。汗后躁大，死期可刻。

得汗后脉躁大者固死，入里七八日，来脉不躁数而涩小者亦死。

瘟脉无名，随见诸经。未汗宜强，虚缓伤生。

瘟脉随各脏腑所见而治，未汗脉强急者生，虚缓者死；已汗表症不退，脉强急者死，或入里腹痛甚，下痢者死。

湿脉濡缓，或兼涩小。入里缓沉，浮缓在表。若缓而弦，风湿相搅。

浮缓湿在表，沉缓湿在里，或弦缓或浮缓，为风湿相搏也。

脉紧而涩，或浮而弦，或芤而虚，是为燥症。

涩脉主燥症，风燥兼浮而弦，血燥兼芤而虚。

虚火浮数，实火洪大。随其所见，细数为害。

脉浮洪数，无力为虚火。脉沉实大，有力为实火。如洪数见左寸为心火，见右寸为肺火，见左关为肝火，见右关为脾火，见两尺为肾经命门火。

内伤劳役，豁大不禁。若损胃气，隐而难寻。内伤饮食，滑疾浮沉。内伤劳食，数大涩侵。右关缓紧，寒湿相寻。右关数缓，湿热兼临。数又微代，伤食感淫。

内伤者，谓劳役之后而伤饮食，或更有房劳。如内伤轻者，右关沉滑。内伤重者，气口浮滑。右寸气口脉急大而数，时一代而涩者，涩乃肺之本脉，代者元气不相接续，此饮食失节，劳役过甚，大虚之脉也。右关脾脉数中显缓，且倍于各脏，此劳役轻，而伤饮食，湿热重也。数多燥热，缓多湿热。若脾脉数大，时微缓一代者，饮食不节，寒温失所也。

下手脉沉，便知是气。沉极则伏，涩弱难治。其或沉滑，气兼痰饮。

此段论气恼或兼痰饮。

诸症失血，皆见芤脉。随其上下，以验所出。大凡失血，脉贵沉细。设或浮大，后必难治。

此段论诸失血脉，宜沉细芤小，不宜浮大洪数。若肠澼下血，脉弦绝则死，滑大则生。去血过多，身热者死。脉极虚芤迟，为亡血失精。

偏弦为饮，或沉弦滑。或结芤伏，痰饮中节。

一手弦为偏弦，两手弦为双弦。惟肺经有饮必加喘。王隐君曰：痰脉多滑，有浮滑、沉滑、弦滑、微滑、实滑之别。如浮滑风痰，沉滑寒痰，弦滑痰饮，微滑虚痰，实滑膈有稠痰，宜吐。久得脉结芤涩伏，乃痰饮胶固中脘，阻滞脉道，难治。

郁脉皆沉，血芤气涩。湿郁缓沉，热乃数极。痰郁弦滑，滑紧因食。郁甚则滞，或结代促。

六郁脉皆沉，甚则伏结代促，惟有胃气可治。在上见寸，在中见关，在下见尺，左右皆然。

虚脉弦大，劳损而虚。大而无力，阳衰易扶。数而无力，阴火难除。寸弱上损，浮大里枯。尺寸俱微，五劳之躯。血羸左濡，气怯右推。左右微小，气血无余。瘵瘵脉数，或涩细，如潮汗咳血，肉脱者殂。

虚损者，因虚而有伤损也。虚劳者，因虚而不禁劳，因劳而愈虚也。瘵瘵者，劳之极也，即五劳六极也。瘵者，牢也。言其病已牢痼而不可解也。诸虚脉，多寸关弦大，而尺微涩，有火则尺亦大。大者，正气虚而邪盛。弦者，中寒也。大而无力者，阳气虚也。大数无力者，阴血虚也。左右微小者，必成痼冷。瘵症骨蒸潮热，盗汗咳血，或泄或不泄，惟肉[1]脱甚，脉数细而涩者死。

晕眩之候，下虚上实。风浮寒紧，湿细暑虚。痰弦而滑，瘀芤而涩。数大火邪，虚大久极。先理气痰，次随症治。头痛阳弦，浮风紧寒。热必洪数，湿细而坚。气虚头痛，虽弦带涩。痰厥则滑，肾厥坚实。

---

[1] 肉：原脱，据清大文堂本补。

六经皆有头痛之病，总之脉宜浮滑弦紧，不宜涩小虚短。故诀云：头痛短涩应须死，浮滑风痰必易除。

眼本火病，心肝洪数。右寸关见，相火上冲。

左寸脉洪数，心火炎也；关弦而洪，肝火盛也。右寸关俱弦洪，肝木挟相火之势而来，侮己所不胜之金，而制己所胜之土也。

耳病肾虚，其脉迟濡。浮大为风，洪动火贼。沉涩气凝，数实热塞。若久聋者，专于肾责。暴病浮洪，两尺相同。或两尺数，阴虚火冲。

若左寸洪数，心火炎也。两尺洪数，相火炎也。其人必梦遗，耳鸣或聋。

右寸洪数，鼻衄鼻齆。左寸浮缓，鼻涕风邪。口舌生疮，脉洪疾速。若见脉虚，中气不足。

经曰：左寸洪数，心热。右寸浮数，肺热。左关弦数而虚，胆虚甚；洪而实，肝热。右关沉实，脾胃有实热，兼洪数者口疮，或为木舌、重舌。脉虚者，为中气不足。

齿痛肾虚，尺濡而大。火炎尺洪，疏摇豁坏。右寸关数，或洪而弦。此属肠胃，风热多涎。

尺洪大而虚者，肾虚齿痛。动摇疏豁者，相火上炎也。右寸关数洪，或弦而洪者，肠胃中有风热也。

痛风沉弦，肝肾被湿。少阴弱浮，风血掣急。或涩而小，酒后风袭。风寒湿气，合而为痹。浮涩而紧，三脉乃备。

脉浮而缓属湿，为麻痹。脉紧而浮属寒，为痛痹。脉涩而芤属死血，为木不知痛痒。脉浮而涩属气虚，关前得之麻在上体，关后得之麻在下体。

斑疹沉伏，或散或无。阳浮而数，火见于躯。阴实而大，热蒸在肤。

滑伯仁曰：脉者血之波澜，故发斑者血散于皮肤，故脉伏。火盛于表，故阳脉浮数。下焦实热，故阴脉实大。

咳嗽所因，浮风紧寒。数热细湿，房劳涩难。若关微涩，饮食伤脾。左关弦短，肝极劳疲。肺脉浮短，咳嗽与期。五脏之嗽，各视本部。浮紧虚寒，沉数实热。沉滑多痰，弦涩少血。形盛脉细，不足以息。沉小伏匿，皆是厄脉。惟有浮大，而嗽者生。外症内脉，参考称停。

咳嗽者，春乃春升之气，夏是火炎于肺，秋是湿气伤脾，冬是风寒外束。形盛脉细，手足逆冷者，危。

霍乱吐泻，滑而不匀。或微而涩，代伏惊人。洪滑多热，弦滑食论。

右关滑，霍乱吐泻，脉涩结代伏，虽因痰食阻滞，不可遽断以死。总之，以滑大为吉。

心痛微急，痛甚伏入。阳微阴弦，或短又数。紧实便难，滑实痰积。心痹引背，脉微而大。寸沉而迟，关急数锐。

阳微，虚在上焦，所以心胸痹痛。心痛者，脉阴弦故也。胸痹之病，喘息咳唾，胸痹痛短气，寸口脉沉而迟，关上小紧而数。

腹痛关脉，紧小急速。或动而弦，甚则沉伏。弦食滑痰，尺紧脐腹。心腹痛脉，沉细是福。浮大弦长，命不可复。

脉细小紧急，腹中刺痛，尺脉紧实，脐及小腹痛，宜利。若尺脉伏紧，小腹痛，有瘕疝。故诀云：心腹痛，脉沉细宜，忽然浮大即倾危。

疟脉自弦，弦数多热。弦迟多寒，弦微虚乏。弦迟宜温，紧小当下。弦浮吐之，弦紧汗发。亦有死者，脉散且歇。

疟脉多弦，弦紧宜发汗，弦大宜吐，弦实宜下。审脉时，宜消息之。

痢脉多滑，按之虚绝。尺微无阴，涩则少血。沉细者生，洪弦死诀。

肠澼下痢，最忌身热脉大，亦忌四肢厥冷，脉浮绝。

痞满滑大，痰火作孽。弦伏中虚，微涩衰劣。

痞满者，胸中多是痰火，故寸滑且大。右关迟弦或伏者，肝乘脾土，土虚生涎，气郁不舒。微涩者，气血虚也。微则气衰多烦，涩则血少多厥。

泻脉自沉，沉迟寒侵。沉数火热，沉虚滑脱。暑湿缓弱，多在夏月。微小者生，浮弦死别。

犯五虚症者亦死。

吞酸脉形，多弦而滑。或沉而迟，胸有寒饮。或数而洪，膈有痰热。

时吐酸水，欲成反胃。

五疸实热，脉必洪数。其或微涩，症属虚弱。

疸者，面目遍身黄肿也。其症有五，曰黄汗，曰黄疸，曰酒疸，曰谷疸，曰女劳疸。因阳明经内蓄湿热，或因渴饮水，或有自汗浴水，或失饥伤饱，或醉饱房劳而然。凡疸症，寸口脉近掌后无脉，口鼻黑色者不治。

水肿之症，有阴有阳。阴脉沉迟，其色青白。不渴而泻，小便清涩。脉或沉数，色赤而黄。粪燥溺赤，兼渴为阳。沉细必死，浮大无妨。

阳脉必见阳症，阴脉必见阴症。沉细，水愈盛而不可制；浮大，则心火生脾土，水可制矣。故诀云：水肿浮大是出厄，虚小命殂须努力。

胀满脉弦，脾制于肝。洪数热胀，迟弱阴寒。浮为虚胀，紧则中实。浮大可生，虚小危急。

大抵以关为主。

遗精白浊，当验于尺。结芤动紧，二症之的。微数精伤，洪数火逼。亦有心虚，寸短左小。脉迟可生，急疾便夭。

急疾浮虚，时时遗精者死。

腰痛之脉，必沉而弦。沉为气滞，弦大损肾元。或浮而紧，风寒所缠。湿伤濡细，实闪挫然。涩为瘀血，滑痰火煎。或引背痛，沉滑易痊。

疝脉弦急，积聚所酿。察其何部，肝为本脏。心滑肺沉，风疝浮荡。关浮而迟，风虚之恙。阳急为瘕，阴急疝状。沉迟浮涩，疝瘕寒痛。痛甚则伏，或细或动。牢急者生，弱急者丧。

疝本肝经病，脉弦则卫气不足而恶寒，紧急则不欲食。弦紧相搏则为寒疝。三阳急为瘕，三阴急为疝。心脉浮滑则病心风疝，太阳脉浮则病肾风疝，少阳脉浮则病肝风疝。

脚气之脉，浮弦而风。濡湿迟寒，热数且洪。紧则因怒，散则忧冲。细乃悲过，结气所攻。两尺不应，医必无功。

左尺不应难瘥，寸口无常不治。

消渴胃病，心脉①滑而微。或紧洪数，阳盛阴愈。血虚濡散，劳则浮迟。浮短莫治，数大易医。

诀云：消渴脉数大者活，虚小病深厄难脱。盖由平时不自保养，纵欲嗜酒，炙脍无度，或服丹石，遂使水涸，心火燔炽，五脏燥竭，故饮水无度而渴也。

便结之脉，沉伏勿疑。热结沉数，虚结沉迟。若是风燥，右尺浮起。

老人虚弱，大便结，脉雀啄者不治。

两胁疼痛，脉必双弦。紧细弦者，多怒气偏。沉涩而急，痰瘀之愆。

此段论胁痛脉。

淋病之脉，细数何妨。少阴微者，气闭膀胱。女人见之，阴中生疮。大实易治，虚涩其亡。

大而实者生，虚细涩者死。

小便不通，浮弦而涩。芤则便红，数则黄赤。便难为癃，实见左尺。

小便绝不通者为闭，淋沥来者为癃。总之膀胱热极，故脉实也。

五积属阴，沉伏附骨。肝弦心芤，肾沉滑急。脾实且长，肺浮喘促。实强者生，虚弱者卒。六聚属阳，发时按部。

此段论五积六聚之脉，宜实强有力，不宜虚弱无神。

中毒洪大，微细必倾。尺寸数紧，钗直吐仍。此患蛊毒，

---

① 脉：原无，据文义补。

急救难停。

钗直者，脉直如钗也。

喘急脉沉，肺胀停水。气逆填胸，脉必伏取。沉而实滑，身温易愈。身冷脉浮，尺涩难补。

《脉经》曰：脉浮滑而手足温者生，脉沉涩而四肢寒者死。

嘈杂嗳气，审右寸关。紧滑可治，弦急则难。两寸弦滑，留饮胸间。脉横在寸，有积上拦。

右寸关脉紧而滑者，为之嘈杂。右关弦急，欲作反胃者难治。寸脉横者，膈间有积拦挡也。

呕吐无他，寸紧滑数。微数血虚，单浮胃薄。芤则有瘀，最忌涩弱。

脉阳紧阴数，其人食已则吐。紧小多寒，滑数痰火。微数血虚，必胸中冷。关浮胃虚，呕而嗳气不食，恐怖即死。芤带紧者，有瘀逆。脉紧涩小弱自汗者，死。

呃逆甚危，浮缓乃宜。弦急必死，结代促微。

弦急者，木克土也，故难治。结代促微，元气衰也。

反胃噎膈，寸紧尺涩。紧芤或弦，虚寒之厄。关沉有痰，浮涩脾弱。浮弱气虚，涩小血弱。若涩而沉，七情所搏。

寸紧主胸满不食。尺涩为下元虚，命门火衰，不能生脾土。脾虚不能运化，而成反胃。紧芤迟者，胃寒也。弦者，胃虚也。关脉沉大，有痰也。浮涩，脾不能磨食也，故朝食暮吐，暮食朝吐。脉紧而涩者，难治。

痉脉弦直，或沉细些。汗后欲解，脉泼如蛇。伏坚尚可，伏弦伤嗟。

痉脉来，按之筑筑然而弦，直上直下，或沉细迟。若发汗后，脉泼泼然如蛇，暴腹胀大为欲解。如脉反伏弦者，为必死之症。

癫痫之脉，阳浮阴沉。数热滑痰，狂发于心。惊风肝痫，弦急可寻。浮病腑浅，沉病脏深。

阳症脉必浮长，阴症脉必沉细。虚弦为惊为风痫，沉数为热，滑痰为痰。脉滑大为病在腑，易治；脉沉涩为病入脏，难治。诀云：恍惚之病发癫狂，其脉实牢保安吉。寸关尺部沉细时，如此未闻人救得。所谓实牢者，即滑大也。

祟脉无常，乍短乍长。大小促结，皆祟为殃。遁尸脉紧，与症相妨。

邪祟之脉，长短、大小、促结无常。凡五尸鬼邪遁疰，病证与脉全不相应也。

惊悸怔忡，寸动而弱。寸紧胃浮，悸病仍作。饮食痰火，伏动滑搏。浮微弦濡，忧惊之过。健忘神亏，心虚浮薄。

寸口脉动而弱，动为惊，弱为悸。寸口脉紧，趺阳脉浮，胃气虚，是以惊悸。趺阳脉微而浮，浮则为胃虚，微则不能食。此恐惧之脉，忧迫之所致也。

喉痹之脉，两寸洪溢。上盛下虚，脉忌微伏。

尺脉微伏者死，实滑者生。

汗脉浮虚，或濡或细。自汗在寸，盗汗在尺。

男女平人，脉虚弱微①细者，必有盗汗。

痿因肺燥，脉多浮弱。寸口若沉，发汗则错。足痛或软，专审于尺。滑痰而缓，或沉而弱。

《脉经》曰：寸口脉不出，反为发汗，则唇燥而小便难，大便如烂瓜豚膏。此因误汗伤津液，而致肺燥也。

厥症之脉，沉细为寒。沉数为弱，滑实痰顽。气虚弱微，身冷必难。

卒厥尸厥，寸口沉大而滑，不知人事，唇青身冷为入脏，即死，如身温和汗息出为入腑，而复自愈。

尺沉而滑，恐是虫伤。紧急莫治，虚小何妨。

尺脉滑沉者寸白虫，洪大者蛔虫。

求嗣之脉，专责于尺。右尺偏旺，火动好色。左尺偏旺，

---

① 微：原脱，据清大文堂本补。

阴虚非福。惟沉滑匀，易为生息。微涩精清，兼迟冷极。若见微濡，入房无力。女不好生，亦尺脉涩。

两尺沉滑者，不可妄用药饵，反燥精血。若火旺者降火，阴虚者补阴。两尺俱微者，阴阳相补。精冷者，宜温中壮阳。精清者，宜补脾补精。精射无力入子宫者，宜补气。女人尺脉微涩者，绝产。

诊妇人脉法

经病前后，脉软如常。

凡妇人脉比男子更濡弱者，常也。脉如常，虽月经或前或后，或多或少，或一月未来者亦不成经病。

寸关虽调，尺绝痛肠。

虽寸关如常，而尺绝不至，或至亦弱小者，主小腹冲任有积，痛上抢心，月水不利。

沉缓下弱，来多要防。微虚不利，间月何妨。

若脉沉缓为下虚弱，月经来多，须防治之。若脉微虚不利，其经二月一来，俗云间月也。

浮沉一止，或微迟涩。居经三月，气血不刚。

若三部浮沉一止，寸关微涩，微则胃气虚，涩则津血不足。或尺微而迟，微则无精，迟则阴中寒，此为血不足也。

三月以上，经闭难当。

若过三月以后而不通，是为经闭，速宜调治。或曾堕胎及产多者，谓之血枯。

心脾病发，关伏寸浮。心事不足，此症可忧。

经曰：二阳之病发心脾，有不得隐曲，女子不月。原心事不足，心脾两伤，致脾不磨谷，故肺金失养，而气滞不行，肾水不旺，而血益日枯。初时参前参后，淋沥无时，脾胃衰甚，变为溏泄，身肿面无颜色，而干血痨瘵等症作矣，故女子多有之。

少阳卑沉，少阴脉细。经前病水，水分易瘳①。

少阳脉卑下沉，而少阴脉细而微，为经水不利，血化为水，瘀水闭塞胞门，名曰水分。此先病水而后经断，故病易治。

寸脉沉数，趺阳微弦。少阴沉滑，血分可愁。

寸脉沉而数，数为阳实，沉为阴结。趺阳脉微而弦，微则胃气弱，弦则肝盛。脾少阴脉沉而滑，沉为在里，滑则为实为壅。沉滑相搏，血结胞门，经络不通，名曰血分。先断经而后病水，故病难治。

寸浮而弱，潮烦汗出。寸洪数虚，火动痨瘵。

寸浮而弱，浮为气虚，弱为血少，主潮烦汗出。男子尺脉虚数，而寸沉微者为痨；女人寸脉虚数，而尺脉沉微者为痨。痨者，汗出潮咳，与男子阴虚火动一般。

趺阳浮涩，吞酸气滞。腹痛腹满，脉浮且紧。少阴见之，疝瘕内隐。

趺阳脉浮而涩，浮则气滞，涩则有寒，令人腹满，吞酸喜噫。其气时下，腹中冷痛。又曰：浮则肠鸣腹满，紧则腹痛。若少阴脉见浮紧，则为疝瘕腹痛。

带下崩中，脉多浮动。虚迟者生，实数者重。

少阴脉浮而动，浮则为虚，动则为痛，或崩带，或阴户脱下。

少阴滑数，气淋阴疮。

少阴脉滑数，或为气淋，或阴中生疮。

弦则阴痛，或挺出肠。

少阴脉弦，则阴户掣痛，曰肠挺，出如核。

妇人妊娠，以血为本。血旺易胎，气旺难孕。妊孕初时，寸微五至。三部平匀，久按不替。胎必三月，阴搏于阳。气衰血旺，脉正相当。肝横肺弱，心滑而洪。尺滑带散，久按益强。或关滑大，代止尤忙。渴且脉迟，其胎必伤。四月辨质，右女

---

① 瘳（chōu）：病愈。

左男。或浮或沉，疾大实兼。左右俱盛，胎有二三。更审经脉，阴阳可参。但疾不散，五月怀耽①。太急太缓，肿满为殃。六七月来，脉喜实长。沉迟而涩，堕胎当防。脉弦寒热，当暖子房。八月弦实，沉细非良。少阴微紧，两胎一伤。劳力惊仆，胎血难藏。冲心闷痛，色青必亡。足月脉乱，反是吉祥。

妊娠初时，脉平而虚，寸脉微小，呼吸五至，浮沉正等，按之不绝，无他病而不月者，孕也。必三月而后，尺数。若寸关调而尺脉绝者，经病也。《素问》曰：阴搏阳别，谓之有子。言尺寸少阴动甚，别有阳脉搏手。心主血脉，肾为胞门故也。然血为阴，气为阳，血旺气衰亦阴搏阳别之义。故诀云：肝为血兮肺为气，血为荣兮气为卫。阴阳配偶不参差，两脏调和当受孕。血衰气旺定无娠，血旺气衰应有体。寸微关滑尺带数，流利往来似雀啄。胎儿之脉已见形，数月怀耽犹未觉。又云：两手关滑大相应，胎形已见同前语。前诀中俱以左肝右肺分气血衰旺，又以尺寸分气血。寸微为气衰，尺数为血旺。关滑者，滑为血多气少也。然尺脉滑疾，带散带代，如雀啄少停者，乃胎气盛，闭塞故也。此时若作②渴，脉迟，欲为水肿，复腹痛者胎必堕。《脉经》曰：孕妇三个月，脉宜尺滑带散带数。若五个月脉喜疾而不散，若太急为紧为数者，必漏胎；太缓沉迟者，必堕胎；浮者，必腹胀满而肿，为之子肿。六七月脉宜实大牢弦，若沉细而涩者，亦当防堕胎。若丹田气暖胎动者可救，胎冷若水者难治。脉弦发热恶寒，其胎逾腹，腹痛，小腹如扇，子脏闭也，宜热药温之。少阴脉微而紧，血养不周，双胎一死一存。胎动或因倒仆，或因惊恐，或因劳力，或因食热，或因房事，轻则漏血，重则下血如同月水，血干胎死。而气无血制上冲，心腹闷痛，面目唇舌青色者，子母俱死。此不独七八月，然十个月内皆宜慎之。总之，未产脉宜实大牢强，不宜沉细迟涩也。足月身脉乱者，产兆也。

临产六至，脉号离经。或沉细滑，若无即生。浮大难产，

---

① 耽（dān）：怀孕。
② 作：原脱，据清大文堂本补。

寒热又频。此是凶候，急于色征。面颊唇舌，忌黑与青。面赤母活，子命必倾。若胎在腹，子母俱冥。

脉一呼六至，或一呼一至，曰离经。经者，常也，言离其常处也。人之呼吸，一日一夜一万三千五百息，脉行八百一十丈，周而复始，从初起之经再起。今因胎下，胃脉已离常络之处，不从所起之经①再起，故曰离经，将产也。或沉细而滑，亦为将产，乃脏本脉见也。若沉而如无者，即产。缘胎元下坠，奔急痛楚，气血错乱，故脉不应也，一产后脉即复矣。若脉浮大，必难产。再加身重体热，寒热频作，此凶症也。急看面舌气色，逐胎救母为要。盖面乃心之华，舌乃心之苗，面赤者，心血流通②，故母活。舌青者，青则肝虚不摄血，故浆胞早破，而胎不能转动，故母死。若面舌唇口俱黑，黑者肾水克心火，故子母俱死。虽面赤舌青，若胎不出，母命必危。

产后缓滑，沉细亦宜。实大弦牢，涩疾皆危。

产后以胃气为主，缓滑者，脾胃和也；实大弦牢，木克土也。沉细亦宜者，产后虚弱，脉症相合也。涩疾危者，产后下血过多，心虚气绝也。故诀云：寸口涩疾不调死，沉细附③骨不绝生。

诊痈疽脉法

痈疽脉数，浮阳沉阴。浮数不热，但恶寒侵。若知痛处，急灸或针。洪数病进，将有脓淫。滑实紧促，内消可禁。宜托里者，脉虚濡迟。或芤涩微，溃后亦宜。长缓易治，短散则危。结促代见，必死无疑。

脉浮数带弦，其人当发热而反恶寒者，或胸烦不知痛处，或知痛，必发痈疽，急宜灸或针也。既认定是痈疽，脉浮数发热而痛者，属阳，易

---

① 经：原脱，据清大文堂本补。

② 通：原脱，据清大文堂本补。

③ 沉细附：原脱，据清大文堂本补。

治；脉不数沉微不痛者，属阴，难治。又浮为在表，沉为在里，不浮不沉为在经络。诸疮洪数者，里亦有脓结也。未溃，脉滑实数促者，可以下之；将溃已溃，脉虚濡弱迟涩芤微者，宜补益托里。长缓易治者，胃气盛也。短散结代者，元气虚也。大抵未溃宜见诸阳脉，已溃宜见诸阴脉，庶病证相宜。抑论气血涩滞，故紧多则痛。芤主亡血，溃后得之则吉。促脉未溃为热蓄里，已溃则气血衰也。

　　此一刻也，原为初学辈开门导路，非敢使高明长者见也。其词虽鄙俚冗①俗，其论多出《素》《难》《脉经》，解释俱采诸家精粹，更参历试之己意，辑成是集。总之，为初学入门之阶梯，识者幸勿哂②焉。

　　　　　　　　　　　　　　　　津阳中和主人微垣氏自白

---

① 冗（rǒng）：多余，累赘。
② 哂（shěn）：讥笑。

跋

医之于脉，犹文之于题也。文不切题，虽满纸珠玑，何用乎？是以传世之文，正作、奇作、旁敲、冷击，无不切中题旨。及夫嘻笑狎詈①尽成文章者，皆以其切中也。医之于脉亦然，苟不知脉，虽满腹方书，皆不切题之文章。欲其奏效活人，不其难乎！古云：药用当而通神。当者，当于病也。使脉理不晰，将何以识病之寒热虚实，而施温凉补泻之治，以期于必当哉。

余幼习举子业，家尝多医书，心窃好之，而先大人弗许焉。后屡试不第，因请习医，曰：学莫先于治生，惟医可以治生，而仍不废举业。先大人乃曰：医业原同相业，学之当郑重其事。但学医不难，而知脉为最难，必至于自信逼真，然后可以无愧。遂以《素问》《灵枢》《难经》，以及《铜人图》，王叔和、滑伯仁《脉经》《脉诀》诸书授之。余受而读至王叔和《脉经》《脉诀》歌，私窃疑焉。叔和既有《脉经》，复有《脉诀》，且自相矛盾。后求其故，始知《脉诀》乃高阳生之伪作也。然家读户诵者《脉诀》，而《脉经》几至不问矣。余因集诸家脉理，摘其不谬者，辑成一帙，曰《脉之大概》。其歌诀皆摈而不取，刊而行之。然读者每苦其文，而仍喜脉歌之捷。其中舛谬，终无有规正之者。

戊寅，余丁②先大人艰③，自新安买舟北上，冬初抵天津。于家叔署中得晤微垣沈先生，即爱其仙风道骨。叔大人因道先

---

① 詈（lì）：责骂。
② 丁：当也。此处意为"遭逢"。
③ 先大人艰：旧时指父母丧事。

生为都门世胄①，并道其品之高，德之厚，以及其医道脉理之精，济世活人之广，于时心甚钦之。

庚辰夏，再至叔大人署中，偶过先生斋头烹茶，促膝而谈。言及脉理之繁，《脉诀》之谬，并余之《脉之大概》仍不便初学之诵读，先生因探箧②出所著《脉诀规正》见示。余聆其梗概，遂携以归。秉烛而读，读未竟帙，而更深烛尽矣。怅怏而寝，竟夜不寐。次晨详加玩味，不觉手舞足蹈，拍案称快。其大略仍用《脉诀》之歌，其背谬乖理者，悉删除之。取《脉经》《难经》《素问》诸书之得理者，补其歌诀。其所补之歌诀，虽出先生之裁，而其义理一本诸经典，并摘人李濒湖二十七脉及奇经八脉，更加注释。开卷如列眉③指掌，于脉理无舛谬之讹，而于读者有便捷之径。此书一出，则前之聚诵者，得以尽息，而后之业斯道者，得以一直升堂入室矣。有益后人，嘉惠来学，宁浅鲜哉。先生之活人固已多矣，而后学之活人以及千百世之下活人者，皆先生有以活之也，先生之德从此可亿量也耶。先生之后裔，阊大门闾直分内事耳，无俟余之预赘也。

时康熙庚辰蒲月④上浣⑤之吉⑥
同里后学年家眷晚生陈元恭允公父跋后

---

① 世胄：帝王或贵族的子孙。
② 箧（qiè）：箱子。
③ 列眉：两眉对列。谓真切无疑。《广阳杂记·卷三》："三楚江山，灿如列眉指掌。"
④ 蒲月：农历五月。
⑤ 上浣：上旬。
⑥ 之吉：农历初一。

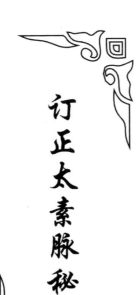

订正太素脉秘诀

明·张太素　著

胡　斌
石　光
王　权
殷志禹　校注
张玉帛
赵献敏

内容提要

明·张太素著。撰年不详。张太素号青城山人，生平不详。"珍本医书集成"本《订正太素脉秘诀》一书分上下两卷，总凡132篇，其中上卷86篇，下卷46篇，内容略显庞杂，但其中论脉之本仍不离《内经》《难经》《伤寒》《脉经》《脉诀》诸书，有裨于医家之处亦复不少。正如民国董志仁在《太素脉考》中所说："《太素脉》在可知与不必知之问。学者苟能淡泊名利，以济世为怀，则精研《太素》，未始非医术之大助。若徒泥其迹而不究其道，殊非《太素》之本旨矣。"此书诊脉，除诊病外，宣扬人之智愚贵贱、寿夭、穷通，均能从脉象中反映出来，具有明显唯心主义色彩。

本次整理，以《珍本医书集成》本为底本。

目　录

第二辑

序

夫宇宙之寥廓，莫能穷其涯际。然阴阳神鬼之运输，雨露风雷之灌溉。花卉之繁荣，日月之明晦。甚之河海渊源，蜃楼万变，极大内之幻观隐现。细之杜宇悲春，雌鸠唤雨，种种色像，各尽其致。噫！此皆一脉为之橐籥①，消息于其中也。

岂吾人一身，为天地生民立心立命，担千古道脉之继，纲常礼乐之宗，超万物独钟其灵，而秉彝反异耶？故《藏教》云：父母及子相感，业神入胎。地水火风，众缘和合，渐得长生。从一七至五七日，生五脏上下气。通身前身后、左右二边，各生脉五十条。一身之中，共八百吸气之脉，至是皆具。通诸出入息气。盖此身与造化同流。左肾属水，右为命门属火。阳生于子，火实藏之。所以三焦正与膀胱相对，有二白脉自中出，夹脊而上贯于脑，过重楼通之左右手。呼吸之有浮沉迟数，可占其休咎②生死疾患。莫得秘藏。是《太素》之所以有七珍九候，析五行之微，辨八节之候，何其明且备也。虽然，呼吸即阴阳运输也，津液即雨露灌溉也，光泽即花木荣繁也，耳目即日月明晦也。及至出圣入贤，驰王骤帝，纬地经天，若大功业，莫不从此精神酝酿之也。先儒云：人身一小天地，信哉。余读

---

① 橐籥（tuó yuè）：指的是古代冶炼时用以鼓风吹火的装置，比喻肺主气，司呼吸，调节气机的功能。《道德经·第五章》："天地之间，其犹橐籥乎？虚而不屈，动而愈出。"

② 休咎：吉与凶、善与恶。

张山人《脉诀》，知其得先天之正，抉石室之珍，穷及性命微言，终始造化妙绪，其资与生人养命之道，功岂浅鲜？因附剞劂①以共海内，特书此以志其大云。

豫章云林龚廷贤②撰

---

① 剞劂（jī jué）：本义为刻镂的刀具。此指雕版、刻印。

② 龚廷贤：龚廷贤（1538—1635），一作应贤，字子才，号云林，明江西金溪丰（今合市乡龚家村）人。此人一生著述极丰，列其名目，约略有《种杏仙方》《万病回春》《云林神彀》《鲁府禁方》《寿世保元》《济世全书》《小儿推拿方脉活婴秘旨全书》《云林医圣普渡慈航》等。其父龚信，字瑞芝，号西园，精于医术，曾任职于明太医院，著有《古今医鉴》，经廷贤整理刻行于世，虽然龚氏家学渊源，但"家传太素脉秘诀"的"家传"二字，是否指龚氏家传尚有待考证。

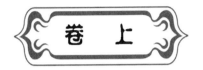

太素造化脉论

太极之前，有太易、太初、太始、太素。天地之道，不离乎五太。太者泰也。太易者清浊未分也，太初者阴阳之初也，太始者气形之始也，太素者天地之本也。本立道生，太极者万物之极也，否极泰来董按：此处应加"泰极否来"句，阳极阴生，阴极阳生，物极则返。极者终也，终而复始。太极者，气形质之本也。无极而有极也，自无归有，有必归无，无能生有，有无相生，无有尽时。《列子》曰：圣人自①阴阳以统天地。夫有形者生于无形，则天地安从②生？故曰：有太易、太初、太始、太素也。太易者未见气也，太初者气之始也。董按③：此处应加"太大始者，形之始也"句。太素者质之始也。气形质具而未相离故曰浑沦，浑沦者万物浑沦而未相离也。视之不见，听之不闻，循之不得，故曰易也。易无形状④，易变而为一，一变而为二，

---

① 自：《列子集释·天瑞》篇卷第一作"因"。

② 从：底本、虞山徐幼泉抄本、《大成》本皆作"足"，据《列子集释·天瑞》篇卷第一改。

③ 董按：《列子集释·天瑞》篇卷第一此处确有"太始者，形之始也"。

④ 状：《列子集释·天瑞》篇卷第一作"坿"。

二变而为七[1]，七变而为九。九变者，究也，乃复变而为一。一者，形变之始也。《列子》曰只言四者，究也。究者极也，则吾所谓太极者是也。

夫太素者本于五太，五太者即五行，五行即五太也。五行者阴阳也，阴阳则一，极而必返，终而复始。岂非先传所谓动极而静，静极复动，一动一静互为其根之妙欤?! 太极者，天地无极之前，阴含阳也。有象之后，阴分阳也。阴为阳母，阳为阴父。故阳生于子极于巳，而一阴来姤[2]。阴生于午而极于亥，故一阳来复。阳根于阴，阴根于阳。故震为长男属火，火生于寅，巳为胞胎。巽为长女属水，水生于申，亥为胞胎。巳亥为天地之门户，阴阳之根本也。夫天一生水，地六成之。地二生火，天七成之。天三生木，地八成之。地四生金，天九成之。天五生土，地十成之。盖奇偶之数，而以为类分。其奇数属阳，天之象也。偶数属阴，地之象也。天一者少阳，地六者太阴也。少阳太阴，交而生水。地二者少阴也，天七者少阳也。少阴少阳，交而生火。天三者少阳也，地八者少阴也。少阳少阴，交而生木。地四者少阴也，天九者太阳也。少阴太阳，交而生金。天五地十，交于中而生土也。此阴阳太少，判合万物，生成变化之道也。

夫水火者坎离也，坎在北方阴位而卦属阳，离在南方阳位而卦属阴。坎以阳而生在上，离以阴而生在下，则天下地上而交泰，水上火下而既济矣。使阳出于上阴复于下，则天自天地自地，水火不交，安有阴阳交济之理哉?!

天地未分，浑沦莫测，天地既判，人位乎中。人受天地之

---

[1] 一变而为二，二变而为七：《列子集释·天瑞》篇卷第一作"一变而为七"。

[2] 姤（gòu）：相遇。同"遘"。

中以生，莫不禀阴阳以成，故《易》曰：乾道成男，坤道成女，而成夫妇之道。夫妇之道立，而生意无穷。

夫人者禀阴阳五形之秀气以生，身居天地之中，心居人身之内，备万物之理，为万物之灵，识天时，知地理，通人事，明物情，善①万物声色气味，故灵于万物者人也，主人之一身者心也。夫五运六气，乃天地阴阳运行升降之常道也。五运流行，有太过不及之异。天地升降，有逆从胜复之明。天气动而变，地气静而常，乃②备五行之化气，然后合其用。凡万物未有不赖天地之气而化生者也。

善脉者，知阴则知阳，知阳则知阴。然而可以心察，可以指别，可以类求，可以意识，可以全生。至道玄微，变化无穷，熟知其源，形表气里，而③为相成也。

夫寒热欲发之气，如阳未并阴，阴未并阳，因而调之，真气乃安，邪气乃正。经云：圣人治未病之前，不治已病之后。

夫天若失土，则不能荣养万物。盖天地万物，皆以土为本。故万物之旺由土而生，万物之衰由土而归也。

夫荣卫者，阴阳之纲纪。脾胃者，阴阳之男女。左右者，阴阳之道路也。呼吸数也，循环不息。应有常变，同天运之无穷，乃一身之主宰。养肌和胃，神悟灵机，心识微妙，心为君主，乃顺中和，脾土为邦，主上下五脏六腑之病，阴阳虚实之理。血少血盛，脉少脉盛，此为反也，反之则病。实则气入，虚则气出，气实则热，气虚则寒。

夫气实者，寒湿之气也，若有若无，病疾不可知也。察后与先者知病也，知先后与虚实者，工勿失其法。得若生者，不

---

① 善：虞山徐幼泉抄本同。《大成》本作"察"。

② 乃：虞山徐幼泉抄本、《大成》本作"仍"。

③ 而：虞山徐幼泉抄本同。《大成》本作"交"。

离其法也。补泻之时，各有所宜也。

夫脉者，阳在阴中，阴在阳中为顺。阴在阳中，阳在阴中①为逆。《易》曰：一阴一阳之谓道是也。独阴不生，独阳不成，阴阳乃生成之道，不可缺也。

夫五行者，阳盛阴盛，阴阳逆也。阳生阴，阴生阳。顺者金木水火土相生也，逆者水火金木土相克也。

夫五行之有干支也，干数十，支数十二。盖天之中数五，故气原乎天者无不五。五气合一，一阴一阳，故倍②之成干。地之中数六，故气原乎地者无不六。六气合一，一阴一阳，故倍之而成支。以此观之，莫非天理之自然也。

夫③五行，火生于寅，寅④属木。火旺在午，正南而火旺。绝在亥，亥属水克火。水生在申，申属金，金生水。水旺在子，子正北而水旺。水绝在巳，巳属土，土克水。水生在亥，亥属水。水生木，木旺在卯，卯位正东而木旺。木绝在申，申属金，金克木。金生在巳，巳属火，火能克金。何以言金生于巳？巳虽属火而真土在焉，盖十干戊己属土，戊禄在巳，己禄在午，巳午土位，巳有真土之性，故火生土，土生金，金旺在酉，正西而金旺。金绝在寅，寅木能生火，火故克金也。此则是无极太极之说，阴阳消长之理，如循环之无端也。

五行相克所不胜者为贼邪，其难治宜矣。至于可胜者为微邪，虽不治而自愈。叔和云：春得脾而莫疗，冬见心而不治，夏见肺而难瘥，秋见肝以何疑。董按：此句应改"秋见肝而不救"。

---

① 阴在阳中，阳在阴中：虞山徐幼泉抄本同。《大成》本作"阴在阴中，阳在阳中"。

② 倍：虞山徐幼泉抄本、《大成》本作"陪"。本书下同。

③ 夫：底本误作"去"，据虞山徐幼泉抄本、《大成》本改。

④ 寅：底本、虞山徐幼泉抄本均脱漏此字，据《大成》本补。

董按：此句下原本仅有"男子以东"四字，语气未尽。兹据珍秘抄本细加校勘，应补加下列八句始全。反以为微邪而可畏也，何也？及观《灵枢经》曰：木明而火明，火炎而土胜，土盈而金生，金胜而水盈。男子以东南气运，离、巽、震、坤是也。

太素脉论五行数分八卦

乾　坎　艮　震　巽　离　坤　兑

寸关尺三部，有鱼尾骨，节次分定也。古法以权骨平为关，横纹①第二节为一寸，入为一尺。此言寸口尺中者，乃分寸为寸之谓也。故阴得尺内一寸为尺中，阳得寸内九分为寸口。此理寸尺，始终一寸九分而已。曰关上者，尺寸界也。既②定寸尺之位，则关可知矣。或谓掌后高骨为关，必须得尺寸之法，然后可定也。

寸	心部	小肠	心府名受盛。
关	肝部	胆	肝府名清净。
尺	肾部	膀胱	肾府名津液。
寸	肺部	大肠	肺府名传送。
关	脾部	胃	脾府名水谷。
尺	命门	三焦	命府名元气。

五脏所属图

五脏　心、肝、肺、肾、脾。识五脏之脉，知受命之经络。

脉候　洪、弦、浮、滑、缓。察表里之虚实，辨阴阳逆顺

① 横纹：虞山徐幼泉抄本作"极文"。《大成》本作"权纹"。
② 既：虞山徐幼泉抄本空阙。《大成》本作"明"。

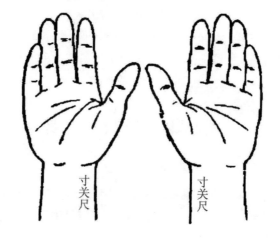

之理。

　　五行　火、木、金、水、土。察病之源流，生克不治之理。

　　四时　春、夏、秋、冬。旺禄①脉看四时阴阳，心肝肺肾脾。

　　通穷　舌、眼、鼻、耳、唇。五件能观细②，荣枯生死分。

　　五情　喜、乐、怒、悲、恐。病多因事得，虚实要分明。

　　五事　言、视、貌、听、思。五事烦心主，除之乐有余。

　　五用　明、恭、从、聪、睿。五用心之本，过之神气衰。

　　五德　哲、肃、仁、谋、圣。神气守不败，年高理自然。

　　五气　焦、膻、腥、秽、腐。脾旺皆元间，胃虚呕逆何。

　　五味　苦、酸、辛、咸、甘。少食皆为善，贪之生病疫。

　　五色　黄、赤、青、白、黑。瘦弱兼肥盛，阴阳逆顺分。病因气色见，贵贱不须论。

　　五数　二七火、三八木、四九金、一六水、五十土。八卦运造化，万物养虚灵。人身之贵贱，生死定荣枯。

　　———————————————

　　① 旺禄：虞山徐幼泉抄本同。《大成》本作"四季分旺"。

　　② 观细：虞山徐幼泉抄本同。《大成》本作"细观"。

五音　徵五十四、角六十四、商七十二、羽四十八、宫八一①、羽②。五阴五阳，五脏六腑③。人识五音，方发五痛④。

十干　丙丁火、甲乙木、庚辛金、壬癸水、戊己土。火木金水土，心肝肺肾脾。相生相克化，惟土最为魁⑤。阴阳从此并，相并十干生⑥。

十二支　巳午、寅卯、申酉、亥子、辰未戌丑。掌诀知千载，人身岂不明？心肝肺肾脾，火水金木土⑦。

五方⑧　南东西北中。卦分六十四。化厚未知母。

以上五脏，各有所属。更有未尽之言，如泄漏消息可见矣。学者精明，得其通神也。

论五阳脉

浮者，轻而在上。隐隐缓散，如水浮物。指重如无，轻有余。愈轻⑨愈盛，泛然满指。若三部常浮者，主心气不足。

滑者，如珠丸之无端。重指即伏，举指浑然。不进不退，

---

①　徵五十四……八一：本条原书、虞山徐幼泉抄本、《大成》本俱作"十五十六四七十二四八八一，徵角商羽宫"，据《类经附翼》改。

②　羽：虞山徐幼泉抄本、《大成》本无，似是。

③　五阴五阳，五脏六腑：以上8个字在底本（《集成》本）、虞山徐幼泉抄本原误入"十干"条中，今据《大成》移回"五音"条内，与本条中"人识五音，方发五痛"相对。

④　人识五音，方发五痛：底本、虞山徐幼泉抄本为大字，今据《大成》本改为小字。

⑤　惟土最为魁：虞山徐幼泉抄本同。《大成》本作"推旺独为魁"。

⑥　阴阳从此并，相并十干生：以上10个字，底本、虞山徐幼泉抄本均误植于"十二支"内，今据《大成》本移回"十干"条内。

⑦　心肝肺肾脾，火水金木土：以上10个字，底本、虞山徐幼泉抄本在下"五方"条中，据《大成》本移回。

⑧　五方：虞山徐幼泉抄本同。

⑨　轻：《大成》本作"按"。

稍重于①洪。若三部常滑，主肝气不足。

实者，虚之对，其脉源派长久而不绝。指轻则有余，指重隐缓于弦②。小于洪。若三部常实，主脾气不足。

弦者，应指紧③迫如巴④弦。指重如数，指轻愈急。聚敛而不散，长久而不缩。若三部常弦，主肺气不足。

洪者，大也。其源深其流长。下指一寻，不弦不浮，轻重皆应。若⑤再寻之，绰⑥然有余。若三部常洪者，主肾气不足。

论五阴脉

微者，最细而弱，重指寻之，宛然如毛发，隐隐涩涩，疑不可状⑦，在于有无间。若三部常微，主血滞而神不足。

沉者，如石投水，必极其底，重重寻之，仿佛隐应，比之于微，此⑧有缓起于骨上。若三部常沉者，主胃逆而气不足。

缓者，如丝在机⑨，不卷其轴，应指迟缓，往来其⑩微，尤⑪不若微之应急，不沉不伏，惟缓而已。若三部常缓，主肾怯而精不足。

涩者，滞而不滑，指下如索隐砂，如刀刮竹，沉下而粗，

---

① 于：《大成》本为"如"。虞山徐幼泉抄本此字，并下一字均空阙。

② 隐缓于弦：虞山徐幼泉抄本"缓"字空阙。《大成》本作"隐隐如弦"。

③ 紧：虞山徐幼泉抄本同。《大成》本作"急"。

④ 巴：虞山徐幼泉抄本同。《大成》本作"筝"。

⑤ 若：虞山徐幼泉抄本此字空阙。《大成》本作"至"。

⑥ 绰：底本、虞山徐幼泉抄本作"绰"，形近之讹。据《大成》本改。

⑦ 状：虞山徐幼泉抄本作"见"。《大成》本作"辨"。

⑧ 此：虞山徐幼泉抄本此字空阙。《大成》本作"似"。

⑨ 如丝在机：虞山徐幼泉抄本"机"字空阙。《大成》本作"如米在簸"，不从。

⑩ 其：虞山徐幼泉抄本同。《大成》本作"甚"。

⑪ 尤：虞山徐幼泉抄本同。《大成》本作"犹"。

重则应指，轻则如无，后实前虚，往来不断。若三部常涩，主魂不足①。董按：此句应改"主肝虚而魂不足"始可与上节语气合拍。

伏者，沉隐不出，呼吸全无，重指着骨，略得之矣，如物在泥中，寻之不见，直再寻之，则似在此。若三部常伏者，主肺喘而魄不足也②。

夫五阳常浮，五阴常沉。沉者脏之脉也，浮者腑之脉也。又有所谓浮中沉者，此为胃也，能知胃脉所在，则脏腑之脉易生矣。

论四营脉

四营者，轻重清浊也。轻清者阳也，重浊者阴也。夫欲知人贵贱贫富寿夭，须于四营脉中求之。若前论五阳、五阴脉者，只言脏腑之偏。此四营之论，为统贯一体，而精神魂魄、气血升降靡③不与焉。

故脉清则神清，神清则气清，气清则骨肉形禀之亦清矣。此则轻清重浊，故可知也。

夫欲切此脉，须忆叔和脉中求之有疾。疾则变而难审其证。盖五脏六腑，或为邪气所袭故也，今明轻清重浊四脉于后。

清者④，如指摸玉，纯粹温润，识性明敏，禄位权贵。

轻者⑤，平清而浮，状如轻羽，不沉不濡，隐隐常动。

浊者⑥，缓而粗，以手按之其脉浊。脉浊气亦浊也。

---

① 主魂不足：虞山徐幼泉抄本同。《大成》本作"主肝虚而魂不足也"。
② 伏者……不足：此条底本、虞山徐幼泉抄本无，据《大成》本补。
③ 靡：没有。
④ 清者：底本、虞山徐幼泉抄本原作"轻者"，据《大成》本改。
⑤ 轻者：底本、虞山徐幼泉抄本原作"清者"，据《大成》本改。
⑥ 浊者：底本原作"重者"，据虞山徐幼泉抄本、《大成》本改。

重者，中浊而沉如紧。索隐重浊，亦在究其本原。

肝部轻清，衣禄荣贵；重浊，一身不足①。

心部轻清，聪明发达；重浊，夭亡身死。

肾部轻清，智巧谦和；重浊，智少多淫。

肺部轻清，义勇谋略；重浊，贪淫死临。

脾部轻清，富贵声名；重浊，狠毒无情②。

弦洪长大为岁热，短促微沉气冷疼。

实主肝虚并热上，脉浮虚肿冷中生。

滑时呕逆腰肢困，缓疾原来气不宁。

涩血病时因妇孕，男儿有此漏精神。

男子但有疾，伤神劳怯。妇人有疾，劳心受气。温肝血气不调，伤寒伤风积热，头眩发热骨蒸，不可一类察之，惟察手足冷热。观脉听声，专在轻清重浊虚实之理，不可妄议善主。设为详细再三审察明白。脉病相应，方可用药，不致伤经错络。用药如行兵，取胜得功，万全而生。庸医不详其正③，药性是非服入重地④，不得其命，负尔何辜？医学不能明察其精，治其病、全其生，实为难矣。

太素之脉，七表八里，轻清重浊，四时逆顺，可见官禄生死，祸福疾病缘由，岂不神乎？！

---

① 重浊，一身不足：虞山徐幼泉抄本此处系缺文。《大成》本作"重浊狠毒少情"。

② 重浊，狠毒无情：虞山徐幼泉抄本同。《大成》本作"重浊无信欺人"。

③ 其正：虞山徐幼泉抄本同。《大成》本作"正其"，与下"药性"联读。

④ 是非服入重地：虞山徐幼泉抄本同。《大成》本作"何异身入重地"。

五脏六腑歌①

心脉喜浮洪，安居五脏通。沉滞兼滑石，时逆命须终。

弦应心无病，神疑缓脉通。忽浮微细短，邪热满心中。

弦数因风热，微沉怯外风。实长胞膈壅，阳极至阴充。

微怯心还恐，长弦忽气风。动者分轻浊，表里病来从。

肝脉春来旺，长长细可怜。短微浮涩见，金克木难全。

洪大旬中愈，微沉短滑延。缓时忧胃冷，弦数主筋挛。

浮实双瞳②赤，虚因涩伏摊。滑时连胆渴，头痛有风寒。

微缓轻浮散，生花视物难。动看四十二，甲乙就中看。

肺脏脉轻浮，平和涩更忧。更加洪紧互，无事一场忧。

沉脉虚还变，阴交阳自周。若和迟弄紧，进退亦无由。

浮实必相指，洪迟数忧浮。肺金还又涩，涎吐不宜秋。

肾盖③宜清净，微沉主有疑。若加伏绝立，心有事和非。

浮肾虚应久，缓疼梦泄④多。动时有六八，壬癸应前歌⑤。

脾脏脉宜轻，依依缓太平。及和弦紧急，长忧命应倾⑥。

浮实中消水，微浮客热并。脉来脾应隐，实火用心情。

滑主脾热燥，牙宣⑦口气升。动看二十八，戊己合中营。

---

① 五脏六腑歌：虞山徐幼泉抄本同。《大成》本作"五脏六腑脉病歌"。校者案：底本中本篇内容混作一段排版，甚不清爽。

② 瞳：底本、虞山徐幼泉抄本误作"肿"，据《大成》本改。

③ 盖：《大成》本作"部"。

④ 梦泄：病名。即梦遗，睡梦中遗精的病证。

⑤ 歌：虞山徐幼泉抄本同。《大成》本作"敏"。

⑥ 倾：底本、虞山徐幼泉抄本作"嗅"，据《大成》本改。

⑦ 牙宣：病名。系指齿龈肿痛，龈肉日渐萎缩，终至牙根宣露，齿缝出血或流脓的病证。

寸关尺脉病说

寸脉　洪饱①满、肠结，膈热闷。

浮胸虚弱，肌虚客热。

滑胃热、胃冷，胆浊②饮食化③。

实心气溢痛受邪，腹中疼痛。

弦脾疼、胃冷、心痛，劳瘦极热。

微心气受邪，脏闭不通。肾虚。

沉逆冷四肢。黄瘦，疾④瘦骨热。

缓风痹⑤下虚败，项背拘急疼。

涩气虚血散。胃不和。

伏胸中积冷，气闭不通。肾虚。

关脉　洪积邪口涎。邪气食⑥，胃停食。

浮下虚耳聋，肾风⑦停闭。肤痒。

滑积冷气，便涩，腰肚疼。

实小便不禁，腹胀梦泄。

弦小腹疼，气涩。脚气。肾风痒。

微心腹胀满，气结疼痛，虚怯。

沉心气疼痛。闭塞不通。脾虚。

---

① 饱：虞山徐幼泉抄本、《大成》本作"胞"。

② 浊：虞山徐幼泉抄本同。《大成》本作"渴"。

③ 化：虞山徐幼泉抄本同。《大成》本下有一"痰"字。

④ 疾：虞山徐幼泉抄本同。《大成》本作"身"。

⑤ 风痹：病名。以疼痛游走不定为特征的痹证。又名行痹、筋痹。《素问·痹论》："风寒湿三气杂至，合而为痹也，其风气胜者为行痹"。

⑥ 食：虞山徐幼泉抄本同。《大成》本无此字。

⑦ 肾风：病名。肾受风邪所致的疾患，以面部浮肿、腰痛、色黑为主证。

缓胃冷吐逆多，心腹肚疼。

涩血淋血败，血①肤干。发黄。

伏瘕癖气冷，血积目昏。

尺脉 洪小脚②热涩，脚疼肾虚。

浮筋骨明热③。便血头痛。

滑风壅舌强，心热呕吐，胃逆。

实风热面赤，胸膈不利，烦躁。

弦血脚拥④。头痛、目涩。吐⑤。筋急。

微腹中积冷泄，劳气盗汗。

沉气滞腰痛，虚热积死。

缓肾冷虚汗，冷梦泄。

涩四肢逆冷，脐下痔⑥泄泻痛。

伏食不下，腹痛手足痛，下泄。

五行脉诀

五行大抵要相生，表里脉刑须要精⑦。要取秋冬并春夏，自然指下见分明。

五行者，水火木金土也。诊脉下指之法，切要精专⑧。凝心定志少时，然后诊之。辨认四季五行旺相、阴阳逆顺、七表八里、虚实轻重、相克相

---

① 血：虞山徐幼泉抄本同。《大成》本无此字。
② 小脚：虞山徐幼泉抄本同。《大成》本作"小便"。
③ 明热：虞山徐幼泉抄本同。《大成》本作"牵急"。
④ 血脚拥：虞山徐幼泉抄本同。《大成》本无此3字。
⑤ 吐：虞山徐幼泉抄本同。《大成》本无此字。
⑥ 痔：虞山徐幼泉抄本同。《大成》本作"悸"。
⑦ 表里脉刑须要精：虞山徐幼泉抄本同。《大成》本作"表里形容最要精"。
⑧ 诊脉下指……精专：虞山徐幼泉抄本同。《大成》本作"诊脉之法务要精专"。

生，指上便见①，有②灾咎疾病。若得旺相之脉，则有喜庆之事。春肝脉弦而紧，夏心脉洪而大，秋肺脉涩而微，冬肾脉沉而滑，此乃四季旺相之脉也。脾旺③四季，脉见之宽缓而细，取此以为旺相脉也。

定心脉见官品

　　心脉分明紧秀洪，此人必定是④三公⑤。专寻三按俱无绝⑥，到老须持国柄雄。

　　凡心脉紧秀而洪大者，必为至贵之人、三公之位⑦。又须详审指按，调调⑧不绝。若人有此脉，其人至老须将相⑨。若春夏得紧细洪脉⑩为善，秋冬为灾。

定心部见喜

　　当春心脉要⑪洪弦，看取清明节候边。须见迁除并喜事⑫，脉来⑬宽缓一生贤。

---

　　① 阴阳逆顺……便见：虞山徐幼泉抄本同。《大成》本作"生克阴阳逆顺，表里太过不及，指下便见"。

　　② 有：虞山徐幼泉抄本同。《大成》本作"有无"，较为通顺。

　　③ 旺：底本、虞山徐幼泉抄本误作"脉"，据《大成》本改。

　　④ 是：虞山徐幼泉抄本同。《大成》本作"位"。

　　⑤ 三公：古代官职，元后历代皆以太师、太傅、太保为三公。

　　⑥ 绝：虞山徐幼泉抄本同。《大成》本作"断"。

　　⑦ 三公之位：虞山徐幼泉抄本同。《大成》本上有"有"字。

　　⑧ 调调：虞山徐幼泉抄本同。《大成》本作"迢迢"。

　　⑨ 须将相：虞山徐幼泉抄本同。《大成》本作"须持将相权柄"。

　　⑩ 紧细洪脉：虞山徐幼泉抄本同。《大成》本作"紧秀洪大"。

　　⑪ 要：虞山徐幼泉抄本同。《大成》本作"见"。

　　⑫ 须见迁除并喜事：虞山徐幼泉抄本同。《大成》本作"君子辅官多喜庆"。

　　⑬ 来：底本作"未"，虞山徐幼泉抄本作"末"，均误。据《大成》本改。

心脉洪秀弦紧，此得时之脉也，主有喜①悦之事。春见之，子母旺而相生，至四六月见喜也。若宽而缓②者，定主贤哲之人，自然③无灾。更主有绍祖宗子孙④。

定心脉主惊忧

忽然无脉少精神，须有惊惶忧恐心。天性沉吟多毒害，更加心腹似⑤荆林。

心者五脏之主也，其中浮而大，是旺相之脉也。忽然无脉，是心中有惊疑，须见精神恍惚。沉细者是不顺之脉，主心中有不明之事，兼心腹有毒害，如荆林之棘，主有惊忧之事也。

定肝胆见职任贵贱

要知职意⑥胆中看，弦缓分明尽在肝。肝脉弦长终是贵，不为卿相即郎官。

肝胆实大少清声，细紧为人定是经⑦。若更浮高多短涩，沉沉必定不分明。

肝之脉常是弦长⑧，其胆随肝之衰旺。其脉春若弦而宽长，并四季中弦而宽长⑨，乃官贵之脉。

---

① 喜：虞山徐幼泉抄本同。《大成》本作"欢"。

② 缓：底本、虞山徐幼泉抄本误作"浮"，据《大成》本改。

③ 之人，自然：虞山徐幼泉抄本同。《大成》本无此4字。

④ 更主有绍祖宗子孙：虞山徐幼泉抄本同。《大成》本作"并子孙克绍箕裘"。

⑤ 似：虞山徐幼泉抄本同。《大成》本作"满"。

⑥ 职意：虞山徐幼泉抄本同。《大成》本作"职位"。

⑦ 定是经：虞山徐幼泉抄本同。《大成》本作"百不成"。

⑧ 肝之脉常是弦长：虞山徐幼泉抄本同。《大成》本作"肝脉贵乎弦长"。

⑨ 弦而宽长：虞山徐幼泉抄本同。《大成》本作"常弦长而不变者"。

第二辑

定脾脉见官品

　　脾脉宽缓好情怀，撞指心田不可猜。大小浮沉俱似①缓，位高官显见宏才。

　　脾中宫土也，每季旺十八日。其脉宽缓，乃脾土旺相，主有喜庆之事。若②来撞指，心中③不可猜之事。大小浮缓④，此为得时旺相之体。此人⑤必主大才智慧，合为极品之官。

定肺脉见及第

　　三台华盖要须⑥浮，指下虚浮事不虚⑦。若更再三⑧无实大，文章高折一枝归⑨。

　　肺部华盖也，入水则浮。故肺脉浮而轻者，此人中甲第⑩。如沉大常走，定须有灾⑪。

---

① 似：虞山徐幼泉抄本同。《大成》本作“欲”。
② 若：虞山徐幼泉抄本同。《大成》本下有“脉”字。
③ 心中：虞山徐幼泉抄本同。《大成》本下有“有”字。
④ 大小浮缓：虞山徐幼泉抄本同。《大成》本作“大小浮沉俱得宽缓”。
⑤ 此人：虞山徐幼泉抄本同。《大成》本作“其人”。
⑥ 须：虞山徐幼泉抄本同。《大成》本作“清”。
⑦ 指下虚浮事不虚：虞山徐幼泉抄本同。《大成》本作“浮缓轻毛事必投”。
⑧ 若更再三：虞山徐幼泉抄本同。《大成》本作“五十动中”。
⑨ 一枝归：虞山徐幼泉抄本同。《大成》本作“桂枝秋”。
⑩ 中甲第：虞山徐幼泉抄本同。《大成》本作“主科甲及第”。
⑪ 如沉大常走，定须有灾：虞山徐幼泉抄本同。《大成》本作“如沉大者，乃常人有灾也”。

定肾脉见官品寿数

如得此人①沉且长，来时沉滑不须②昂。非惟有寿兼才智，佐国忠臣不比常。

凡看肾脉，当要沉滑而长。若得此脉，乃旺相之脉也。此人有寿而多才智，须为佐国忠臣。脉③高昂乃是等下人也，此季有灾。

定脉见移官

元气忽然动滑时，为官必定喜来④移。更须⑤心脉⑥宽洪应，用意稍停⑦仔细推。

元脏之气，谓⑧真元之本。其脉常要沉而滑，加之⑨微涩者有喜。若似江水⑩，须见⑪四季有不测之灾。

---

① 如得此人：虞山徐幼泉抄本同。《大成》本作"肾脉匀和"。
② 须：虞山徐幼泉抄本同。《大成》本作"高"。
③ 脉：虞山徐幼泉抄本同。《大成》本作"若见"。
④ 来：虞山徐幼泉抄本同。《大成》本作"迁"。
⑤ 更须：虞山徐幼泉抄本同。《大成》本作"若兼"。
⑥ 心脉：《大成》本同。虞山徐幼泉抄本作"心脾"。
⑦ 稍停：虞山徐幼泉抄本同。《大成》本作"消详"。
⑧ 谓：虞山徐幼泉抄本同。《大成》本作"乃"。
⑨ 加之：虞山徐幼泉抄本同。《大成》本作"如有带"。
⑩ 若似江水：虞山徐幼泉抄本同。《大成》本作"若心脉宽洪来应"。
⑪ 见：虞山徐幼泉抄本同。《大成》本作"防"。

定肾脉见喜

左右须明①两尺当，福神皆喜更无双②。细观洪紧心流利，克日须知进六乡③。

夫肾者北方水也，澄之则智慧生而喜知④。在公者，脉见于寸口。在私者，脉见于两尺。寸脉洪而紧者，则须月中贵人见喜⑤。脉⑥虚散者，有不测之灾。

定脉见先进退

福位先看禄位来，分明流利弼天才。沉沉寸口知君退，换移入书文正台⑦。

凡看⑧官禄之路⑨，先有⑩进退之位。如寸口脉洪而弦、大而散，为不任仕脉。在官退位，在私有灾。若洪而还寸口，亦主退位。如脉分明流利，洪滑而弦，如有一点明珠在盆，往来撞指者，此人定入公台⑪之位。

---

① 明：《大成》本作"分"。
② 福神皆喜更无双：《大成》本作"精神加倍喜无双"。
③ 克日须知进六乡：《大成》本作"指日高陞得禄乡"。
④ 澄之……喜知：《大成》本作"沉主智而喜至"。
⑤ 则须月中贵人见喜：《大成》本作"则必月中见贵人有喜事"。
⑥ 脉：《大成》本作"若"。
⑦ 换移入书文正台：《大成》本作"弦而洪滑入三台"。
⑧ 看：《大成》本作"诊"。
⑨ 路：《大成》本作"脉"。
⑩ 有：《大成》本作"看"。
⑪ 公台：古代以三台象征三公，因借指三公之位或泛指高官。

定脉先福德

脉见分明似拾①珠，寸关尺部亦常殊。俱今②流利知为福③，其气清明仔细推④。

夫福德之人，五脏之脉，俱要⑤流利分明，不低不昂。凡得五十至不息，及无改换者，此有福之人。左右关与尺，分明相应于心部者，为上等福人。若见关中洪润为次等。其外皆为常流乎。

定脉见尊⑥重

息数朝来不改常，一生沉重位高强。诊而举动常殊伏，自有洪名满世香。

凡尊重之脉，见沉而隐不乱。分明无滞濡，即是尊重之脉也。又须审看六部自和相应，其脉安然如珠在水。此人尊重，兼有声名，出人之表也。

定脉见先富后贫

洪大宽调是富儿，若求官职慢⑦非宜。忽然灾起于心部，富贵须贫实可期⑧。

---

① 拾：虞山徐幼泉抄本同。《大成》本作"捻"。
② 俱今：虞山徐幼泉抄本同。《大成》本作"停匀"。
③ 福：虞山徐幼泉抄本同。《大成》本作"吉"。
④ 其气清明仔细推：虞山徐幼泉抄本同。《大成》本作"福禄平生事不虚"。
⑤ 要：虞山徐幼泉抄本同。《大成》本作"见"。
⑥ 尊：底本、虞山徐幼泉抄本作"等"，据《大成》本改。
⑦ 慢：虞山徐幼泉抄本同。《大成》本作"恐"。
⑧ 富贵须贫实可期：虞山徐幼泉抄本同。《大成》本作"虽富还防贫可期"。

心脉本要洪大是也。知①之脉若先实缓②，必定加官有材③。心脉灾起④，主先富后贫也。

定脉见智慧

主智⑤看来是乡水⑥，宏才大略有文章。二仪尺寸来相应，迟缓图低⑦一例详。

论五脏重浊轻清

肝部轻清贵禄荣，堂堂之貌足人情。数逢⑧大应享⑨通泰⑩，恭谨尤加自自⑪明。

心部轻清应在神，聪明须作庙堂人。旺看甲乙无留滞，二十年来贵显身。

肺部轻清显义⑫才，皮肤润滑⑬善诙谐。看⑭看无阻名初显，

---

① 也。知：虞山徐幼泉抄本同。《大成》本作"平和"，亦通。

② 若先实缓：虞山徐幼泉抄本同。《大成》本作"若见散缓"。

③ 必定加官有材：虞山徐幼泉抄本同。《大成》本作"其人无官之分，只是富家子耳"。或者云："材"是"财"之讹。

④ 心脉灾起：虞山徐幼泉抄本同。《大成》本作"倘脉突起于心部"。

⑤ 主智：虞山徐幼泉抄本同。《大成》本作"智慧"。

⑥ 乡水：虞山徐幼泉抄本同。《大成》本作"水乡"。

⑦ 图低：虞山徐幼泉抄本同。《大成》本作"高低"。

⑧ 逢：虞山徐幼泉抄本同。《大成》本作"洪"。

⑨ 享：虞山徐幼泉抄本、《大成》本作"亨"。

⑩ 泰：《大成》本同。虞山徐幼泉抄本作"志"。

⑪ 自自：虞山徐幼泉抄本同。《大成》本作"事理"。

⑫ 义：虞山徐幼泉抄本同。《大成》本误作"文"。

⑬ 滑：虞山徐幼泉抄本同。《大成》本作"泽"。

⑭ 看：虞山徐幼泉抄本同。《大成》本作"但"。

仕路功名①蹈②玉阶。

肾部轻清知③巧多，聪明接物与人和。声清调畅④无凝滞，一六相逢贵奈⑤何。

脾部轻清长远虑，信诚无谄貌堂堂。只看⑥五数相⑦成就，富贵声名定远扬。

肝家性浊重何如，狼狈⑧无情主下愚。不是其中无贵相，奈缘精滑甚粗儿⑨。

心脉重浊主无神，性僻情乖终杀身。眼视不明且舌短，夭亡难得侍双亲。

肾家重浊再⑩无情，主之多愚反灾轻⑪。此部又无清一点，平生那得见身荣。

肺脉重浊人无义，性好贪淫礼更疏。贫贱半生无别事，一朝之忿损身躯⑫。

脾家重浊主风狂，无信欺人命不长。纵使在心清应指，也应中富不能⑬良。

---

① 功名，虞山徐幼泉抄本同。《大成》本作"亨通"。

② 蹈：虞山徐幼泉抄本、《大成》本作"踏"。

③ 知：虞山徐幼泉抄本同。《大成》本作"智"。

④ 声清调畅：虞山徐幼泉抄本同。《大成》本作"生成倜傥"。

⑤ 奈：虞山徐幼泉抄本同。《大成》本作"若"。

⑥ 只看：虞山徐幼泉抄本同。《大成》本作"年逢"。

⑦ 相：虞山徐幼泉抄本同。《大成》本作"皆"。

⑧ 狼狈：虞山徐幼泉抄本作"狼犹"。《大成》本作"狠毒"。

⑨ 精滑甚粗儿：虞山徐幼泉抄本同。《大成》本作"骨格不清奇"。

⑩ 再：虞山徐幼泉抄本同。《大成》本作"最"。

⑪ 主之多愚反灾轻：虞山徐幼泉抄本同。《大成》本作"少智多愚主贱贫"。

⑫ 肺脉重浊……损身躯：以上28字底本、虞山徐幼泉抄本脱漏，据《大成》本补。

⑬ 能：虞山徐幼泉抄本同。《大成》本作"贤"。

论心脉

南方钩脉要推详，倘若浮洪是本乡。洪大迢迢钩①且润，此人必是五星郎。

心部脉来洪大②长，一生劳役费心肠。若是勾洪并秀润，容仪礼貌与文章。

指下浮洪及小迟，一生迟③塞不须疑。更审浮高与沉细，要求官职定相迟④。

论肺脉

论肺常须仔细推，若逢洪大定灾危。更看本部俱浮缓，定是豪家富贵儿。

此脉来时要涩濡，若当春到⑤福来归。忽然自在秋冬得，百福来临庆有余。

肺家星位主西方，指下浮洪定俸长⑥。为事平生多猛躁，心情足定是财郎⑦。

---

① 钩：钩脉，指夏季正常的脉象，稍坚洪大，来盛去衰，如钩之状。《素问·阴阳别论》："鼓一阳曰钩。"《素问·玉机真脏论》："夏脉者，心也，南方火也，万物之所以盛长也，故其气来盛去衰，故曰钩。"

② 大：虞山徐幼泉抄本同。《大成》本作"且"。

③ 迟：虞山徐幼泉抄本同。《大成》本作"僵"。

④ 定相迟：虞山徐幼泉抄本同。《大成》本作"不相宜"。

⑤ 若当春到：虞山徐幼泉抄本同。《大成》本作"更兼舒缓"。

⑥ 定俸长：虞山徐幼泉抄本同。《大成》本作"寿不长"。

⑦ 心情足定是财郎：虞山徐幼泉抄本同。《大成》本作"功名可望秀才郎"。

论肝脉

东方肝脉偶沉洪，须在虚惊非是凶①。若无微小沉兼细，虑②世敦知最富丰。

要知本位在关看，弦缓分明是脏肝。诊得弦长终必看③，细沉定是主孤寒。

岁星木位厥阴经，弦而勾大是住名④。若是沉洪勾短意⑤，一生勇⑥躁老无成。

论脾脉

中央之脉号为脾，辨取轻浮及缓迟。若不弦长浮更大，本人食禄大魁肥⑦。

指下伏微事可嗟，一生贫病若无涯。勾来⑧指下轻清见，为官极品佐皇家。

指下轻浮伏短沉，生来悭悋⑨畜多金。忽然⑩小涩迟沉细，定是邪佞与贪淫⑪。

---

① 须在虚惊非是凶：虞山徐幼泉抄本同。《大成》本作"定有虚惊不为凶"。

② 虑：虞山徐幼泉抄本同。《大成》本作"处"，义长。

③ 看：虞山徐幼泉抄本同。《大成》本作"贵"。

④ 弦而勾大是住名：虞山徐幼泉抄本同。《大成》本作"弦而勾大有住名"。

⑤ 勾短意：虞山徐幼泉抄本同。《大成》本作"并短急"。

⑥ 勇：虞山徐幼泉抄本同。《大成》本作"浮"。

⑦ 本人食禄大魁肥：虞山徐幼泉抄本同。《大成》本作"本人衣禄必无亏"。

⑧ 勾来：虞山徐幼泉抄本同。《大成》本作"勾毛"。

⑨ 悭悋（qiān lìn）：吝啬，小气。

⑩ 忽然：虞山徐幼泉抄本同。《大成》本作"若还"。

⑪ 定是邪佞与贪淫：虞山徐幼泉抄本同。《大成》本作"定卜奸贪又好淫"。

论两尺部脉

两脉本部寄尺中，诊时须要定灾凶。忽然浮者①阴来客，春夏见之须②命终。

左右尺脉来③沉滑，指下来兼润④带深。此是世间长寿脉，人足多受足资金⑤。

来时沉涩去时微，此主平生疾病拘。更若沉中加动促，其人难受⑥四旬余。

尺脉须当仔细寻，尺中三动忽然沉。此名妻孕何当问，妙诀须知不换金。

尺中隐隐脉兼长，福寿荣华安可当。莫教寸口关相并，不为将相定侯王。

定甲乙灾福肝脉属木

甲乙来游动更弦，为人尊重有威权。若还三按俱无断，三品高官一世贤。

甲乙太过细寻之，先抛头子与前妻。却有文章多学艺，中年破败走东西。

甲乙如毛命不长，动滑来时事可伤。破财争讼多忧险，及到中年在外乡。

---

① 者：虞山徐幼泉抄本同。《大成》本作"著"。
② 须：虞山徐幼泉抄本同。《大成》本作"必"。
③ 来：虞山徐幼泉抄本同。《大成》本作"见"。
④ 润：虞山徐幼泉抄本同。《大成》本作"关"。
⑤ 人足多受足资金：虞山徐幼泉抄本同。《大成》本作"定知多寿又多金"。
⑥ 受：虞山徐幼泉抄本同。《大成》本作"过"。

甲乙分明指下迟，少年多病最①难医。如逢举按初无力，破散分离定可知。

甲乙全然指下沉，心中忒忒②见灾临。若还火气来相应，婢走奴逃不可寻。

论丙丁灾福心脉属火

丙丁洪弦定是宽③，定知武职作文官。若是庶人来相应④，必然灾咎在牢间⑤。

丙丁沉滑最知⑥忧，官事常常不解休⑦。父母须防残病⑧死，他年必定走他州。

丙丁沉来动细微，此人应是少亲儿。惟度沉吟⑨多毒害，求财常见鬼神随。

丙丁濡滑更微迟，得病经年莫怨唯⑩。若也是毛终是死⑪，神仙千万莫能医⑫。

丙丁弦长指下来，平生富贵有文才。若还撞指来相应，长子应⑬知是栋材。

---

① 最：虞山徐幼泉抄本同。《大成》本作"却"。

② 忒忒（tuī tuī）：常用以形容心脏或肌肉异常跳动。

③ 定是宽：虞山徐幼泉抄本同。《大成》本"动在关"。

④ 若是庶人来相应：虞山徐幼泉抄本同。《大成》本作"若然应指频无定"。

⑤ 必然灾咎在牢间：虞山徐幼泉抄本同。《大成》本作"犹恐灾牢倾刻间"。

⑥ 知：虞山徐幼泉抄本同。《大成》本作"堪"。

⑦ 不解休：虞山徐幼泉抄本同。《大成》本作"解不休"。

⑧ 病：虞山徐幼泉抄本同。《大成》本作"疾"。

⑨ 惟度沉吟：虞山徐幼泉抄本同。《大成》本作"性狠狐疑"。

⑩ 怨唯：虞山徐幼泉抄本同。《大成》本作"怨咨"。

⑪ 若也是毛终是死：虞山徐幼泉抄本同。《大成》本作"若又见毛必定死"。

⑫ 神仙千万莫能医：虞山徐幼泉抄本同。《大成》本作"神仙妙药亦难医"。

⑬ 应：虞山徐幼泉抄本同。《大成》本作"还"。

第二辑

论戊己灾福脾脉属土

戊己才过①细寻之，少年远路走东西。九流之内非豪富，定是常人有两妻。

戊己不及动来徐②，定是离家到处③居。若见弦而心④有病，平生无业在诗书。

戊己扎时⑤更是⑥浮，语言无味更粗疏⑦。切骨动来时应指⑧，从生至死作奴夫⑨。

戊己缓涩指下宽，大小非同仔细看。为人心下多术艺，文章须有⑩不为官。

戊己来实更浮高，天然凶恶是强豪。若见伏时须赴法，忽然争竞⑪自身招。

戊己之⑫来一向沉，若还迟缓是⑬灾临。不论老少皆忧命，按之无力死逡巡⑭。

---

① 才过：虞山徐幼泉抄本同。《大成》本作"太过"，义长。
② 动来徐：虞山徐幼泉抄本同。《大成》本作"弱更濡"。
③ 到处：虞山徐幼泉抄本同。《大成》本作"别处"，义长。
④ 而心：虞山徐幼泉抄本同。《大成》本作"时必"，义长。
⑤ 时：虞山徐幼泉抄本同。《大成》本作"中"。
⑥ 是：虞山徐幼泉抄本同。《大成》本作"似"。
⑦ 更粗疏：虞山徐幼泉抄本同。《大成》本作"俗更粗"。
⑧ 时应指：虞山徐幼泉抄本同。《大成》本作"随指应"。
⑨ 从生至死作奴夫：虞山徐幼泉抄本同。《大成》本作"到底终须作贱奴"。
⑩ 须有：虞山徐幼泉抄本同。《大成》本作"虽好"。
⑪ 争竞：虞山徐幼泉抄本同。《大成》本作"横祸"。
⑫ 之：虞山徐幼泉抄本同。《大成》本作"脉"。
⑬ 缓是：虞山徐幼泉抄本同。《大成》本作"细定"。
⑭ 逡（qūn）巡：因为有所顾虑而徘徊不前或退却。

论庚辛灾福肺脉属金

庚辛动滑两头虚，来不轻浮尺缓徐。再三举按都无虑①，定是牢年已破徒②。

庚辛之部见弦长，少子③将身在外乡。纵然不出他州去④，也用⑤离家背父娘。

庚辛常怕缓更⑥弦，非论多病及多诞⑦。洪紧来时须病少⑧，定期火日到黄泉。

庚辛忽然滑实来，一生刚烈有文才。如逢撞指来相应，须折月边丹桂回。

庚辛忽见得微沉，为人失信只贪淫。莫怪人前多语笑⑨，能将善口取人心。

论壬癸灾福肾脉属水

壬癸迢迢指下宽，眼前见⑩任是郎官。只愁短数来无位，定知须是⑪百年欢。

---

① 虑：虞山徐幼泉抄本同，《大成》本作"应"。

② 定是牢年已破徒：虞山徐幼泉抄本同。《大成》本作"不是军囚便是徒"。

③ 子：虞山徐幼泉抄本同。《大成》本作"小"。

④ 纵然不出他州去：虞山徐幼泉抄本同。《大成》本作"纵然不作僧和道"。

⑤ 用：虞山徐幼泉抄本同。《大成》本作"要"。

⑥ 更：虞山徐幼泉抄本同。《大成》本作"而"。

⑦ 非论多病及多诞：虞山徐幼泉抄本同。《大成》本作"一身多病命难延"。

⑧ 须病少：虞山徐幼泉抄本同。《大成》本作"防病重"。

⑨ 语笑：虞山徐幼泉抄本同。《大成》本作"笑语"。

⑩ 见：虞山徐幼泉抄本同。《大成》本作"现"。

⑪ 定知须是：虞山徐幼泉抄本同。《大成》本作"定然即尽"。

壬癸弦长动更柔，为人秀气足风流。却有文章多道术①，奈何修学不成休。

壬癸如迟太过时，才到终②年病莫疑。若见细沉多巧性，常流何③是有三妻。

壬癸之脉怕伏沉，动涩来时病已深。若见缓时公事发，浮来次第六④相临。

壬癸沉来又似水⑤，举手按之多不足。何须买卦问良医，须臾怕见全家哭。

定五行见喜

木中若见火来时，为事欢欣必可知。居官转职仍加禄，求⑥望亨通不用疑。

火脉之中见土来，其人喜庆足文才。更加洪滑时时应，出外求财必定回⑦。

土运逢金气是⑧宽，乐⑨然无诏也加官。脉中若见⑩逢浮滑，才帛徐徐尽自宽⑪。

---

① 术：虞山徐幼泉抄本同。《大成》本作"艺"。

② 终：虞山徐幼泉抄本同。《大成》本作"中"。

③ 何：虞山徐幼泉抄本同。《大成》本作"可"。

④ 六：《大成》本作"祸"。

⑤ 水：《大成》本作"促"。

⑥ 求：《大成》本作"谋"。

⑦ 出外求财必定回：《大成》本作"出外求谋定发财"。

⑧ 是：《大成》本作"自"。

⑨ 乐：《大成》本作"虽"。

⑩ 见：《大成》本作"是"。

⑪ 才帛徐徐尽自宽：虞山徐幼泉抄本同。《大成》本作"财帛盈门一世欢"。

金脉当秋动清①时，官贤②必定喜迁移。细看若见弦长者，家道兴隆喜可知。

肾脉于中③弦且长，一身荣贵寿高强。忽然④缓缓来相应，求财何用⑤作经⑥商。

定阴阳灾福

古来《太素》极难穷，只在阴阳两字中。阴却是灾阳是福，久时⑦玄妙自然通。

心脉纯阳主有名，纯阴一世不聪明。阳中见阴官多⑧失，阴内阳生是贵⑨人。

肺脉纯阳入⑩宅旺，纯阴必定是贫人。阴中见阳贫亦富，阳内生阴富亦贫。

肝脉纯阳好子孙，纯阴孤独克双亲⑪。阳中见阴伤儿女，阴内生阳⑫旺外人。

脾脉纯阳求事快，纯阴为⑬事亦⑭难通。阴中见阳无心得，

---

① 清：虞山徐幼泉抄本同。《大成》本作"滑"。
② 官贤：虞山徐幼泉抄本同。《大成》本作"为官"。
③ 于中：虞山徐幼泉抄本同。《大成》本作"逢冬"。
④ 忽然：虞山徐幼泉抄本同。《大成》本作"倘再"。
⑤ 用：虞山徐幼泉抄本同。《大成》本作"必"。
⑥ 经：虞山徐幼泉抄本同。《大成》本作"工"。
⑦ 久时：虞山徐幼泉抄本同。《大成》本作"精研"。
⑧ 多：虞山徐幼泉抄本同。《大成》本作"位"。
⑨ 贵：虞山徐幼泉抄本同。《大成》本作"富"。
⑩ 入：虞山徐幼泉抄本同。《大成》本作"家"。
⑪ 阳内生阴……克双亲：据《大成》本补。
⑫ 生阳：虞山徐幼泉抄本作"阳生"。《大成》本作"见阳"。
⑬ 为：虞山徐幼泉抄本同。《大成》本作"诸"。
⑭ 亦：虞山徐幼泉抄本同。《大成》本作"恐"。

阳内生阴得亦空。

肾脉纯阳妻位正，纯阴不用任①媒人。阴中见阳因妻富，阳内生阴有外情。

命脉纯阳奴仆好②，纯附一个也难留。阴中见阳因他③富。阳内生阴④见物偷。

心脉纯阳富贵全，纯阴贫贱不堪言。阴中见阳终身富，阳内生阴祸晚年。

阳在肝脾乐一生，纯阴无事也相争。阴中见阳仍寿命⑤，阳内生阴寿不亨。

两肾纯阴是小人，纯阳必定是官身。阴中见阳为人善，阳内生阴定是军。

六脉纯阳⑥无造化，寻常求事最难通。君子得之犹自可，小人得之定遭凶。

六脉纯阴⑦定静时，一生富足少人知。若还阴脉微微动，不是生灾必死期。

前论阴阳定灾福十首，以纯阴为凶纯阳为吉，后二首又说纯阳凶纯阴吉。前后虽不相合，然验人吉凶亦应。盖先贤之意，恐人以⑧偏，故作二诗，反复互说，正要人看⑨得活法耳。

---

① 任：虞山徐幼泉抄本同。《大成》本作"请"。
② 好：虞山徐幼泉抄本同。《大成》本作"有"。
③ 他：虞山徐幼泉抄本同。《大成》本作"人"。
④ 阳内生阴：底本、虞山徐幼泉抄本误作"阴内生阳"，据《大成》本改。
⑤ 寿命：虞山徐幼泉抄本同。《大成》本作"有寿"。
⑥ 阳：底本误作"阴"，据《大成》本改。
⑦ 阴：底本、虞山徐幼泉抄本误作"阳"，据《大成》本改。
⑧ 以：虞山徐幼泉抄本同。《大成》本作"一"。
⑨ 正要人看：虞山徐幼泉抄本同。《大成》本作"正欲后人详看而"。

论四时相反

春来土旺脉其肝，最要①弦长指下宽。若逢微涩来相克，为灾春后却难安。

初夏②用指不须深，脉见浮洪是本心。肾见③若要④来相克，因瘵⑤无门仔细寻⑥。

秋来微细肺家强，脉见浮芤入死乡。关内得之须缓缓，更愁弦紧失家乡⑦。

三冬肾脉要潜藏，指下深深滑不忙。若彼⑧脾家侵夺位，更宜仔细定灾殃⑨。

春脉微涩夏微沉，此脉还当不称心。灾至为缘因此疾⑩，亦知体里⑪痛呻吟。

秋得浮洪冬缓微，还同前事得⑫无疑。大抵灾时来⑬短促，福来三部润匀⑭齐。

---

① 要：虞山徐幼泉抄本同。《大成》本作"喜"。
② 夏：底本、虞山徐幼泉抄本误作"见"，据《大成》本改。
③ 见：虞山徐幼泉抄本同。《大成》本作"脉"。
④ 要：虞山徐幼泉抄本同。《大成》本作"还"。
⑤ 瘵：此指疾病。《尔雅·释诂下》："瘵，病也"。
⑥ 因瘵无门仔细寻：虞山徐幼泉抄本同。《大成》本作"瘵病难疗细细寻"。
⑦ 失家乡：虞山徐幼泉抄本同。《大成》本作"必遭殃"。
⑧ 彼：虞山徐幼泉抄本、《大成》本作"被"。
⑨ 殃：虞山徐幼泉抄本同。《大成》本作"祥"。
⑩ 为缘因此疾：虞山徐幼泉抄本同。《大成》本作"因为见此候"。
⑪ 体里：虞山徐幼泉抄本同。《大成》本作"身体"。
⑫ 得：虞山徐幼泉抄本同。《大成》本作"定"。
⑬ 时来：虞山徐幼泉抄本同。《大成》本作"侵缘"。
⑭ 匀：底本、虞山徐幼泉抄本误作"勿"，据《大成》本改。

第
二
辑

杂断

三部匀匀总一同①，此名豪富势如雄②。两关洪③大上朝寸，应是高官金紫封。大体三关短复长，来时或紧去时强④。平生语⑤急并身弱，贫困何多遂显光⑥。

论岁君肝脉

甲乙东方号岁君，脉来长缓任⑦弦匀。心神仪貌多才艺，三品官员以上人。

论火星心脉

火星位主在南方，扪按⑧浮沉细润长。多是阳防人急躁，官高二品教依光⑨。

---

① 三部匀匀总一同：虞山徐幼泉抄本同。《大成》本作"三部均匀一样同"。
② 势如雄：虞山徐幼泉抄本同。《大成》本作"又英雄"。
③ 洪：底本、虞山徐幼泉抄本误作"涩"，据《大成》本改。
④ 强：《大成》本同。虞山徐幼泉抄本作"长"。
⑤ 语：虞山徐幼泉抄本同。《大成》本作"性"。
⑥ 何多遂显光：虞山徐幼泉抄本同。《大成》本作"何能得显扬"。
⑦ 任：虞山徐幼泉抄本同。《大成》本作"润"。
⑧ 扪按：虞山徐幼泉抄本同。《大成》本作"按下"。
⑨ 教依光：虞山徐幼泉抄本同。《大成》本作"足风光"。

论月孛命脉

月孛要在①命门乡，肤下如珠动不忙。为性多奸人子恶②，平生日日③恋花娘④。

论太白肺脉

太白金星位正西，其⑤来浮涩不须疑。中间秀润相和顺，刑⑥狱兵权尽有归⑦。

论西帝脾脉

西宫帝脉⑧要推详，指下多端紧又长。寒外⑨不为⑩将军主，中年必定⑪佐君王⑫。

---

① 要在：虞山徐幼泉抄本同。《大成》本作"官居"。
② 为性多奸人子恶：虞山徐幼泉抄本同。《大成》本作"生性奸邪人又恶"。
③ 日日：虞山徐幼泉抄本同。《大成》本作"最喜"。
④ 花娘：旧时指歌女、娼妓。
⑤ 其：虞山徐幼泉抄本同。《大成》本作"脉"。
⑥ 刑：底本、虞山徐幼泉抄本误作"利"，据《大成》本改。
⑦ 归：虞山徐幼泉抄本同。《大成》本作"威"。
⑧ 西宫帝脉：虞山徐幼泉抄本同。《大成》本作"西帝脾脉"。
⑨ 寒外：虞山徐幼泉抄本同。《大成》本作"阃外"。阃（kǔn），指外城之门。阃外，指朝廷之外或指边关。
⑩ 不为：虞山徐幼泉抄本同。《大成》本此2字在句首。
⑪ 心定：虞山徐幼泉抄本同。《大成》本此2字在句首。
⑫ 君王：虞山徐幼泉抄本同。《大成》本作"帝王"。

论辰星肾脉

北方坎属辰星位，脉体迢迢似箭①头。十万兵权为上将，名标青史定封侯。

论罗睺肾脉

罗睺妻儿肾②中寻，著骨方来紧③大沉。眼大赤黄欢妇顶④，多谋足智带腰金。

定脉见僧道喜⑤

脉见分明水入珠⑥，自然清净气生苏⑦。更看⑧六部匀和动⑨，福荫乡间⑩与众殊。

看僧道脉分明如珠入水，自然清净，若得此脉，是平和之脉。更看六部平和得所，相应皆及时，此人有紫衣师号之分。撞指来涩滞者，此寻常

---

① 箭：底本、虞山徐幼泉抄本作"筋"，据《大成》本改。
② 妻儿肾：虞山徐幼泉抄本同。《大成》本作"高向尺"。
③ 紧：底本、虞山徐幼泉抄本作"肾"，据《大成》本改。
④ 欢妇顶：虞山徐幼泉抄本同。《大成》本作"根本厚"。
⑤ 定脉见僧道喜：虞山徐幼泉抄本同。《大成》本作"定僧道枯荣"。
⑥ 水入珠：虞山徐幼泉抄本同。《大成》本作"似水珠"。
⑦ 自然清净气生苏：虞山徐幼泉抄本同。《大成》本作"一生清净不凡愚"。
⑧ 看：虞山徐幼泉抄本同。《大成》本作"兼"。
⑨ 动：虞山徐幼泉抄本同。《大成》本作"顺"。
⑩ 福荫乡间：虞山徐幼泉抄本同。《大成》本作"福慧双修"。

僧道也①。

定妇人有孕

妇孕沉浮滑更洪，须知左右定雌雄。忽然安净天生贵，未到中年入帝宫②。

孕妇之脉得沉而洪、沉而滑者，是平和之气。阴阳左右寸口者，左男右女。若未安静者，乃浑然不动中和之脉，其人生而主贵。

定产近远

二部浮洪夏月生，若逢弦大在清明。脉来沉滑冬间见，浮滑须知旺主庚。

要知产后不难知，四季脾中仔细推。浮而滑者知产近，迟而滑者产应迟。

定产诀

要知胎动脾脉关，脉紧如弦仔细看。胎内婴儿应转动，却令孕母不能安。

要知孕妇细推看，洪大通弦有有亡。右手脉弦知断女，左边洪大是知男。

虽然三部见鱼翔，子在胎中未肯忙。更有阴阳须定取，当

---

① 看僧道脉……此寻常僧道也：虞山徐幼泉抄本同。《大成》本作"凡僧道之脉，以分明流利为贵。若得六部无克，必然与众不同。倘见涩滞，即寻常僧道也"。

② 帝宫：京都，都城。

知子母不安康。

定室女经脉

室女①如何脉不调，只因思想自然招。至今体瘦痿黄色，浮洪脉瘦尺微调。

气刺元来血积缠，通宵叫唤不曾眠。三关脉紧无洪大，荣卫从来补未宣。

若明肝脾侯关中，卫气因风头上攻。女子只因思想患，妇人多是积其风。

论妇人经后带下

妇人血气不调和，争奈阴中阴更多。日渐脏虚人又瘦，脉来阳火冷偏磨。

带下之时偏补微，沉沉细细要君知。论云血海多虚冷，变作丹田结子迟。

定阴阳相反

八八男儿却反阴，尺中浮大寸中沉。女年七七阴宫盛，此法推之不换金。

---

① 室女：指未婚女子。

定少人脉相反①

少人之脉刚见刚，洪大连年死未亡。只愁怯弱频频立，必定魂灵入鬼乡。

凡少人之脉，其六部②要洪大见刚，乃有力之脉顺也，有病易治。洪大者为反脉，病难治。

定四肢病脉

四肢俱冷脉洪时，病死须知不用疑。忽见遍身如火热，脉沉强冷得生稀。

见伤寒四肢俱冷，其脉沉细顺也。阴病之脉洪大者，即是阴阳相反，而有此候难治。其身如火，头痛燥渴，脉③洪大者顺也。其老者伏沉，小者阳中见阴者难治，此乃反脉也。

太素脉诀

左手前按心少阴，应头身中目稍经，后按小肠太阳病，两耳后应是其上④。至数主脉四至平，六七热气上焦攻，二一死在壬癸中。

关左按肝厥阴病，应在两眼传受证，后胆少阳两肾中，九者肝气虚而应。欲于乳浑⑤十不足，二三肝气呕而结，死在本月

---

① 定少人脉相反：《大成》本"定老少脉反"。
② 其六部：虞山徐幼泉抄本无此3字。
③ 脉：虞山徐幼泉抄本无。
④ 其上：虞山徐幼泉抄本同。《大成》本作"穴真"。
⑤ 欲于乳浑：虞山徐幼泉抄本同。《大成》本作"欲知浑乱"。

庚辛日。

尺先按肾少阴诀①，华池舌底之②津液，后按太阳膀胱病，病在两胁通③身中。脉九至十肾弱之，六七至死戊己日。

右手前脾太阳经④，应在身中而拳骨⑤，后按太阳⑥阳明证，在人头上应其身⑦。二至脉一虚欲弱⑧，九十二⑨者咳嗽数，若主⑩死应丙丁缺。

脾前太阴应胸膈，后之胃脉⑪阳明经，应内胸中左边病⑫，数数而崩死应之。甲乙相克为相倒⑬，九至十至倒脾气，四五平脉二三弱，至数表里同断彻。

尺先按命属阳明，应在肛门左肾同，后之⑭三焦厥阴病，应在两胯脊身中。一息三年⑮八九⑯疼，九至十至脱了形，缓缓结细死丙丁。

---

① 诀：虞山徐幼泉抄本同。《大成》本作"证"。

② 之：虞山徐幼泉抄本同。《大成》本作"乏"。

③ 通：虞山徐幼泉抄本同。《大成》本作"遍"。

④ 右手前脾太阳经：虞山徐幼泉抄本同。《大成》本作"右寸前肺太阴经"，是。

⑤ 应在身中而拳骨：虞山徐幼泉抄本同。《大成》本作"应在面中两颧骨"，是。

⑥ 太阳：虞山徐幼泉抄本同。《大成》本作"大肠"，是。

⑦ 在人头上应其身：虞山徐幼泉抄本同。《大成》本作"应其颈项及其身"。

⑧ 二至脉一虚欲弱：虞山徐幼泉抄本同。《大成》本作"二至一息脉虚弱"。

⑨ 二：虞山徐幼泉抄本同。《大成》本作"至"。

⑩ 主：虞山徐幼泉抄本同。《大成》本作"是"。

⑪ 后之胃脉：虞山徐幼泉抄本同。《大成》本作"后按胃气"。

⑫ 应内胸中左边病：虞山徐幼泉抄本同。《大成》本作"应在胸中右边病"。

⑬ 相倒：虞山徐幼泉抄本同。《大成》本作"其例"。

⑭ 之：虞山徐幼泉抄本同。《大成》本作"按"。

⑮ 年：虞山徐幼泉抄本同。《大成》本作"平"。

⑯ 八九：虞山徐幼泉抄本同。《大成》本作"七八"。

四总脉

浮主中风无力虚，皮上为阳外得之。沉为积聚无力气，《三因方》① 温下至骨。

迟而主痛无力冷，一息三至寒为病②。数热无疮热为燥③，一息六至皮为阳。

浮沉迟数　风气冷热

寸浮头面眼目风，体④虚齿痛口斜㖞。沉胸气满嗽疾喘⑤，翻胃吐食息气胸。

迟冷呕吐疼满膈，虚汗拘急痛不已。数热上壅燥口干⑥，头痛烦渴疼⑦口疮。

关浮两胁拘急运⑧，背脊筋痛不能伸。沉气腹胀鸣心痛，上下关格不思食。

迟冷疝癖⑨腹游走，上下不定刺翻⑩胃。数热大小便不通，

---

① 《三因方》：底本、虞山徐幼泉抄本误作"三固方"，据《大成》本改。
② 病：底本、虞山徐幼泉抄本误作"阳"，据《大成》本改。
③ 数热无疮热为燥：虞山徐幼泉抄本同。《大成》本作"数热疮疡知为燥"。
④ 体：底本、虞山徐幼泉抄本误作"休"，据《大成》本改。
⑤ 疾喘：虞山徐幼泉抄本作"病喘"。《大成》本作"喘疾"。
⑥ 燥口干：虞山徐幼泉抄本同。《大成》本作"口干燥"。
⑦ 疼：虞山徐幼泉抄本同。《大成》本作"并"。
⑧ 运：虞山徐幼泉抄本同。《大成》本作"牵"。
⑨ 疝（xuán）癖：病名。脐腹偏侧或胁肋部时有筋脉攻撑急痛的病证。见《外台秘要》卷十二，因气血不和，经络阻滞，食积寒凝所致。
⑩ 翻：底本、虞山徐幼泉抄本作"番"，据《大成》本改。

第
二
辑

肾痈①烦渴或不已。

尺浮腰痛连小胁，疝气腿疮虚阳淋。沉小便淋闭癫阴，腹胀膹豚满不食。

迟便滑数泄精②禁，膝胫疼软温③盗汗。数渴不止便淋血，廓脚疮温④阴囊痒。

《河图》生成决生死秘诀

天一生水，地六成之。地二生火，天七成之。天三生木，地八成之。地四生金，天九成之。天五生土，地十成之⑤。

假如心脉诊得一动一止、六动一止。十一、十六、二十一、二十六、三十一、三十六、四十一、四十六动而止者，是水克火也。又遇丙辛辰戌年月日时死也。

假如肺脉诊得二动一止⑥、七动一止。十二、十七、二十二、二十七、三十二、三十七、四十二、四十七动而止者，是火来克金也。又遇戊癸子午年月日时必死也。董按：此条原本缺，且与肝脉条误杂，兹据珍秘抄本补入。

假如肝脉诊得四动一止、九动一止。十四、十九、二十四、二十九、三十四、三十九、四十四、四十九动而止者⑦，是金克木也。又遇乙庚卯酉年月日时死也。

---

① 肾痈：病名。痈肿之发于肾经募穴，京门穴处者。《圣济总录》卷一百二十八："京门隐隐而痛者，肾疽也；上肉微起者，肾痈也"。

② 精：虞山徐幼泉抄本同。《大成》本作"不"。

③ 温：虞山徐幼泉抄本同。《大成》本作"并"。

④ 廓脚疮温：虞山徐幼泉抄本同。《大成》本作"两脚湿疮"。

⑤ 地十成之：《大成》本此文下有"水一六，火二七，木三八，金四九，土五十"15字。

⑥ 止：底本误作"至"，据文义改。

⑦ 而止者：虞山徐幼泉抄本下有"二七是火克金也"，以上7字是肺脉条之误杂。

假如脾脉诊得三动一止、八动一止。十三、十八、二十三、二十八、三十三、三十八、四十三、四十八动而止者，是木克土也。又遇丁壬巳亥年月日时死也。

假如肾脉诊得五动一止、十动一止。十五、二十、二十五、三十、三十五、四十、四十五动而止者，是土克水也。又遇甲己丑未年月日时死也。

脉运化气岁干先，前进四位是在泉。后位同上依①般用，此法诊之作地②仙。

地之六气

大寒厥阴木③主初，春分君④火二之居。小满少阳⑤分三气，大暑太阴四之乎。秋分阳明五气燥，小雪太阳寒水虚。医师不能明此理，光阴空读五车书。

天之六气

初气岁前木主先，二君三相大排连。四来是土常为湿，五气燥金六水⑥寒。

客气来归

每年进四是客乡，上临十数下临方。寒气热暑出排取，主

---

① 依：虞山徐幼泉抄本同。《大成》本作"一"。
② 地：虞山徐幼泉抄本同。《大成》本作"神"。
③ 木：原误作"水"，据文义改。
④ 君：原误作"居"，据文义改。
⑤ 阳：原误作"阴"，据文义改。
⑥ 水：虞山徐幼泉抄本作"气"。

客胜负定弱强。

　　初气厥阴风木　　二气少阴君火　　三气少阳相火
　　四气太阴湿土　　五气阳明燥金　　六气太阳寒水

定死生秘诀

　　子午少阴君火，卯酉阳明燥金，辰戌太阳寒水，丑未太阴湿土，寅申少阳相火，巳亥厥阴风木。

　　假如甲辰年，甲化土气。如肾经受病，九月甲戌月为土气，又犯甲己丑未日时死也。余皆仿此。

太上玄灵至玄至妙秘要脉诀

　　脉有三部，阴阳相乘，荣卫血气，在人体躬，呼吸出入，上下于中。

　　因①息游布，津液流通，随时动作，放②象形容，春弦秋浮，冬沉夏洪。

　　察色观脉，大小不同，一时之间，变无经常③，尺寸争差④，或短或长。

---

　　①　因：底本、虞山徐幼泉抄本原作"恩"，据《伤寒论·平脉法第二》卷一改。《大成》本改作"息"，亦通。

　　②　放：虞山徐幼泉抄本、《大成》本同。《伤寒论·平脉法第二》卷一作"效"。

　　③　变无经常：虞山徐幼泉抄本、《伤寒论·平脉法第二》同。《大成》本作"变化无穷"。

　　④　争差：虞山徐幼泉抄本、《大成》本同。《伤寒论·平脉法第二》卷一作"参差"。

上下争错①，或存或亡，病辄改容②，进退低昂，心迷意惑，动失纪纲。

惟愿③具呈，今④得分明，子之所问，道之根源，脉有三部，寸尺及关。

荣卫流行，不失衡铨，肾沉心洪，肺浮肝弦，自此⑤经常，不失铢分。

出入升降，漏刻周旋，水下二刻⑥，一周循环，当复寸口，虚实见焉。

变化相乘，阴阳相干，风则虚浮，寒则劳坚⑦，沉潜水畜，支饮急弦。

动则为痛，数则热烦，设有不应，知变所缘，三部不同，病各异端。

大过可怪，不及亦然，邪不空中⑧，中必⑨有奸，审察表

---

① 争错：虞山徐幼泉抄本、《大成》本同。《伤寒论·平脉法第二》卷一作"乖错"。

② 容：虞山徐幼泉抄本同。《大成》本、《伤寒论·平脉法第二》卷一作"易"。

③ 惟愿：《大成》本同。虞山徐幼泉抄本作"推原"。《伤寒论·平脉法第二》卷一作"愿为"。

④ 今：虞山徐幼泉抄本、《大成》本同。《伤寒论，平脉法第二》卷一作"令"。

⑤ 自此：虞山徐幼泉抄本、《大成》本同。《伤寒论·平脉法第二》卷一作"此自"。

⑥ 二刻：虞山徐幼泉抄本、《大成》本同。《伤寒论，平脉法第二》卷一作"百刻"。

⑦ 劳坚：虞山徐幼泉抄本、《大成》本同。《伤寒论·平脉法第二》卷一作"牢坚"。

⑧ 空中：虞山徐幼泉抄本同。《大成》本、《伤寒论·平脉法第二》卷一作"空见"。

⑨ 中必：虞山徐幼泉抄本、《大成》本同。《伤寒论·平脉法第二》卷一作"终必"。

第
二
辑

里，三焦别焉。

知其所合，消息①诊看，料度脏腑，独君神焉②，为子孙计，非人莫传③。

左寸心、小肠　关肝、胆　尺肾、膀胱　右寸肺、大肠　关脾、胃　尺命门、三焦。

三部看动脉断

左手寸口二脉，沉见④者心脉也，浮见⑤者小肠脉也。

故手少阴与手太阳为表里，心以小肠为腑，合于上焦。

左手关上二脉，沉者肝脉，浮者胆脉也。

故足⑥厥阴与足⑦少阳为表里，肝以胆为腑，合于中焦。

左手尺上二脉，沉者肾脉也，浮者膀胱脉也。

故足⑧少阴与足⑨太阳为表里，肾以膀胱为腑，合于下焦。

右手寸口二脉，沉者肺脉，浮者大肠脉也。

故手太阴与手阳明脉为表里，肺以大肠为腑，合于上焦。

右手关上二脉，沉者脾脉，浮者胃脉也。

故足太阴与足阳明为表里，脾以胃为腑，合于中焦。

右手尺上二脉，沉者命门脉，浮者三焦脉也。

---

① 消息：指体察斟酌病情。

② 独君神焉：虞山徐幼泉抄本同。《大成》本"焉"作"也"。《伤寒论·平脉法第二》卷一作"独见若神"。

③ 为子孙计，非人莫传：虞山徐幼泉抄本、《大成》本同。《伤寒论·平脉法第二》卷一作"为子条记，传与贤人"。

④ 见：虞山徐幼泉抄本同，《大成》本无。

⑤ 见：虞山徐幼泉抄本同，《大成》本无。

⑥ 足：底本、虞山徐幼泉抄本、《大成》本作"手"，据文义改。

⑦ 足：底本、虞山徐幼泉抄本、《大成》本作"手"，据文义改。

⑧ 足：底本、虞山徐幼泉抄本、《大成》本脱，据医理补。

⑨ 足：底本、虞山徐幼泉抄本、《大成》本作"手"，据文义改。

故手厥阴与手少阳为表里，命门以三焦为腑，合于下焦。

脉相类

弦与紧相类，浮与芤相类。浮与洪相类，濡与弱相类。
沉与伏相类，缓与迟相类。软与弱相类，革与实相类。
滑与数相类，微与涩相类。

夫脉者，天真委和①之气。晋·王叔和以浮、芤、滑、实、弦、紧、洪为七表。微、沉、缓、涩、迟、伏、濡、弱为八里。以定人之阴阳，决人之生死。然文理甚繁，后学卒未能解。大抵持脉之道，非言可传，非图可受。其枢要但以浮、沉、迟、数为宗，风、气、冷、热为主病。且如浮而有力者为风，浮而无力者为虚。沉而有力者为积，沉而无力者为气。迟而有力者为痛，迟而无力者为冷。数而有力者为热，数而无力者为疮。更看三部在何所得之，且寸部属上焦头面胸膈之疾，关部属之中焦腹肚肠胃之疾，尺部属下焦小腹腰腿之病。更看五脏之中，何脏见之，六腑亦然。学者会意而精通之，庶免②按寸握尺之诮。

四总脉③

浮而有力主风，无力主虚。浮脉④举指在皮上见之，为人之表为阳，乃外得之证。

沉⑤而有力主积，无力主气。《三因方》为湿为实⑥，沉脉

---

① 委和：谓自然所赋予的和气。
② 免：底本、虞山徐幼泉抄本误作"得"，据《大成》本改。
③ 四总脉：《大成》本作"四总脉诀"。
④ 脉：底本、虞山徐幼泉抄本原脱，据《大成》本补。
⑤ 沉：底本、虞山徐幼泉抄本原误作"浮"，据《大成》本改。
⑥ 《三因方》为湿为实：宋·陈言《三因极一病证方论·总论脉式》卷一有"沉为湿为实"，可相证佐。

下指至骨得之，乃为里为阴，是内受之病。

迟而有力主痛，无力主冷，又为寒①。迟脉重按之在内，转按之②方见。一息三至，是为阴主③寒，乃内受之病。

数而有力为热，无力为虚，又为疮。数脉按之似滑，来去促急。一息六七至，是为阳盛阴亏，外感内伤俱有之病。

五脏见浮脉者主病

心部浮，主心虚。触事易④惊，神不守舍，舌强不能⑤，言语错谬。

肝部浮，主肝虚。中风瘫痪，筋脉拘挛，面痛牙痛，肠风下血。

脾部⑥浮，主脾虚⑦。腹胀呕逆，饮食少进，气喘气急，泄泻无度。

肺部浮，主肺虚。大便闭，面浮⑧多疮，吐血吐脓嗽喘。

肾部浮，主肾虚。腿足生疮，虚阳淋沥，腰痛牙痛，小肠疝气。

---

① 迟而……无力主冷，又为寒：宋·陈言《三因极一病证方论·总论脉式》卷一有"迟为寒为冷"，可相证佐。

② 之：虞山徐幼泉抄本同。《大成》本无。

③ 主：虞山徐幼泉抄本同。《大成》本作"为"。

④ 易：《大成》本同。虞山徐幼泉抄本误为"是"。

⑤ 不能：虞山徐幼泉抄本同。《大成》本无此2字。

⑥ 脾部：底本、虞山徐幼泉抄本此下误衍一"虚"字。据《大成》本删。

⑦ 脾虚：底本、虞山徐幼泉抄本脱漏此2字。据《大成》本补。

⑧ 面浮：虞山徐幼泉抄本同。《大成》本下有一"肿"字。

五脏见沉脉者主病

心部沉，主小肠淋沥，咯血溺血，小便不通，睡而不寐。

肝部沉，主怒气伤肝，胁痛肥气①，眼目赤涩，肚疼腹满。

脾部沉，主气②虚伤脾，肌寒客热。食不作③肌肤。气痞，身黄瘦。

肺部沉，主咳嗽多呕，上气喘急，呕血失血，息贲④肠痛。

肾部沉，主胀满不食，小便淋漓，阴痛⑤作胀，奔豚肠满。

五脏见迟脉者主病

心部迟，主小便频数，心痛呕水，怔忡多状⑥，伏梁肠痛。

肝部迟，主筋挛骨疼，眼昏多泪，觥⑦事易惊，转筋麻木。

脾部迟，主泄泻咳嗽，蛔虫出，痰涎壅多，饮食不化。

肺部迟，主嗽喘胸⑧满，大便溏泄，皮肤燥涩，梦涉大水。

---

① 肥气：病名，即肝积。以其似覆杯突出，如肉肥盛之状，故名肥气。《灵枢·邪气脏腑病形》："肝脉……微急为肥气，在胁下，若复杯。"《难经·五十六难》："肝之积，名曰肥。在左胁下，如覆杯，有头足。久不愈，令人发咳逆，疟，连岁不已。"

② 气：诸本皆脱，据医理补，与"脉相类"篇"沉而无力者为气"之论相合。

③ 食不作：虞山徐幼泉抄本同。《大成》本作"饮食不为"。

④ 息贲：指肺积。《灵枢·邪气脏腑病形》："肺脉……滑甚为息贲，上气。"《难经·五十四难》："肺之积，名曰息贲。在右胁下，履舌如杯，久不已，令人洒淅寒热，喘咳，发肺壅。"

⑤ 痛：虞山徐幼泉抄本同。《大成》本作"疝"。

⑥ 多状：虞山徐幼泉抄本同。《大成》本作"善惊"。

⑦ 觥：虞山徐幼泉抄本同。《大成》本作"遇"。校者案："觥"或是"触"之讹。

⑧ 胸：底本、虞山徐幼泉抄本无，据《大成》本补。

第二辑

肾部迟，主小便滑数，泄精不禁，膝胫痛软，阴湿盗汗脚气。

五脏见数脉者主病

心部数，主应在渴①，舌上生疮，小便赤涩，眼目昏疼。

肝部数，主眼疼翳膜，泪多目昏，头眩晕，头疼头风。

脾部数，主口臭翻胃，齿痛牙宣，多食不饱，四肢不举。

肺部数，主咳嗽唾血，喉腥②目赤，大便闭结，面生班③痱④。

肾部数，主消渴不止，小便血淋，下疰脚疮，阳痈⑤湿痒。

论七表八里总归之脉

浮按之不足，举之有余，转手乃得。

芤浮之无力，傍实中虚⑥。

洪浮之有力。

实浮而长大。

弦数而弓弦。

紧数而又弦。

---

① 主应在渴：虞山徐幼泉抄本同。《大成》本作"主口渴"。

② 喉腥：病证名。系指患者自觉喉中有腥味，又名喉中腥臭。《卫生宝鉴》卷十一："因劳心过度，肺气有伤，以致气出腥臭，唾涕稠黏，口干舌燥。"

③ 班：虞山徐幼泉抄本同。《大成》本作"斑"。

④ 痱：同"疿"。指夏季因汗出不畅而生的一种皮肤病。症见皮肤汗孔发生密集如粟米样之红色丘疹，患者自觉瘙痒及灼热感。

⑤ 阳痈：虞山徐幼泉抄本同。《大成》本作"肠痈"。

⑥ 中虚：虞山徐幼泉抄本作"乃得"。

滑数而微利，如珠略浮①。

沉按之有余，举之不足，重手乃得。

微沉似②有似无。

伏沉而至骨。

弱沉而无力。

迟一呼一吸，三至去来甚迟。

缓迟似有似无。

涩迟而极细，如雨沾沙。

数一呼一吸，六至去来甚速。

右七表八里，共一十五脉，只于四道观之。

七表八里

浮金　芤火　滑水　实火　弦木　紧木　洪火观此之样，切要记心③　微土　沉水　缓土　涩金　迟土　伏木　濡水　弱金

右依部位诊之，六部脉不依本位者，病脉也。却说七表八里，逐位诊之，病在何脏何腑、主何病，依经无不痊④也。

《灵枢》经中撮要

南北二政之岁，各分天令而迁。北政之道，天令右迁。乙庚丁壬丙辛戊癸为北政。

注⑤曰：北政之岁，天令右迁。君面在北，君令左迁。臣面

---

① 如珠略浮：虞山徐幼泉抄本未见此 4 字。
② 似：底本、虞山徐幼泉抄本误作"自"，今正之。下同。
③ 观此之样，切要记心：虞山徐幼泉抄本同。《大成》本无此细注。
④ 痊：虞山徐幼泉抄本同。《大成》本作"准"。
⑤ 注：底本、虞山徐幼泉抄本误作"经"，据《大成》本改。

在南，臣化右伏①，则应在前也。三阳在上，则右尺脉不应。三阳在下，左②寸脉不应。乃阴阳上下相交而无返变也。

南政之岁，天令左迁。

注曰：南政之岁，天令左迁。君面在南，君令右迁。臣面在北，臣化左复，则应在后也。三阴在上，右寸脉不应。三阴③在下，左尺脉不应。是乃阴阳上下不交而应变相返也。

天地者变化之父母，阴阳者升降之道路。

注曰：天元列象，运气分司。阴阳显升降之由，天地产变化④之本。六气分盈亏之步，五运合太少之宫。是以动静相生，逆顺交应。初终胜复之本，太过不及之标。假令子午之岁，少阴司天，其化标，则热居其位也。是故少阴之证，其脉洪大而散，乃君火之政令也。

阴阳变化，胜复异同。推六部之源，列三元之根。因其气变，可候吉凶。

注曰：阴阳变化者，谓阴阳之数极，即变化生矣，何也？冬至之后，从太阴而生少阳，少阳变而生阳明，阳明变而生太阳，太阳变而生厥阴，厥阴变而生少阴，少阴变而⑤复生大阴，以合六部、三元之本源，运应岁中六气胜复，以彰吉凶之兆也。

天地升降，阴阳运行，五行相生，万物应时。

注曰：天气下降，地气上升。二气交感，而生成万物也。固阳气而发生，复受阴气而收成，岂非阴阳运度之所政也。各禀五行造化，从其四时政令，皆得应乎⑥生长变化收藏之道也。

六气应变，脏腑应传，病从十二支，应于十干也。故子午之日，少阴司天。

---

① 伏：虞山徐幼泉抄本同。《大成》本作"复"。
② 左：底本、虞山徐幼泉抄本作"手"，据《大成》本改。
③ 阴：底本、虞山徐幼泉抄本作"阳"，据《大成》本改。
④ 变化：《大成》本同。虞山徐幼泉抄本作"成"。
⑤ 而：此下底本、虞山徐幼泉抄本原衍一"生"字，据《大成》本删。
⑥ 乎：底本、虞山徐幼泉抄本误作"呼"，据《大成》本改。

注曰：子为本，属肾。其化寒，其病腰脚疼。午为标，属心。其化热，其病怯瘘①，胞络②应痛也。

　　丑未之日，太阴司天。

注曰：丑为本，属肺。其化燥，其病咳嗽，气急肌热也。未为标，属脾。其化湿，其病喘逆呕噎，体重，大便脓血也。

　　寅申之日，相火司天。

注曰：寅为本，属三焦。其化炎，其病伏聚结气谵妄也。申为标，属胆。其化风，其病伸欠③，困惫倦怠也。

　　巳亥之日，厥阴司天。

注曰：巳为本，属心包络。其化热，其病心膈、胸膺痛痛也。亥为标，属肝。其化风，其病目赤眩掉头痛也。

　　辰戌之日，太阳④司天。

注曰：辰为本，属小肠。其化热，其病心痛、舌强、脐腹痛也。戌为标，属膀胱。其化寒，其病腰痛，阴囊肿坠，小便不利也。

　　卯酉之日，阳明司天。

注曰：卯为本，属大肠。其化燥，其病大便秘涩、后重、脐腹痛也。酉为标，属胃。其化湿，其病肢⑤节烦热，吐不食⑥。

　　五运六气相乘，命曰⑦天符之岁。

注曰：运化与同应者，谓之相乘也，故命曰天符之岁。假令丁亥年，木运，丁少角。此厥阴司天，气与司运，各会木象，故谓之天符岁会也。

---

① 瘘：底本、虞山徐幼泉抄本误作"悷"，此乃涉上类化之俗字，据《大成》本改。

② 胞：同"包"。指心包络。络：底本、虞山徐幼泉抄本脱漏，据《大成》本补。

③ 欠：底本误作"久"，虞山徐幼泉抄本书写不规范，其字亦略类"久"，据《大成》本改。

④ 太阳：底本、虞山徐幼泉抄本此下误衍一"阴"字，据《大成》本删。

⑤ 肢：底本、虞山徐幼泉抄本误作"之"，据《大成》本改。

⑥ 吐不食：虞山徐幼泉抄本同。《大成》本作"呕吐不食也"。

⑦ 曰：底本、虞山徐幼泉抄本作"由"，形近之讹，据《大成》本改。

若与临位之位之辰同应者，命曰太乙天符之岁也。假令戊午年，午为少阴君火司天之气，戊为火也。与运气并临位同化也，故谓之太乙天符之岁也。以应岁之五运六气符合之期而为会也。然五运六气之变者，从子至巳乃手三阴三阳用事也，自午至亥乃足三阴三阳用事也①。故六气随五运以合太少之宫②之变动，而其天信③以证吉凶之兆矣。

木火金水，运化北政之岁。

注曰：北政之岁，木火金水四运，皆属北政。君面在北，臣面在南。司天之气，以为手经。自立春前，大寒之日，以在泉左间之气，为初气之应。

子午之岁，少阴司天。

注曰：少阴君火在上，司天之气也。其化热，应于标。寒应其本也。其虫羽。生数二，成数七也。左间天气，太阴湿土应间。右间天气，厥阴风木应间也。阳明燥金在泉，司地之气也。其化燥，应于标也。湿应其本也。其虫介。生数四，成数九也。左间地气，太阳寒水应间。右间地气，少阳相火应间之。

丑未之岁，太阴司天。

注曰：太阴湿土在上，司天之气也。其化湿，应于标。燥应其本。其虫倮。生数五，成数十也。左间天气，少阳相火应间。右间天气，少阴君火应间也。太阳寒水在泉，司地之气。其化寒，应于标。热应其本也。其虫鳞。生数一，成数六也。左间地气，厥阴风木应间。右间地气，阳明燥金应间。

寅申之岁，少阳司天。

注曰：少阳相火在上，司天之气也。其化炎，应于标。风应其本也。其虫羽。生数二，成数七也。左间天气，阳明燥金应间。右间天气④，太

---

① 自午……用事也：《大成》本同。虞山徐幼泉抄本脱漏此13字。

② 之宫：虞山徐幼泉抄本同。《大成》本作"二宫"。

③ 天信：虞山徐幼泉抄本同。《大成》本作"天符"。

④ 阳明燥金应间。右间天气：以上10字，底本、虞山徐幼泉抄本及《大成》本均脱漏，据文义补。

阴湿土应间也。厥阴风木在泉，司地之气。其化风，应于标。热应其本。其虫毛。生数三，成数八。左间地气，少阴君火应间。右间地气①，太阳②寒水应间。

　　卯酉之岁，阳明司天。

　　注曰：阳明燥金在上，司天之气。其化燥，应于标。湿应其本。其虫介。生数四，成数九。左间天气，太阳寒水应间。右间天气③，少阳相火应间也。少阴君火在泉，司地之气。其化热，应于标。寒应于本。其虫羽。生数二，成数七。左间地气，太阴湿土应间。右间地气，厥阴风④木应间也。

　　辰戌之岁，太阳司天。

　　注曰：太阳寒水在上，司天之气也。其化寒，应于标。热应其本也。其虫鳞。生数一，成数六也。左间天气，厥阴风木应间，右间天气，阳明燥金应间也。太阴湿土在泉，司地之气。其化湿，应于标。燥应于本也。其虫倮。生数五，成数十也。左间地气，少阳相火应间。右间地气，少阴君火应间也。

　　巳亥之岁，厥阴司天。

　　注曰：厥阴风木在上，司天之气。其化风，应于标。炎应其本也。其虫毛。生数三，成数八也。左间天气，少阴君火应间。右间天气，太阳寒水应间也。少阳相火在泉，司地之气。其化炎，应于标。风应于本。其虫羽。生数二，成数七。左间地气，阳明燥金应间。右间地气，太阴湿土应间也。

　　假如春三月，诊得毛而浮，夏三月死。

　　诀曰：按之三小三大，或三大三小。

---

　　①　少阴君火应间。右间地气：以上10字，底本、虞山徐幼泉抄本及《大成》本均脱漏，据文义补。

　　②　太阳：底本、虞山徐幼泉抄本原误作"太阴"，据《大成》本改。

　　③　天气：以上2字，底本、虞山徐幼泉抄本及《大成》本均脱漏，据文义补。

　　④　风：底本、虞山徐幼泉抄本脱漏，据《大成》本补。

假如夏三月，诊得毛浮①而弱，秋三月死。

诀曰：按之无力，紧按无了。

假如秋三月，诊得毛浮而散，冬三月死。

诀曰：按之寸，寸下无。在关下，关下无。在寸尺。

假如冬三月，诊得毛浮而滑，春三月死。

诀曰：按寸过关过尺。

寸口上焦脉

寸部脉浮。主头风，而眼目虚浮，体重，风寒齿痛，口眼㖞斜。

寸部脉沉。主气，胸满咳嗽，痰气喘急，翻胃②隔气，胸满不食。

寸部脉迟。主冷，呕吐痞满，腹胀，水谷不化，虚汗拘急，疼痛不已。

寸部脉数。主热上壅，烦躁咽干，客热烦渴，头疼口疮。

关部中焦脉③

关部脉浮。主风，两胁疼痛，不能举运，身体四肢疼痛。

关部脉沉。主气，腹满虚鸣，心腹疼痛，上下关格，不思饮食。

关部脉迟。主腹冷，痃癖胀疼，游走不定，刺痛，翻胃吐食。

---

① 浮：虞山徐幼泉抄本无。

② 翻胃：底本、虞山徐幼泉抄本作"番胃"，据医理改。下同。

③ 脉：此字原脱，据本书通例补。

关部脉数。主热，小便不通，大便闭结，烦渴不已。

尺部下焦脉[①]

尺部脉浮。主腰痛踝痛，腿膝麻木，足胫肿痛，大便不利。

尺部脉沉。主脚肿痛疼，下重麻木，小便不利。

尺部脉迟。主小便急痛，外肾偏痛。大便泄泻，小便频数。

尺部脉数。主小便不通，大便秘结。或作肾痛，烦渴不止。

此源经略内出此一段，黄帝问岐伯上古后一编。

五脏六腑之位

五脏者，心、肝、脾、肺、肾也。六腑者，小肠、大肠、胃、胆、三焦、膀胱也。肺最上，为诸脏之华盖，六叶两耳，主藏魄。心在肺下，其体半垂，如未放[②]莲花，上有七孔三毛，主藏神。心下为膈，膈下为胃，主藏水谷。左有肝，左三叶、右四叶，主藏魂。胆在肝之短叶间，有精汁三合。右有脾，主藏意，胃下有余肢[③]。大肠当脐右回[④]十六曲，主传清便[⑤]。二肠之下为脐，脐下有膀胱，主藏溺。背脊骨节第七椎下有肾，

---

① 脉：此字原脱，据本书通例补。

② 放：《大成》本同。虞山徐幼泉抄本作"敷"。

③ 肢：虞山徐幼泉抄本同。守山阁本作"脂"。或者云："肢"是"支"之讹。

④ 回：底本、虞山徐幼泉抄本、守山阁本皆作"四"。据《难经·四十二难》改。

⑤ 清便：虞山徐幼泉抄本同。守山阁本作"糟粕"。

第
二
辑

左者①为肾主藏志，右者为命门主藏精。故曰藏者，脏腑
是也②。

五脏六腑之官

心者，君主之官，神明出焉。　肺者，相傅③之官，治节
出焉。

肝者，将军之官，谋虑出焉。　脾者，仓廪之官，五味
出焉。

肾者，作强之官，伎巧出焉。　胆者，中正之官，决断
出焉。

胃者④，臣使之官，喜乐出焉。　小肠者，受盛之官，水
化⑤出焉。

大肠者，传导之官，化物⑥出焉。三焦者，决渎之官，水道
出焉。

膀胱者，州都之官，津液藏焉，气化则能出矣。

凡此十一官，不得相失。主明则下安，以此养生则寿，没
世不殆，以为天下者大昌矣。主不明则十一官危，使道闭塞不
通，以此养生则殃。以为天下者也，其宗大危，戒之戒之！故
曰：心者一身之主宰，万事之根本。

---

① 者：底本、虞山徐幼泉抄本作"而"，据守山阁本改，与下文"右者"相
应。

② 故曰藏者，脏腑是也：虞山徐幼泉抄本同。守山阁本作"故曰脏者藏，腑
者府也"。

③ 相傅：底本、虞山徐幼泉抄本作"相传"，据《素问·灵兰秘典论篇第八》
改。

④ 胃者：《素问·灵兰秘典论篇第八》卷三作"膻中者"。

⑤ 水化：《素问·灵兰秘典论篇第八》卷三作"化物"。

⑥ 化物：《素问·灵兰秘典论篇第八》卷三作"变化"。

五脏之侯

目者，肝之外侯，气通于目，目和则辨黑白矣。

鼻者，肺之外侯，气通于鼻，鼻和则知香臭矣。

舌者，心之外侯，气通于舌，舌和则知五味矣。

口者，脾之外侯，气通于口，口和则知谷味矣。

耳者，肾之外侯，气通于耳，耳和则知五音①矣。

论评

阴阳变化百千般，酒病花愁最好看。指下推寻须仔细，乍看通晓作神仙。

如神造化见千年，不用前言及后言。两字之中分祸福，若人详细古今传。

太素脉诀总论

太素脉者，以轻清重浊为的论。轻清为阳为富贵，重浊为阴为贫贱。男子以肝木震位②为主，以决功名之高下。女子以肺金兑位为主，以决福德之有无③。且如④轻清者，如指摸玉，纯粹温润，应指分明，六脉不克，如源之流长，不敢⑤断续。纵有

---

① 五音：底本原脱"五"字，据《大成》本补，与《灵枢经·脉度第十七》卷之四相合。

② 震位：底本、虞山徐幼泉抄本原作"部"，据《大成》本改。

③ 之有无：底本、虞山徐幼泉抄本原脱，据《大成》本补。

④ 且如：虞山徐幼泉抄本同。《大成》本无。

⑤ 敢：虞山徐幼泉抄本同。《大成》本作"见"，义长。

小疾①，直清不浊，主为人秉性②冲和、智识明敏、禄位高擢，此为轻清之脉。重浊者，应指不明，如撒干砂，满指皆乱③，前大后小，息数混杂，克归本身，为重浊之脉。下指详审，万无一失。

八卦论初主末主④

乾一、兑二、离三、震四、巽五、坎六、艮七、坤八。

大抵男子以肝木上沉取震卦⑤，以看其初年，中取以看其中主，右关脾脉以断末主，沉取方是。女子以肺部沉取兑卦⑥，以决初年，中取以断中主，脾部沉取以断末主。且如肝脉上逢一数而止，即是乾卦之事，二十五岁以前气数。二数而止，即是兑卦行运。余仿此。

大抵男子宜行东南气运，离、巽、震、坤是也。取其气运相生，不克不悔⑦滞。女子宜行西北，乾、兑、坎、艮是也。取其气揪敛⑧为合其宜。倘若男子得西北之运，为悔滞⑨，为事多有成败。女子效此。出身之脉⑩，以断脉德性。心脉上沉取，若应指得一数而止，即是乾卦，为出身。盖乾、兑之卦，为性温

---

① 疾：虞山徐幼泉抄本同。《大成》本"疾"作"过"，且下有"亦不为害"4字。

② 秉性：底本、虞山徐幼泉抄本作"受性"，据《大成》本改。

③ 乱：底本作"论"，据《大成》本改。

④ 八卦论初主末主：《大成》本该篇篇名作"八卦分男女三限"。

⑤ 震卦：底本作"真卦"，据《大成》本改。

⑥ 兑卦：底本脱失，据《大成》本补。

⑦ 悔：《大成》本无。

⑧ 揪敛：《大成》本作"萧敛"。

⑨ 悔滞：虞山徐幼泉抄本同。《大成》本作"晦滞"。

⑩ 出身之脉：虞山徐幼泉抄本同。《大成》本上有"凡诊"2字。

和宽大，胸襟平坦。震卦则心直口快，不受激触。离卦、巽卦，为性胸襟光霁。坎、艮二卦，为性沉执，狠毒①不常，每有利己损人之心。坤卦为性迟缓，有载物细汗②之心。以此参断，决无参差③。肥壮人宜沉细脉，按之至骨。瘦人脉浮大应指，至筋骨为合度。富贵人脉宜沉静，不宜急躁，下指至骨方应。沉静之中，色藏④如珠分明，为入格之脉。女人出身，肝部沉静。取卦数以断性行，兼心性推论。

诀曰：效⑤脉之法要心贤⑥，若还按本则徒然。

大凡数脉平至数，表里详观断近源。

如神⑦变化百千年，不论前篇及后篇。

两手之中分造化，若人悟得应如传⑧。

知男女论

七七四十九，加胎减母年。更添一七数，男一女双全。

上半年，产隔年数。下半年产，以今岁数论。

六气

立春至春分初气。清明至小满二气。芒种至大暑三气。立秋至秋分四气。寒露至小雪五气。大雪至大寒六气。

---

① 狠毒：虞山徐幼泉抄本、《大成》本作"狼毒"，非。

② 细汗：虞山徐幼泉抄本同。《大成》本作"细察"，是。

③ 参差：虞山徐幼泉抄本同。《大成》本作"舛差"。

④ 色藏：虞山徐幼泉抄本同。《大成》本作"形象"。

⑤ 效：虞山徐幼泉抄本同。《大成》本作"切"。

⑥ 贤：虞山徐幼泉抄本同。《大成》本作"参"。

⑦ 如神：虞山徐幼泉抄本同。《大成》本上有"又曰"2字。

⑧ 应如传：虞山徐幼泉抄本同。《大成》本作"即神仙"。

五运

甲己土运　乙庚金运　丙辛水运　丁壬木运　戊癸火运
三阴三阳，是谓五根。　　金、土、火，火、木、水。

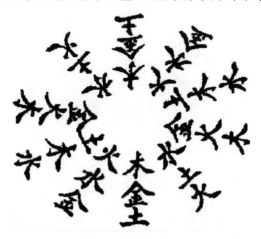

太极图

天地一太极也，人身一天地也。夫①五行之在天地间，为天地之根②。自天一生水，水生木，木生火，火生土，土生金，金复生水，五行顺布。三阴三阳，所谓五根也。至于《太玄》所谓木火土金水，以木在③上水在下，所谓相生之无穷，表《河图》之数也。　《尧典》④　所谓水火金木土⑤，各五行相克者，

---

① 夫：虞山徐幼泉抄本同。《大成》本作"故立"。

② 为天地之根：底本、虞山徐幼泉抄本无，据《大成》本补。

③ 在：底本、虞山徐幼泉抄本无此字，据《大成》本补。

④ 《尧典》：为《尚书》篇目之一，本篇是记叙尧舜事迹的书，名叫《帝典》，举偏以概全，又称《尧典》。

⑤ 水火金木土：虞山徐幼泉抄本同。《大成》本作"金木土水火"。

《洛书》以相克而成也，人身亦然。人禀天地之气以生，故五行之气，隐于五脏，见于六腑。自肾水生肝木，肝木生心君火，心君火生三焦相火，相火生脾土，脾土生肺金，肺金复生肾水，以相生而成也。且如水生木，是水为母而木为子也。木复生火，是木受窃气，故水怒而克火，所谓子逢窃气，母乃力争。火又生土，是火为母土为子，土见火被水克，故怒而克水，所谓母被鬼伤，子来力救。相生相克，展转无穷，此人身之太极也。故善观脉者，切造化之功巧①，体阴阳之正气②，穷一动之微，究万物之失。虽脉分六部，变应万殊，医家分为七表八里九道等脉。详考参论，深切甚明，其书数千百家，不啻③数千万言，纤悉备具，罔④有或遗。然究取用，互有得失，率未尽其机要，而得太始、太素之外者。而不知在天地间者众人之五行其气散，在人身者一人之五行其气专。气散者难以明，气专者易以见。故君子以脉而有得焉，阳气未尽，阴未散之时，一举指之间，而知其平生当为若何人、当受若何用，富贵贫贱，寿夭正邪，若辨黑白，若数一二。有父母妻子之所不能知，身心之所不能悟，无不了明。此无他，至于理而止耳。夫太素脉，以心为主命，心君也，一人之主也，以小肠为迁移，盖志也，心之所知⑤，禀令而行，吉凶悔吝所生也；以胆为福德，胆者德⑥肝之气，受心之用也⑦；以肝为官禄，肝者得水之生，为心之母，得天者厚也；以肺为父母，盖肺为月孛，父母之象，初气之所主

---

① 功巧：虞山徐幼泉抄本同。《大成》本作"功用"。
② 气：底本、虞山徐幼泉抄本无此字，据《大成》本补。
③ 不啻：不只，不仅仅。
④ 罔：底本、虞山徐幼泉抄本作"图"，据《大成》本改。
⑤ 心之所知：虞山徐幼泉抄本同。《大成》本作"心之所之也"，义长。
⑥ 德：虞山徐幼泉抄本同。《大成》本作"得"。
⑦ 也：底本、虞山徐幼泉抄本作"心"，涉上而误。据《大成》本改。

也，以①大肠为妻子，盖大肠为计都，得肺之气，配于初气也；以②胃为财帛，盖胃得脾之余气也；脾为田宅，而脾气所以滋养万物者也，三焦为禄马③，相火受命于心也。以此求之，无不洞彻。且夫心脉属火性矣，而促之不满于九，而用止于八。乾一、兑二、离三、震四、巽五、坎六、艮七、坤八，九④则又为乾矣。人遇之则为亢阳之数，孤贫无比，尚何言其数之多也。

心主吉凶⑤，主⑥十五岁以前气数，其体浮洪。若一数而止，大人得之，主为性高明刚健，纯一不已⑦。小人遇之，则主性轻躁，常有明察之能，而亦⑧不失为耿直之士；二数而止，则主为性和悦，心事平坦，敬之敬之，心恒敬人⑨，人常敬之，达则伊傅⑩，穷而曾颜⑪，纯乎君子之心，无一毫人欲之私者也；三数而止，则主决为⑫聪明机敏，爽丽光霁，待人接物，曲尽其情，端为文章之士，忠厚之人；四数而止，则主为性躁暴，不能容物，治⑬家严肃，与人诚信，心性⑭处事得宜，无利己损人

---

① 以：底本、虞山徐幼泉抄本脱漏此字。据《大成》本补。
② 以：底本、虞山徐幼泉抄本脱漏此字。据《大成》本补。
③ 禄马：犹禄命，人生禄食运命也。
④ 九：底本、虞山徐幼泉抄本脱滑此字。据《大成》本补。
⑤ 心主吉凶：虞山徐幼泉抄本同。《大成》本此下内容单独成篇，篇名曰"六脉行运吉凶"。
⑥ 主：虞山徐幼泉抄本作"平"。
⑦ 已：虞山徐幼泉抄本同。《大成》本作"贰"，亦通。
⑧ 能，而亦：底本、虞山徐幼泉抄本均作"疾而已"。据《大成》本改。
⑨ 敬之敬之，心恒敬人：《大成》本无。虞山徐幼泉抄本残存"敬之"，脱漏。
⑩ 伊傅：底本、虞山徐幼泉抄本作"伊传"，据《大成》本改。
⑪ 曾颜：曾参和颜回的并称。皆孔子弟子，以德行著称。
⑫ 决为：虞山徐幼泉抄本同。《大成》本作"为性"。
⑬ 治：底本、虞山徐幼泉抄本作"置"。据《大成》本改。
⑭ 心性：虞山徐幼泉抄本同。《大成》本无。

之心，亦主聪明文章①，终未免喜怒不常；五数而止，主为性聪明②机变，多学多能，游说辨给③，掉阖④纵横，但处性不定，介乎君子小人之间，长于奔竞⑤，易为⑥动摇，非九流之士，则游侠之辈；六数而止，为性险恶奸曲，谄诈邪佞，造恶兴谤，反道悖德，小则贼人，大则逆天⑦，最为凶恶也；七数而止，主为性愚顽无智，不辨麦菽，为耕田荷担之人，或勇而无谋，或狠而好闲⑧，所谓愚夫⑨愚妇是也；八数而止，主为性迟缓温和，容物纳污，怜孤念寡，轻财好施，乐道安贫，不与人较，人亦不欺，非君子长者之士，则山林隐逸之人，若更如珠明净，则福德深厚，逍遥人极之表，出乎尘俗之人也。

　　胆脉主十五、二十五岁以前气数，其体浮弦。若下指时便如筝弦之秀丽，大小弦匀⑩，浮而应指，分明不杂，得五十至以上者，禄鬐⑪三公，承⑫祖父之遗泽；四十至而止者，位至守令；二十至而止者，参佐之任。

　　或其止⑬数不及，但得大体明净，亦主一任一职之流。若至

---

　　① 亦主聪明文章：虞山徐幼泉抄本同。《大成》本无。

　　② 聪明：虞山徐幼泉抄本同。《大成》本作"明敏"。

　　③ 辨给：能言善辩，亦作"辩给"。《韩非子·难言》："捷敏辩给，繁於文采"。

　　④ 掉阖：底本、虞山徐幼泉抄本作"撒合"。《大成》本作"排阖"，排阖犹掉阖，据改。

　　⑤ 奔竞：奔走竞争，多指对名利的追求。

　　⑥ 为：底本作"而"。据虞山徐幼泉抄本、《大成》本改。

　　⑦ 小则贼人，大则逆天：虞山徐幼泉抄本脱"逆"字。《大成》本作"小则无赖，大则贼盗矣"。

　　⑧ 狠而好闲：虞山徐幼泉抄本同。《大成》本作"狠而好斗"。

　　⑨ 愚夫：底本、虞山徐幼泉抄本均脱漏，据《大成》本补。

　　⑩ 弦匀：虞山徐幼泉抄本同。《大成》本作"弦勾"。

　　⑪ 禄鬐：虞山徐幼泉抄本同。《大成》本作"禄位"。"鬐"同"鬐"。

　　⑫ 承：底本、虞山徐幼泉抄本脱漏此字。据《大成》本补。

　　⑬ 止：底本、虞山徐幼泉抄本脱漏此字。据《大成》本补。

数混杂，大小不匀，则十年之中无功名之分。其或奔涌不定，有官者失职，常人主官讼也。

肝脉主①十五岁以前气数，此人身最为关系之处，其体沉弦。得四十五以上而止者，位至三公，若带微涩，虽宰相亦必艰难；三十至以上而止者，位至守令；二十至以上而止者则杂职，散涩亦如之。大小明净，来往如珠流利者，主风宪②之权。兼以肺脉滑者，主生杀之权③。若三部俱弦而至及数者，力主九鼎，威镇一方，位至将帅，掌生死建节开关，割土封侯。至数不及者，亦有千夫长、万夫长之应。其或奔涌，六部俱弦，心应坎至，则为军贼④，徒形⑤刺配。加之六脉俱克者，则主斩首分尸。若撒砂应指不明者，则主贫贱、下贱之人也。

脾胃脉主⑥二十五岁以后晚年气数，其体微缓。得五十至以上者为上富，三十至以上者为中富，二十五至以下者为下富。其至数不及，但应指分明，晚年亦主康裕。若浮而应指，有财无田。沉而应指，有田无财。浮沉俱应者，田财优裕。若见洪缓者，主受祖业。浮而涩者主得妻财，或妻子得力成家。但见鄙猥，权自内出。若见微滑，则有不肖破家之子，淫欲之妻，自身猥⑦僻好淫，不能自振者也。若应指乍数乍迟，乍大乍小者，终身贫困。若见奔泻者，则破荡祖业，潦倒无成，乃奔波乞丐，无耻之人也。

---

① 主：底本、虞山徐幼泉抄本作"至"，据《大成》本改。
② 风宪：风纪、法度之意，古代御史掌纠弹百官，正吏治之职，故以"风宪"称御史。此处则泛指监察、法纪部门。
③ 主生杀之权：虞山徐幼泉抄本无"生杀之权"。《大成》本作"言之"，不从。此概作者附会医理中肺主肃杀而来，不足为凭。
④ 军贼：指军中败类。
⑤ 徒形：虞山徐幼泉抄本同。《大成》本作"徒刑"。
⑥ 主：底本、虞山徐幼泉抄本作"至"，据《大成》本改。
⑦ 猥：虞山徐幼泉抄本同。《大成》本作"邪"。

大肠之脉，其体微而短。应指明净，则主妻贤子肖，终身无克。三五数者，男多女少。三四至者，女多男少。若见奔涌，主克其妻子。加以六脉俱克，则终身无子，孤独之命①，或师尼僧道之流。若见滑脉，则主养子成家，馆甥②待③老者也。

肺脉之体，短而涩。若应指分明，至数长远，又带微缓。非四亲具庆，则父母双全，尽菽水之欢，乐彩衣之娱，人生最难，造化所甚靳者。三五数而止者，先克母。奔涌无定，少年失怙恃④之亲。缓滑相仍，终身无异姓之托也。

左尺之脉沉而滑，右尺之脉洪而滑⑤，此初得天地父母之气。所得者厚福而寿，所得者薄促而夭，此一定不移之数也。知者于此详观审察，以左右定其寿夭之大体，然后以左右定其岁数多少，则万无一失。若两尺俱失，外肾不足。右尺奔涌，主仆曹⑥有灾，或盗窃财物。左尺奔涌，乍疏乍急者，淫欲轻狂。

此六脉专主，五行之定数。合而言之：心脉洪弦，三焦洪缓，为君臣庆会，有官者升阶进职，无官者主奇运。若心脉洪滑，三焦洪弦，为君臣失所，主异是矣。六脉俱受父母气者，主得父母之爱，异于他子。六脉子归母腹者，主得子如曾闵，干蛊兴家。六脉之中，最怕代脉，一脉受代，一脏受绝。如脾部本无缓体，而反得弦长浮大，以一时加之受克⑦，可卜其死之

---

① 命：虞山徐幼泉抄本同。《大成》本作"人"。

② 馆甥：即女婿。

③ 待：虞山徐幼泉抄本同。《大成》本作"侍"。

④ 怙恃（hù shì）：依靠，凭借。后为父母这代称。《诗·小雅·蓼莪》："无父何怙，无母何恃"。

⑤ 左尺之……而滑：虞山徐幼泉抄本作"左尺之体而滑，右尺之体而滑"。《大成》本作"左尺肾右尺命，两脉之体俱沉而滑"。

⑥ 仆曹：虞山徐幼泉抄本同。《大成》本作"婢仆"。

⑦ 以一时加以受克：虞山徐幼泉抄本同。《大成》本作"而日时又加受克"。

日矣。若四季游年，各以本部推断，得母气者可求功名，得子气者可求财帛。此宜知之，善推者则万无一失。

游年脉

心少阴君火，其体洪若浮，则正发财。若洪缓则是脾脉，君心部为受母气，主少年聪明，或受父母荫为官职，或为神童，十五岁以前聪明得誉。若见滑疾，主少年心虚之疾，或下元不固。若于肾脉见促，诊之转旋，则知在何年得之、何年愈。若见涩脉必死，为贼人心腹。若滑疾无常，则心经得病。若终身滑涩，则是金入火宫，人主绝①，为孤独、为贫贱。若浮涌主狂妄，奔下主失心，散乱主忧疑，乍有乍无主神鬼。肉颤主心风②，肉顽主殷勤③愚卤。肉涩主为干枯④，肉滑⑤主为滋润。若潮水初至为受病，冲决主亡阳。微细主作事不成，言语塞涩。先小后大则主不言其⑥事成，先大后小则作事有始无终。疾则性急，缓则性宽，微⑦则性和，乱则性乖，大则无常，小则无气。大要以洪缓为主。脉分两路，则⑧走迁移宫，常主在外。若浮而分，则主逐后。若无脉而应于后，为神仙佛祖矣。

---

① 人主绝：虞山徐幼泉抄本同。《大成》本作"主绝子"。

② 心风：病名。心脏受风邪侵袭所致的疾患。《素问·风论》："心风之状，多汗恶风，焦绝，善怒吓，赤色，病甚则言不可快，诊在口，其色赤。"

③ 殷勤：虞山徐幼泉抄本同。《大成》本无，似是。

④ 肉涩主为干枯：底本作"涩主为干枯肉燥"。据虞山徐幼泉抄本、《大成》本改。

⑤ 肉滑：底本脱"肉"字，据虞山徐幼泉抄本、《大成》本补。

⑥ 其：虞山徐幼泉抄本、《大成》本作"而"，义长。

⑦ 微：虞山徐幼泉抄本同。《大成》本作"静"。

⑧ 则：虞山徐幼泉抄本同。《大成》本作"而"。

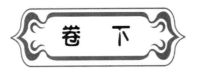

十二支为六气①

或称六气所属地支

子午少阴君火，卯酉阳明燥金。

辰戌太阳寒水，丑未太阴湿土。

寅申少阳相火，巳亥厥阴风木。

五运所化

甲己土。乙庚金。丙辛水。丁壬木。戊癸火。

以年遁月

甲己之年丙作首，乙庚之岁戊为头。

丙辛之岁寻庚上，丁壬壬寅顺行流。

惟有戊癸何方发，甲寅之上好推求。

---

① 十二支为六气：《大成》本作"地支六气"。虞山徐幼泉抄本篇名脱失。

以日遁时

甲己还生甲，乙庚丙作初。

丙辛寻戊子，丁壬庚子居。

戊癸何方发，壬子是真途。

五脏所属行年月气日时

甲胆乙肝丙小肠，丁心戊胃己脾行。

庚属大肠辛属肺，壬乃膀胱癸肾堂。

周天符岁会

乙酉金。丙戌水。丁亥木。戊子火。乙卯金。

丙辰水。丁巳木。戊午火。己未土。己丑土。

左手脉

火：左寸脉微洪心、小肠　火：如有沉脉是右尺脉属水，是水克火曰病。

木：左关脉微弦肝、胆　木：如有涩脉是右寸脉属金，是金克木曰病。

水：左尺脉微沉肾、膀胱　水：如有缓脉是右关脉属土，是土克水曰病。

右手脉

金：右寸脉微涩肺、大肠　金：如有微脉是左寸脉，火克金曰病。

土：右关脉微缓脾、胃　土：如有弦脉是左关脉，木克土曰病。

火：右尺脉微数命门、三焦　火：如有沉迟是左尺脉，水克火曰病。

左寸脉浮，心有余；沉迟，不足。

左关脉浮，肝有余；沉迟，不足。

左尺脉浮，肾有余；沉迟，不足。

右寸脉浮，肺有余；沉迟，不足。

右关脉浮，脾有余；沉迟，不足。

右尺脉浮弦者，命门三焦有余；沉迟，不足。

十二经

左手：寸①脉心、小肠火。　关脉肝、胆木。尺脉肾、膀胱水。

右手：寸②脉肺、大肠金。　关脉脾、胃土。尺脉命门、三焦水。

左心脉③微洪曰平，洪多胃气少曰病。如脉沉是肾肝心也，夫克妻。洪甚，用黄连解毒汤主之。沉迟，清心莲子饮主之。

左关浮脉微弦曰平，弦多胃气少曰病。如有涩脉，是金克

---

① 寸：原书脱漏，据文义补。

② 寸：原书脱漏，据文义补。

③ 左心脉：虞山徐幼泉本同。

木。有余弦紧，用桃仁承气汤主之。不足，木香化滞汤主之。

左尺脉沉曰平，沉多胃气少曰病，如有缓脉，是土克水。有余，滋肾丸加黄柏知母泻之。不足，附子四逆汤温之。肾无有余，多不足。

右寸脉微涩曰平，涩多胃气少曰病。如有数脉在内，是心火邪伤。有余，用知母茯苓汤泻之。不足，用麦门冬饮子补之。

右关脉微缓曰平，缓多胃气少曰病。如有弦脉，是肝木克土。有余，用调胃承气汤下之。不足，用治中汤补之。

右尺脉微数曰平，数多胃气少曰病。有余，用凉膈散主之。不足，用四逆汤补之。

五行相生

金生水，水生木，木生火，火生土，土生金。

五行相克

金克木，木克土，土克水，水克火，火克金。

《河图》生成数

天一生水，地六成之。地二生火，天七成之。天三生木，地八成之。地四生金，天九成之。天五生土，地十成之。

水一六，火二七，木三八，金四九，土五十。

假如诊心脉，得一数六数而止者，是水克火，若遇丙辛及辰戌日时死也。余皆仿此。

肝脉诊得四数九数而止，是金克木，遇乙庚卯酉日时死。

脾脉诊得三数八数而止，是木克土，遇丁壬巳亥日时死。

肺脉诊得二数七数而止，是火克金，遇戊癸子午日时死。

肾脉诊得五数十数而止，是土克水，遇甲己丑未日时死①。

十干五行总括

东方甲乙木，南方丙丁火，西方庚辛金，北方壬癸水，中央戊己土。

十干五运所化歌

甲己化土乙庚金，丁壬化木尽成林。丙辛化水滔滔去，戊癸南方火焰侵②。

六气所属地支

子午少阴君火③，卯酉阳明燥金。

辰戌太阳寒水，丑未太阴湿土。

寅申少阳相火，巳亥厥阴风木。

年月日时加临同天符运气断病法

乙酉金。乙庚化金。卯酉阳明燥金。

---

① 时死：虞山徐幼泉抄本同。《大成》本书下有"脉运化气岁干先，前进四位是在泉。后位同上一般用，此法诊之作神仙"歌诀一首。

② 侵：虞山徐幼泉抄本同。《大成》本作"青"，亦通。

③ 少阴君火：底本、虞山徐幼泉抄本下误衍一"天"字，删。

丙戌水。丙辛化水。辰戌太阳寒水。

丁亥木。丁壬化木。巳亥厥阴风木。

戊子火。戊癸化火。子午少阴君火。

己丑土。甲己化土。丑未太阴湿土。

乙卯金。乙庚化金。卯酉阳明燥金。

丙辰水。丙辛化水。辰戌太阳寒水。

丁巳木。丁壬化木①。巳亥厥阴风木。

戊午火。戊癸化火。子午少阴君火。

己未土。甲己化土。丑未太阴湿土。

断年月日时病法

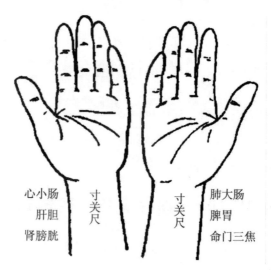

心小肠　肝胆　肾膀胱　　寸关尺　　　寸关尺　　肺大肠　脾胃　命门三焦

六脉掌图

---

① 木：原误作"水"，据医理改。

假如丙戌年，又遇丙戌丙辰日时。但患心经受病，值此同运日时死。若过得此日可治。

假如乙酉年，又遇乙酉乙卯日时。但患肝经受病，值此同运日时死。若过得此日可治。

假如丁亥年，又遇丁亥丁巳日时。但患脾经受病，值此同运日时死。若过得此日可治。

假如戊午年，又遇戊午戊子日时。但患肺经受病，值此同运日时死。若过得此日可治。

假如己丑年，又遇己丑己未日时。但患肾经受病，值此同运日时死。若过得此日可治。

伤寒六经传变日①法

一日太阳经，头痛身热，法当以汗。先年有余双解散，先年不足人参败毒饮。假如今年乙未湿土司天、辰戌太阳②寒水在泉，明年双解散。更有脉虚实浮、散数而大谓之有余，曰实。短数而微谓之不足，曰虚。

二日阳明经，当和，调中汤加四苓散。

三日少阳经，小柴胡汤。

四日太阴经，身痛。

五日少阴经，口干舌燥。

六日厥阴经，当下。

七日六经传遍，又复太阳，又以汗下。

如脉浮紧，大烦者又汗。如脉沉而迟，按下紧实，又下。

---

① 日：虞山徐幼泉抄本同。《大成》本无。本篇正文之内的"日"字《大成》本均作"日"。

② 太阳：底本、虞山徐幼泉抄本及《大成》本皆误作"太阴"，据文意改。

如右关脉，是阳明胃土，脉浮紧而洪，头面微红，断曰发斑①。

分男女脉

男子尺脉常弱气有余为无事，女子尺脉常盛血有余为无事。

经曰：女人反此，背看之女要尺盛而寸弱，男要寸盛而尺弱。谓之反此，断病亦然。

童女脉，尺弱而寸盛，童子脉，尺盛而寸弱。

男子若尺脉大而浮，名曰虚，必走精。

女子若尺脉浮而大，或沉而微，必经脉不调，半产②漏血之脉。加有孕脉③，尺脉紧实而大，至数④匀调，必是孕妇。更加吐逆，三个月也。左手尺脉浮大断曰男，右手尺脉浮大断曰女。

医家《难经》玄妙

经曰：肝青象木，肺白象金。今补注：脱一"今"字。肝得水而沉⑤，夫木得水而浮；肺得水而浮⑥，金得水而沉。今乃木沉

---

① 斑：底本、虞山徐幼泉抄本原作"班"，据《大成》本改。

② 半产：病名。即小产，指妇人怀孕三月以上，由于气血虚弱、肾虚、血热及外伤等原因损及冲任，导致冲任不固，不能摄血养胎或毒药伤胎，以致未足月而产。底本、虞山徐幼泉抄本原作"虚"，据《大成》本改。

③ 之脉。加有孕脉：虞山徐幼泉抄本"加"作"如"。《大成》本无此6个字。

④ 数：底本、虞山徐幼泉抄本原脱，据《大成》本补。

⑤ 今肝得水而沉：《大成》本无此6个字。

⑥ 肺得水而浮：底本原脱，据《难经·三十三难》补。

金浮，其意何也？然：肝者，非纯木。乙，角①也。庚之柔宗②。大言阴与阳，小言夫与妇。释其微阳，而吸其微阴③之气，其意乐金。又行阴道多，故今肝得水而沉。肺者，非为纯金。辛，商④也。丙之柔宗⑤。大言阴与阳，小言夫与妇。释其微阴，婚而就火，其意乐火。返⑥行阳道多，故今肺得水而浮。肺熟⑦而沉，肝熟而浮⑧者，何故？知辛当归庚，乙当纳⑨甲。

用药式样

心经有余：

黄连解毒散心中，连柏黄芩栀子同。独活引经宜仔细，其中妙法少人通。

心经不足：

清心莲子补心中，甘草黄芩并麦门。莲肉车前芪最补，茯苓八味共人参。

小肠经有余：

八正散能散小肠，木通瞿麦大黄良。车前滑石兼甘草，扁蓄山栀引藁姜。

小肠经不足：

---

① 角：底本原作"酉"，据《大成》本及《难经·三十三难》改。

② 宗：《难经·三十三难》无。

③ 阴：底本原脱，据《大成》本及《难经·三十三难》补。

④ 商：底本原作"巳"，据《大成》本及《难经·三十三难》改。

⑤ 宗：《难经·三十三难》无。

⑥ 反：《难经·三十三难》作"又"。

⑦ 熟：底本原作"热"，据《难经·三十三难》改。

⑧ 肝熟而浮：底本原脱，据上下文义，并参考《大成》本及《难经·三十三难》补。

⑨ 纳：《大成》本及《难经·三十三难》作"归"。

吴茱萸补小肠经，甘草干姜及好参。吴茱萸多如法制，引经黄柏并麦门。

肝经有余：

桃仁承气散肝经，厚朴芒硝枳实真。生熟大黄随证用，青皮为引及桃仁。

肝经不足：

木香化滞补肝枯，芍药当归枳实扶。半夏青陈皮草豆，红花九味引柴胡。

胆经有余：

小柴汤散胆经余，半夏人参甘草随。多用柴胡尤是引，黄芩五味莫踌躇。

胆经不足：

温胆汤能补太阳，人参半夏竹茹良。苓苓①甘草陈皮合，芍药黄芩②九味长。

肾经有余：

大承汤散肾经余，厚朴将军枳实除。更用芒硝须仔细，引经知母一同医。

肾经不足：

四逆汤能补肾虚，引经知母本相宜。干姜附子须炮制，甘草人参芍药医。

膀胱有余：

人参败毒散膀胱，甘草前胡柴独羌。茯苓枳壳芎桔梗，引经藁本正相当。

膀胱不足：

桂枝人参补膀胱，四君子对炙干姜。白术芍药茯苓草，七

---

① 苓苓：《大成》本径作"茯苓"。

② 芍药黄芩：《大成》本作"芩芍黄连"。

味能除便得康。

肺经有余：

知母茯苓散肺余，四君五味款药①皮。苓翘荷梗麦门半，阿及柴防十八枝。

肺经不足：

麦门引子肺虚空，君子陈皮②五味冬。半夏桔同成九味，引经升芷又兼葱。

大肠有余③：

导滞汤④能散大肠，当归黄柏共槟榔。木香引正青皮是，更入黄连与大黄。

大肠不足⑤：

补中汤补大肠经，苍术黄芪及四君。泽泻猪苓能止⑥泄，陈皮引正定扬名。

脾经有余：

桂枝大黄汤散脾，大黄甘草桂枝宜。引经芍药同兼治，赤破其经白补之。

脾经不足：

治中汤补太阴脾，甘草陈皮白术宜。芍药引经参主宰，干

---

① 药：同书"诊十二部脉用药节法·茯苓汤"中并无"药"字所涉之药（如山药等），详情待考。

② 陈皮：同书"诊十二部脉用药节法·麦门冬引子"中无"陈皮"有"黄芩"。

③ 大肠有余：本书底本（《集成》本）及《大成》本皆将"大肠有余"及"大肠不足"二条置于"胃经不足"之下，误。今据本书用药式样皆为表里两经并列同见的论述通例移归本处。

④ 导滞汤：同书"诊十二部脉用药节法"之"大肠……有余"条中方名作"导气汤"。

⑤ 大肠不足：同书"诊十部脉用药节法"一篇中原脱"大肠不足"条方证，可据此方歌略窥其涯涘。

⑥ 止：底本、虞山徐幼泉抄本误作"正"，据《大成》本改。

姜六味及青皮①。

胃经有余：

调胃汤能散有余，大黄厚朴最为奇。更兼枳实共甘草，引子升麻芷葛宜。

胃经不足：

调中益气胃中虚，白术人参甘草归。苍②芎柴芪五味子，升麻十一共陈皮。

心包络有余：

抵当汤散心包余，水蛭虻虫治血宜。多用大黄须辨正，桃仁四味引青皮。

心包络不足：

当归四逆补心包③，甘草当归芍药交。通草细辛芎④桂枝⑤，引经黄柏及阿胶。

三焦有余：

凉膈散能散三焦，连翘栀子大黄硝。薄荷甘草黄芩等，七味同和治热烧。

要健歌

张仲景之论伤寒，截要诸书指下看。脉辨阳阴分表里，一

---

① 青皮：同书"诊十二部脉用药节法·治中汤"药仅五味，未见"青皮"在焉，详情待考。

② 苍：同书"诊十二部脉用药节法·调中益气汤"药仅十味，未见"苍术"在焉，详情待考。

③ 心包：底本、虞山徐幼泉抄本误作"心色"，据《大成》本改。

④ 芎：底本、虞山徐幼泉抄本、《大成》本均误作"芍"，据本书"诊十二部脉用药节法·当归四逆汤"原方改。

⑤ 桂枝：虞山徐幼泉抄本作"桂芝"。同书"诊十二部脉用药节法·当归四逆汤"原方作"肉桂"。

身证候百余般。

第一先论太阳经，发热恶寒须要明。尺寸但浮头体痛，解肌发热要参详。

有汗恶寒宜桂枝，恶寒无汗用麻黄。身热目黄鼻又干，脉长不得片时安。

三个阳明俱目下，脉寒恶汗①两中寒。传到少阳胃胁痛，传来寒热耳聋看。

口苦舌干脉浮呕，柴胡解表莫盘桓。腹痛咽喉②手足温，自利不渴肠胃痛。

沉细理中并四逆，太阳浮大表尤存。少阴脉沉仔细认，口燥舌干是其证。

中和恶寒四逆汤，口燥咽干胆风盛。热气流传脏腑间，承气急攻如指圣。

厥阴囊缩③满烦时，微汗属肝真个是。若还恶寒入腹中，急治勿令损伤命。

脉察阴阳分表里，表证恶寒但急痛。脉浮发汗急令迟，各半麻黄枝与齐④。

夏加升麻并黄芩，知母石膏同为治。莫教助热发黄斑，医人见此难疗治。

若还秋冬春气盛，热盛须用柴胡医。表不恶寒而恶热，掌心津液下汗时。

胃干咽燥大便难，肠满谵语小便赤。腹痛坐卧不安宁，气血不通多喘息。

---

① 脉寒恶汗：虞山徐幼泉抄本同。《大成》本作"恶寒汗下"。

② 咽喉：虞山徐幼泉抄本同。《大成》本作"咽干"。

③ 囊缩：指阴囊上缩，常与舌卷并见于危重病中，多由厥阴经受病所致。

④ 齐：虞山徐幼泉抄本同。《大成》本作"耆"，不从。

沉细滑数而宜通，便进元阳亦无失。亦闻《三因》可汗下，太阳少阴俱可讶。

少阴发热太阳浮，微微芍后不须快①。附子甘草并莪②术，服之微汗真无价。

衄血下血坏病人，经后风温湿温者。虚烦腹中急痛时，医者汗兮真可骂。

《三因》积病要参详，切莫庸医乱处方。太阴③腹满时痛作，桂枝芍药大黄汤。

少阴咽痛口中燥④，腹满不食大便燥。忽然自利清水来，心下痛时精正挠。

劝君急用承气汤，何用神祇空祷告。脉还虚细脉并浮，恶寒呕吐便轻少。

古人戒用承气汤，君若要投真可叹。或有表里两证见，或六七日不大便。

有汗头痛如破面，若还使用承气汤。便是医人有灵验，心满不食大便硬。

脉浮头汗⑤出绵绵，微是⑥恶寒手足冷。小柴胡汤能治全，随证治之不宜恋。

若有身热反欲衣⑦，或有身热不盖被。此用表热里内寒，表热宜用桂枝汤。

---

① 微微芍后不须快：虞山徐幼泉抄本同。《大成》本作"微微汗后身不快"。

② 莪：虞山徐幼泉抄本同。《大成》本作"者"。

③ 太阴：底本、虞山徐幼泉抄本、《大成》本作"太阳"，据《伤寒论·辨太阴病脉证并治第十》卷六改。

④ 燥：虞山徐幼泉抄本同。《大成》本作"干"。

⑤ 汗：底本、虞山徐幼泉抄本原作"面"，据《大成》本改。

⑥ 是：虞山徐幼泉抄本同。《大成》本作"热"，似是。

⑦ 衣：底本、虞山徐幼泉抄本原作"依"，据《大成》本改。

更用柴胡加减治，寒在皮肤热在骨。白虎加苓不可忽，桂枝麻黄并半两。

次第用之至紫菀，或有手足厥冷时。脐腹疼痛冷汗出，呕出不利渴亦烦①。

咽痛身如被杖击，若还六脉沉绝时。此名阴毒不须疑，白术附子正阳汤。

回阳还阴真最奇，气海关元多着灸。直向脐中急熨之，熨之手足稍温暖②。

气冷自然有汗出，又有一证名阳毒。谵语妄言君休笑，面赤咽干利亦黄。

脉须浮滑并洪促，葶苈苦酒黑如瓦。栀子仁汤宜早服，数药尤宜选用之。

大汗散解宜汤③服，但问病人宜④潮热。谵语如对鬼神说，循衣摸床甚惊人。

此多因吐不能得，数日不便面揣来。下后脉浮人便生，若还芤沉脉还涩。

脉实下之真妙诀，阴似阳兮阳似阴。身烦热燥不饮水，此名阴盛隔阳热⑤。

霹雳丹砂君自裁⑥，手足逆冷只名厥。冷热君须次第排，冷厥迟热不饮水。

---

① 呕出不利渴亦烦：《大成》本作"呕吐下利渴而烦"。
② 暖：底本原作"阳"，据《大成》本改。
③ 汤：底本、虞山徐幼泉抄本原作"阳"，据《大成》本改。
④ 宜：虞山徐幼泉抄本同。《大成》本作"有"。
⑤ 热：虞山徐幼泉抄本同。《大成》本作"证"。
⑥ 裁：底本、虞山徐幼泉抄本原作"截"，据《大成》本改。

四逆理中汤妙绝，冷厥①日中烦躁②热。重手按之脉还涩，扬手掷足③不得眠。

白虎大承君子辨，更有辨证十余般。蚘厥之病吐④长虫，乌梅理中丸可攻。

更有一证阴阳易，身体重而气自衰。阴毒腹中多搅⑤痛，眼内生花内破裂。

妇人腰膝连腹痛，毒气相交脚气重。烧裩棍鼠粪竹茹汤，干姜竹茹皆可治。

阳虚阴盛下则死，阳盛阴虚汗之祖。一日头疼身体痛，口干烦满少阴攻。

二日腹满身重热，谵语不食可忧凶。三日耳聋常厥厥，水浆不入魂魄空。

此名两感伤寒疾，仲景不治载方中。但便⑥依经分表里，阴阳分别有神功。

脉浮而紧更头痛，四肢拘急恶寒存。无汗寒多热少时，面色惨而不光彩。

腰腹疼而手足厥，此是伤寒之大概。各依将病处方医，莫学庸医难晓会。

寸大尺弱后有浮，自汗体热并头痛。寒多热少不须瞒，更识身体⑦恶风甚。

---

① 冷厥：病证名。其证初得便四肢逆冷，脉沉微，足多挛，卧而恶寒，或引衣白覆，下利清谷。

② 躁：底本、虞山徐幼泉抄本原作"燥"，据《大成》本改。

③ 足：底本、虞山徐幼泉抄本原作"之"，据《大成》本改。

④ 吐：底本、虞山徐幼泉抄本原作"虹"，据《大成》本改。

⑤ 搅：虞山徐幼泉抄本同。《大成》本作"绞"。

⑥ 便：虞山徐幼泉抄本同。《大成》本作"使"。

⑦ 更识身体：《大成》本作"头面戴阳"。虞山徐幼泉抄本此4字空缺。

手足厥冷面光浮，便识伤寒随证治。活人汤剂不须忧，发热恶寒燥大①盛。

手足温潮脉浮急，先是伤寒伤风脉。奉劝医人当仔细，寒多热少不须瞒。

大青麻黄桂枝证，发热恶寒口冽脉②。浑身体痛百骨节，忧③热病因是寒伤。

麻黄大青加减别，中暑病证热中④同。虽是脉浮病加渴，痰逆恶寒橘皮汤。

白虎五苓加妙绝，恶寒发热夏至前。头痛心疼却似煎，温病脉须浮紧盛。

此名寒疟⑤古人传，加减柴胡五苓散。温暖四肢不能收，喘息不眠心自梦。

姜苓防己葛根汤，渴甚瓜姜汤可用。长幼之中病是同，此名温疫不须穷。

先将此散轻轻服，次第依他证候攻。此是医家真妙理，后之学者要精通。

诊十二部脉用药节法

左寸脉小肠阳、心阴　　关脉胆阳、肝阴　　尺脉膀胱阳、肾阴

右寸脉大肠阳、肺阴　　关脉胃阳、脾阴　　尺脉命门阳、三焦阴

左心脉微洪曰平，洪多胃气少曰病。如洪大，黄连解毒汤

---

① 燥大：虞山徐幼泉抄本同。《大成》本作"脉躁"。

② 冽脉：虞山徐幼泉抄本同。《大成》本作"渴干"。

③ 忧：虞山徐幼泉抄本同。《大成》本作"发"。

④ 热中：虞山徐幼泉抄本同。《大成》本作"中热"。

⑤ 寒疟：病名。疟疾之一。《素问·病论》："夫寒者，阴气也；风者，阳气也。先伤于寒，而后伤于风，故先寒而后热也。病以时作，名曰寒疟。"

主之。

黄连　黄芩　黄柏　山栀子仁

上哎咀，水一钟半，煎七分，去滓温服。

如本经脉沉弱，谓之不足。用清心莲子饮主之。

黄芩　甘草　莲肉　黄芪　麦门冬　车前子　人参　赤茯苓

上哎咀①，水一钟半，生姜三片，煎七分，去滓温服。

小肠经脉浮曰平，浮多胃气少曰病。如脉浮，用八正散主之。

木通　瞿麦　大黄　滑石　车前子　蓇蓄　山栀　甘草

上哎咀，水一钟半，煎七分温服。

如本经濡弱，谓之不足。用吴茱萸汤主之。

吴茱萸　人参　干姜　甘草

上哎咀，每服用水一钟半，煎七分，空心温服。

左②肝脉微弦曰平，弦多胃气少曰病。脉弦紧，桃仁承气汤主之。

桃仁　厚朴　枳实　芒硝　大黄

上哎咀，用白水煎服。

如本经脉短，谓之不足。用木香化滞汤主之。

木香　芍药　当归　枳实　半夏　青皮　陈皮　红花　草豆蔻　柴胡

上哎咀，水二钟，生姜三片，煎七分温服。

胆经脉浮弦曰平，弦多胃气少曰病。弦大，小柴胡汤主之。

柴胡　人参　甘草　黄芩　半夏

上哎咀，水二钟，生姜三片、枣一枚，煎七分温服。

---

① 哎咀（fǔ jǔ）：碎成小块。

② 左：底本作"在"，据虞山徐幼泉抄本、《大成》本改。

如本经脉微沉，谓之不足。用温胆汤主之。

人参　半夏　竹茹　茯苓　柴胡

上㕮咀，水二钟，生姜三片，煎七分温服。

肾经脉沉实曰平，沉多胃气少曰病。如脉沉寒①，口燥咽干，用大承气汤主之。

厚朴　芒硝　枳实　大黄

上㕮咀，白水煎服。

如本经脉虚濡，谓之不足。用四逆汤主之。

干姜　甘草　附子　人参

上㕮咀，水二钟，生姜三片，煎七分温服。

膀胱脉微沉曰平，沉多胃气少曰病。如脉浮滑有余，人参败毒散主之。

人参　甘草　前胡　柴胡　羌活　独活　川芎　枳实　茯苓　桔梗

上㕮咀，水煎服。如发汗加麻黄、葱姜汁煎。

如本经脉沉涩，谓之不足。用桂枝人参汤主之。

桂枝　人参　白术　茯苓　甘草　芍药　干姜

上㕮咀，水一钟，生姜三片，煎至七分，去滓温服。

肺经脉短，涩多胃气少曰病。如脉浮数有余，茯苓汤②主之。

知母　人参　白术　白茯苓　款冬花　阿胶　甘草　连翘　薄荷　桑白皮　黄芩　防风　桔梗　半夏　麦门冬　柴胡　五味子

上㕮咀，生姜三片，煎服。

---

① 脉沉寒："寒"字疑误。

② 茯苓汤：同书"十二经·右寸脉"作"知母茯苓汤"，同书"用药式样·肺经有余"亦曰"知母茯苓散肺余"。

如本经脉沉细，谓之不足。用麦门冬饮子主之。

麦门冬　人参　白术　茯苓　甘草　黄芩　桔梗　半夏　五味子

上咬咀，水二钟，生姜三片，煎服。

大肠脉浮短①曰平，浮多胃气少曰病。浮大而数为有余，导气散主之。

当归　黄柏　槟榔　木香　黄连　大黄　青皮

上咬咀，白水煎服。

如本经脉微弱，谓之不足。用补中汤主之。

苍术　黄芪　人参　茯苓　白术　甘草　泽泻　猪苓（陈皮）

上咬咀，白水煎服。

脾经脉微缓曰平，缓多胃气少曰病。脉滑实有余，用桂枝大黄汤主之。

桂枝　大黄　芍药　甘草

上咬咀，白水煎服②。

如本经脉微弱，谓之不足。用治中汤主之。

白术　人参　甘草　陈皮　干姜

上咬咀，生姜、枣子煎服。

胃经脉缓曰平，缓多胃气少曰病。脉浮大有余，调胃汤主之。

厚朴　枳实　甘草　大黄

上咬咀，白水煎服。

如本经脉微弱，谓之不足。用调中益气汤主之。

---

① 浮短：原作"短浮"，据文义改。

② 脾经脉……白水煎服：底本、虞山徐幼泉抄本此条文字，在此下又重复出现一次，属衍文无疑，删之。

白术　人参　甘草　当归　芍药　五味子　陈皮　升麻　黄芪　柴胡

上咬咀，生姜、枣子煎服。

心包络脉微数曰平，数多胃气少曰病。脉数大而实有余，更带沉涩，用抵当汤主之。

水蛭　虻虫　大黄　桃仁各等分

上咬咀，白水煎服。

如本经脉微沉，谓之不足。用当归四逆汤主之。

当归　甘草　芍药　通草　细辛　川芎　肉桂各等分

上咬咀，用白水煎服。

三焦经脉浮数曰平，浮多胃气少曰病。脉浮大有余，用凉膈散主之。

连翘　栀子　大黄　芒硝　薄荷　甘草　黄芩各等分

上咬咀，白水煎服。

如本经脉沉濡而微，谓之不足。用四逆汤主之。

附子　甘草　肉桂　干姜　白术

上咬咀，每水二钟，生姜三片，煎七分温服。

此经内寒外热，煎药待冷服，此乃是热因寒用。如内热而外寒，以凉膈散温服，此乃是寒因热用。

察诊妇人脉法秘传妙诀

左心脉微洪，谓之气血有余，无事。如本经脉短细微弦，谓之气血俱虚之证。其妇两胁胀满，心中常疼，力弱脚软，宜用茯苓补心汤主之。

甘草　川芎　当归　赤茯苓　乳香　没药　赤芍药　五灵脂

上咬咀，每服水一钟，生姜三片，煎至七分，去滓入醋少许。空心温服。

右肝脉①微弦，谓之有余。如本经脉微细短涩沉缓，谓之不足之证。四肢、经络，百节疼痛，心胸间有气血块。

青皮　苏木②　红花　枳实　木香　赤芍药③　半夏④　桃仁　柴胡　当归　熟地黄⑤　如痛甚如大黄⑥

上咬咀，每服水一钟半，煎七分，去滓。食远温服。

右尺脉⑦大紧，谓之有余⑧。气血俱平，常生孕育，腹中俱安，四大亦安。常常无事，谓之有余。如本经脉沉细不见，谓之气有余血不足之证⑨，用调经汤主之。

蒲黄　赤芍药⑩　刘寄奴　赤茯苓　川芎　陈皮　当归　熟地黄　桑寄生　玄胡索　肉桂　甘草　桔梗　香白芷　香附子

上咬咀，每服水一钟半，生姜三片、枣二枚，煎至七分。空心温服。

如肝肾脉俱沉而细不见，其妇经血淋沥不止，白带常下，小腹急痛，常常无孕，或时经闭，亦宜用调经汤⑪。

右肺脉微涩，谓之有余。如本经脉沉涩，或浮短，谓之不

---

① 右肝脉：虞山徐幼泉抄本、《大成》本同，依脏象在脉体之分部规律似当作"左肝脉"。

② 苏木：《大成》本同。虞山徐幼泉抄本作"苏梗"。

③ 赤芍药：虞山徐幼泉抄本作"芍药"。《大成》本作"白芍"。

④ 半夏：《大成》本作"肉桂"。虞山徐幼泉抄本未见此药。

⑤ 熟地黄：《大成》本将此药置于加减法"大黄"之后，不从。

⑥ 如痛甚加大黄：《大成》本同。虞山徐幼泉抄本无此加减法。

⑦ 右尺脉：虞山徐幼泉抄本、《大成》本同，依脏象在脉体之分部规律似当作"左尺脉"。

⑧ 谓之有余：《大成》本作"往来调匀"。虞山徐幼泉抄本此4字空缺。

⑨ 常常无事……不足之证：虞山徐幼泉抄本此句空缺。

⑩ 赤芍药：《大成》本同。虞山徐幼泉抄本作"芍药"。

⑪ 调经汤：虞山徐幼泉抄本、《大成》本作"调经散"。

足。无气不和，呕逆咳嗽，气闭喘满，宜用麦门冬汤主之。

加①杏仁　知母　贝母

上㕮咀，姜、枣煎服。

右脾脉大缓，谓之有余。如本经脉，缓细短小，谓之不足。其妇主翻胃，呕吐清水，四肢浮肿，经行胀痛，宜用沉香散主之。

沉香　木香　甘草　羌活　木瓜　紫苏　白术

上㕮咀，水一钟半，姜三片、葱白三根②煎服。

右尺脉浮大，谓之有余。如本经脉，沉细短促，谓之经血不调。乍寒乍热，心胸烦闷，百节疼痛，谓之不足，用知母黄芩汤主之。

知母　黄芩　猪苓　泽泻　甘草　肉桂　羌活　防风③
地黄④

上㕮咀，水一钟半，姜三片、葱白三根⑤煎服。

如右尺二脉俱沉细不见，谓之血气而增损⑥。腹中鸣，虚疼，前后心俱疼痛不已，常要人背上捶打方得宁静，亦宜用木香化滞汤主之。

心要论断生男女脉法

假如二尺脉但⑦浮大更加呕逆，便断其妇三个月身孕。左尺

---

① 加：虞山徐幼泉抄本同。《大成》本作"外加"。

② 葱白三根：《大成》本同。虞山徐幼泉抄本作"葱白根"。

③ 防风：《大成》本同。虞山徐幼泉抄本此味空阙。

④ 地黄：虞山徐幼泉抄本、《大成》本作"熟地黄"。

⑤ 葱白三根：《大成》本同。虞山徐幼泉抄本作"葱白根"。

⑥ 血气而增损：虞山徐幼泉抄本同。《大成》本作"气血两虚"。

⑦ 但："俱"之讹。

脉浮大断曰男，右尺脉浮大断曰女①。

如尺脉及肝脉实大有力，至数调匀，定是双男。

如左尺脉一般浮实大，至数调，定断一男一女。

凡看脉时务在澄②心定虑，坐久详细诊之，万无一失。

如肝脉浮大而有力者，一个月孕也。

如右关二部脉实大而有力者，八九十月也。

如左关脉浮大而紧者是足月也。看《内经》《脉诀》内记断之。

如妇人身重，二关尺脉俱沉细者，知是过月之孕也。定断其妇满十二个月方生。

又有妇人身重，兼两尺脉俱沉伏者，其妇③乃是血有余而气不足，其孕定至十五个月方生。定男女尺生篇④。

易见⑤看诊脉法

左三部　手经为标法天。心属手少阴经。小肠属手太阳经。肝属足厥阴经。胆属足少阳经。肾属足少阴经。膀胱属足太阳经。

学诊脉息法

脉属阴，脉者血之道途⑥也。息属阳，息者气之呼吸也。脉

---

① 左尺……断曰女：与本书"分男女脉"篇末所论相重。
② 澄：虞山徐幼泉抄本作"腰"，非是。《大成》本作"静"。
③ 其妇：虞山徐幼泉抄本同。《大成》本无。
④ 定男女尺生篇：虞山徐幼泉抄本同。《大成》本无。
⑤ 见：虞山徐幼泉抄本同。《大成》本无。
⑥ 道途：《大成》本同。虞山徐幼泉抄本作"道遂"。

不自动，气之使然。血气胜则胜，血气衰则衰①。欲诊脉息，先调自己之气，然后取病人脉息，以候太过不及。知病浅深，或有作焉。停宁②少顷，方可与人诊之。有病无病，早晚当与诊视，不专拘平旦也。

尺寸部位法

寸关尺三部，从鱼次节际分定。以中指第二节横纹为一寸。入为一尺。分寸为尺，分尺为寸。阴得寸内九分，阴奇数。阳得尺内一寸，阳耦③数。寸口其④尺，共一尺九分，像三才。阳出阴入，以关为界。人之短长疏密，下指但以高骨下节关位。关⑤前寸，关后尺。

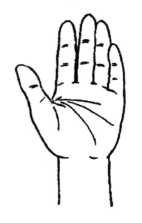

三阳从地长⑥，故男关前为阳，关后为阴。男子阳多阴少，其脉在关下，故寸盛而尺弱，男不可以久泻。所以男得女脉为不足。左得之病在左，右得之病在右，是经为本法。

右三部⑦　肺属手太阴经。大肠属手阳明经。脾属足太阴经，胃属足阳

---

① 血气胜则胜，血气衰则衰：虞山徐幼泉抄本作"血气胜则血胜，血衰则衰"。《大成》本作"气胜则血胜，血衰则气衰"。

② 停宁：虞山徐幼泉抄本同。《大成》本作"宁停"。

③ 耦：双数。

④ 其：虞山徐幼泉抄本同。《大成》本作"及"，义长。

⑤ 关：底本原脱，据《大成》本补。

⑥ 三阳从地长：本节可与下篇"下指轻重法·三阴从天生"所论相参。

⑦ 右三部："右三部"在《大成》本独立成篇。

明经。命门属手厥阴经。三焦属手少阳经。

下指轻重法

凡诊脉须自寸口逐一部①，以中指头按之为法。初指下轻按得脉之②者，乃胃脉也。更倍深下，按将至骨，方可缓缓放起指头，脏脉也③。若浮中沉，三候六部皆然，故谓之三部九候也。或以数多为轻重，次第按者非也。脉有阴阳之法④者，由呼出心

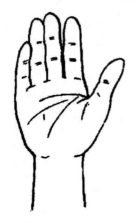

与肺，吸入肾与肝，呼吸之间脾受谷味。故五脏之脉，皆为气府⑤为尺⑥上关部见之而已。六部⑦轻按得者，腑脉也，属阳。次深按至中得之，乃胃脉，亦属阳。阳⑧重按之深，属脏，阴脉也。脾属土名中州，故其脉在中。此名阴阳之法。

三阴从天生⑨，故以女⑩关前为阴，关后为阳。女子阴盛而阳微，其脉在关下，故寸沉而尺盛，女子不可

---

① 一部：虞山徐幼泉抄本同。《大成》本作"部"。

② 之：虞山徐幼泉抄本同。《大成》本无。

③ 脏脉也：虞山徐幼泉抄本同。《大成》本上有一"候"字，义长。

④ 脉有阴阳之法：虞山徐幼泉抄本下有"去"字，或是"云"之讹。《大成》本下有"息"字，不从。

⑤ 府：虞山徐幼泉抄本、《大成》本作"附"。

⑥ 尺：虞山徐幼泉抄本、《大成》本作"非"。

⑦ 六部：虞山徐幼泉抄本同。《大成》本下有"初"字。

⑧ 阳：虞山徐幼泉抄本同。《大成》本作"又"，义长。

⑨ 三阴从天生：本节可与上篇"尺寸部分法·三阳从地长"所论相参。

⑩ 以女：虞山徐幼泉抄本同。《大成》本作"女以"。

久吐。所以女得男脉为有余。在左则左病，在右则右病。

迟一息三至，应指轻缓。　气血俱寒，癥瘕沉积。

浮按之不足，举之有余。　阳实阴虚。

数一息七至，去来促急。　阳盛阴虚，燥热烦满。浮短，喘满
不利。

虚迟大而软，按之而绵。　气血耗亡，夏伤暑暍①。浮长，风
眩癫疾。

实举按有力，不迟不疾。　血气壅实，痛热带下。浮弦，痰饮
发热。

缓一息四至，去而带软。　湿流气壅，或痹或痛。浮滑，停饮
宿食。

紧软如细线，转动紧搏。　正气特弱，邪气作痛。浮紧，寒邪
淋闭。

洪来之至大，去之且长。　荣卫壅塞，热盛躁狂。浮数，大腑
秘涩。

细按举往来，其重如丝。　着湿凝涎，胫痠髓冷。浮缓，风湿
不仁。

滑起而有力，见源如珠。　痰欬呕吐，气逆不和。浮洪，阳经
发热。

涩三五不调，涩如削竹。　荣卫俱虚，或为湿痒。浮涩，积滞
不消。

弦如按琴弦，直气由绕。　或寒或热，拘急饮冷。浮弦，伤饮
气促。

弱轻软沉细，按之欲绝。　宿食不消，恶寒气满。代②动而不

---

①　暍（yè）：中暑。《说文解字》："暍，伤暑也。"

②　代：此字本书底本（《集成》本）及虞山徐幼泉抄本均置于"动而不来，
复来更动"及"不损部位（住），随应即死"左右2行字之上居中正位。

来，复来更动。

结来往急缓，时止更来。　　痰饮积遏，迷闷病痛。代不损部
位，随应即死。

促去来急缓，时止即来。　　脏热壅滞，痰饮不行。沉弱，虚劳
客热。

芤中软傍实，按无举有。　　阳实阴虚，气奔失血。沉缓，重着
不仁。

微轻虚细软，若有若无。　　荣卫不足，气痞虚寒。沉紧，不冷
作痛。

动胎肉如豆，动而不行。　　虚荣惊悸，股痛肉挛。沉滑，涎饮
秽逆。

伏举之虽无，而骨乃得。　　积聚痰癖，痞结不磨。沉细，体软
无力。

长过于本位，通流而长。　　浑身壮热，坐卧不安。沉涩，积冷
不禁。

短举时有数，不及本位。　　宿食不消，恶寒气满。沉濡，气怯
自汗。

濡轻轻而软，按之若无。　　虚急寒热，痹弱羸怯。沉迟，虚寒
痛冷。

牢浮按有力，按之即无。　　着湿作肿，筋骨疼痛。沉实，瘀血
癖积。

散举按下时，散而无力。　　淫邪脱泄，精血耗亡。沉微，荣卫
耗亡。

革沉伏实大，如按鼓皮。　　邪气固结，真脱病危。

沉举之不足，按之有余。　　阴虚气滞血凝①。

---

① 沉……气滞血凝：此条本书底本及虞山徐幼泉抄本均置于"革……真脱病危"之下而非其左。

七表八里九道总归之脉表（略）

七表八里

【心左寸部脉】浮则风湿热多疾。芤吐血衄血。滑气满吐逆。紧头痛脑疼。实脑①热下痢。弦胸满气痛。洪数热闷。微心腹寒痞。沉气滞多痰。缓皮肤不仁。涩荣卫不足，迟上焦寒。伏上焦有积。濡虚怯少力多汗。阳弱羸②困力少。

【肝左关部脉】浮则腹胀胃虚。芤则四肢缓。滑气目痛。实则下痢。弦目痛。紧肠疼筋痛③。洪胃中有积。微胃寒气痞。沉则内病气滞④。缓结腹内风。涩血少目昏。迟中焦寒痞。伏中腕有积。濡气虚少力。弱倦怠无力。

【脾右关部脉】浮胃虚食不化。芤肠中有瘀血。滑胃逆不食。实大小肠痢。弦四肢拘急。紧心脾疼。洪气滞难便。微气痞疾。沉气攻腰痛。缓火脾毒风。涩腹中逆冷肠鸣。迟脾寒胃冷。伏脾积气痛。濡脾虚。弱为脾劳⑤。

【肺右寸部脉】浮大感风受寒⑥。芤胸中有血。滑气逆吐痰。实则肠结。弦身背拘急。紧背膊痛。洪气满大热。微气少力困倦。沉为不治。缓肺风不足。涩则肺风⑦。迟则肺寒。伏肺冷痰积。濡则肺气滞下痢。弱则虚劳。

---

① 脑：虞山徐幼泉抄本同，《大成》本作"脏"。
② 羸：底本、虞山徐幼泉抄本作"众"，据《大成》本改。
③ 肠疼筋痛：虞山徐幼泉抄本"筋"作"勋"。《大成》本作"肝胃疼痛"。
④ 沉则内病气滞：虞山徐幼泉抄本"沉"下原缺4个字。《大成》本作"沉气寒血凝"。
⑤ 脾劳：病名。五劳之一，由于饮食劳倦所致的脾伤病证。
⑥ 受寒：虞山徐幼泉抄本、《大成》本作"鼻塞"。
⑦ 肺风：病名。肺受风邪所致的疾患。《素问·风论》："肺风之状，多汗恶风，色䣈然白，时咳短气，昼日则差，暮则甚，诊在眉上，其色白。"

【肾右尺部脉】浮耳鸣便秘。芤积血小便赤。滑下痢涩①小便赤。实小便难。弦腹急。紧腹下痛。洪小便难②热。微小腹积气。沉细腹③肺弱。缓下焦风湿阴痒。涩亦冷腹鸣。迟下焦寒。伏水谷不化。濡发虚热恶寒。弱骨节萎靡④。

损至呼

脉一呼一至曰离经⑤。二呼一至曰夺精。三呼一至名困⑥。四呼一至曰命绝。

别贵贱

六脉轻清和滑者，姓名富贵寿康强。按之重浊兼粗涩，下贱愚蒙定不扬。

肝为脏　胆为腑

魂象木，色青。　春服⑦，养筋。　王候⑧，绝秋。　液泣，声呼。音角，味酸。　性喧，气呼。　不足悲，有余怒。　平脉弦，贼脉浮。臭膻，死于庚辛。

---

① 涩：虞山徐幼泉抄本同，《大成》本"涩"在句末。
② 难：虞山徐幼泉抄本同，《大成》本无。
③ 腹：虞山徐幼泉抄本同，《大成》本无。
④ 萎靡：底本"萎靡"2字皆为"疒"字旁，乃俗写，今正之。虞山徐幼泉抄本原阙。《大成》本作"寒痛"。
⑤ 离经：即离经脉。指离其经常数之脉。
⑥ 名困：虞山徐幼泉抄本同。《难经·十四难》作"曰死"。
⑦ 春服：虞山徐幼泉抄本同，《大成》本作"王春"。
⑧ 王候：虞山徐幼泉抄本同，《大成》本作"候目"。

心为脏　肠为腑

神象火，色赤。　王夏，绝冬。　候舌，养血。　液汗，声笑。
音徵，味苦。　性暑，气呵。　不足忧，有余笑。　平脉洪，贼脉沉。
臭焦，死于壬癸。

脾为脏　胃为腑

意象土，色黄。　王季①，绝春。　候唇，养肉。　液涎，声②歌。
音宫，味甘。　性静，气呼。　不足利而③少气，有余胀满。　平脉缓，
贼脉弦。　臭香，死于甲乙。

肺为脏　肠为腑

魄象金，色白。　王秋，绝夏。　候鼻④，养⑤皮毛。　液涕⑥，声
哭。　音商，味辛。　性凉，气呻。　不足则悲，有余喘嗽。　平脉浮
短，贼脉洪大。　臭腥，死于丙丁。

---

① 王季：虞山徐幼泉抄本同，《大成》本作"四季"。
② 涎，声：底本、虞山徐幼泉抄本均误作"声涎"。据《大成》本改。
③ 利而：虞山徐幼泉抄本同，《大成》本作"则"。
④ 候鼻：底本、虞山徐幼泉抄本原误置于下栏"声哭"前。与《大成》本合。
⑤ 养：底本、虞山徐幼泉抄本原误作"声"。据《大成》本改。
⑥ 液涕：底本、虞山徐幼泉抄本原误置于上栏"声（养）皮毛"前。与《大成》本合。

肾为脏①　膀胱为腑

志象水，色黑。　王冬，绝季②。　候耳，养骨。　液吐，声呻。音羽，味咸③。　性凛，气吸。　不足则④厥，有余肠泄。　平⑤脉沉，贼脉缓。　臭腐，死于戊己。

命门与三焦同肾⑥。

多至脉⑦

脉一呼再至曰平和⑧，三至⑨曰离经，四至曰夺精，五至曰困⑩，六至曰绝命⑪。

定二形⑫

寸口多弦尺小弦，如此方知一丈夫。尺中涌涌寸家怯，借

---

①　肾为脏：虞山徐幼泉抄本同，《大成》本下有"命门与三焦同"6个字小注。

②　绝季：虞山徐幼泉抄本同，《大成》本作"绝四季"。

③　咸：底本、虞山徐幼泉抄本作"盐"。据《大成》本改。

④　则：底本、虞山徐幼泉抄本脱漏。据《大成》本补。

⑤　平：底本、虞山徐幼泉抄本作"王"。据《大成》本改。

⑥　命门与三焦同肾：底本、虞山徐幼泉抄本此句误置于"王（平）脉沉"之前。

⑦　多至脉：《大成》本作"损至脉"。

⑧　和：虞山徐幼泉抄本、《大成》本同。《难经·十四难》无。

⑨　三至：底本、虞山徐幼泉抄本下衍"一"字。《大成》本下衍"一至"2个字。据《难经·十四难》删。

⑩　困：虞山徐幼泉抄本、《大成》本同。《难经·十四难》作"死"。

⑪　绝命：虞山徐幼泉抄本、《大成》本同。《难经·十四难》作"命绝"。

⑫　定二形：虞山徐幼泉抄本同。《大成》本下有"脉"字。

问还如①是一姑。

明七诊法

一静其心；二忌外虑；三均呼吸；四轻清②于皮肤间，按其腑脉；五微重指于肌肉间，求其胃脉；六沉指于骨上，取其脏脉也，七察病人息数之来。或以独迟、独疾等为七诊者非也。谓如以独热、独疾为二脉者，疾乃六至脉，其疾、其数本自主热，岂得独疾、独热为二候?！迟脉本主寒，却言独寒、独迟为异体，全非义理。今以《灵枢经》中七诊脉法，特为解注。所谓释缚脱艰于后学者矣。

忽左右手脉，大小有偏。男子左脉大右脉小则顺，左脉小右脉大为逆③。

春肝琴弦似动条，夏脉枝蔓逐风摇。	春弦。夏长。
秋细风高黄叶落，冬紧只缘阳气消。	秋细。冬紧。
春心浮浮似羽毛，夏大看看日渐高。	春浮。夏大。
秋洪遍野如流水，冬散还摧大墓牢。	秋洪。冬散。
春脾初暖软绵绵，夏迟樱桃步向前。	春缓。夏迟。
秋虚尺应泉下水，冬撒长流出九泉。	秋虚。冬长。
春肺之脉正微微，夏短秋光火气低。	春微。夏短。
秋浮金色然舒艳，冬涩入墓也无疑。	秋浮。冬涩。
春肾濡弱水性旋，夏滑波涛浪近川。	春弱。夏滑。

---

① 如：虞山徐幼泉抄本同，《大成》本作"知"，是。

② 轻清：虞山徐幼泉抄本同，《大成》本作"轻轻"，是。

③ 忽左右……为逆：虞山徐幼泉抄本"忽"作"息"。《大成》本无此27个字。

九秋沉伏洞①迟歇，十月黄河彻底坚。

忽左右手脉，大小有偏者。女子右脉大左脉小为顺，右脉小左脉大为逆。

脉如雀啄者忽滴滴而不相连。 如屋漏者忽起时如数多也。如虾游者时复起寻如不没，反又起也。 如鱼翔者如鱼不行而掉尾，又身动②而尾动。反又动入③。 如弹石者来去时压压④而急也。 如解索者动而数而随散，次须却结也⑤。

右见此六脉至十日死⑥。

脉动止定生死法⑦

脉十动一止，一年草枯时死。二十动一止，二年桑葚赤时死。三十动一止，三年谷雨时死。四十动一止，四年春草盛时死。五十动一止，五年内死。若动数遇此脉者，安而寿长无恙也？五十动不止者，为呼吸为⑧一息。脉⑨得五至，闰以太⑩息，主⑪寿。

脉有气血之光，气血盛则脉盛，气血衰则脉衰，气血热则脉数，气血寒则脉迟，气血散则脉弱，气血平则脉缓。脉涩者少血多气，脉滑者少气多血，脉微细者血气俱少，脉盛大者血

---

① 洞：虞山徐幼泉抄本同，《大成》本作"濡"。

② 动：《大成》本作"不动"。

③ 反又动入：以上4个字虞山徐幼泉抄本、《大成》本无。

④ 压压：虞山徐幼泉抄本同。《大成》本作"辟辟"。

⑤ 动而数……结也：虞山徐幼泉抄本"次须"作"次次"。《大成》本作"动数随散，次却结也"。

⑥ 脉如雀啄……十日死：《大成》本此段单独为篇，名曰"怪脉"。据文义改。

⑦ 脉动止定生死法：据《大成》本此下内容单独成篇。

⑧ 为：虞山徐幼泉抄本同。《大成》本无。

⑨ 脉：底本、虞山徐幼泉抄本作"肉"，据《大成》本改。

⑩ 太：底本、虞山徐幼泉抄本作"大"，据《大成》本改。

⑪ 主：底本、虞山徐幼泉抄本作"生"，据《大成》本改。

盛气反①。但凡脉微不可吐，脉虚细者不可下。人形盛脉细，气少不足以息者危②。形瘦脉大，胸中多气者死。形气相得者生，三五③不调者死④。男子脉以弦长和滑为本，由胃脉壮实，资生脏腑之脉气，故寿无恙。如脉之来软弱无力者为虚，脉紧牢有力者为实。出此为虚，入此为实。言者为虚，不言者为实⑤。缓者为虚，急者为实。痒者为虚，痛者为实。外痛内快，为外实内虚。内痛外快者，为内实外虚。邪气盛则实，精气脱则虚。凡人之脉盛，皮热，腹胀，前后不通，闷瞀，此谓五实。脉细，皮寒，气少，泄痢前后，饮食不入，此谓五虚也。其五实五虚者，皆死候也。五实者，乃五脏之实也。五虚者，乃五脏之虚也。五实之所属者：脉盛，心也；皮热，肺也；腹胀，脾也；前后不通，肾也；心⑥闷瞀⑦，肝也。五虚之所属者：脉细，心也，皮寒，肺也；气少，肝也；泄泻前后，肾也；饮食不入，脾也。此五实五虚之证也。既恶⑧时有⑨生者何？虚者：浆粥入胃，泄住而痢止则虚者活。实者：身得汗而胃膈宽则实者生。平调病法也。

---

① 血盛气反：虞山徐幼泉抄本同。《大成》本作"血气俱盛"。

② 危：底本、虞山徐幼泉抄本、《大成》本均脱漏此字。

③ 三五：虞山徐幼泉抄本、《大成》本同。

④ 死：虞山徐幼泉抄本、《大成》本同。

⑤ 言者为虚，不言者为实：虞山徐幼泉抄本同。《大成》本作"虚""实"二字位置对调。

⑥ 心：虞山徐幼泉抄本同。《大成》本删之，是。

⑦ 闷瞀：证名。心胸闷乱，眼目昏花之证。高士宗："闷，郁也；瞀，目不明也。"

⑧ 既恶：虞山徐幼泉抄本同。《大成》本作"或有"。

⑨ 有：虞山徐幼泉抄本、《素问·玉机真脏论篇第十九》卷第六同。《大成》本作"而"。

诊阴阳虚盛

凡脉数、脉迟者，数为热，迟为寒。诸阳为热，诸阴为寒。浮之损小，沉之实大，名曰阳虚阴盛。阳虚者，轻手按之浮而损小；阴盛者，重手按之沉而实大，名曰阳虚阴盛也。沉之损小，浮之实大，名曰阳盛阴虚也。阳盛者，轻手按之实大；阴虚者，重手按之而反损小，故曰阳盛阴虚也。

听声察脉

闻而知之者谓之圣。盖五脏各有正声，声者脏之音，中之守也。中盛则气腾，中虚则气弱。故脾应宫其声慢而缓大，肺应商其声促而清冷，肝应角其声悲而和杂，心应徵其声雄而清明，肾应羽其声长而细，此五脏之正声，得守者生也。其声促是肺病，声雄是心病，声慢是脾病，声悲是肝病，声沉是肾病。声长是大肠病，声短是小肠病，声迟是胃病，声清是胆病，声微是膀胱病。声悲是肝脾二脏相克，声速微细是胃膀胱相克。声轻是虚，声细是痢，声粗是风，声短是气战①。声实是秘泻涩②，声灼是内病，声短迟是泄脱。声如从实中言者，气之涩

---

① 声短是气战：虞山徐幼泉抄本同。《大成》本作"声短战是气"。
② 声实是秘泻涩：虞山徐幼泉抄本同。《大成》本无"泻"字。

也①。宫乃复言者，气之夺②。谵妄不避善恶，神之乱也③。欲声言意相续者④，阴阳失守也，故失守者死。

望而知之谓之神。盖五脏之色，视之则知其病之有无。五色者，气之先⑤也。其色赤，如绵裹朱砂者生，如赭⑥者死；其色白，如白璧之泽者生，如垩⑦者死；其色青，如苍泽者生，如蓝者死；其色黄，如绵裹雄黄者生，色如土⑧者死；其色黑，如鸦羽者生，色如炭者死。五色皆欲先⑨光彩荣润者寿，皆不欲枯燥也。其面色青者，冷气作痛，青黑皆痛也。面色黄是劳，赤是热，白是脱血，黑是风，青白皆为寒。目若赤为热，眼眦红湿者下虚上热，睛黄是劳，目白是冷。病人心绝者，则面赭赤者，死在一日；肝绝则面如蓝青色，眼眶陷入，死在三日；脾绝者，面黄如土，四肢肿起，九日死；肺绝者，则面如白垩土，鼻入轮⑩，三日死；肾绝者，则面色黧黑痿黄，兼卒呻吟，四日死；筋绝者，爪甲黑，八日死，脉绝四体张，唇青毛发干，五日死；骨绝者，齿如热豆⑪，一日死⑫。凡脚趺肿，身体沉重，

---

① 声如从实中言者，气之涩也：虞山徐幼泉抄本"实"作"胃"。《大成》本"实"作"空"。

② 宫乃复言者，气之夺：虞山徐幼泉抄本同。《大成》本作"言而复言者，气之夺也"。

③ 谵妄不避善恶，神之乱也：虞山徐幼泉抄本"谵""不"2个字空缺。《大成》本作"狂妄不避善恶者，神明之乱也"。

④ 欲声言意相续者：虞山徐幼泉抄本同。《大成》本作"欲言声音不相续者"。

⑤ 先：虞山徐幼泉抄本同。《大成》本作"华"。

⑥ 赭：底本、虞山徐幼泉抄本作"颓"，据《大成》本改。下同。

⑦ 垩（è）：白色的土。

⑧ 土：指土黄色。

⑨ 先：虞山徐幼泉抄本同。《大成》本无此字。

⑩ 鼻入轮：虞山徐幼泉抄本同。《大成》本作"鼻掀而搐"。

⑪ 齿如热豆：虞山徐幼泉抄本作"齿热小豆"。《大成》本作"齿热"。

⑫ 一日死：虞山徐幼泉抄本作"百死"。《大成》本作"百日死"。

卒失尿溺，妄言错乱，怒问屎臭①，阴囊肿，口反张，爪甲黑，目直视，如此者皆死也。形之盛衰，得强者生，失强者死。头乃精明之府，头倾视深，精神夺矣。背者胸之府②，背肿肩垂，形将坏矣③。腰乃肾之府，转摇不能，肾将惫矣。仓廪不藏者，胃气不固也。水泉不禁者，膀胱不闭也④。无非失强之不可疗者，以表其形之衰惫矣。

审形盛衰，诊妇人杂病与男子同⑤。

别识妇人脉式

凡室女六脉实健者，乃未事人也。脉如绵软者，非室女也。妇人三十岁以前尺脉微细者，血气败也，主血崩带下。忽然尺脉洪大而数者，败血或风劳⑥。或关脉弦急者主热，当用凉药和解安。

凡寸脉洪大，尺脉微迟，是阴阳相反，四肢沉重，百节酸痛，背腰拘急，亦主血脉不调，宜补血则安。

寸部脉洪浮满指而数者，上热唇肿，宣泄血海即安⑦。心部血海脉反大，两尺脉沉细而微，似有如无也，重大下⑧。脉阳

---

① 怒问屎臭：虞山徐幼泉抄本"屎"作"尿"。《大成》本作"身有屎臭"。

② 背者胸之府：底本、虞山徐幼泉抄本、《大成》本"胸"皆作"脑"。

③ 背肿肩垂，形将坏矣：《大成》本同。虞山徐幼泉抄本"矣"误作"以"。

④ 仓廪……不闭也：虞山徐幼泉抄本、《大成》本同。

⑤ 审形盛衰……男子同：虞山徐幼泉抄本同。《大成》本上有"注"字。

⑥ 风劳：病名。虚劳病复受风邪者。见《太平圣惠方·治风劳诸方》："劳伤之人，表里多虚，血气衰弱，肤腠疏泄，风邪易侵；或游易皮肤；或沉滞脏腑，随其所感，而众病生焉。"

⑦ 宣泄血海即安：底本作"宣博血海安"。

⑧ 重大下：虞山徐幼泉抄本同。《大成》本作"带下"。

搏①阴虚者崩滑。轻肌大②脉搏触于人③，而重按虚软微弱者血崩。两尺脉三两息一至而微者，主堕胎也。忽然脉沉细者乃漏胎④也，血尽也而胎损。左寸关两脉大而尺脉浮涩者主血崩，脉沉而涩者胎亦死也，如三部按之一息不至者皆堕胎也。

凡脉大而浮洪者有孕，脉见阴搏阳别者孕。谓轻按脉至深则别近于下，按之搏触人指，逼逼近手，起指亦有力者孕也。乃知阳施阴化，故法当有孕。大率少阴脉动甚者孕也。谓少阴肾脉盛大，阳转阴搏，别无而动甚者，名曰动。非九道脉云动也。盖手少阴属心主血，足少阴属肾主精，曰精反会⑤于其间乃主孕。若三部沉浮正等无病者亦孕。经云：脉动于产门者亦孕。谓法出尺脉外而动甚者名曰动，入产的也。谓诸阳为男，又左脉浮大是男。右尺脉疾数为女，左尺沉实为女。两尺俱疾数者双胎也，两尺俱浮大生两男，两尺俱沉实生两女。又法令孕妇向前行，即于后呼，左回来⑥者主男，右回来者主女也。

妊孕脉法⑦，并知日数，诊关脉一动一止一月，二动一止两月，滑疾者三月，疾而不散五月，四动一止八个月也。诊妇人孕脉紧弦者易诞。

---

① 搏：底本、虞山徐幼泉抄本作"捣"，据《大成》本改。
② 轻肌大：此3字虞山徐幼泉抄本、《大成》本无。当据删。
③ 人：虞山徐幼泉抄本同。《大成》本作"指"。
④ 漏胎：病证名。亦称胎漏、胞漏。多因孕后气血虚弱，或肾脏血热等因素导致冲任不固，不能摄血养胎，症见阴道不时下血，量少或按月来血等症。
⑤ 曰精反会：虞山徐幼泉抄本作"曰精反令"。《大成》本作"精血交会"。
⑥ 来：虞山徐幼泉抄本同，《大成》本作"顾"。下同。
⑦ 妊孕脉法：此下二小节虞山徐幼泉抄本同，《大成》本本篇未见。

《神镜玉柜金经》枢要①

诊脉常以平旦，阳脉未动，阴气未散②，饮食未进，经脉未盛，络脉未调③，血气未绝④，端坐正平，乃可诊看有过之脉。若怆悴之病者，即不拘平旦也。故切脉动静而观精神，察五色，视五脏有余不足，六脉⑤强弱，形之盛衰，以三五⑥决死生之分。

切谓诊切，以搏⑦按切其脉也。动谓脉有燥⑧，有动而不调者，或太过或不及也；动则为脉急也。静谓依顺本位，以应四时之和气，无太过不及，静守常脉而不病者也。精明者，诊视病人左右目内皆明，明堂两清。面部内或见五色，观形切脉，皆谓之也。诊视色脉者，五脏六腑血脉相应也。见青色肝脉应，见赤色心脉应，见黄色脾脉应，见白色肺脉应⑨，见黑色肾脉应，此色脉相应。然又察其病脉，以相生者轻，而相克者甚。脉乱气见交泰者死候也，是谓三五不调。色脉相交泰，推其病势急者可知矣。盖取五行之气色相生也，相生者⑩木火土金水也，木生火，火生土，

---

① 《神镜玉柜金经》枢要：底本此篇不分段落，今据文义分段。

② 阳脉未动，阴气未散：虞山徐幼泉抄本同。《大成》本作"阴气未散，阳气未动"。

③ 络脉未调：虞山徐幼泉抄本同。《大成》本作"络脉自调"。

④ 绝：虞山徐幼泉抄本同。《大成》本、《素问·脉要精微论篇第十七》卷第五作"乱"。

⑤ 脉：虞山徐幼泉抄本同。《大成》本、《素问·脉要精微论篇第十七》卷第五作"腑"。

⑥ 以三五：虞山徐幼泉抄本、《大成》本同。《素问·脉要精微论篇第十七》卷第五作"以此参伍"。

⑦ 搏：虞山徐幼泉抄本同。《大成》本作"指"。

⑧ 脉有燥：虞山徐幼泉抄本同。《大成》本作"脉躁急"。

⑨ 见白色肺脉应：底本、虞山徐幼泉抄本均脱漏此句，据《大成》本补。

⑩ 相生者：底本、虞山徐幼泉抄本脱漏。据《大成》本补。

土生金，金生水，水生木①也。相克者金木土水火也，金克木，木克土，土克水，水克火，火克金是也。

盖脉者血之府也，血实则脉实，血虚则脉虚。长则气治，短则气痛②，数则烦心，大则病进，上盛则气高，下盛则气胀，代则血衰③，细则气少，涩则心痛。

所谓长脉者，脉气和滑而长，非谓太过而长。气和滑而长者，乃和畅之气也，依顺四时旺气而不病者也。长则气治，而气理气治矣。短脉者气痛也④，脉短促于指下，正气不长，故气病也。数则烦心者，脉数疾而又多至也。烦热者火气动应于心，故烦痛也。大则心脉洪数，乃脉散大，是心火燥动之气。又加之脉大盛者，邪亦大盛，故病进也。上盛则气高者，人脉上盛，邪气益上⑤盛，故人气喘病也。下盛则气胀者，人脉下盛，邪气亦下盛，故人腹胀气满也。代则气衰者，代谓脉停待而脉方来也。脉强满大⑥，来气甚迟⑦，故曰气衰，脉甚迟也，故气衰胀满，亦病进也，进则危甚矣。脉细则血少，脉来细小，气亦细小也，故气羸乏而亦细小也。涩则心痛者，脉涩而真气不滑，则⑧于常经也。缓⑨诸脉尽会于心，血气涩滞，故心气不足，则心痛矣。

脉之浮、芤、滑、实、弦、紧、洪者，皆病在表，属阳也。

---

① 土生金，金生水，水生木：底本、虞山徐幼泉抄本脱漏。据《大成》本补。

② 痛：虞山徐幼泉抄本同。《大成》本作"虚"、《素问·脉要精微论篇第十七》卷第五作"病"。

③ 代则血衰：虞山徐幼泉抄本、《大成》本作"大则血衰"。《素问·脉要精微论篇第十七》卷第五作"代则气衰"。

④ 长则气治……气痛也：虞山徐幼泉抄本、《大成》本均无此16个字。

⑤ 上：底本、虞山徐幼泉抄本均脱漏此字。据《大成》本补。

⑥ 脉强满大：底本作"脉强盛满大"。据虞山徐幼泉抄本删"盛"字。《大成》本作"脉强盛满"。

⑦ 来气甚迟：底本作"来气甚脉迟"。据虞山徐幼泉抄本、《大成》本删"脉"字。

⑧ 滑，则：底本、虞山徐幼泉抄本同。《大成》本"滑"作"充"，"则"作"有异"。

⑨ 缓：虞山徐幼泉抄本同。《大成》本无。

第
二
辑

轻手按之得阳脉，名阳中阳病①，主热重。热重者脉②盛，为烦躁狂也，凉药冷服则差。重手按切见阴脉，名阴中阳病。必先寒后热，凉药温服则愈，更虚实补泄为准。脉之微、沉、缓、涩、迟、伏、濡、弱者，皆病在里，属阴脉也。重手按之③阴脉也，名阴中阴病④。乃是中于阴寒多，则以温药热服而差。若手切得阴脉者，名曰阳中阴病⑤，必先热而后寒，温凉⑥药冷服而效。脉之洪、大、浮、数、紧、动、滑、实者，皆为阳脉。来之有力则为阳实，无力则为阳虚。其沉、细、微、涩、迟、伏，皆阴脉。来之有力则阴实，无力则阴虚。随病候诊之。实则泻，虚则补。阴阳证候，损益治之。寒热治疗，脉证表里，在阴阳⑦。兼于两寸口，左名人迎，右名气口。兼以候之，浮为在表，沉为在里，数为在腑，迟为在脏。举此人迎气口，一经二部并过，但兼于此二处定之。稍浮沉迟数三部为则⑧者，便定表里冷热也。左寸人迎，并至⑨血脉之会荣血也。右寸气口，并主气脉之会⑩卫气也。冷、热、虚、实、沉、浮，依至数定之，治疗万全。

凡人身血脉循环，昼夜不息，有如流水。流水得风寒则水

---

① 轻手……阳中阳病：以上 12 个字底本、虞山徐幼泉抄本均脱漏。据《大成》本补。

② 脉：底本、虞山徐幼泉抄本脱漏此字。据《大成》本补。

③ 按之：虞山徐幼泉抄本同。《大成》本下有"得"字，是。

④ 阴中阴病：底本原作"阴痛病"。虞山徐幼泉抄本作"阴痛"。据《大成》本改。

⑤ 乃是……阳中阴病：以上 28 个字虞山徐幼泉抄本同。《大成》本无。

⑥ 凉：虞山徐幼泉抄本同。《大成》本无。

⑦ 在阴阳：虞山徐幼泉抄本同。《大成》本作"在阴在阳"。

⑧ 则：虞山徐幼泉抄本同。《大成》本作"别"，义长。

⑨ 至：虞山徐幼泉抄本同。《大成》本作"主"，似是。

⑩ 并主气脉之会：以上 6 个字底本、虞山徐幼泉抄本均脱漏。据《大成》本补。

结而不流，人中风寒则血脉结涩而不行。水中风热淖溢而受恶①，血脉得风寒热②亦过溢而不调和。风寒冷热，治疗不同。切须详审无失，纯墨无差者。治热当以寒，治寒当以热，乃正治之法，不失纯墨也。更新之意，更在详思精察矣。诊之理当端坐，听候其气正均平，乃可诊之。凡人一呼脉再至，一吸脉再至。谓将不病人之气，应调此病人也。呼吸为一息，共得四至。是脏腑气足，故合五九之数四十五动，故一息之动间四至③，乃平和之脉也。又须呼吸之间复一至者，名曰闰以太息④。若合得五十度，阴阳方足。命曰呼吸五至⑤，方得平和。又须不大不小，谓以应四时五气，命曰脉气俱无病也。令人寿远，天真不损⑥，可终百年。或有大小不均之息是脉不和，是五脏亦不调矣。然署⑦脉息浮沉定病，诊之若及之者，又多于五至平和之脉，是难经之脉，谓难平和本经脉气之数，此即病脉⑧。若诊前大后小，则病人头痛目痛眩⑨。前小后大，则背短⑩气满中热。迟则为寒，涩则中寒露冷气，紧则风寒伤骨，滑则为痰，

---

① 受恶：虞山徐幼泉抄本同。《大成》本作"变恶浊"。

② 血脉得风寒热：虞山徐幼泉抄本同。《大成》本作"人中风热则脉"。

③ 故一息之动间四至：虞山徐幼泉抄本同。《大成》本无此8字。

④ 闰以太息：底本、虞山徐幼泉抄本作"润大之息"。据《大成》本改。

⑤ 命曰呼吸五至：虞山徐幼泉抄本同。《大成》本无。

⑥ 令人寿远，天真不损：底本、虞山徐幼泉抄本作"今人受远天真"，据《大成》本改。

⑦ 署：虞山徐幼泉抄本同。《大成》本作"以"。

⑧ 诊之若……即病脉：虞山徐幼泉抄本同。《大成》本作"诊之若多于五至者，即难谓平和之脉"。

⑨ 则病人头痛目痛眩：虞山徐幼泉抄本同。《大成》本作"则病头痛目眩"。

⑩ 背短：虞山徐幼泉抄本同。《大成》本作"病"。

数则①为消，沉为湿②冷洞泄③，缓为冷风之候，迟为气塞胀满，浮为中风在表④，伏则有水畜聚，弦急⑤为风热所中⑥，盛则气结于肠中，芤则失血下痢，洪大⑦则阳热伏留令人躁闷，动亦气血不利，微为气血虚乏⑧，实则气满心腹胀。以前脉证，若在寸口脉见，其病在上，主胸膺心肠。若在尺中脉见，其病在下，主脐腹腰脚。但依寒热虚实补泻，无不中效也。若脉未及七至，又多于少至，其病则甚，须用意治疗。病防迁次，别有变动。缘五数既多，邪亦⑨添深。故浮大昼加病，沉细夜加病，此⑩其候也。若更及八至者，乃精气消、神气乱，必有散脱精神之候，须切急治疗。又加至九至、十至者，虽返魂灵丹，亦难疗矣。人生于地，悬命于天。人之性命，莫非天赋天数也。病候虽疾⑪，脉至过多，且须度命，用心治之。恐是邪气过盛，以滞天真⑫。气乱不调，未可轻生至死⑬不与之疗，是为误矣⑭。如脉有九至以上，更加之悬绝者，如物之悬，断无根本，将何以生？脉溢如涌者，如泉涌出之状。脉无入气，亦无来往之状，亦乃

---

① 数则：底本作"迎"。虞山徐幼泉抄本空2格。据《大成》本改。

② 湿：底本、虞山徐幼泉抄本误作"温"，据《大成》本改。

③ 冷洞泄：阴盛内寒所致的泄泻。

④ 中风在表：《大成》本同。虞山徐幼泉抄本仅作一"风"字。

⑤ 急：虞山徐幼泉抄本同。《大成》本作"紧"。

⑥ 中：底本、虞山徐幼泉抄本原脱。据《大成》本补。

⑦ 大：虞山徐幼泉抄本、《大成》本无。

⑧ 虚乏：虞山徐幼泉抄本、《大成》本作"疼虚"。

⑨ 亦：虞山徐幼泉抄本、《大成》本作"以"。

⑩ 此：底本、虞山徐幼泉抄本作"甚"。据《大成》本改。

⑪ 疾：虞山徐幼泉抄本空1个字。《大成》本作"极"。

⑫ 天真：中医讲得以维持生命的真气、元气。

⑬ 未可轻生至死：虞山徐幼泉抄本同。《大成》本作"未可轻弃，视其死而"。

⑭ 是为误矣：虞山徐幼泉抄本同。《大成》本作"是非仁矣"。

天真尽而元气绝也。故人气亦绝矣①，死矣。

凡诊脉先观夫长短肥瘦，形气相失②者病，形气损者危，而气尽死矣。形气既返，而脉又加之悬绝③，形气俱病，见者立死。故人长脉亦长，人短脉亦短，人肥脉亦厚，人瘦脉亦急，此形气之相得也。脉之状者，犹人之有眉眼耳口鼻也，但肥瘦长短妍丑之不同也，今④脉息亦然。浮沉迟数，亦值人之长短肥瘦，性之缓急，而合于人形，见于指下者顺，反此者逆。然人赖五行以生，而常为邪气所攻。若非须有误中他邪⑤，得病易为治疗，谓形气相得。形气不相得而反者，谓人长脉短之类，若得病必难拯治。此是人之气候先病也。未病者，不久当病，必为⑥近于死者，切须畏忌樽节⑦，和气调神。匆更恣意不慎，转耗天真，至于弗救，乃自取困顿⑧耳。

凡脉顺四时者，谓春弦夏洪，秋毛冬石⑨，中有和气⑩，软滑而长，乃是不病之人。纵病易为治疗也，盖从和气而生也。用法方全，如气反脉运，形气相失者，乃不可治也⑪。由形盛气

---

① 故人气亦绝矣：虞山徐幼泉抄本同。《大成》本无此6个字。

② 失：底本、虞山徐幼泉抄本作"得"。据《大成》本改。

③ 悬绝：脉象名。系一种危重脉象。悬为忽有忽无，断续而见；绝，指脉动欲绝，良久一动。

④ 今：底本、虞山徐幼泉抄本作"令"。据《大成》本改。

⑤ 须有误中他邪：虞山徐幼泉抄本同。据《大成》本作"误中贼邪"。

⑥ 必为：虞山徐幼泉抄本作"必为为"。《大成》本作"已"。

⑦ 畏忌樽节：底本、虞山徐幼泉抄本均误作"畏息蹲节"。据《大成》本改。

⑧ 顿：底本、虞山徐幼泉抄本作"顺"，形近之讹，今正之。

⑨ 石：底本、虞山徐幼泉抄本均误作"实"。据《大成》本改。

⑩ 中有和气：底本、虞山徐幼泉抄本同。《大成》本作"有中和气"。

⑪ 用法方全……乃不可治也：虞山徐幼泉抄本"用法方全"作"固法方金"，"形气"作"行气"。《大成》本无以上19个字。

虚，形虚气盛，故不可治也。凡人形气俱病，安谷①者，不②过期而死。安谷谓饮食且进。期是八节之气候。诊脉治病，必先看其人之肥瘦，以调气之虚实。虚则补之，实则泻之。故人形盛脉细，少气不足者危。危③者近于死也，犹有可治之理也，气不足而形盛故也。言④形瘦脉大，胸中多气者必死，是形气俱不足，而脉反有余，故死矣。其形气相得者生，乃人形气肥瘦长短，气候相得故生也。三五不调者病，谓色脉交乱而不调故也。上下寸关尺三部如参杂者病甚也，三部脉左右手失至不可数者死。是一呼一吸，脉来往十至以上，血生气，故死也。

大凡诊脉先断四时之脉，辨取太过不及、虚实冷热寒温、至数损益、阴阳盛衰、五行相克、脏腑所属看之，以⑤为大法。然后取其人之形神长短、气候虚实盛衰、性气高下、衣食老幼强弱。但顺形神，四时五气，气候无过者生之本。及⑥其形气与五行克⑦者危。病若过盛，而形气反逆克鬼贼脉⑧，有悬绝者死不治矣。谓五虚五实，虽皆死证，亦有生者何？盖浆粥入胃，泄注止而虚者活⑨；身得汗出、大小便利，则实者乱，此有生也⑩。不可见虚实病重，不急救治致其死。有生气者，救之三

---

① 谷：底本误作"妥"，据虞山徐幼泉抄本、《大成》本改。

② 不：虞山徐幼泉抄本同。《大成》本作"尚能"。

③ 危：底本、虞山徐幼泉抄本均脱漏此字。据《大成》本补。

④ 言：虞山徐幼泉抄本同。《大成》本作"若"。

⑤ 以：虞山徐幼泉抄本、《大成》本作"决"。

⑥ 及：虞山徐幼泉抄本同。《大成》本作"反"。

⑦ 克：虞山徐幼泉抄本同。《大成》本无。

⑧ 反逆克鬼贼脉：虞山徐幼泉抄本"反"作"及"。《大成》本作"反逆鬼衰贼克"。

⑨ 活：底本、虞山徐幼泉抄本均误作"乱"，据《大成》本改。

⑩ 则实者乱，此有生也：虞山徐幼泉抄本同。《大成》本作"则实者生也"。

乱矣①。

大凡治病，先看其病人之形肥瘦，候其气之盛衰。实则泻之，虚则补之。急泻未利、急补缓补，皆疾病之紧慢，用法治之乃全矣②。又经言先去血，然后调之。去血者，缘人血脉为宗主。血既瘀滞，气则不能流行。故必先去瘀血滞血，然后调和卫气。若瘀血在经脉之中，必络脉有肿毒，独异于常经也。便当先决去恶血，然后调逆滞之气。无问③大小新旧之病，以此为准，治之万全矣。若血在经络分内④，以⑤运动枢机斡旋之药去之。如血在脏腑，须于大小便泻泄去之。但血在上则忘者，病人言诈⑥而多忘也。血在下则狂言多急速者，便须调之。虚则郑声，实则诚言⑦。郑声者，郑重声散，不知高下也。诚语者，以其言语诚而多往，言必诚之事也⑧。上皆病之虚实。若发寒⑨而有热，去血则用大黄、地黄之类。若病既有寒，破去涩血，则用当归、水蛭之类。治疗速效矣且稳也。诸病之起，未有不因六气⑩、七情所感。风⑪、寒、暑、湿⑫、燥、热，喜⑬、怒、

---

① 有生气者，救之三乱矣：虞山徐幼泉抄本同。《大成》本作"既有生意，救之必活"。

② 急泻未利……乃全矣：虞山徐幼泉抄本同。《大成》本作"补泻缓急，视病之微甚而施治"。

③ 问：底本、虞山徐幼泉抄本均误作"间"。据《大成》本改。

④ 分内：虞山徐幼泉抄本同。《大成》本作"分肉之间"。

⑤ 以：底本、虞山徐幼泉抄本均脱漏此字。据《大成》本补。

⑥ 诈：虞山徐幼泉抄本同。《大成》本作"谬"。

⑦ 诚言：虞山徐幼泉抄本同。《大成》本作"谵语"。下同。

⑧ 郑声者……必诚之事也：虞山徐幼泉抄本无末"也"字。《大成》本作"郑声者音清细，谵语者多妄言"。

⑨ 寒：底本、虞山徐幼泉抄本均误作"言"。据《大成》本改。

⑩ 六气：底本、虞山徐幼泉抄本下均衍一"也"字。据《大成》本删。

⑪ 风：底本、虞山徐幼泉抄本均脱漏此字，据文义补。

⑫ 湿：底本、虞山徐幼泉抄本均作"温"，据文义改。

⑬ 喜：底本、虞山徐幼泉抄本均脱漏此字，据文义补。

悲、思、忧、恐、惊，内外邪正，致生百病。风、寒、暑、湿、炎、凉①，证候各异于常脉②。邪血③未入血脉脏腑，皆可汗可泻、可平可治④、可吐可泄、可和可渗⑤、可决可祛。若邪气深攻⑥腠理，传入六经。又加之用汤丸，其绳⑦墨治疗无准。使大病又加传注者，则病传克则死。谓金木水火土相克也，仍别将证候脉息看详，切从深浅缓急标本轻重治之⑧。若见急病邪气，但从害命重处先治之，更不问阴阳标本也。若体中有寒，则筋挛骨痛也，治之以温。体中有热，则痿缓不收，瘫痪少力⑨，治之以凉。更在仔细详之。

凡人之初中病，便不如常者⑩，则诊视脉证形体。恶风者伤风，怯寒者病寒。脉之浮紧皆中风寒，在表则可汗之，宜用温药，五积散散之。小寒之邪，乃可温之。大寒之邪，可以热之，理中丸之类主之。小逆者，可以和之。但身恶热者有热，脉洪数浮大，皆中热也，从中风⑪。邪更有轻重，如大小续命汤之类加减主之。热在于表，汗⑫之解之，宜用凉药，小柴胡之类主

---

① 炎、凉：虞山徐幼泉抄本同。《大成》本作"燥火"。

② 于常脉：虞山徐幼泉抄本同。《大成》本无此3个字。

③ 邪血：虞山徐幼泉抄本同。《大成》本作"邪气"。

④ 可平可治：虞山徐幼泉抄本同。《大成》本作"可和可下"。

⑤ 可和可渗：虞山徐幼泉抄本同。《大成》本无。

⑥ 攻：底本原作"故"，形近之讹，据虞山徐幼泉抄本改。《大成》本作"入"。

⑦ 绳：底本、虞山徐幼泉抄本原误作"纯"，形近之讹。据《大成》本改。

⑧ 使大病……重治之：虞山徐幼泉抄本"注"作"生"。《大成》本无此44个字。

⑨ 瘫痪少力：虞山徐幼泉抄本"痪"误作"痪"。《大成》本无此4个字。

⑩ 便不如常者：虞山徐幼泉抄本同。《大成》本无此5个字。

⑪ 从中风：虞山徐幼泉抄本同。《大成》本作"则从中风治"。

⑫ 汗：底本、虞山徐幼泉抄本均作"热"。据《大成》本改。

之。小热之邪，可以凉①之。大热之邪，可以冷②之，则用大柴胡之类。虚热虚烦，竹茹汤、温胆汤之类补解之。或有逆者，可以橘皮人参生姜汤，凉温药和之正③之。如病证有寒热，有④伤于中寒热也。先寒者为先中寒伤于阳经，此乃阴邪在阳经之理⑤也。寒气盛，故先寒动也。先热者先中于热，阳邪在表⑥，故热先发也。但从热从寒，辨证诊脉，表里先后治之。若病人脉浮而紧盛，恶寒身体⑦头面痹，项强，四肢疼痛，腰脚皆疼，是太阳中邪，并可汗之。但脉紧实沉盛⑧，或滞涩而头甚疼，体不恶寒，皆可治里。仍虚实且泄调顺，不拘于日数。当从急重而治也，宜详之。

　　若表和里病，下之、温之便愈。里和表病，散之、汗之立愈。但四肢温和，只是头疼心腹胀满，脉又沉实，或伏缓者，此是表和里满，病不可下。须守待五日方泻，缘其病在里急，宜逐去邪气，虑有变动。若出邪气，病不实时而愈。如脉浮或壮热，四肢烦痛，恶寒项强腰膝，此是表未和里却无滞，不可下，下之必危，急宜解表发汗。更依日数次第，看证候调治必愈。脉或微不可吐，脉虚细不可下，阴虚者其脉沉微，气弱者不可发汗。倘不依证而妄行汗下者，医杀之也。当和之、平之，自然得效。令中病者。初得可吐、可汗、可攻、可泻、可平便愈。其有邪盛，或治疗无准，渐传固疾。则别证候，理之万全。

---

① 凉：虞山徐幼泉抄本同。《大成》本作"清"。
② 冷：虞山徐幼泉抄本同。《大成》本作"寒"。
③ 正：虞山徐幼泉抄本同。《大成》本作"止"。
④ 有：虞山徐幼泉抄本同。《大成》本作"者"。
⑤ 理：虞山徐幼泉抄本同。《大成》本作"里"。
⑥ 先中于热，阳邪在表：虞山徐幼泉抄本同。《大成》本作"为先热中于阳经之表"。
⑦ 体：虞山徐幼泉抄本同。《大成》本作"热"。
⑧ 紧实沉盛：虞山徐幼泉抄本同。《大成》本作"弦紧实沉"。

第
二
辑

令再引五脏病证。记候调治之法也。不治损误矣。经云：肝病者，两胁下痛引小腹，令人善怒，肝气实则怒。病重①则目茫然无所见，耳无所闻，如人将捕而惊怖。亦主②喉咙气噎不利③。前所论血，如血脉中血满，独异如常脉。诊左右有血④，可先去恶瘀之血。在上则忘，在下强也⑤。然后调气脉矣。

谓四时之脉，春肝合弦。弦多胃气少曰病，但弦不长⑥，胃气绝曰死。盖春弦脉，如平⑦规之象也。此语浮、中、沉三部也，使本⑧体脉多者，盖中按不足，胃⑨气少也。余脏仿此而推之。脉见病证，应太过之脉。令人善怒，忽忽眩冒，癫疾也，乃头也⑩。怒则肝气实也。不足者，谓不及中象⑪也。又少如微弦之脉⑫却减下也，故来气不及于常也。令人胸⑬痛，引胁下两胁胠⑭满痛也。胠谓腋下连胁出，故肝病委胁也⑮。

夏心脉合洪，洪多胃气少曰病，洪⑯无胃气曰死。心南方火

---

① 病重：虞山徐幼泉抄本、《大成》本同。

② 主：底本、虞山徐幼泉抄本作"至"。据《大成》本改。

③ 不利：虞山徐幼泉抄本、《大成》本作"不和"。

④ 诊左右有血：虞山徐幼泉抄本同。《大成》本无此5个字。

⑤ 在上则忘，在下强也：以上8字，底本（《集成》本）、虞山徐幼泉抄本、《大成》本皆为小字注文。

⑥ 长：虞山徐幼泉抄本同。《大成》本作"藏"。

⑦ 平：虞山徐幼泉抄本同。《大成》本作"中"。

⑧ 本：底本、虞山徐幼泉抄本原作"而"。据《大成》本改。

⑨ 胃：底本、虞山徐幼泉抄本原作"骨"。据《大成》本改。

⑩ 乃头也：虞山徐幼泉抄本同。《大成》本无此3个字。

⑪ 中象：虞山徐幼泉抄本同。《大成》本作"中规之象"。

⑫ 脉：虞山徐幼泉抄本、《大成》本无。

⑬ 胸：虞山徐幼泉抄本、《大成》本作"胃"。

⑭ 胠：底本、虞山徐幼泉抄本作"弦"。据《大成》本改。

⑮ 胠谓……委胁也：虞山徐幼泉抄本同。《大成》本无此13个字。

⑯ 洪：虞山徐幼泉抄本同。《大成》本作"纯洪"2个字。

也，王气如钩①。按之钩者，来疾而去迟，如中短之象。火气王主心，夏应中矩和气。洪大②兼之滑利，其气正中如矩之象也。太过者，不和气也③，过于本位。洪大益盛，病在外，令人身热而肤痛④，为浸淫热气也。不及者，脉不依中矩之象也，又却减下其数，亦不洪数。其和气不平正而少也，是来气不及，令人烦心⑤也。上见嗽唾，下⑥为气泄⑦，癖也。

秋肺脉合毛，毛多胃气少曰病，但毛无胃气曰死。肺者西方金也，其脉浮⑧。胃轻毛软虚，名曰浮而短⑨。和平之气也，其气正中高下⑩，如中衡之象也。正平象涩也⑪。太过者，不和之气也⑫，益盛于浮，浮盛而强，虚轻里坚者是浮过⑬也，令人逆气而背愠痛⑭也。自背痛而愠愠气温也⑮。不及者应脉见轻虚

---

① 心南方火也，王气如钩：虞山徐幼泉抄本同。《大成》本无。

② 如中短……洪大：虞山徐幼泉抄本同。《大成》本无此 18 个字。

③ 不和气也：虞山徐幼泉抄本同。《大成》本无。

④ 肤痛：底本、虞山徐幼泉抄本均误作"虑瘤"，形近之讹，据《大成》本改。

⑤ 烦心：底本、虞山徐幼泉抄本作"短心"。据《大成》本改。

⑥ 下：底本、虞山徐幼泉抄本作"不"。据《大成》本改。

⑦ 气泄：虞山徐幼泉抄本、《大成》本皆无"气"字，与下连读，整句为"不（下）为泄癖也"，语义亦通。

⑧ 肺者西方金也，其脉浮：虞山徐幼泉抄本同。《大成》本无。

⑨ 胃轻毛软虚，名曰浮而短：虞山徐幼泉抄本同。《大成》本作"秋脉按之如毛者，谓轻浮虚软"。

⑩ 和平之气也，其气正中高下：虞山徐幼泉抄本同。《大成》本作"其气和平中正"。

⑪ 正平象涩也：虞山徐幼泉抄本同。《大成》本无。

⑫ 不和之气也：虞山徐幼泉抄本同。《大成》本无。

⑬ 者是浮过：虞山徐幼泉抄本同。《大成》本无。

⑭ 背愠痛：虞山徐幼泉抄本同。《大成》本无"愠"字。《素问·玉机真脏论篇第十九》卷第六作"背痛，愠愠然"。

⑮ 自背痛而愠愠气温也：虞山徐幼泉抄本同。《大成》本无。校者案：详句意，似是注文误入正文者。

而毛，又不□□①不应中衡之象，而轻虚也②常脉也，按之。气虚故为气弱也③，人病喘而呼吸少气而嗽，上气肺中声鸣也④。

冬脉者肾也，冬肾合沉，沉多胃气少曰病，但沉无胃气曰死。盖肾乃北方水也，冬之王气也⑤。其脉应中权之象，权者秤锤也，远于衡近于下也。沉者如石沉下，是和平而调气也⑥。太过者，脉来似紧⑦而不沉。又不象中权而沉营也，故此是不和之气过甚也⑧。令人解㑊⑨㑊音亦。《素问》尺脉缓涩谓之解㑊。又病名，善食而瘦谓之食㑊⑩。脊脉痛，而少气不欲言也。解㑊者，四肢骨节疼痛酸楚而难忍也。不及者，其脉更沉下。不如中权，是不和之气也⑪。令人病心悬，眇中清⑫，脊⑬中痛，小腹满，小便变⑭。悬病者心愁如饥饥、如拘悬⑮。如心肋中清者，季肋近外

---

① □□：虞山徐幼泉抄本"减于"2字作"加□"。《大成》本无。

② 而轻虚也：虞山徐幼泉抄本同。《大成》本无。

③ 气虚故为气弱也：虞山徐幼泉抄本同。《大成》本作"脉气虚，胃气弱"。

④ 上气肺中声鸣也：虞山徐幼泉抄本同。《大成》本无"声"字。

⑤ 盖肾乃……王气也：虞山徐幼泉抄本无第一个"也"字，是。《大成》本相应位置无此12个字，却另有"冬脉按之如石，其气闭藏深密"12个字。

⑥ 权者……调气也：虞山徐幼泉抄本同。《大成》本无。

⑦ 太过者，脉来似紧：底本、虞山徐幼泉抄本句中"太"作"大"、"脉"作"阳"、"似"作"以"，据《大成》本改。

⑧ 又不象……过甚也：虞山徐幼泉抄本同。《大成》本无此19个字。

⑨ 解㑊：解，通"懈"。是一种肢体困乏，筋骨懈怠，肌肉涣散无力的病证，或兼有脊背痛，少言等证。《灵枢·论疾诊尺》："尺肉弱者，解㑊"。《素问·玉机真脏论》："各脉太过，令人解㑊，脊脉痛而少气不欲言。"

⑩ 㑊音亦……谓之食㑊：此注凡24个字，虞山徐幼泉抄本、《大成》本并无。

⑪ 是不和之气也：虞山徐幼泉抄本同。《大成》本作"之象也"3个字。

⑫ 眇中清：诸本皆作"肋中清"，据《素问·玉机真脏论篇第十九》卷第六改。

⑬ 脊：底本误作"骨"，据虞山徐幼泉抄本、《大成》本改。

⑭ 变：诸本皆作"恋"，据《素问·玉机真脏论篇第十九》卷第六改。

⑮ 悬病者……如拘悬：虞山徐幼泉抄本同。《大成》本作"悬愁心如饥"5个字。

空软而动之处，当眇少故肋中脊合，两肋虚即中痛①。

四时之王位太过不及，病证脉候，在脾则为中央土也，寄王于四季，主灌四傍，常于四季旺气同行。于旺和之和气，则不见太过、不及也。脾为孤脏，独主四旁。如是②病气，乃是脾盛。无病则脉不见形也。其脉来如水之流者，谓太过也。四季偏见，此气迟不如常经③也。其病四肢不举，谓脾旺四肢也。不及者，如鸣之，此为④脾气不及，令人病九窍不通，名曰重强⑤。病见五脏不和，故九窍不利也。其里强者，气重迭也。此立四时五气并脾土共五脉，外应旺气，太过不及。其五色精明见轻病少，见重者病大故也。脉交色乱，大小不定，至数跃者危。至数乱交者，上如涌泉，下悬绝者，脉渐浮削，浮沉皆微者，无胃气亦死⑥。皆病候之由。诊疗之法，当明此机枢之大要，至哉勿误。

《神镜玉柜经》终。

---

① 如心肋……即中痛：此注之行文，虞山徐幼泉抄本与本书略同，唯无"当眇少故肋中脊合"8个字，且"中痛"误作"中庸"。《大成》本作"肋中清者，季肋近外空软而动，当眇之处，眇与脊合，两肋虚，故脊中痛也。"

② 是：虞山徐幼泉抄本同。《大成》本作"见"。

③ 不如常经：《大成》本作"不如别经"。虞山徐幼泉抄本作"不为肖经"。

④ 不及者，如鸣之，此为：虞山徐幼泉抄本无"者"字。《大成》本无此8字。《素问·玉机真脏论篇第十九》卷第六作"如鸟之喙者，此谓不及，病在中"。

⑤ 重强：病证名。脾气功能失调所致四肢沉重不举，九窍不通的病证。《素问·玉机真脏论》："脾为孤脏；中央土以灌四傍……太过则令人四支不举，其不及，则令人九窍不通，名曰重强。"

⑥ 脉渐浮削……亦死：虞山徐幼泉抄本同。《大成》本作"皆死候也"。

癸丑运气

太阴湿土司天，太阳寒水在泉，中见少徵火运①，岁火不及，气化运行②后天。太阴在上，左少阳，右少阴。故地气上腾，阴专其政，其政肃。太阳在下，左厥阴，右阳明。故天气下降，阳气退辟，其令寂。大风时起，原野昏露③，白埃四起，云奔南极，寒雨数至，物成于差夏。湿寒合德，黄黑埃昏，流行气交。上应镇星④，其谷黔玄。间⑤谷命⑥太⑦角之谷⑧，寒化雨化胜复同，是谓和气⑨化度也。阴凝于上，寒积于下。寒⑩水胜火，则为冰雹。阳光不治，杀气乃行。倮虫静，鳞虫育，是为岁物所宜。羽虫耗，热毒不生，是谓地气⑪所制。有余宜高，不及宜下。有余宜晚，不及宜早。有余吐之⑫利气之化也，民病

---

① 少徵火运：底本原作"少微大运"，虞山徐幼泉抄本、《大成》本作"少微火运"，皆误，据文义改。

② 运行：底本、虞山徐幼泉抄本及《大成》本均作"运化"，涉上而误，今据《素问·六元正纪大论篇第七十一》卷第二十一改。

③ 露：虞山徐幼泉抄本同。《大成》本作"雾"，与《圣济总录·运气·癸丑》卷二、《素问·六元正纪大论篇第七十一》卷第二十一合，似当据改。

④ 镇星：虞山徐幼泉抄本、《大成》本同。《圣济总录·运气·癸丑》卷二下有"辰星"2字。

⑤ 间：底本作"用"，虞山徐幼泉抄本、《大成》本作"困"，形近之讹，据《圣济总录·运气·癸丑》卷二改。

⑥ 命：虞山徐幼泉抄本同。《大成》本作"名"。

⑦ 太：底本作"大"，虞山徐幼泉抄本作"火"，据《大成》本改。

⑧ 谷：底本作"敏"，据虞山徐幼泉抄本、《大成》本改。

⑨ 和气：虞山徐幼泉抄本、《大成》本同。《圣济总录·运气·癸丑》卷二作"邪气"。

⑩ 寒：此字原脱，据《圣济总录·运气·癸丑》卷二补。

⑪ 地气：虞山徐幼泉抄本作"也"。《大成》本作"土"。

⑫ 有余吐之：虞山徐幼泉抄本、《大成》本同。《圣济总录·运气·癸丑》卷二作"土之"2字。

订正太素脉秘诀

亦从之。其病寒温①、腹满、身慎愤②、胕肿③、病逆④、寒厥拘急。是岁湿土在上，寒水在下，土能制水。天气盈，地气虚。宜取化源，以平土气。益其⑤岁气，无使邪胜⑥，食黅⑦黄之谷，以全其真⑧；食间气之谷，以保其精。岁宜以苦燥之温⑨之，甚者发⑩之泄之。不发不泄，则湿气外溢内渍⑪。皮拆而水血交

① 寒温：虞山徐幼泉抄本、《大成》本同。《圣济总录·运气·癸丑》卷二作"寒湿"，似是。

② 身慎愤：虞山徐幼泉抄本同。《大成》本作"心愦愦"。《圣济总录·运气·癸丑》卷二作"身膹愤"。校者案：当作"身膹膹"。

③ 胕肿：底本、虞山徐幼泉抄本、《大成》本作"肘肿"，据《圣济总录·运气·癸丑》卷二改。

④ 病逆：底本、虞山徐幼泉抄本、《大成》本同。《圣济总录·运气·癸丑》卷二作"痎逆"。

⑤ 其：底本、虞山徐幼泉抄本误作"气"，《大成》本删。据《圣济总录·运气·癸丑》卷二改。

⑥ 胜：底本、虞山徐幼泉抄本、《大成》本原脱。据《圣济总录·运气·癸丑》卷二补，与《素问·六元正纪大论篇第七十一》卷第二十一相合。

⑦ 黅（jīn）：黄色。

⑧ 以全其真：底本作"以令其"，虞山徐幼泉抄本、《大成》本作"以全其"，今据《圣济总录·运气·癸丑》卷二改，与后文"以保其精"相应，与《素问·六元正纪大论篇第七十一》卷第二十一相合。

⑨ 温：底本、虞山徐幼泉抄本误作"湿"，据《大成》本、《圣济总录·运气·癸丑》卷二、《素问·六元正纪大论篇第七十一》卷第二十一改。

⑩ 发：底本、虞山徐幼泉抄本误作"严"，据《大成》本、《圣济总录·运气·癸丑》卷二、《素问·六元正纪大论篇第七十一》卷第二十一改。

⑪ 内渍：虞山徐幼泉抄本"内"作"者"。《大成》本删去"内"字。《圣济总录·运气·癸丑》卷二、《素问·六元正纪大论篇第七十一》卷第二十一作"肉渍"，与下连读。

第
二
辑

流。必赞其阳火①，令御其寒②，运异寒湿，燥热宜少③。故药食之宜，其化上若湿、中寒温、下热④。

〔初之气〕自壬子年大寒日巳初，至是岁春分日卯初，凡六十日八十七刻半。主位太角木⑤，客气厥阴木，中见火运⑥，风木⑦得位，地气迁，寒乃去，春气正，风乃来。生布万物以荣，民气条舒，风湿相薄，雨乃后，民病⑧血溢，经络拘强，关节不利，身重筋痿。宜调厥阴之客，以辛补之理中汤、四逆汤⑨。以酸泻之大柴胡汤之类。以甘缓之桂苓甘露、竹叶石膏汤之类是也。岁谷宜黅，间谷宜稻⑩。〔二之气〕自春分日卯正，至小满日丑正，

---

① 必赞其阳火：《圣济总录·运气·癸丑》卷二同。虞山徐幼泉抄本作"必赞其伤"。《大成》本改作"必被其伤"。

② 令御其寒：虞山徐幼泉抄本作"人令御其寒"。《大成》本作"人御其寒"。《圣济总录·运气·癸丑》卷二、《素问·六元正纪大论篇第七十一》卷第二十一作"令御其甚寒"。

③ 运异寒湿，燥热宜少：底本、虞山徐幼泉抄本"燥"下误衍一"湿"字，今据《圣济总录·运气·癸丑》卷二删。《大成》本亦意识到本句有衍文，却误删"燥"上之"湿"，使全句成为"运异寒燥，湿热宜少"。

④ 上若湿、中寒温、下热：虞山徐幼泉抄本同。《大成》本"上"作"土"。《圣济总录·运气·癸丑》卷二"作上苦温，中咸温，下甘热"。

⑤ 太角木：底本、虞山徐幼泉抄本误作"火角水"，《大成》本作"太角水"，亦误。据《圣济总录·运气·癸丑》卷二改。

⑥ 客气厥阴木，中见火运：底本、虞山徐幼泉抄本及《大成》本仅剩余"火运行"3字残文，据《圣济总录·运气·癸丑》卷二补改。

⑦ 木：底本、虞山徐幼泉抄本及《大成》本均误作"不"，据《圣济总录·运气·癸丑》卷二改。

⑧ 相薄，雨乃后，民病：以上7个字底本、虞山徐幼泉抄本及《大成》本均脱漏，据《圣济总录·运气·癸丑》卷二及《素问·六元正纪大论篇第七十一》卷第二十一补。

⑨ 理中汤、四逆汤：以上6个字底本、虞山徐幼泉抄本及《大成》本均误为大字正文，依本书通例改。

⑩ 间谷宜稻：虞山徐幼泉抄本同。《大成》本下有"则风气不能为害"7字。《圣济总录·运气·癸丑》卷二下有"则风不为邪"5个字。

凡六十日有奇。主位少徵①火，客气少阳②火，中见火运，君火自③居其位，下司气化，是谓灼化。大④火正，物承化，民乃和。其病温厉⑤盛行⑥，以咸补之五苓散也，以甘泻之白虎汤、益元散之类，以酸收之建中汤之类。岁谷宜齡，间谷宜豆，则热气不能为害⑦。〔三之气〕自小满日寅初，至大暑日子初，凡六十日有奇，主位⑧少徵⑨火，客气太阴土，中⑩见火运，岁火当位，湿化郁之。天政而湿降⑪，地气腾满，雨其时降⑫，寒乃随之。感于寒湿，则民病身重、肘⑬胸腹满。宜治太阴之客，以甘补之

---

① 徵：底本、虞山徐幼泉抄本、《大成》本均误作"微"，据《圣济总录·运气·癸丑》卷二改。

② 少阳：虞山徐幼泉抄本、《大成》本同。《圣济总录·运气·癸丑》卷二作"少阴"。

③ 见火运，君火自：以上6字底本、《大成》本、虞山徐幼泉抄本皆脱失不载，据《圣济总录·运气·癸丑》卷二补。

④ 大：底本原作"火"，据《大成》本、虞山徐幼泉抄本、《圣济总录·运气·癸丑》卷二改。

⑤ 温厉：底本及虞山徐幼泉抄本均误作"湿属"2字，《大成》本作"湿热"，据《圣济总录·运气.癸丑》卷二改。

⑥ 盛行：《大成》本、虞山徐幼泉抄本同。《圣济总录·运气·癸丑》卷二下有"远近咸若，湿蒸相薄，雨乃时降，宜调少阴之客"。

⑦ 则热气不能为害：《大成》本同。虞山徐幼泉抄本无"气"字，《圣济总录·运气·癸丑》卷二作"则热不为邪"。

⑧ 位：底本、虞山徐幼泉抄本原脱。据《大成》本、《圣济总录·运气·癸丑》卷二补。

⑨ 徵：底本、《大成》本、虞山徐幼泉抄本均误作"微"，据《圣济总录·运气·癸丑》卷二改。

⑩ 太阴土，中：底本作"火绝中土"，《大成》本，虞山徐幼泉抄本作"大绝中土"。据《圣济总录·运气·癸丑》卷二改。

⑪ 天政而湿降：底本、《大成》本、虞山徐幼泉抄本同。《圣济总录·运气·癸丑》卷二、《素问·六元正纪大论篇第七十一》卷第二十一作"天政布，湿气降"，义更显豁。

⑫ 地气腾满，雨其时降：底本、《大成》本、虞山徐幼泉抄本同。

⑬ 肘：虞山徐幼泉抄本同。《大成》本作"胕"。《圣济总录·运气·癸丑》卷二、《素问·六元正纪大论篇第七十一》卷第二十一作"胕肿"。

四君子、桂枝甘露之类。以苦泻之大柴胡、大小承气之类。以甘缓之平胃散之类。岁谷宜黅，间谷宜麻，则湿气不能为害①。〔四之气〕自大暑日②子正，至秋分日戌正，凡六十日有奇。主位太③宫土，客气少阳火，中见火运。气与运同，畏④火临，溽蒸化，地气腾，天气否膈，寒风晓暮⑤，蒸热相薄，草木凝烟，湿化不⑥流，则白露阴布，以成秋令。民病腠理热，血暴溢疟，心腹满热胪胀⑦，甚则胕肿⑧。宜治少阳之客，以咸补之五苓散之类。以甘泻之，以咸软之⑨。岁谷宜黅⑩，间谷宜豆⑪。则火气不能

---

① 则湿气不能为害：底本、《大成》本、虞山徐幼泉抄本同。《圣济总录·运气·癸丑》卷二作"则湿不为邪"。

② 日：底本、虞山徐幼泉抄本脱，据《大成》本、《圣济总录·运气·癸丑》卷二补。

③ 太：底本、虞山徐幼泉抄本作"大"。据《大成》本、《圣济总录·运气·癸丑》卷二改。

④ 畏：底本、《大成》本、虞山徐幼泉抄本均误作"位"，据《圣济总录·运气·癸丑》卷二改。

⑤ 寒风晓暮：底本作"客气晚暮"。《大成》本作"寒气暮"，虞山徐幼泉抄本作"寒脱暮"，据《圣济总录·运气·癸丑》卷二改。

⑥ 不：底本、虞山徐幼泉抄本、《大成》本作"下"，据《圣济总录·运气·癸丑》卷二改。

⑦ 胪胀：底本、虞山徐幼泉抄本作"虚胀"。据《大成》本、《圣济总录·运气·癸丑》卷二改。

⑧ 胕肿：引王冰注"胕肿谓肿满，按之不起"。

⑨ 以甘泻之，以咸软之：以上8字，诸本皆失。据《圣济总录·运气·癸丑》卷二补。

⑩ 黅：底本、虞山徐幼泉抄本、《大成》本同。《圣济总录·运气·癸丑》卷二作"玄"。

⑪ 豆：底本、虞山徐幼泉抄本误作"宣"，据《大成》本、《圣济总录·运气·癸丑》卷二改。

为害①。是气也，无犯司气之热。〔五之气〕自秋分日②亥初，至小雪日西初，凡六十日有奇。主位少商金，客气阳明金，中见火运，气与位同。燥令已随行③，寒露下，霜乃早降，草木黄落，寒风④及体，君子周密，民病皮腠。宜⑤调阳明之客，以酸补之平胃、建中汤之类，以辛泻之麻黄汤、川芎石膏汤之类，以苦泻⑥之神芎丸、桔梗枳实汤之类。岁谷宜黅⑦，间谷宜禾⑧黍，则燥气不能为害⑨。〔终之气〕自小雪日西正，至大寒日未初⑩，凡六十日有奇。主位太羽水，客气太阳水，中见火运。水当其位，

① 则火气不能为害：虞山徐幼泉抄本、《大成》本同。《圣济总录·运气·癸丑》卷二作"则火不为邪"。

② 日：底本、虞山徐幼泉抄本脱，据《大成》本、《圣济总录·运气·癸丑》卷二补。

③ 燥令已随行：底本、虞山徐幼泉抄本、《大成》本同。《圣济总录·运气·癸丑》卷二作"燥令已行"。《素问·六元正纪大论篇第七十一》卷第二十一作"惨令已行"。

④ 风：底本、虞山徐幼泉抄本、《大成》本同。《圣济总录·运气·癸丑》卷二、《素问·六元正纪大论篇第七十一》卷第二十一作"气"。

⑤ 宜：底本、虞山徐幼泉抄本、《大成》本作"以"，据《圣济总录·运气·癸丑》卷二改。

⑥ 泻：底本、虞山徐幼泉抄本同。《圣济总录·运气·癸丑》卷二作"泄"。《大成》本作"缓"。

⑦ 黅：底本、虞山徐幼泉抄本、《大成》本同。《圣济总录·运气·癸丑》卷二作"玄"。

⑧ 禾：底本、虞山徐幼泉抄本、《大成》本同。《圣济总录·运气·癸丑》卷二无。

⑨ 则燥气不能为害：底本、虞山徐幼泉抄本、《大成》本同。《圣济总录·运气·癸丑》卷二作"则燥不为邪"。

⑩ 未初：底本、虞山徐幼泉抄本、《大成》本同。《圣济总录·运气·癸丑》卷二作"未正"。

而能胜火。寒大举，湿大化①，霜乃积，阴乃凝冰②，阳光不治。感于寒，则病人关节同腰脚痛③，寒湿④持⑤于气交而为疾也；宜调太阳之客，以苦补之黄连解毒汤之类，以苦坚之大小柴胡汤、大小承气汤之类，以咸泻之凉隔散、通圣散之类，以辛润之小青龙汤、五积散之类。岁谷宜黅⑥，间谷宜稷，则寒气不能为害⑦。

此六节之气。其⑧气交之化，天气盛者，则为厥阴之复。地气盛者，则为太阴之复。各以其法治之⑨。

逐年病日是司天，前进三辰为在泉。阳前阴后加人命，顺到司天起病源。

子午少阴君火心，丑未脾土太阴存。寅申相火少阳位，卯酉阳明只是金。

辰戌太阳居水位，巳亥肝木足厥阴。医师若会如此例，便是神仙生世尘。

---

① 寒大举，湿大化：底本作"寒火举，湿火化"。虞山徐幼泉抄本、《大成》本作"寒大举，热大化"。据《圣济总录·运气·癸丑》卷二改。

② 冰：底本、虞山徐幼泉抄本、《大成》本同。《圣济总录·运气·癸丑》卷二、《素问·六元正纪大论篇第七十一》卷第二十一上有"水坚"2字。

③ 关节同腰脚痛：底本、虞山徐幼泉抄本、《大成》本同。《圣济总录·运气·癸丑》卷二、《素问·六元正纪大论篇第七十一》卷第二十一作"关节禁固，腰脽痛"。

④ 湿：《素问·六元正纪大论篇第七十一》卷第二十一同。虞山徐幼泉抄本、《大成》本作"温"。《圣济总录·运气·癸丑》卷二作"热"。

⑤ 持：底本、虞山徐幼泉抄本、《大成》本、《圣济总录·运气·癸丑》卷二同。《素问·六元正纪大论篇第七十一》卷第二十一作"推"。

⑥ 黅：底本、虞山徐幼泉抄本、《大成》本同。《圣济总录·运气·癸丑》卷二作"玄"。

⑦ 则寒气不能为害：底本、虞山徐幼泉抄本、《大成》本同。《圣济总录·运气·癸丑》卷二作"则寒不为邪"。

⑧ 其：虞山徐幼泉抄本、《大成》本、《圣济总录·运气·癸丑》卷二"其"作"也"，属上读。

⑨ 各以其法治之：虞山徐幼泉抄本、《大成》本作"合以其治之"。《圣济总录·运气·癸丑》卷二作"各以其胜复法治之"。

日月治钤上太阳，日七月六各分张。便有日干看日月，以此相随作雁行。

甲日为头乙为二，丙三丁四请参详。以上规模皆效此，便知几证可寻方。

贪巨禄文廉武破，六十七证属中央。震离兑坎五十九，次第分为下太阳。

阳明卯酉属金水，四十四法五行藏。若属少阳只一证，太阴三证母身傍。

天地人分少阴证，日辰月巳太阳光①。乾坤厥阴十九证，霍乱六证②守心王。

日辰月巳太阳光③，贪巳巨午禄至未。文申廉酉武为戌，破军亥上正相当。

亥巽胸兑坎寅地，东方卯上居痉乡。阳明卯酉木先数，火龙土己金马乡。

水位法方四十四，若至申中霍乱方。寅为劳复阳明证，少阴四号没底傍。

丑寅卯辰第一证，巳午未申第二章。酉戌亥子第一证，太阴为母合三堂。

子丑寅卯天字号，辰巳午未是人良。申酉戌亥传于地，少阴病证话行藏，

亥上起乾厥阴证，至辰六位可推详。巳上起坤至于戌，乾十坤九不须张。

---

① 日辰月巳太阳光：虞山徐幼泉抄本为7个□。

② 六证：底本及《大成》本、虞山徐幼泉抄本皆作"大证"。据《伤寒论·霍乱篇·子目》小注"合六法，方六首"改。

③ 日辰月巳太阳光：虞山徐幼泉抄本同。《大成》本此句在此前第3句缺失处。

仲景却来多少证，二百二十零三章。法分三百九十七，药有一百十二方。

内有五丸并八散，除却十一俱是阳。阳证一百一十六，阴病五十七篇章。

晓得阴阳活法例，为医天下自名扬。

《灵枢》经内分出节要

枢机运转，可兆生死。

注曰：脾胃者是关格，亦号枢机也。故脾者运水谷，滋荣四肢。胃者受纳水谷，运行百脉，流注于人迎气口三脉。周流十二经，而复大会于胃也。乃①脾胃之脉绝与不绝，则可以明其吉凶死生之兆矣。

春土气之绝者，三年仲秋之日死。

注曰：春脉不见长，只见弦紧者，土气衰而胃脉将绝也。应肝属木，生数三，故得三年。至仲秋金旺应时，其人必死，何也？其病肝之疾，形见左胁下，自仲夏间动②，至秋加呕逆，至秋③变喘息气厥，至仲秋金气旺，木气凋，又土气④绝，故知死。

夏土气之绝者，二年仲冬之日死。

注曰：夏脉不见大，只见浮洪者，土气衰而胃将绝也。应在心属火，生数二，故得二年。仲冬水旺应时，其人必死，何也？其病心之积，形见心胁间，自仲夏间动，至秋加喘息气急。至仲冬水气旺，火气灭，又土气绝，故知死。

秋土气之绝者，四年仲夏之日死。

---

① 乃：虞山徐幼泉抄本作"反"。《大成》本作"诊"。

② 自仲夏间动：底本、虞山徐幼泉抄本作"自仲秋间金气旺动"8个字，据《大成》本改。

③ 至秋：底本、虞山徐幼泉抄本同。《大成》本无此2个字。

④ 凋，又土气：底本、虞山徐幼泉抄本脱漏以上4个字，据《大成》本补。

注曰：秋脉不见细，只见毛涩者，土气变而胃脉将绝也。应肺属金，生数四，故得四年。至仲夏火旺应时，其人必死，何也？其病肺之积，形见右胁下，自仲秋①间动，至仲夏间变，腹虚鸣喘逆呕吐。至仲夏火气旺，金气消，又土气绝，故主死也。

冬土气之绝者，一年仲夏之日死。

注曰：冬脉不见弱，只见沉滑者，土气衰，而胃脉将绝也。应在肾为水，生数一，故得一年。至仲夏土旺应时，其人必死，何也？其肾积，形见在右胁后脊膂之间，动无定位。自仲夏间动，至春和②喘呼气逆，小腹胀满，夜梦鬼交。至仲夏土气旺，水气润，又土气先绝，是故死也。

土寄旺于四季，至四仲而气先胜。

注曰：土气正位，寄旺四季，故每至四季之月，土气先胜，谓③金木水火不可无土也。土寄中央，以湿土④之气，滋荣万物，故有四时之旺。九天呈上帝所居之位也。凡胃脉绝，而返应于仲夏死，何也？谓胃之胜土，居高位而克水也。土主⑤胃脉，当绝于冬。若仲冬之时，弱脉不见，至仲夏之时，火土相应，子母同居。故至仲夏之时，土胜水绝，故知必死也。

春脉弦紧而毛，返见八缓而止者，九日死。

注曰：春脉应弦紧而长，不见长而见毛者，胃气将绝也。返见八缓而止者，至九日当死，何也？八者木数，九者金数。肝气自胜，胃气将绝。金又胜木，故九日死。

夏脉浮洪而滑，返见七涩而止者，六日死。

注曰：夏脉浮洪而大，不见大而见滑者，胃气将绝也。返见七涩而止者，至六日当死，何也？七者火数，六者水数也。心气自盛，胃气将绝也。水又胜火，故至六日死。

---

① 仲秋：虞山徐幼泉抄本同。《大成》本作"仲春"。
② 和：虞山徐幼泉抄本同。《大成》本作"加"。
③ 谓：底本、虞山徐幼泉抄本误作"胃"。《大成》本作"夫"。据文义改。
④ 湿土：虞山徐幼泉抄本、《大成》本作"土湿"。
⑤ 主：虞山徐幼泉抄本、《大成》本作"王"。

秋脉毛涩而钩，返见九细①而止者，七日死。

注曰：秋脉应毛涩而细，不见细而见钩者，胃气将绝也。返见九细②而止者，七日当死，何也？九者金数也，七者火数也，肺气自盛，胃气将绝。火又胜金，故七日死。

冬脉浮滑而缓，返见六洪而止者，五日死。

注曰：冬脉应沉滑而弱，不见弱不见③缓者，胃气将绝也。返见六洪而止者，五日当死，何也？六者水数也，五者土数也，肾气自盛，胃气将绝也。土又胜水，故五日死。

病应四时，不见胃脉者不治。

注曰：凡十二经、十五络、八脉，受客邪而生诸病。若应四时不见胃脉，土气绝，则无生气，当死。春弦紧而不长，夏浮洪而不大，秋毛涩而不细，冬沉滑而不弱，此四时不见胃气之脉也，病者必死。故人以胃气为百脉之主也。

---

① 细：虞山徐幼泉抄本同。《大成》本作"弦"。
② 细：虞山徐幼泉抄本、《大成》本作"弦"。
③ 不见：虞山徐幼泉抄本同。《大成》本作"而"。

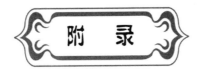

《古今图书集成·医部全录·太素脉诀（上、下）》卷八十七、卷八十八

太素脉诀卷上（明·彭用光）

太素脉并医学源流说

夫上古圣人保爱万世无穷，有政令以全其性，有医药以济其生，二者并行，皆人道之施也。然医肇自轩岐，神农尝百草，黄帝著《内经》，伊尹作《汤液》，与夫著书立言垂世者，若《内经》其言深而要，其旨邃以弘，其考辨信而有征。若《太素》之传，实自东海冯真人在金灵山得于灵宝洞中神仙授受之术，向未有传而方书亦不载。至乾德乙丑仲夏八日，真人始出洞游行，太素法遂传诸世，而得之者，皆口传心授，少著述以流布。嗣后亦间有知者，多自秘而弗传，书亦弗备。揆其大要，论贵贱切脉之清浊，论穷通切脉之滑涩，论寿夭以浮沉，论时运以生克，论吉凶以缓急，皆亦仿佛《内经·素问》虚实攻补，法天地人之奥旨，是《内经》者实为医家之祖。下此则秦越人，和、缓独能知晋侯之膏肓，未有著述，惟越人所著《八十一难

经》皆发明《内经》之旨。而下此则淳于意，华佗之熊经鸱顾①，固亦导引家之一术，至于以刳腹背湔肠胃而去疾，则涉于神怪矣，意之医状，司马迁备志之。又下此则张机之《金匮玉函经》伤寒诸论，诚千古不刊之典，第详于六气所伤，而于嗜欲饮食罢劳之所致者，略而不详。又下此则王叔和纂岐伯、华佗等书为《脉经》，叙阴阳内外，辨三部九候，分人迎气口，陈十二经络，洎②夫三焦五脏六腑之病，最为著明。又下此则巢元方《病源》，编次不为无所见者，但论风寒二气而不著湿热之篇，乃其失也。又下此则王冰推五运六气之变，撰为《天元玉策》，周详切密，亦人之所难，苟泥之则拘滞而不通矣。又下此则王焘、孙思邈，以绝人之识，操慈仁恻隐之心，其叙《千金方》，以及粗工害人之祸，至为愤切。后人稍闿其垣，亦足以其术鸣于世，但不制伤寒之详，或不能无遗憾也；焘虽阐明《外台秘要》，所言方证、符禁、灼灸之详，颇有所祖述，然论弃药行针，则一偏之见也。又下此则钱乙、庞安时、许叔微，俱在准绳尺寸之中，然而无所发明。安时虽能出奇应变，而终未能离于范围。三人皆得张机之粗者也，惟钱乙深造张机之阃奥③，而撷其精微，建为五脏之方，各随所宜。谓肝有相火则有泻而无补，肾为真水则有补而无泻，皆启《内经》之秘，尤知者之所取法也。奈世知乙之浅，而不知其遗书散亡，出于阎孝忠所集者，多孝忠之意，初非乙之本真也。又下此则上谷张元素、河间刘完素、睢水张从政。元素之与完素，虽设为奇梦异人，以神其授受，实闻乙之风而兴起者焉。若从政则又宗乎完素者也。完素以古方今病决不能相值，治病一切不以方，故其书亦

---

① 熊经鸱顾：如熊之攀枝，鸱之回顾，指古代的导引养生之法。

② 洎（jì）：到，及。

③ 阃奥：本义为深邃的内室，比喻学问或事理的精微深奥所在。

不传。其有存于今者，皆后来之所附会。其学则东垣李杲深得之。杲推明内外二伤而多注意于补脾土之设，盖以土为一身之主，土平则诸脏平矣。从政以吐汗下三法，风寒暑湿燥火六门，为医之关键，其治多攻利而效速，学者慎之。完素论风火之病，以《内经》病机气宜一十九条著为《原病式》，阐奥精微，有非大观官局诸医所可仿佛，究其设施则亦不越攻补二者之间也。近代名医，若吴中罗益，沧州吕复，皆承东垣之余绪；武林罗知悌，丹溪朱彦修，各挹完素之遗风。又若台之朱佐，越之滑寿，咸有著述。其于《太素》，北则孙武清，南则陶彭泽、赵石亭，皆以太素为时所崇重者，俱未有书编入，用光则私淑诸人者也。嗟乎！自有《内经》以来，医书多藏，愈久愈备愈繁，可以汗牛充栋，亦不为不多矣。若夫历代名医，今但举其最言之，至于炮制则宗雷公之法也。逮我圣朝，则《奇效良方》《铜人腧穴针灸》书乃工部尚书许公绅、院使方贤、临江杨文翰等所集刊者。王慈溪《本草集要》，陶节庵《伤寒论》，皆足以为医家后学之准绳也。于乎医之有《内经》，犹儒道之有六经，无所不备。后贤著述，名医诸说，纂集删定汉、唐、宋、元及仲景、东垣、河间、丹溪四子之说，可谓医书之全备，犹《学》《庸》《语》《孟》为六经之阶梯，不可缺者也。故曰：外感法仲景，内伤法东垣，热病用河间，杂病用丹溪，贵贱寿夭法《太素》。思济堂曰：《素问》论病之因，《本草》著药之性，《脉诀》详证之源，《运气》法天之候，《太素》详命之吉凶。一以贯之，归之于《内经》，斯为医道之大成矣。是为说。

一曰流注十二经络直诀

呼为阳而应天，呼出心与肺；吸为阴而应地，吸入肾与肝。立相六千七百五十息是阴，六千七百五十息是阳。呼为阳，吸

中医脉学经典医籍集成

为阴也。荣卫相随，各行二十五度，六千七百五十周于身，漏水下百刻，凡人昼夜一万三千五百息。扁鹊云：人受天地之中以生，所谓冲气也。夫且五行之气，始自中原，播于诸脉。

三焦经手少阳，起于小指次指之端，循手表腕至目锐眦。

子时注胆。胆经足少阳，起于目锐眦，入大趾岐骨内出于端。

丑时注肝。肝经足厥阴，起于足大趾聚毛之际，上循足跗上廉，上入肺中。

寅时注肺。肺经手太阴，起于中焦，下络大肠；其支者，从腕后直出手次指内廉出其端，

卯时注大肠。大肠经手阳明，起于手大指次指之端内侧，循指上廉，其支从缺盆上颈，贯颊入下齿中，上挟鼻孔。

辰时注胃。胃经足阳明，起于鼻交频中，下循鼻外，入上齿中；其支者，入大指间出其端。

巳时注脾。脾经足太阴，起于足大趾之端，循趾内侧白肉际；其支者从胃上膈。

午时注心。心经手少阴，起于心中，入掌内，循小指出其端。

未时注小肠。小肠经手太阳，起于小指之端，循手外侧上腕；其支者，入耳中，别颊，上抵鼻，至目内眦，斜络于颧。

申时注膀胱。膀胱经太阳，起于目内眦，上额交巅上；其支者，从膊内左右别下，循京骨，至小趾外侧。

酉时注肾。肾经足少阴，起于足小趾之下，斜趣足心；其支者，从肾上贯肝膈入肺，注胸中。

戌时注心包络。心包络经手厥阴，起于胸中，出属心包，下膈，循小指次指出其端。

亥时注三焦。复于手太阴肺经。上合天，鸡鸣；下合地，

潮水。其气与天地同流，加一至则热，减一至则寒。古人定吉凶，处百病，决死生、功名、贵贱，俱候此而已。《黄帝内经》云：凡人两手足皆有三阴脉三阳脉，以合为十二经脉也。手之三阴，从脏走至手；手之三阳，从手走至头；足之三阳，从头下走至足；足之三阴，从足上走入腹。络脉传注，周流不息，故经脉者，行血气通阴阳以荣于身者也。其始从中焦注手太阴、阳明，阳明注足阳明、太阴，太阴注手少阴、太阳，太阳注足太阳、少阴，少阴注手厥阴、少阳，少阳注足少阳、厥阴，厥阴复还注手太阴。其气常以平旦为纪，以漏水下百刻，昼夜行流，与天同度，终而复始也。

诊脉要法说

凡诊太素脉，必五更天明方脉，以断有准。仓卒据难，血气未定，心乱不准也。

凡诊脉之法：先要定得三部位分明白，又要晓得十二经络、五脏六腑，及五脏配合五行、四时；生克之理，又要知得脉之息数分明，别浮沉迟数滑涩，及诸脉阴阳主病之原也。何谓三部？谓人两手俱有寸关尺也。凡诊脉，先以中指揣摩掌后有小高骨就是关脉，然后下前后二指，关前至鱼际，得同身之一寸，故名为寸口，为阳；关后至尺泽穴，得同身之一尺，故名为尺部，为阴。又寸脉六分，其上三分入于寸内，是阳得寸内九分，为阳数九也；尺内七分，关下三分入于尺内，是阴得尺内一寸，阴数十也。终始一寸九分，此也。又长人脉长，当疏排指；短人脉短，当密排指。人瘦小则轻取之，人肥大则重取之。性急人脉急，性缓人脉缓。又有反关脉，在三部之后或背侧。若过寸口上至鱼际者，名曰鱼际脉。有左大右小者，有左小右大者。有人两手清微如无脉者，此阴脉主贵；有两手俱洪大者，此阳脉主贵。须用心诊视。凡诊脉，必须调平自己气息，男左女右。初轻按消息之，次中按消息之，再重按消息之；推而下消息之，推而内消息之，推而外消息之。如此然后自寸关尺逐部寻究。一呼一吸之间，要以脉行四至为率，闰以太息，脉五至，是为平脉也。五至为平者，人肖天应五行，又应春夏秋冬，各主一至，是心肝肺肾，再一至为四季脾脉，是金木水火土俱备，合天之一周岁为平者，此也。其有太过不及，则为病脉也。凡人十二经动脉循环一昼夜，五十周朝于寸口，会于平旦。《内经》凡诊平人之脉，常以平旦至，诊病脉则不以昼夜拘也。《难经》独取寸口者，即手太阴之经也。上古诊法有三：其一，各于十二经动脉见处，分为三部天地人，以候各脏腑；其二，以寸口与人迎参之，以验气至与轻清重浊，四时五行之大小，以究富贵贫贱寿夭，就中以迟数验虚实冷热之病；其三，独取寸口，以内外分脏腑，以高下定身形，以生克定荣枯，以清浊论穷通，斯《太素》与叔和取以为寸口脏腑之位也。

诊脉捷法说

尝见诊太素，却身坐心行。然心为一身之主，心不定，脉不应，则断难准。此大戒也。

人生资禀贯阴阳，受气冲和分贵贱；五脏六腑别根基，平生灾祸如神见。按之指下审清浊，用意推寻三部辨；阴阳更认部所主，便将表里细推断。脉息大小有沉浮，吉凶终是细寻求；急流多是贫贱辈，缓滑须称富贵流；此中更须辨四类，轻清重浊辨其由。大凡若诊他人脉，先将自己无忧惑，须调彼此气相和，莫令宿酒浮胸膈。要知祸福并贵贱，子后辰前方可见；疾病不拘早晚间，更须依证看候变。凡诊时候勿欲速，二人相对须停足；童子语状诊十六，脉后方言灾与福。更看年月并日时，五行相生与相克，流年灾福细推详，用意推寻审消息。脉候中和分四季，弦洪毛石叮咛记；若逢洪紧并急缓，四体须防微恙至。凡断疾病并灾咎，须用依时分节候；春得秋脉忌逢金，更取庚申及辛酉；夏得冬脉也如然，须向五行相克取。三部脉候应须远，四十五动为体变；一万三千五百通，从此周流息数同。脉息来时有减加，究疾生死断无差；指下分候三部中，吉凶细诊无终穷。凡欲诊者先戒色，酒辛劳怒戒三日；久行坐卧醉皆忌，五更清宁诊方得。

诊脉法

尺为里为阴，寸为表为阳。下指先诊息数匀，浮中沉里细推寻；寸关尺内分轻重，豆菽纤毫理更深。察候先须诊五行，四时先与推相生；更将表里认分明，用意推寻详死生。

诊男子贵贱寿夭脉

男子左手为主肾，主寿夭。故男子以肾为一身之本，主子孙根基。此脉沉而有力，往来息匀分明，异乎常格者，此主平生贵显，衣禄丰盈；又应一身之根基，兼审寿数。若脉来去无力，乃是根基不耐末年贫寒，沉深匀滑，寿跻耄耋期颐。

诊夫妻子孙奴仆

左肾脉沉而有力者，父母祖宗旺盛，家盈。右手脾脉，男子以之为妻财宫。若阿阿如春杨柳之状，往来息匀，主妻财丰盈；小而无力，妻财不得。若左关脉大而和，右关常缓而有力者，兄弟子孙众多，为贤相辅得兄弟之力。右尺部异于寻常，奴仆兴旺，主得他人相扶。

诊贫富脉

脾脉为财禄，若得生旺往来息数匀缓，既贵且富；往来无凭据者，则财不聚，终难发达。先大后小，先富后贫；先小后大，先贫后富。此脉缓大，常人主巨富，为官至一品；沉缓而涩，主巨富极而悭吝也。

通元赋

混沌既判，阴阳肇分。将察穷通，尽属五行之内；以明贵贱，须知部位为真。滑通流利，必为富贵之人；急涩迟滞，乃是贫穷之辈。贵人反得贱脉，不测灾来；贱人或得贵脉，勃然喜至。肝乃己身之位，要见相生；胆为官禄之宫，最宜健旺。心逢洪盛，当为廊庙之才；肝遇弦长，定主公卿之贵。缓居六部，心善而必宽和；紧遇三关，性躁而难急触。脾宫缓大，妻财定主丰盈；肾位沉滑，父母必然富寿。庚逢甲乙，背父母而走他乡；甲生丙丁，主子孙而荣祖业。命门沉滑，奴仆必主忠良；焦位轻清，驷马定须强盛。火带柔和流利，位列三公；脾来缓大宽柔，官高一品。肺逢浮缓，好贤善而济饥贫；肝部轻浮，多谋计而贪酒色。性好嗔而节俭，心不调匀；量爱博而宽和，脾之缓大。三关沉滞，为人必定贪愚；六部分明，作事定须正直。肾逢动滑，居官必主迁移；肝若微浮，破财而遭词讼。木来弦盛，常怀正直之心；水若散沉，定犯贪淫之乱。女人脉缓更调匀，可两国之封；男子脉弦并流利，有三公之位。脾宫缓大，生平乐事无忧；肾位滑沉，处世安然必寿。春逢金至，秋来必定多灾；冬遇木来，春到必须有喜。名标龙虎之榜，胆位弦长；得佐贤圣之君，心宫洪盛。先匀后涩，定知富屋之贫；先涩后匀，必是贫而暴富。三关生旺，虽逢疾病无危；六部受伤，纵遇迁移非久。年来克脉，忧官又恐灾临；脉若克年，加职仍兼进宝。水归火位，虽有子而难招；木入土宫，纵遇财而弗积。大沉阴滞，常招盗贼之名；脉大急粗，必主军徒之卒。肾来洪滑，妇人生二子以超群；心部细沉，女子克二夫而未了。欲知寿脉与短长，须看命门而与肾。沉滑则寿俱一百，伏绝而命在须臾。短伏而沉，主水溺之厄；濡沉而涩，遭虎蛇之伤。若逢迟滞有涩，防身遭而跌损；或遇滞沉无滑，非自轻而他伤。蹇牢自然饥冻，沉滑必主安居。短伏而市伤之刑，紧数主疾病之苦。是以鬼祟之脉，各从其位，以意推寻。心脉常浮，定是瘟劳血鬼；肝部频数，当是土地社神。肾脉弦急，定主落水而死；肺脉浮数，外路邪神刀伤。脾宫得紧数，犯土神而时疫同来，禳①之则吉，药之必愈也。

按赋中所论，生克年月日辰旺相而断灾祸。若富贵贫贱，则以轻清重浊滑涩粗细缓急而断，妙在心悟也。

通元说

夫太素脉以心为立命。心，君也，一身主宰，祸福系焉。以小肠为迁移，盖志者心之所之禀令而行，吉凶悔吝所由生也。以肝为官禄，肝得木之生，为心之母，得天者厚也。以胆为福德，得肝之气受心之用也。以肾为寿元，肾得肺之生。以膀胱为疾厄，受脾之克也。以肺为父母，月孛之象初气之数自此出也。以大肠为妻子，计都之乡得肺之气配乎初气者也。以脾为田宅，所以滋养万物者也。以胃为财帛，胃得脾之余气，所以收藏万物者也。以命门为兄弟，是心之比肩也。以三焦为仆马，相火受命于心故也。以此考之，无不洞彻。且夫心脉为火，性

---

① 禳：祭神祈求消除灾变。

第二辑

炎而促。至不满九而用止于八。自乾一、兑二、离三、震四、巽五、坎六、艮七、坤八，九则又为乾矣。人遇之则为亢阳之数，孤负无比，尚何言至数之多哉！

心主吉凶，管二十五岁以前气数，其体浮洪。若一数而止，大人遇之，为性高明刚健纯一而已；小人得之，则为性轻躁鲠直，当有盲聋之疾，然亦不失耿直之士。二数而止，兼德洪匀秀弦，主为性和悦，心事平坦，心恒敬人，人恒敬之，达则伊傅，穷则颜曾。三数而止，纯乎君子，聪明机变，爽丽光霁，待人接物，曲尽其情，端为文章之士，忠孝之人也。四数而止，主为性躁暴不能容物，治家严肃，与人诚信，心事激直，无利己损人之心，有凌霜傲雪之志，亦聪明文章之士，终未免喜怒不常，心却善耳。五数而止，主为性机变，多学多能，游说辩给，离合纵横，但处性不定，介乎君子小人之间，长于奔竞，易于动摇，非九流之士，则游侠之辈。六数而止，主为性险恶好回，謟诈邪僻，造恶兴谤，反道悖德，小则贼人，大则贼国，最为心术之不善者也。七数而止，主为性愚顽无知，不辨菽麦，为耕田荷担之夫，勇而无谋，狠而好斗，可谓愚夫愚妇者也。八数而止，主为性宽缓温和，容物纳污，怜孤念寡，轻财好施，乐道安贫，既不与人较，人亦不敢欺，主巨贵巨富，非君子长者之士，则山林隐逸之人；若更如珠走之明净，则福力深厚，逍遥八极①之表，出乎尘俗之外者也。

胆脉：自二十五至三十五以前气数，其体浮弦。若下指时便如筝弦，柔长秀丽，大小停匀，浮而应指分明不杂，得五十至而止，绿鬓三公，承祖父余泽；四十至而止者，参佐②之任。

---

① 八极：八方极远之地。指东、西、南北、东南、东北、西北、西南八个方向。

② 参佐：部下，僚属。

或如至数不及，亦主一职一任之微。若至数混杂，大小不匀，则三十年前无功名之分，或奔涌不定，有官则失职常人官讼之事。

肝脉：自二十五岁至五十岁以前气数，此人身最为紧关去处，其脉沉取弦长而秀。四十至者，位至三公。若间带微涩而有回曲搏指者，虽为三公，心亦欠休休之量。三十至者，位至参政监司郡守。二十至者，位至守令。十至以上，杂职散官，涩亦如之。若大小明净，往来如珠之利，则主风宪威权。加以肝脉滑者，则主生杀之权。若左三部俱弦而数，至数足者，主力扛九鼎，威镇一方，位至上将军，掌生杀开阃，割土封侯；至数次者，亦有千夫长、百夫长之应。其或奔涌，六脉俱弦，心应坎艮，则为军贼，徒刑刺配。兼六脉俱克，则主斩首分尸。微若干沙，应指不明，则贫穷下贱之人。

肺脉之体短而涩，若应指分明，至数长而匀透大远，又带微缓，主聪明颖悟过人，早年科甲，父母荣显，而文章兵权，非四亲具庆，则父母双全，尽菽水之欢，终彩衣之娱，人生所最难，造物所甚罕。三五数而止者，先克父；二四数而止者，先克母。奔涌无定，少年失怙恃之亲；滑缓相仍，终身无异姓之托矣。

此部有反侧之脉，虽贵而偏刻性傲，主骨肉有伤，克此华盖三台之官。

大肠之脉，其体微缓而短，若应指明净，则妻子贤明，终身无克。三五数者，男多女少；二四数者，女多男少。若是奔涌洪实，则主克妻子；重以六脉俱克，则终身无子。孤独之人，或僧道师尼之流，若见滑脉，则是养子成家，馆甥待老矣。

此脉若不奠位，涩微六部，方是孤独乏嗣。

脾胃之脉，主五十岁以后晚年气数。其体微弱缓，五十至以上为富；缓大宽和，官高一品；缓滑主迁擢。三十至以上为中富，二十至以上为下富。其或至数不及，但应指分明，亦主康裕。浮而应指者，有财无田；沉而应指者，有田无财；浮沉相应，田财俱发。若是洪缓，主受祖业。沉缓而涩者，主得妻财，或妻子贤明，得力成家，但其鄙猥，权主内出。若见弦而沉微滑，则有不肖败家之子，淫欲之妻，自己猥鄙好饕，不能自振者也。若应指不明，乍弦乍数，乍小乍大，主终身贫困。若见奔涌，则荡散祖业，潦倒无成，奔波乞丐，废疾不耻之人也。

左尺之脉沉而滑，右尺之脉洪而硕，此初得父母天地者也。所得厚者昌而寿，所得薄者促而夭，此一定不易之数。智者于此详观审察，先以左手尺脉定其寿夭之大体，沉滑则寿子孙旺，洪大则夭。后以右手尺脉定其岁数之多寡，若两尺俱无，主贫寿不足而多疾厄。左尺奔涌乍疏乍数者，淫欲轻狂；右尺奔涌者，主仆马有灾，或盗窃物财。此六脉之专，在五行之定数。合而言之，心脉匀洪弦秀，三焦洪缓沉匀，为君臣庆会格。有官者迁职升阶，无官者富有奇遇。若心脉沉缓，三焦洪弦，为君臣失位格。所主异是矣。六脉俱受父母气者，主得父母之爱异于他子。六脉子归母腹者，主得子如曾闵干蛊兴家。六脉之中胃脉中和，兄弟友恭，长幼有序，反则所主不同矣。仿此而推，子得母气，可求功名；母得子气，可求财帛也。

详论脉诗

阴阳造化百千般，酒病劳伤莫与谈；指下推寻宜仔细，乍看不熟断应难。

如神造化百千年，不用先天与后天；两字之中分祸福，若人悟得即成仙。

太素须还四字量，日神月圣细推详；更看工巧分明别，肥瘦形容短与长。

春要弦兮夏洪长，秋毛冬石要相当；重重胃气分祸福，妙旨精微不泛常。

论脉中性格

寸口浮滑好聪明，更能宽缓是贤人；若是沉粗少智慧，撞指无力骨也贫。

寸口脉小是贤良，沉沉毒害定难当；过浮性急须嗔怒，若见多因困里伤。

小而明则贤；小而实则毒。小而滑则克子，于早年有子难存，晚有子。

胆脉弦长心脉洪，为人志气足英雄；刚柔果断怀仁义，志气贤良有始终。

此部主极贵台阁之职，皆如此脉之清弦而软也。五色形容看，金人肺脉强；便将流利断，逆顺用心量。脉与性相似，尊卑各异推；性急脉还急，性缓脉还缓。脉急终须悟，沉吟作事迟；均匀是君子，紧数是男儿。肝脉带轻浮，为人多机谋；贪花并恋酒，至老谈风流。肝脉来无缓，心顽胆常战；不慈偏好杀，处事尤居简。肝脉带弦长，为人性不良；不能容小事，言语决招殃。肝脉常轻盈，平生好结情；气高常性急，为人有谋成。心脉频来促，为人无始终；万般皆好学，到老尽归空。心脉不调匀，为人多喜嗔；平生多俭约，利己损他人。心脉来粗大，好游又好闲；生来多强念，不信世间难。肾脉缓而洪，聪明文学通；为人能厚重，机变振家风。肾脉微而数，生来多好淫；贪杯兼嗜酒，难放恋花心。脾脉缓而沉，轻微鲜有仁；好闲多性巧，惟乐度朝昏。脾缓好贤人，心慈济苦贫；为人多节俭，损己利他人。脾脉沉而滞，处世好清闲；不为僧与道，终是落空山。

五行四时生旺脉

五行大体要相生，表里俱全最要兼；定取春秋冬夏季，祸福分明却不更。

三部脉俱浮，胸高赋气粗；易招凶祸事，难得寿终途。三部脉俱弦，将虚作实看，若非屠割者，疑是患风颠①。三部脉俱微，终身少嗣儿；可为僧与道，孙子亡荣枝。三部脉俱沉，男无女众临；却宜求侧室，方免作猿吟。三部脉分明，为人好洁清；智多兼性巧，处事实公平。三部脉俱滞，为人性僻粗；所谋多不胜，到老是愚夫。三部不调匀，多言更损神；不能求己过，只是好非人。三部脉流利，聪明智慧多；尤能贪酒色，更好与人和。芤主为妙质，名贵体无官；到处成庄屋，阴人绝嗣看。滑主人多智，边廷立大功；粗滑为窃盗，女散作淫通。实主清高节，谦和好济贫；不求荣进业，女有乏良人。紧为人好胜，先贵后闲居；节节庄田荫，因看异璧珠。缓须为进士，官高立大功；不特年龄永，妻仍郡后封。涩须家富贵，人富作偷儿；平生多拗性，宿疾更相宜。脉迟人性缓，处世好奢华；只恐年命促，争奈死期加。濡来身却贵，克子及刑妻；自主成家业，终当养儿孙。弱脉人不顺，聪明志不高；寿龄宜不永，荣业更何劳。

----

① 风颠：五癫之一，即痫证。多因血气亏虚，邪入阴经；或在胎时母卒受惊，精气并居所致，发病时仆地吐涎沫，无所觉，眼目相引，牵纵反强，声如羊鸣，食顷方解。

论阴阳见灾福

心脉纯阳主有名，肝脉纯阳好子孙，脾脉纯阳求事快，肾脉纯阳妻位正。命脉纯阳奴仆旺，心脉纯阳富贵全，阳内肝脾乐一生（两手关脉滑缓大而润者，一生顺吉），两肾浮阴最小人（不滑而数），沉滑必定是宫身（阴脉润）。六部纯阴润静时，一生高贵少人知。

肥人脉宽缓清细者，正是福德；瘦人脉大宽长秀者，正是发达。

定富贵诗

有骨如无骨，纤纤指下长；脉来三部秀，定见是侯王。骨软皮肤滑，温圆类玉光；脉条长缓细，荣贵坐高堂。两手无疵黑，肌清脉润藏；心田无滞碍，富贵积仓场。

以上三诗，皆轻清合度合格之脉也。

定贫贱诗

面涩身手粗，脉来没定居；其人多不足，到老是穷夫。骨大皮肉黑，下手冷如冰；脉候又洪大，终是贫贱人。皮肉粗且硬，六部脉纷纭；平生足受顾，定是苦劳人。

以上三诗，皆重浊失度失格之脉也。

天干五运流年例诀

甲己化土运脾部，乙庚化金运肺部，丙辛化水运肾部，丁壬化木运肝部，戊癸化水运心部。

潜溪曰：假如丙辛年，肾上流年不以数论生克。且如肾部本体惟该沉滑，春肝木旺，正二月之脉，当细弦而长，肾部亦宜滑弦为合时。反是则克矣。余仿此。以上五化相运者，以次推排，相生之义也。

天干脏腑所属

甲胆乙肝丙小肠，丁心戊胃己脾乡，庚属大肠辛属肺，壬属膀胱癸肾藏，三焦亦向壬中寄，包络同居癸肾堂。

地支脏腑所属

子胆，丑肝，寅肺，卯大肠，辰胃，巳脾，午心，未小肠，申膀胱，酉肾，戌命，亥三焦。

地支六气周岁例诀

此每年主气，大寒后十五日，交下年初气。管事客气详后。

寅卯初气，肝胆，左手关部所主。

立春（正月节）　春分（二月中）

辰巳二气，心小肠，左手寸部所主。

清明（三月节）　小满（四月中）

午未三气，三焦心包络，右手尺部所主。

芒种（五月节）　大暑（六月中）

申酉四气，脾胃，右手关部所主。

立秋（七月节）　秋分（八月中）

戌亥五气，肺大肠，右手寸部所主。

寒露（九月节）　小雪（十月中）

子丑六气，肾膀胱，左手尺部所主。

大雪（十一月节）　大寒（十二月中每年大寒后十五日止，

交下年气数。)

以上六气，皆推排风温热湿燥寒之六气，而分居于十二脏腑，为一周岁十二月之内以主之也。

阳腑阴脏所主

右寸：手阳明大肠经金，主妻子；手太阴肺经燥金，主父母登科。为家宅行人，为道路，为亲属。五常①配义。

右关：足阳明胃经土，主财帛；足太阴脾经湿土，主爵禄田产。为妻妾，为田庄，为爵禄，为帛财。五常配信。

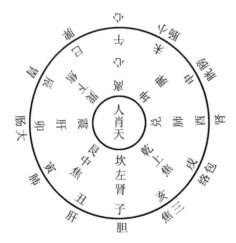

诊法指掌图

指掌图歌：

命宫心部小肠迁，官禄肝经胆福全；肾上寿元膀胱疾，肺为父母夫妻连。脾宫田宅胃财帛，兄弟命门焦仆绵；十二宫中皆有定，要看太素在心专。

---

① 五常：指仁、义、礼、智、信。

第二辑

凡学太素脉须熟记此图

右尺：手少阳三焦火，主仆从，手厥阴心包相火，主兵权寿裔。为奴仆，为兵将，为夫马。

左寸：手太阳小肠火，主初限；手少阴心经君火，主吉凶善恶。为君主之贵，为仕禄，为文明。五常配礼。

左关：足少阳胆经木，主中限；足厥阴肝经风木，主功名富贵。为宰相之官，为己身，为喜庆荣显。五常配仁。

左尺：足太阳膀胱经水，主末运；足少阴肾经寒水，主根基寿夭。为技巧之官，为祖宗，为寿基，为后嗣。五常配智。

诊部位歌

左心小肠肝胆肾，右肺大肠脾胃命，肾家之腑是膀胱，命脉外诊三焦病。女人之脉左右同，但于尺部常洪盛；小儿脉数是其宜，更向三关察形证。手上寸关尺一部，管了上中下三处；上焦头面咽喉病，中主肚腹两胁去。下部小腹腿足间，诊脉参详是公据，浮沉迟数四般脉，五脏六腑为准则。浮主中风病在表，沉主在里及筋骨；迟脉为寒兼是虚，数者热多依此则。

凡诊脉，男诊乎左者，为其左属阳，阳数顺行，自东而西，所以先左而后右也。女属阴，阴数逆行，自西而东，故先右而后左也。男女左右之先后，盖体其阴阳逆顺耳，非男女左右为法反是也。

双飞蝴蝶脉势之图

× × × × × ×

× × × × × ×

心　小肠属表（配酉位阳）　　　　　父母

　　胃气真血本（配申位阴）　　　主家宅　田宅

心 心经属里 　　　　　　　　　根基

肝　胆经属表（配卯位阳）　　　子孙

　　胃气真筋本（配寅位阴）　　主兄弟　官禄

　　肝经属里　　　　　　　　　六亲

肾　膀胱属表（配未位阳）　　　主财帛　命宫

　　胃气真骨本

　　（沉）肾经属里（配午位阴）

肺　（浮）大肠属表（配亥位阳）　妻妾

　　（中）胃气真气本　　　　　　主宅室　相貌

　　（沉）肺经属里（配戌位阴）　外祖

脾　（浮）胃经属表（配巳位阳）

　　（中）真胃气

　　（沉）脾经属里（配辰位阴）

命　（浮）三焦属表（配丑位阳）　奴婢　驿马

　　（中）胃气真髓本　　　　　　主囚牢　六畜

　　（沉）命门属里（配子位阴）　横财　厨灶

女子未嫁夫宫在肺部，已嫁心为夫宫。以上各随脉气以决吉凶。脉合则吉，散失则凶。

六脉守宫

心朱雀宫：脉宜洪匀，朱雀传喜，不许出宫。如出宫则主目下惊忧，阴小灾病，人事不和，忌三七日。脉若滑动急促，朱雀主灾。

洪脉匀匀喜信传，出宫家下小忧煎；要防三七晨中应，急促来时灾祸延。

肝青龙宫：脉宜弦长，青龙进财，不许出宫。若出宫则主兄弟不和，六亲不睦，官事留连，见贵不喜。脉若短促，青龙

第二辑

化煞。

脉大弦长好进财，出宫亲族少和谐；留连见贵官无理，沉短青龙吉化灾。

肾元武官：脉宜沉石，元武刑狱，不许出宫。如出宫则主牢狱官灾，小人虚诈，恩中招害，防备失脱。脉若缓大散失，元武刑厄。

沉石匀停事妥宁，命门俱出狱刑并；恩中招怨人虚诈，失脱官灾祸亦侵。

肺白虎宫：脉宜匀平，白虎财喜，不许出宫。如出宫则主家宅不宁，妻妾灾病，谋事不遂，有喜折半。脉若大洪散失，白虎主灾。

脉动匀平喜化财，出宫谋事主妻灾；妊娠若遇相灾半，沉紧家庭定不谐。

脾勾陈宫：脉宜宽缓，勾陈进田，不许出宫。如出宫则主子孙灾病，田产退失，交易相挠，忌三七日。脉若弦长，勾陈化煞。

宽缓和匀进土田，脉来刚急散忧煎；子孙交易田财退，三七之中见祸连。

命螣蛇宫：脉宜匀静，螣蛇进财，不许出宫。如出宫则主官非破财，小人口舌，怪梦惊忧，奴婢为持。脉若沉实，螣蛇破财。

脉沉匀静横财多，散失奴逃事不和；怪梦惊惶时出现，破财官讼厄难多。

诊视法

大凡诊视，坐定调息己之气，呼吸平和；然后先以中指于彼者掌后高骨之旁，揣定关位，次以食指按寸口之位，又以无名指按尺下之位，人长则指疏，人短则指密。凡一指必三般诊，先轻以取其浮，次稍重以取其中，又最重以取其沉。寸口在上，主胸以上至头目；关在中，主脐以上至腹胁；尺在下，主脐下腰足二便。

四时脉

春弦夏洪秋似毛，冬石依经分节气；阿阿缓若春杨柳，此是脾家居四季。

四时脉皆以胃气为本，俱要带微弦、微洪、微毛、微石，是有胃气。平脉带清，主有福德，时运通达富贵也。

青城张仙十忌法

饮食之后，喜怒之后，巳午之后，行房之后，争竞之后，醉酒之后，久行之后，久坐之后，病患之后，丧哀之后。

右十忌法，盖以心为外，所拌血气失常，不可诊太素也。

七表阳脉论贵贱

寸脉浮高足信邪，猖狂轻易祸常加；用心不正兼虚怯，淫乱招非讼不佳。

寸脉浮主性猖狂，作事轻易，好色欲，喜怒不常，不别良贱，多信鬼神。

关脉浮时性不调，是非唇吻自然招；祖财尽退还不足，生疾之时复不消。

尺部脉浮定主孤，祖宅须移姊妹无；平生必遭多阻险，末主资财定是无。

寸尢狠毒性多愚，骨肉分离后嗣疏；不作师巫僧道艺，为官在路必卑污。

关疕狂毒性凶豪，财禄年年多破遭；兄弟分离多不足，官符患难一生劳。

尺疕寿命不坚牢，财帛逢之终见耗；狂荡官家多性劣，损虚尿血相连遭。

寸滑从来身近贵，一生多艺足人情；中年不顺人财散，子息妻奴少见成。

关滑为人少祸灾，资身金玉自然财；营谋巧计多权柄，富贵中年似涌来。

尺滑之人命福强，一家三代实豪良；妻生贵子添财禄，一世珍珠寿数长。

心实之人性凶强，初年破荡带刑伤；义理不明惟任己，此生难脱是非场。

关实心怀多执拗，居官安处惹闲非；家财不足子孙薄，破散田园又克妻。

尺实多因是淫欲，破家荡产岂为福；少年家道虽丰富，老后心怀常不足。

寸脉见弦要匀和，宜向公门得遂多；次娶贤妻频见子，徒劳鞠育①见消磨。

寸弦，为人性恶不能容事，招横财，主在公门立身，得财禄，多得妻财宝，子孙好只是多伤损，至老为四者之民，疾主胸中拘急之候。

尺脉弦兮患难缠，绝多成败性偏嫌；无情骨肉子孙少，远游偏喜外人连。

关弦性狠又非良，溺爱邪人变产庄；刑狱不逢遭水厄，男

---

① 鞠育：生育；养育，抚养。

儿终是走他乡。

寸紧为人志少良，家贫事宂六亲伤；僧医师道犹堪得，隶仆兼充衣食长。

关紧性不良，多为淫荡郎；家贫并财破，散尽主离乡。

关紧之人，主淫荡，好词讼，家财散，骨肉不和。

尺紧只宜身奉公，居私有始必无终；路走奔忙无休日，每向人前口说空。

寸脉洪多福，温匀是贵人；脉粗难保久，劳热已伤神。

寸洪者，缓长主早年登显仕；若洪大者，患热劳①。

关洪俊雅多衣禄，为人英达播四方；衣食有余才智足，温匀必定坐朝堂。

尺洪是福少年当，恣欲纵情福不昌；兄弟妻奴多克害，克来足脚患风疮。

七表脉吉凶诀

浮脉火：寸浮作事好轻狂，横讼贪淫不善良；奴走人欺多信鬼，家瘟刑狱见灾殃。

寸脉浮者，为性轻狂，作事易不别良贱，多信鬼神，常说人过也。惹祸招灾，小人败侮。病主中风发热头疼。

关浮操事性多偏，多是多非破祖田；若也自身能独立，方才可表有些钱。

关脉浮者，性不耐事，多是多非，一生破败，不招祖业，奴婢不王，自立成家，方可保久。病主腹心疾。

---

① 热劳：病名。虚劳病呈现热象者。《金匮翼·热劳》："热劳者，因虚生热，因热而转虚也。"症见身热，面赤，头痛，心神烦躁，口渴，怔忡，盗汗，饱食无味，倦怠多卧，消瘦或口舌生疮等。

第二辑

尺散浮多手足离，祖田不守好移居；萱堂①早岁应亡却，作事多劳财不依。

尺脉浮者，兄弟不睦，姊妹无情，幼年失母，不守祖宅，性好移居，为事多劳，主财不住。病主小便难。

芤脉火：寸芤狠毒事多忘，子息艰难破祖庄；眷属无情常好杀，九流为业足风光。

寸脉芤者，作事不定，心好健忘，子息少力，财谷少聚，田宅破败，狠毒好杀，戏弄多艺。病主吐血或鼻衄。

关芤狂妄未亨通，财禄难存事不隆，口舌官灾重迭至，弟兄虽有也难终。

关脉芤者，一生狂荡，作事不顺，财禄多破，口舌官灾时常不离，兄弟虽有难终。病主胃中有血。

尺芤寿夭事无疑，东走西移不定居；财帛纵多终耗散，还应尿血病难除。

尺脉芤者，主人寿夭，老人得之多主风痰，好善多不主财，心爱出入，常不在家。病主下虚尿血。

滑脉水：寸滑多能事事知，王公获近横财随；鼓盆未免相刑克，春后花开得几时。

寸脉滑者，主人多艺，好游南北，能招横财，得近王公，贵人钦重，更有口禄，刑克妻子。病主胸满吐逆。

关滑多谋性不邪，宜为边将足才华；满堂金玉儿三四，福寿团圞在一家。

关脉滑者，为人性执不信神佛，心多谋略，宜于边将，田宅盈腴，子息三四，奴婢多招。病主虚寒不能饮食矣。

尺滑文章富足强，聪明伶俐姓名扬；子多尊重人随从，操

---

① 萱堂：古时候母亲居屋门前往往种有萱草，人们雅称母亲所居为萱堂，于是萱堂也代称母亲。

节谋权事不长。

尺脉滑者，主大富足，财帛有余，文章特达，聪明伶俐，为人尊重，主有权威，经纪不利。病主脐腹冷疼。沉滑吉而寿，浮滑不和。

实脉火：寸滑情怀最克伤，财多口禄足资粮；弟兄不睦萱椿①克，妻子俱刑见祸殃。

寸脉实者，主好情性，最耐久长，财禄多聚，弟兄不和，椿萱有克，头妻长子有相刑。

关实为人执拗多，是非官讼两无和；更兼妻子相刑克，家破财亡累被魔。

关脉实者，性情冷淡，可与人交心腹，作事诚实，妻子刑伤，田宅破散，财谷不积。病主翻胃腹疾。

尺实为人喜音律，贪花恋酒异常人，家财渐渐伶仃尽，只为淫邪丧此身。

尺脉实而缓者，好音律，贪恋花酒，异于常人，钱财渐渐败落，家产渐渐伶仃。病主下焦热。

弦脉木：寸弦性急事难容，正直无私主得公；妻子本来应有分，自身惹祸被伤凶。

寸脉弦者，为人性急不耐事，主立公门，多招横财，得妻子分主好，子孙有伤杀厄。病主胸中拘急。

关弦性僻最能偷，无耻邪淫下贱流；损子克妻家业破，刑名水厄两难留。

关脉弦者，性偏不良，常好偷窃，邪淫无耻，损子克妻，田宅破败，多犯刑名，亦主水厄。病主上下拘急。若在右脉，难免灾在；左可减半。

---

① 萱椿：代指父母。

尺弦多患事多劳，骨肉无情似水滔；出姓可宜并入赘，在家妨祖寿难高。

尺脉弦者，一生患难，为事失才，骨肉无力，子息寡少，出姓入赘，在家妨祖，寿年不高。病主胸腹满胀。

紧脉火：寸紧猖狂最不良，九流人喜可安藏；宜为公吏衣财足，孤寡家中议短长。

寸脉紧者，为人智短，猖狂轻薄，不与众和，宜为僧道，医卜公吏，爱说人短，家贫少子。病主头疼。

关紧情偏爱讼诬，家财破散弟兄疏；妻儿若也无刑累，杀害他人可不诬。

关脉紧者，为人性拗，多爱词讼，心常毒害，破散家财，骨肉不和争斗，刑克妻子。病主胸膈痛。

尺紧虚狂没始终，平生汩汩走西东；公门若也安身吉，未免身躯病痛聋。

尺脉紧者，有始无终，虚诈不实，公家安身，一生爱走更佳，得安身常疾病，昏聩龙钟①。主脐下疾病。

洪脉火：寸洪温润贵初年，显达声名有柄权；若是晚年洪大脉，心高志阔福双全。

寸脉洪者，若得温润，早年富贵，名位显达，福禄双全。若得洪秀，晚年多禄，子孙荣贵。病主胸中烦热。上贵之脉。

关洪温润福无边，宜子宜孙两得全；定主为人多性急，有权有贵富多年。

关脉洪者，为人性急，不容人犯，少受祖荫，妻子无穷，多好刚毅，财禄浩足，得人钦重。病主胃热烦满。公卿之位。

尺洪好酒又贪饕，淫欲财消不可逃；兄弟子孙难得力，妻

---

① 龙钟：年老休衰，行动不便的样子。

宫不利见重招。

尺脉洪者，主爱酒色，贪饕淫欲，财帛失散，妻子要见重招，兄弟不得力，子孙难得。病主脐腹疼痛。匀洪主兵权。

八里阴脉吉凶

寸微福薄无衣食，父母先亡兄弟孤；家道恰似汤沃雪，离乡别井走长途。

关中脉见不宜微，微脉为人不遇时；若不犯刑为戍卒，定须作仆受贫饥。

尺微长走不归家，父母先亡体不遮；到处奸偷为活计，恐因乖弄作妖邪。

寸沉温润学神仙，九流僧道悟真篇；家道必能多破败，常人酒色被牵缠。

关沉孤寡少妻儿，奉道修真谒贵官；衣食自能身不定，奈何心口有奸贪。

尺沉勤苦足富贵，田宅荣华益贵昌；延寿更兼生贵子，为官定是列星郎。

寸中脉缓去还粗，作事愚顽是窃徒；武职当权无破散，平人多讼妻妾无。

关缓为人稳重深，平生富贵足珠珍；为官必定升台阁，父母妻儿受荫深。

尺缓为人情性执，平生作事少端的；中年妻妾多离散，只恐忧官破产室。

寸部脉涩寿不长，居官荫爵是难量；资财散尽离乡守，又恐中年破恶亡。

关涩贪淫实可哀，克妻克子破家财；生平志气徒夸大，性僻人乖不可猜。

第二辑

尺涩平生多计较，却因酒色去资财；官符口舌常时有，多是多非更有灾。

寸迟家业往来无，常是区区走路途；欺诈奸谋心莫测，一生灾祸少人扶。

关迟常走不归家，浅薄情慵好自夸；有艺为僧皆自得，庶人孤独少荣华。

尺脉迟来性不常，一生破散主离乡；无灾也自为僧道，孤路终须别父娘。

寸伏胆大实无良，踪迹多游出外乡；孤独求谋多聚散，更兼气患满胸肠。

关伏之人命不高，平生招事岂雄豪；资财破败无妻妾，枉死非灾不可逃。

尺伏终难出众前，若求衣食窘绵绵；纵然饱食终无定，非祸灾侵添疾缠。

八里吉凶脉诀

微脉金：寸微父母定遭刑，鳏寡无依独立茕；纵有家财终耗散，气虚未免足难行。

寸脉微者，为人福薄，父母早刑，乞丐无依，左右辨之，男女反目，纵有家财，终须耗散。病主气血俱虚。

关脉微者世艰辛，未免饥寒仆从人；不是官灾身入狱，纵饶刑害必充军。

关脉微者，一生辛勤，不免饥寒，为人役使，主受官灾，身入牢狱，纵免刑害，后必充军。病主呕逆。

尺微家破又离乡，人贱人轻受此殃；纵有妻儿也刑克，子孙掘窟又逾墙。

尺脉微者，为人轻贱，破家离乡，为人所使，不招人重，妨克妻子，子孙为盗。病主小腹气及小便多。

沉脉水：寸沉僧道好修行，必有神仙气象生；若也在家即破败，克妻丧子市中刑。

寸脉沉者，拟是九流为道修之人，神仙气象，在家破败，克子害妻，死于市曹。病主胸中冷疼。

关沉孤寡僧道高，艺术资身财横招；若是居家多蹭蹬①，两妻刑克定难逃。

关脉沉者，贫穷孤寡，宜为僧道，多有内术，活计自然，广招外财，若常人刑克二妻。病主逆冷。

尺沉辛苦计谋乖，自置田庄福寿来；子贵自然佩金紫，重重衣食见添财。

尺脉沉者，殷勤辛苦，能作活计，多招横财，田庄自置，福寿延长，子孙贵显，沉滑大吉。病主腰背痛。

缓脉土：寸缓心粗胆气凌，平生好杀定曹刑；不招祖业儿官厄，宜在军中职任亨。

寸脉缓者，心胆粗勇，赋性顽硬，恶性好杀，多犯刑宪，子受官厄，宜在军门职任方亨。病主皮肤疾。

关缓为人德性宽，一生灾少只悭贪；妻儿好合登高寿，父母团圞福寿全。

关脉缓者，为人稳重，作事纯厚，衣食有余，一生少灾，只是悭吝，妻子好合，父子双全。病主脾气。

尺缓施为性最迟，心中多计更多疑；奸谋取事应成败，何必区区算巧机。

尺脉缓者，为人性迟，作事疑惑，心中谲诈，多计多谋，成败无禄营运，巧算心机。病主脚软小便数。

---

① 蹭蹬：险阻难行，倒运，失足。

涩脉金：寸涩应为少信人，双亲不养背天真；居官享禄无高寿，子息艰难只一身。

寸脉涩者，面目冷淡，心少忠信，不孝双亲，衣食不足，居官不久，子息寡少，寿年不高。病主胃脘不足。

关涩平生疾病拘，少年贪色老年颓；弟兄纵有刑伤克，寿夭难过四十余。

关脉涩者，一生多病，家不称意，少年爱色，颜不耐老，兄弟刑克，若论寿限不过四十。病主虚劳病气。

尺涩操持有智谋，多因酒色讼拘留；是非只为悭贪得，妻妾贪淫暗里偷。

尺脉涩者，操持有志，多因酒色财帛争讼，与人不周，妻妾多情，只为悭吝，惹是招非。病主小便数，妇人则血气之疾。

迟脉土：寸迟一世受孤贫，退落家财有祸迍；纵有祖田难保守，弟兄内外不欢忻。

寸脉迟者，主一生少遂财谷资产，进退有灾迍，子嗣艰于早年，弟兄残害，骨肉无情，孤苦之身，出家可以延年，居家不利。病主胸满气疾冷痛。

关迟常走不归家，父母妻儿总是嗟；僧道作工为活计，常人孤苦少荣华。

关脉迟者，为人謇薄，东走西逃，常不归家，性好慵懒，自夸工艺，为僧道尤可，俗人孤独。疾主中焦受寒腹痛。

尺迟衣食渐多消，祖业田庄定不招；决是迁移他郡客，虽然子好病难饶。

尺脉迟者，衣食渐消，祖业不守，流移外郡，方可保守，子孙纵好，未免多疾。病主下焦虚寒。

伏脉水：寸伏为人胆气强，东西犹豫足风光；一生破败难超众，疾病相侵逆气妨。

寸脉伏者，胆大心强，为事犹豫，轻薄颠狂，一生破败不能出众，心好游荡，疾病连绵。病主中气逆闷。

关伏施为作事沉，难招子息事违心；田园不遂多零落，肠癖还招疾病临。

关脉伏者，为人坎坷，作事沉滞，子息难招，事多违心，田园不遂，家业零落。病主肠癖瞑目。

尺伏应为下贱家，无衣无食少荣华；沉沉疝气围脐痛，积块奔豚①食不加。

尺脉伏者，为人僻猥，无衣无食，奔波乞丐，下贱之人，居无产业，耕无田地，孤贫无比。病主疝气积块。

濡脉水：寸濡颠狂性不闲，相思终日暗摧残；此身若也多孤弱，不顾危亡恋女颜。

寸脉濡者，性好狂荡，不肯停住，贪淫好色，凡百作事有始无终，为贫穷下贱之人。病主气少精散。

关濡为人怕较争，多儿稳住又多生；自然衣食成佳庇，只恐其人寿少亨。

关脉濡者，为人沉重，一生怕事，不与人争，衣食自至，多得祖财，子孙蕃盛，只寿不高。病主脾气弱。

尺濡迍邅②下部虚，贪淫恋色病来拘；营谋处处俱无利，年少难过二十余。

尺脉弱者，迍邅不利，下部虚寒，贪淫恋色，经营无利，少年得之寿不长久。病主下焦冷。

---

① 奔豚：见《灵枢》《难经》《金匮要略》等，为五积之一，属肾之积。《金匮要略》称之为"奔豚气"。豚，即小猪。奔豚一由于肾脏寒气上冲，一由于肝脏气火上逆，临床特点为发作性下腹气上冲胸，直达咽喉，腹部绞痛，胸闷气急，头昏目眩，心悸易凉，烦躁不安，发作过后如常，有的夹杂寒热往来或吐脓症状。因其发作时胸腹腹如有小豚奔闯，故名。

② 迍邅（zhūn zhān）：难行貌。

弱脉水：寸弱为人只一年，一年过了一年缠；沉沉若也居床席，一月之中见祸连。

寸脉弱者，一生孤苦贫穷下贱。止可一年，一年若可，不过二年；若过二年，一月必死。疾主疟疾胃气少也。

关弱精神定少清，克妻克子见伶仃；若为僧道身安吉，父母同居也必刑。

关脉弱者，多浊少清，克妻克子，孤苦伶仃，若为僧道少可安身，椿萱同室，也见相刑。病主血气病也。

尺弱精神梦泄磨，为人下贱妄言多；压身小艺方为吉，未免难逃四十过。

尺脉弱者，精神减少，妄语多罹，下贱小辈，若为小艺方可压身，纵过三十，四十难过。病主下元败弱。脉带滑则有寿而无产业。

论官贵清声少

肝脉实大少清声，细紧为人必贱轻；若是浮高多短涩，沉沉不必问前程。

夫肝胆之脉若实者，为官少清声；若细而紧者，为人则轻薄。若浮而高，为事多强；若沉者，为事决断不分明。

论肾脉见喜

左右清沉在尺当，福福加喜庆无双；细看洪紧心流利，克日须知进禄乡。

肾脉，北方水，澄则智，清则喜。再看寸口通洪而紧，分明只在本月内有喜。春得微洪弦，喜。四季中见之。脉虚者无喜也。

论贵脉先退后福之喜

仕禄先看寸部来，分明流利任高才；沉沉寸口知君退，洪滑分明播九垓。

夫官禄之脉，先看进退之位，寸口脉本体洪弦大而散。若沉细者为不仕禄。在官者退位，在私者灾。若洪而弦于寸口者，其人有天才；若兼寸口紧如一点明珠者，此人入座三台之位。

论福德脉

指下分明似捻珠，寸关尺脉常与殊；三部流利知为吉，福德乡间与众殊。

诊福德之人，五脏之脉俱看，流利分明，不高不低，五十息不止及无断换者，此为巨福之人。心部见之，为上等福人也。若关尺中洪润，为中等福人。余无常者不贵。

论先富后贫

洪大宽调是富儿，若求官职事难为；忽逢突起于心部，早富中贫实可知。

凡心脉本要洪大平和，若见宽缓而慢，其人无官之分，是大富之人。如脉突起于心部，其人先富，后衰耗家贫。

论脉不利妻

尺部脉涩大而伏者，主妻宫不利多病。

两尺微沉短涩亏，堪嗟内助少光辉；妇道相宜多病苦，琴弦频续不芳菲。妆奁一物空携手，却用供他眷属肥；名门刚健多喧辱，若遇贞严也下微。

大凡看妻妾之脉，以两尺见沉微涩之状，此内助不坚，虽执妇道，必多疾病，不能眉寿，乃琴弦频续之兆。却主妻家力怯，奁资空费，或供给妻族。若在名门，反有喧辱之事、如得贞淑之妻，亦恐出于下伦。

论得妻力脉

脾家之脉主妻宫，清润匀长事不空；若非贞淑名门偶，必获奁资致大功。

尺弦长大主便血，若无溢血是奇绝；得妻贤淑富房奁，婚姻才了成家业。

凡论脉以右关为妻，得脉清润温柔匀长，此乃有财喜之脉；亦主妻家旺夫，必然名门大族，贞淑之人，须获奁妆而致富。

论子孙光茂

尺部弦长满指到，应知火脉洪匀好；岂特荣身利子孙，更兼数世传家宝。

定贫贱法

脾脉纷纷似水洪，为人财利一生空；本部更加奔波涌，早起得钱晚又穷。

定军屠法

指下纷纷似撒沙，心中不定是奸邪；若非军卒屠牛客，定是当年老贼家。

论三限脉

火初水末木居中，一限匀和一限通；三限俱和匀静好，荣华一世足兴隆。

寸关尺部分三限，应指匀和福自佳，三限若还无可取，不然终是定波喳。

论初限

火初为限要和匀，圆洁须交应指明；本部之中无进退，定兴基业立声名。

主早年登科，平人发财。

心部伏沉并短涩，不足本部乃为殃；少年限正多迍滞，初主须知破耗伤。

主早年偃蹇，平人破财。

论中限

木为中主要弦长，指下匀和特异常；益旺资财人口进，加官进禄喜难量。

主三十以后大发显。

木逢短涩更沉微，伏匿乱散若过之；产破人亡官失禄，中年少得趁心时。

主三十年以后迍遭。

论末限

水为末限宜沉滑，本部匀和应指强；进宫益禄多财帛，家道兴隆事事昌。

主晚年发达长寿。

尺部细短涩并濡，不及本部强施为；巧中成拙难成立，晚景波喳①寿必亏。

主晚年不顺。

八卦定初中末三运

乾一，兑二，离三，震四，巽五，坎六，艮七，坤八。

男子以心部脉沉取，女子以肺部脉沉取，看其卦数以断初年，而皆以肝部脉沉取断中主。一数为乾，二数为兑，余仿此。

男子宜行东南运，属离震巽坤为顺；女人宜趋西北途，兑乾坎艮敛藏居。男女各由宜利虚，并无克剥晦滞疏；若使乖张或弛背，谋多成败复趑趄②。

出身性情

先以出身断德性，心宫沉取而数定；乾兑之卦性温和，胸中平坦事无多。离卦光明仍爽丽，光风霁月如春和；震数心直口仍快，性直那容激触他。巽数为风无定准，依违善恶语言邪，坎艮无常沉狠毒，损人利己资包罗。坤主纳污能载物，性资迂缓可如何；细将八卦推情性，邪正分明决不讹。

四部论

心断吉凶并善恶，肝推贵贱细消详；克剥但于肺部论，禄寿原知脾胃乡。心部忽如蝴蝶舞，三至一至喜重重；婚姻子女文书应，人口增添事事通。若还一止还复止，更加散乱无头绪；

---

① 波喳：谓唠唠叨叨，争吵不休。

② 趑趄（zī jū）：想前进又不敢前进的样子。形容疑惧不决，犹豫观望。

官司口舌忽然来，如向应声非妄语。短促而止事徒知，失脱破财于此取；三春心部洪弦利，人口婚姻升转意。三部数而止若何，虚惊破财而已矣；柔滑而长应若殊，天资明敏学优殊。如珠而清六脉克，僧道高标福有余；本宫窒塞不分明，心地惟知但损人。纵会藏形如见惑，安能脉底隐其情。

定穷

脾脉宫中仔细攻，撒沙指下定为穷；奔波一世无停住，未免如颜陋巷中。

脾脉上如撒沙应指，一世财帛不聚，未免如颜子居于陋巷也。

定通

肝脉宫中用意明，指头下处有轻清；若居寸口三关利，作事殊常定畅亨。

肝脉宫中及三关流利如珠走之明静，定主为人通达，士人一举高中，常人财获万倍。

定僧道

肺脉分明似水珠，自然清净气神符，更看六脉无形状，德福清高与众殊。

定心脉富贵

心脉分明弦秀洪，此人必定作三公；更兼三部俱无断，至老须持国柄隆。

定见尊重

息数朝来不改常，一生沉重位高堂；诊来清利藏珠滑，自有洪名万世香。

凡尊重之脉，见沉而隐隐不乱，分明无涩滞；又要看六部匀和相应安然，如珠在水中一般。此人声名高出人表也。

定智慧

智慧须看肾水乡，洪和必定主文章；二仪尺寸来相应，迟缓高低计策长。

凡智慧脉，须有心火洪和相应顺也，肾沉滑无滞，此人必有大才，智谋俱全。

论心脉不遂

指下轻浮及小迟，一生运蹇不须疑，若过浮高与沉细，便求官职定应迟。

论肝脉吉凶

东方肝脉遇浮洪，定有虚惊主大凶；若无微小并沉细，处世敦崇禄再丰。

论肺脉灾福

肺脉如毛仔细推，若还洪大主灾随；更看本部俱浮缓，此是豪家富贵儿。

论脾脉贵贱

中央之脉号为脾，推取轻浮及缓迟；若不弦长浮更紧，此人食禄主恢肥。

论丙丁火灾福

丙丁洪弦动在关，定知武职作郎官；若是应指频无定，必然灾咎且无官。

丙丁弦长指下来，平生富贵有文才；若无撞指来相应，长子须知定栋材。

论戊己土灾福吉凶刑克不足职艺

戊己太过细推之，少年绕路走东西；九流之内非豪贵，主是常人又克妻。

戊己不及若更濡，必然离乡别处居；若见弦时必有病，平生业不在诗书。

杂断

三部匀来总一同，此人豪富是英雄；两关脉大上朝寸，应是为官主诰封。

大抵三关短复长，来时或紧去时忙；平生语急并身弱，贫困何年得显扬。

八八男儿却反阴，尺中浮大寸中沉；女年七七阳中盛，反是须知定是凶。

男儿八八脉沉清，左右相生福最深；须忧尺寸皆洪盛，卒厥来时力不任。

论些星肝脉

甲乙慧官好些星，脉来洪缓润弦匀；心神容足多才艺，必作黄堂以上人。

论火星心脉

火星作主在南方，举按洪浮阔且长；急促细弦人急躁，官高职显足辉光。

论星辰肾脉贵威权

北方坎水星辰位，指下如珠似水流；十万兵权为上将，名标青史定封侯。

论罗睺肾脉

罗睺高向肾中寻，著骨方来紧大沉；眼大赤光根本厚，多谋足智紫薇人。

论月孛命门脉

月孛俱在命门乡，肤下如珠动不忙；为事多奸人性恶，平生恋事在花娟。

论太白肺脉贵威权

太白金星位旺西，来时浮涩不须疑；中间秀润兼和顺，文武兵权定有之。

西宫肺脉要推详，下指洪匀又紧长；塞外不为军将主，中年也作紫薇郎。

论贵贱澄湛格

澄湛如同珠在水，凝然莹丽易推详；尺寸俱迟应大器，贤良从此誉垂扬。

清奇格

清奇之格世罕逢，古怪形容众不同；脉来匀静清奇极，富贵才能勋业隆。

阳极格

六部匀洪动且宽，匀长应指用心观；壁立威权难屈节，腾身风阙跨金鞍。

阴极格

六部俱弦静似无，恢肥骨骼福方殊；若遇形枯难奋发，初虽富贵末年枯。

青龙格

青龙主喜有资财，尺寸纵横远信来；酒食佳宾须发嗣，只忧不顺反成灾。

纵横逆顺四脉

夫尺寸得纵横脉，主酒食佳宾丰盛，发嗣长久，吉庆。脉来不顺反成灾迍。如水部乘火、金乘木，曰纵；火乘水、木乘金，曰横；水乘金、火乘木，曰逆；金乘水、水乘木、木乘火，曰顺。

白虎格

忽然右寸脉微沉，一岁之中孝服临；只恐缌①麻从此至，过兼灾患及沉吟。

勾陈格

右关脉动或沉芤，田宅婚姻虑隙仇；或见中央芤断绝，一年之内见倾舟。

关脉浮而芤，田宅婚姻，事干争竞中决断者，有倾舟之患。

朱雀格

左寸洪急事喧喧，印信争论不可言；复虑朝临并事至，为官禄败反缠绵。

螣蛇格

左手尺脉或坚牢，回禄之灾不可逃；若是乡邻承此难，免教自己患思劳。

元武格

右手三关脉紧弦，须招鬼贼祸来缠；若逢微缓频频动，富贵心闲似地仙。

右三部脉弦急者，鬼贼为害。若微和平缓，匀清心闲，仙境富贵，容足之人也。

---

① 缌（sī）：制做丧服的细麻布。

云鹤冲天格

六部论时不涩弦，为官世代是根源；文武兼全须大用，喜同椿桂定延绵。

若六部脉之中不涩不弦者，主世代为官，文武兼全也。

狮子入宫格

四十不止命门中，缓大宽长第一翁；更若弦长并分寸，三台八座好英雄。

三焦命门所配，其脉缓大宽长无急涩，主贵至一品，不然亦主三台八座之分也。

飞龙在海格

木来弦急最无情，却有文章学业精；脉若沉濡而缓急，一生淹蹇没功名。

左肝脉弦紧，览尽文章。或沉滞涩，一生淹蹇而功急不遂也。

鸳鸯带云格

肺脉轻清事业高，最嫌浮大及坚牢；若还长短兼刑克，咳嗽声声必作痨。

肺脉轻浮而匀，不大不小，主事业高完之人也。若逢大及坚牢，或长或短者，主劳嗽之人也。

蝶入花园格

男子为阳尺脉弱，女人为阴尺脉弦；反之不及并太过，婚姻亏损破田园。

男子尺常弱为顺，若太过为逆；女子尺常盛为顺，不及为逆。如此则婚姻损克，荡破田园也。

维雀失巢格

肝胆前虚后实来，肉轻骨重用心裁；前实后虚身不正，螣蛇入位事当推。

肝胆之脉前小后大，又云前虚后实，肉轻骨重者贵。前大后小，前实后虚，立身不正，亦主六亲不正之事。

苍鹰折翅格

六脉不顺事非常，牢格弦微缓更长；招引是非应晦滞，六亲惟恐有侵伤。

六脉不顺及坚牢格弦之形，又微长缓不等者，此脉定有是非折伤之患。

鱼游浅水格

两关脉溢上鱼际，狡猾人来夺骗钱，阳动而浮须享福，阴沉而涩祸初年。

两关脉上鱼际出者，恐是狡人前来夺骗钱物。阳脉浮动者，必享早年之福；若阴脉沉涩者，主初年当灾病也。上鱼际者，谓脉出寸外动也。

二龙交战格

血脉为脏是寻常，革涩沉微又缓长；阳盛杀人阴被害，阴阳俱盛两相伤。

五脏六腑，血脉之精，若脉来往革涩沉微缓长不等之状，左寸为阳狂暴之脉，主杀人或斗争打折狠戾等伤；若关中阴脉沉者，主被人害命。

秋雁横飞格

脉来三部慢沉沉，冠世文章第一人；必辅帝王为宰相，世传清骨若珠珍。

三部沉沉缓常和匀者，主贵格；不然，主文章冠世也。

龙蛇混杂格

两寸沉涩破赀财，官事无休迭迭来；赴诏为官须退职，除非宽缓有三台。

左右寸口却是两阳之位，若脉沉涩者，主破财；更有词讼不绝，为仕者退职。若脉宽大不沉涩，即有三台之位也。

入林缠虎格

六部看时动不常，更寻沉实又浮长；万般不许人间会，为事生平性最强。

鸳鸯显石格

男女生来六脉长，阴阳逆顺用心量；男儿破却女家户，女子破却男家庄。

夫男女六脉俱有盛弦之脉，即是阴阳反逆，主男破女家，女破男家田庄也。

鱼游春沼格

肝木弦实犯刑徒，偏向东西是假儒；若得宽长富贵客，豪雄足称结珍珠。

肝脉强实者，主犯刑徒。脉见不和，此是衣冠假儒。若宽长，主荣华富贵。

寸实而强尺又急，平生情性多乖失；更兼妻子损重重，做事到头终少吉。

寸实而强，又兼尺紧而急，主人情性有乖，更忧家内老幼祸福不吉之事。

野鹤冲天格（冲天一作入山）

推令内而外不内，心腹计较少知音；推令外而内不外，应知他日必遭刑。

两手六脉推其筋而取之，多内而不出外者，主人计较；外而不入内者，其人奸猾，他日见犯刑遭法也。

飞莺入柳格

木来弦紧最无情，却有文章学业精；脉若沉濡而缓滞，一生多蹇少功名。

秋雁高飞格

肺宫微薄急而强，几度重妻更反张：此是先贤留秘诀，临时指下细推详。

羊簪格

六脉微微缓不通，官方鬼贼要相逢；若还顺逆依其位，不必求占并问神。

龟游荷叶格

肾脉迢迢五十余，看时指下缓弦随；逸民之士遐龄寿，慕道休官世上无。

肾脉弦缓而大浮者，有寿好静，慕道参禅，休官守己之士。

鹭飞千里格

脉牢浮大尺中时，心内机谋面黑黧；三限俱亡无所住，离乡别井走东西。

鸿雁失行格

阳实而强阴紧急，平生情性言乖失；须防妻子老幼伤，作事到头终少吉。

论五阳脉主吉凶

心浮财喜肝危厄，脾浮有喜加财帛；肾浮子孙喜气临，此是脏腑之浮脉。

心滑忧疾肝财喜，肺喜子孙脾禄位；肾滑为财喜亦然，肝滑应之类皆此。

心肝脉实子孙喜，肺内喜脾忧兄弟；肾实失脱却为忧，此是脉实之大体。

实而滑利者，喜吉之兆；若实而浊数者，病也。

心脉弦时只自然，肺主惊恐脾忧煎；肾若弦时父母称，肝脉逢之兄弟贤。

弦滑缓者，宜而吉；若数重浊者，不利而逆。

心弦禄喜肝兄弟，肺主惊恐脾见逆；肾宫父母喜见弦，弦脉分明无差忒。

心脉平和旺子孙，肝弦洪脉喜中珍；脾喜妻子胃财帛，洪脉其中意又存。

论五阴脉主吉凶

心脉微时主关忧，肝为身病未全瘳，脾为手足忧病患，肾厄相逢水泽求。

心脉水火肺防危，肝缠不起疾兄弟；脾名血光诸恶病，肾家惊恐不曾离。

心缓须防忧孝服，肝缓不测祸灾生，肺逢失脱兼伤折，脾主忧灾肾子孙。

心肝涩脉忧手足，肺遇危亡灾孝服；脾家必主财帛失，肾逢财破何如足。

心肺伏时俱忧死，肝家伏兮虑子孙；脾逢更虑子生病，肾伏前逢主有迍。

推五阴五阳克应日例

浮应庚辛滑戊己，甲乙弦之实壬癸；洪为火德应丙丁，此是五行真妙旨。微忧申酉沉亥子，缓逢寅卯涩辰戌；伏逢巳午便生殃，濡弱丑未为灾咎。

假如诊得浮脉缓缓，如蝴蝶斗舞者，应在庚辛之日有喜。若太过不及者，则有灾晦。若先期能预慎防闲，则或能减少。《太素》一书，正欲使人避凶趋吉。故程子曰：知之减半，慎之全无也。余仿此。用光近续增赵石亭条下，参验甚详。

太素脉诀卷下 （明·彭用光）

肝脉见喜

弦脉由来本是肝，贵占凭此亦偏欢；亥卯未来多利益，寅卯天恩及转官。

少阳厥阴，主功名贵达，显耀喜庆，全在此宫。

肝脉见贵

要知职位胆中看，匀缓分明又在肝；诊得弦长终是贵，细沉定是主孤寒。

胆气均匀即有官，少年仕路恐难攀；（若心部洪匀相生，主少年发达。）中年决定封侯印，名利文章一世安。

肝脉升沉流利者

（即印绶官之贵禄，中年荣显）

甲乙来而动更弦，为人尊重有威权；若还三按都无断，官高三品一生贤。

甲乙太过细寻之，先抛头女与头儿；却有文章多艺学，中年破败各东西，

要知职位少阳看，少阴洪应用心观；少年金榜及高第，至老人称号长官。

初年发科，必手少阴寸部洪柔，与少阳相生，方显贵。

厥阴指下尽来长，少阳之脉异寻常；紫诰定承辰戌里，中

第二辑

年决定佐朝堂。

少阳之下最和柔，木到阴宫水顺流；（无制不弦，所以不悠久也。）为官只是多闲讼，居到朝堂便好休。

定居职位胆为先，指下弦长珠显圆；此脉若当春季仲，更兼及第在初年。

无珠力弱惟一阴，处世驱驰只是沉；常见一弦宜晚发，寅申巳亥不相应。

三部宽长是上贤，更于胆脉带长弦；豁然应指如龙动，翊赞明君万万年。

脉来弦缓更分明，须信为官显大名；更得宽长来不涩，终身荣贵作公卿。

肝脉清浊

肝脉轻清贵禄荣，堂堂仪貌足人情；数分三分应亨泰，恭谨尤加目秀清。

肝脉重浊性何如，狠毒无情駚①不移；不是脉中无贵气，奈何生骨欠清奇。

心脉清浊

春见夏体同。

心脉轻清应在神，聪明接物庙堂人；旺看丙丁无凝滞，四七年来贵显身。

心脉重浊主无神，性僻情乖终杀身；眼视不明终舌短，夭亡难得侍双亲。

---

① 駚（sì）：急走貌。

肺脉清浊

春见秋体同。

肺脉轻清号俊才，皮肤润泽善恢谐；看看四九声名显，武略功勋蹈帝阶。

肺脉重浊人无仪，性格贪淫礼更疏；贫贱一生无别事，杀因临忿损身躯。

肾脉清浊

春见冬体同。

肾脉轻清智巧多，待人处事更慈和；清吉调畅无忧滞，一大相逢贵奈何。

肾脉重浊最无情，少智多愚主贱贫；此部若无清一点，平生那得见光荣。

脾脉清浊

春见四季同。

脾脉轻清气象高，为人尊重更英豪；数逢戊己须荣显，晚节身安寿算遥。

脾家重浊主风狂，无信欺人命不长；纵是左心清应指，也应浊富不贤良。

肝脉见煞

肝微并涩兼沉滞，凡病如斯更莫医；尚有破财人不足，骨肉分离事可知。

肝脉主灾

本部看看更动迟，须言灾病莫狐疑；频频举按还无应，夏至灾来骨肉离。

震脏本来动滑芤，破财词讼足心忧，如毛寿夭分明断，密地心思不到头。

甲乙如毛命不长，浮滑芤来事可伤；破财词讼多忧险，及到中年在外乡。

甲乙分明指下迟，少年多病实难医，若还举按仍无力，奴婢逃走定难寻。

三部按时但是弦，须知忿怒急连天；忽然浮大来无息，亦是忧惊事到缠。

肝脉见梦

肝实频来指下宽，梦松高树又登山，如虚若在木中立，或在深林暗昧间。

春见肝脉

肝脉沉弦四十至者，位至三公。

春中得木是权期，柔更长条喜应时；若见火来居此位，清明时节福相随。

夏见肝脉

夏得木位定无疑，金来克木哭妻儿，若到火宫便逢喜，但言二七九方知。

秋见肝脉

木部之中忌金来，父母须防定有灾；水来相救无大厄，相生相顺福之媒。

冬见肝脉

木到水位喜为先，来扶水位喜相连；望后即无三五至，一阳之后定官迁。

定流年春脉则例

木内火来时，欣然事可宜；居官加禄位，求财万倍归。

木内火来者，乃春该木旺而主事也。足厥阴经中见手少阴经，即子母相生而相逢，岂不欣欣然而不可乐乎？所以居官必升，求财必倍，家门有喜庆吉祥之事也。

春月顺时节宣

《内经》曰：春月，阳气闭藏于冬者，渐发于外。故宜发散以畅阳气。故又曰：春三月，此谓发陈，天地俱生，万物以荣，夜卧蚤①起，广步于庭，被发缓形，以使志生，生而勿杀，予而勿夺，赏而勿罚，此春气之应，养生之道也，逆之则伤肝，夏为寒变。故人当二月以来，摘取东引桃枝叶各一握，水三升，煎取二升，以来蚤朝空心服之，即吐却心膈痰饮，宿热即除不为害。春深，稍宜和平将息，绵衣晚脱，不可令背寒即伤肺，鼻塞咳嗽，但觉热即去之，觉冷即加之，加减俱在早起之时，

---

① 蚤：时晨，通"早"。

第二辑

若于食后日中，恐致感冒风寒。春不可衣薄，令人伤寒霍乱，消渴头痛。春冻未泮，衣欲下厚而上薄也。大风大雨，皆宜避之。东垣曰：木在时为春，在人为肝，在天为风，风者无形之清气也。其时脉当弦，而六部俱见于本脉之中，又必缓于四至五至，是谓有胃气。《脉经》云：阿阿缓若春杨柳，此是脾家居四季。夏秋冬效此。善调者，百疾不生。间有失调，或伤冬寒，至春发为温热之病。故曰：寒受热邪名曰伤寒。以左脉浮紧辨是。若当春伤风即病，左脉浮缓辨是。又有饮食不节，房室劳役过度，则为内伤发热之证，当以右脉盛大辨是。治法详后。《素问》云：春伤于风，夏生飧泄。潜溪论曰：慎起居，忍嗜欲，薄滋味，行阴骘①，所以却病延年益寿云。

以上春太素脉。

心部总论脉诀

脉来宽缓更逢春，不作贤人亦贵身；更若弦洪来不滞，须知超显异群伦。

心为一生之主，乃君尊之位也。登科、文明、吉凶、发富、清贵，全在此宫。

心脉之中见土来，得财喜庆又添财；更加洪滑时时动，出去求财必得回。

心脉均匀指下来，平生不滞更无灾；年纪定逢二七至，常流妻妾一怀胎。

春得洪弦喜庆培，但看春夏喜须来，若非辅职并婚娶，即是生儿定有财。

---

① 阴骘（zhì）：原指默默地使安定。引申为默默行善的德行，亦作"阴德""阴功"。

当春心脉见洪弦，看取清明节后边；君子辅官多喜庆，脉来宽缓一生贤。

心脉见贵

得二数为伊傅①，得三数为文章，忠孝纯全，乃成德君子。

弦秀是文官，紧是武官。

心脉分明弦秀洪，此人必定作三公；更寻三按俱无断，至老须持国柄隆。

弦秀洪带缓，不实不虚者，大贵。

心脉分明缓细频，先看粗涩后调匀；虽然今日为贫士，异日兴隆是贵人。

主三十岁后发科甲，平人发富。

心脉见聪慧

心脉生时紧又长，一生劳碌费心肠；若见匀洪并秀润，仪容体貌必文章。

心脉见灾

心脉紧数出公私，沉细更加妇女低；口舌临门三七内，但宜防慎密关机。

心宫滑实不调匀，性毒人嫌狡诈心，必定官灾刑害至，若逢结脉定增惊。

惊忧之脉起于心，散数微浮去复沉；相克颠狂投指乱，更将急缓定灾迍。

---

① 伊傅：伊，即伊尹；傅，即傅说。两人均为商代贤相。借指贤能的人。

息数狂投洪散来，劳心撩乱暗思推；眼前尽是攒目事，怎奈星辰不护台。

忽然无脉少精神，须有忧疑惊恐深；天性沉吟多毒害，要知心脉似棘林。

心脉见官灾父母患

丙丁沉滑最堪忧，官事常常不得休；父母更防残疾死，他年必定走他州。

心脉见孤独

心脉频来息不加，更来衰气实参差；为人至老常孤独，子死妻亡自主家。

心脉见孤贫

心脉频来指下粗，太阴无力一身孤；若还见水少浮滑，女为婢妾子为奴。

心脉见忧惊

面赤紫红三部数，狂言乱语如邪神；忽然实大并带滑，险怪虚惊不慢陈。

心脉见妇人淫乱

欲识佳人一寸心，关前散乱及浮沉；枉将山岳为盟誓，不是幽居独展衾。

心脉主病死

心脉濡弱细寻之，年内须防厄更危；若是伏迟须是死，分明洞断莫狐疑。

春见心脉

心来木本两相随，必是须招异姓儿；若是水来居本位，其人忧事见灾危。

水来火部相克，所以灾生。

心脉见病死

丙丁微来更沉迟，得病今年早怨谁；若是似毛终是死，教君千万莫求医。

夏见心脉

火来事大也难猜，须有忧惊定见灾；便是沉微灾必至，家中人死泪衣衫。

秋见心脉

火旺相逢金位君，为官失职祸相随；莫教金水来相克，不见青天如是悲。

冬见心脉

冬见心脉不相宜，遭枷下狱锁相随；若还远近行他事，此脉多忧定见非。

第
二
辑

定流年夏脉则例

火中如见土，夏喜足文才；洪缓当时应，无求财自来。

火中见土者，手少阴经中见足太阴，乃子母相生之理，兼夏该心火旺相管事而得洪缓，足太阴子恋其母，岂不吉庆亨嘉？凡事皆顺，官必升迁，财禄大旺也。

夏月顺时节宣

《内经》曰：夏月人身阳气发外，伏阴在内，是脱精神之时，特忌下利以泄阴气。故又曰：夏三月，此谓蕃秀，天地气交，万物华实，夜卧蚤起，无厌于日，使志无怒，使华英成秀，使气得泄，若所爱在外，此夏气之应，养长之道也，逆之则伤心，秋为痎疟。故人常宜宴居静坐，节减嗜欲，调和心志，此时心旺肾衰，精化为水，至秋乃凝，尤须保啬以固阴气，常食热物，使腹中温暖，生瓜果茄水冰冷淘粉粥蜂蜜，尤不可食，食多秋时必患痢疟。勿以冷水沐浴洗手而淋背，使人得虚热眼暗，筋脉厥逆，霍乱转筋，阴黄之疾。勿当星露风卧，勿眠中使人挥扇，汗体毛孔开展，风邪易入犯之，使人患风痹不仁，手足不遂，言语塞涩之疾。年壮不觉为害，亦种病根。气衰之人，如桴鼓应响矣。酷暑尤宜思之。凡夏不宜极凉，极凉则心涩浮寒，而秋冬肺与肾有沉滞之患。然大热亦有所当避。《素问》曰：夏伤于暑，秋必痎疟。慎者却之。其或春伤于风，清气在下，至长夏而飧泄者，则右关足阳明太阴之脉，弦紧大辨之。或脉伏者，此手少阳与胃应也，则霍乱吐泻转筋，四肢厥冷，身无疼痛，治法详后。乃心火旺，六部脉该微洪，于本部而缓也。经曰：夏伤于暑，秋必痎疟。潜溪论曰：夏至一阴生，当节嗜欲也。

以上夏太素脉。

肺脉见贵

庚辛忽见滑实来，一生刚气有文才；如逢撞指来相应，定折天边桂子回。

颖悟登科，聪明黄甲，亲属全在，手阳明太阴浮涩取法。

五至如珠登第贵，朝廷常傍赭黄袍，均匀满指实而有，行短犹兼寿不牢。

三台华盖要轻浮，缓涩轻毛事必投；五十动中无实大，丈夫高折桂枝秋。

夫肺者华盖也，轻指所得。又云指下无实大脉者，及第也。如有实大，皆常流也。

登科须要肺浮轻，本部调匀显蕃荣；缓细分明无断数，仁看金榜挂声名。

太白金星位正西，脉来浮涩不须疑，中间秀润须相合，刑名兵柄尽成威。

西方肺脉要推详，下指洪紧又无长；塞外不为将军主，中年也作紫薇郎。

三台八座①之贵，此部浮洪紧而短，见之上贵之格也。

肺脉见梦

肺脉频来虚更长，登山涉水问途忙，实须梦见刀兵起，虚主钟声鼓振堂。

---

① 三台八座：泛指高官重臣。

肺脉见父贵

右手如丝一两条，微微指下举全消；位高名职为人父，便是常流亦富饶。

肺脉见凶

秋来诊得火来侵，外来克内木难存；身危宅暗多忧虑，财散人衰不可当。

庚辛动滑两头虚，来不轻浮只缓微；再三举按无多应，定是他乡已破徒。

肺脉如浮又不浮，男为浪子女孤愁；纵教不死为夫妇，也主离乡别处州。

肺脉见喜夫妇顺

肺脉当秋应指浮，脾宽匀大缓相投；内还投内夫妇顺，才喜重重不用愁。

肺脉主贱好外游

庚辛部内见弦长，少不中年在外乡；若然不作僧与道，也主离家别父娘。

肺脉主刑宪

肺脉逢之实且弦，情性多刚作事偏；滑微兼缓情详察，徒刑之脉莫流传。

肺脉主无德

烁金之脉见沉微，口是心非好贪淫；此等见人多笑语，会将喜口取人心。

肺脉见妻高

肺脉原是主妻宫，外祖之家且一同；浮缓轻轻皆吉兆，庚辛定主夜生人。

肺脉见孝服

肺宫白虎不堪云，食啖居堂本至迍；最忌丙丁来相克，庚辛之中泪惊人。

春见肺脉

春见肺脉本相克，金水相克却沉吟；妻儿破散身无主，田产抛荒枉费心。

夏见肺脉

水照金位金不安，秋若逢之加职看；一日福禄来相应，为官高选定升官。

秋见肺脉

秋逢金脉是旺宫，遇火须忧是乱纷；木更逢到妻宫喜，喜上添财衣禄丰。

冬见肺脉

金水相生是贵人，木来旺相喜逢春；必须用贵招财物，荣旺家风福气新。

定流年秋脉则例

秋金脉浮滑，必定喜相加；忽然弦长应，得财以手拿。

秋令肺金正旺，为当权司令之时，而得浮滑之脉，乃足少阴经入手太阴相生之地。又得忽然弦长，妻位之来，所以主有财喜获宝之事，大吉之兆也。

秋月顺时节宣

《内经》曰：秋月当使阳气收敛，不宜吐及发汗，犯之令人脏腑消铄。故又曰：秋三月，此谓容平，天气以急，地气以明，蚤卧蚤起，与鸡俱兴，使志安宁，以缓秋形，收敛神气，使秋气平，无外其志，使肺气清，此秋气之应，养收之道也，逆之则伤肺，冬为飧泄。若知夏时多食冷物及生瓜果稍多，即宜以童子小便二升，并大腹槟榔五颗，细切，煎取八合，下生姜汁一合，和腊雪三分，早起空心分为两服，泻三行。夏月所食冷物及膀胱宿水，悉为驱逐而出，即不为患。此药是承气汤，虽年老之人，亦宜服之。泻后两三日，以薤白粥加羊肾，如无，猪腰子代之，空心补之，胜服补药也。秋当温足以冻脑，其时清肃之气与敛行之体也。自夏至以来，阴气渐旺，当薄衽席情欲以为寿基。其或夏伤于暑，至秋发为痎疟，木气终见，三焦二阳相合病也。阳上阴下交争，为寒为热，肺金不足，洒淅寒热，此皆往来未定之气也。以二少阳脉微弦剥辨是。又有夏食生冷，积滞留中，至秋变为痢疾，以足阳明太阴脉微弦濡而紧者是。秋脉当如毛，如脉洪则反时矣，治法详后。《素问》云：秋伤于湿，冬生咳嗽。潜溪论曰：养气完形，寡欲涩精，肺金司秋之正令也。

以上秋太素脉。

肾脉见喜

迁移须要水中清，交易之中便得成；若遇丑寅来本位，此时财谷尽丰盈。

寿夭晚景，祖宗子孙，此足少阴主，全在此宫。

肾脉见贵

尺中隐隐润兼长，福寿荣华安可当；莫教火大来相并，不为将相主封王。

北方坎向肾中求，两尺迢迢似箭头；十万兵中为上将，名标清史定封侯。

罗喉要向肾中寻，看物方来紧大沉；眼大赤光颜色厚，多谋定计智尤深。

北方肾脉深且长，来时沉滑不高昂；非惟有寿多才智，佐国忠臣尤异常。

肾部忽然动滑时，为官必定有迁移；更看三部宽洪应，用意消详仔细推。

肾水频来指下匀，少年仕路做官人；女子不逢加封号，定生二子尽超群。

肾水深藏指下均，心宁多喜助天真；丹田自有婴儿在，佐国齐家一世清。

左右滑澄两尺当，精神加喜福无双；细看弦滑心流利，克日须知进禄乡。

细微沉滑通利津，定是高迁木寿椿；寸口莫嫌洪紧并，也知登禄在春深。

肾脉见寿长

北方之脉本滑沉，指下来兼润带深；此是世间长寿客，名题金榜作公卿。

此为男子一身之本，主至大之贵，在沉滑如珠。

肾脉见喜孕

肾脉须当仔细寻，尺中三动忽然沉；此名妻孕何劳问，妙者须知不换金。

肾脉见仕禄及短寿

壬癸迢迢指下宽，眼前虽任是郎官；只愁数短来无位，定知难得十年欢。

肾脉见才智

才智还看肾水乡，宏才九窍足文章；二仪尺寸来相应，高低迟缓一般详。

夫智慧之脉，肾必柔和流利，人多谋计。

肾脉见旺吉又长，一生至贵寿高强；忽然缓缓来相应，求财何用作经商。

肾脉见情欲之喜

尺脉本沉微，那堪紧数随；兰房明月夜，有客笑嘻嘻。

肾脉见福寿

尺脉微微动滑珠，渊源福禄许安居；如珠至五加封号，常庶成家福倍殊。

肾脉是天元，深藏福寿延；平生灾祸少，喜乐信相便。真元脉要坚，累累是珠联；百年无疾病，福禄满天年。

肾脉见灾并疾病

三至虚迟复缓来，虽加封号却愚顽；生灾抱疾难为寿，田产多因体不完。

水缓悠悠指下沉，一生羸瘦少精神；母氏少年多疾病，更兼父亦患痨人。

肾脉见淫重

月孛要在命门乡，肤下如珠动又忙；为事多奸人性急，平生只恋在花娟。

肾脉见博学无成

壬癸弦长动更柔，为人志气好风流；却又文章多道艺，奈何好学不到头。

肾脉见末年多灾

壬癸如逢太过时，末年才到病无疑；若见细沉多巧性，风流士子有三妻。

肾脉见病讼

壬癸之中怕伏沉，来时动涩病源深；若见缓沉公事至，好将指下定灾迍。

肾脉见死灾

壬癸沉来又似伏，举指按之都不足；何须买药请良医，须臾便见全家哭。

肾脉与命门见奴仆车马吉凶

奴仆车马定三焦，轻按如丝定主招；如珠定主中奴断，忽管奴逃马坠腰。

肾与命门见官符失财大灾

三焦相配命门宫，火怕土宫来旺时；不特火光并脱失，也应六畜化为泥。

最忌相冲满指来，伏逢三按冷如灰；讼狱此生难得释，戊己教君退大财。

肾脉不宜妻妾

左右尺脉频更扎，马年相克不和柔；此人必定伤妻妾，独守空房泪暗流。

肾脉主不利亲子

左右尺中滞又微，更加脉息又乖时；须知不利亲男子，定是恩乡养外儿。

肾脉见病厄寿促

来时沉涩去时微，此主平生疾病躯；更向尺中来短促，其人难过三旬余。

肾与命门寄尺中，诊时须要定灾凶；忽然浮大来伤克，长夏见之命须终。

泉鬼偏寻肾里藏，白浓瘦却不堪当；切忌沉涩并不见，患人不久入泉乡。

肾脉若伏无脉时，逡巡更见死相期；若逢不及数并短，得病中年病莫医。

肾脉见修养长寿修短

水部柔洪阴养阳，丹田血海热如汤；不施红粉如桃脸，百岁冰肌寿又康。

洪滑至骨而出者贵寿。

肾与命门该脉数，行来相克询消息；沉微定是安居死，紧滑须知出外亡。

短伏必知溺水死，濡沉终是虎狼伤；微沉自害并他害，涩滞须知打扑伤。

紧数须知连病重，蹇劳饥冻不虚扬；忽然短代并来滞，他日须知受市伤。

贵人反得贱脉者，忠肝义胆之正士。

春见肾脉

水生木位合相逢，水木相生喜不同；忽然金到为刑克，病

第二辑

情骨肉各西东。

夏见肾脉

夏得水脉本相刑，指下多少是忧惊；夜梦狂神并猛虎，交秋才遇命须倾。

秋见肾脉

水入金宫频喜庆，水来金位水相生；此是人家添福寿，财帛万事总加临。

冬见肾脉

冬见肾脉是本乡，金来和合更无妨；频频至数惟生福，水至天然达帝乡。

定流年冬脉则例

冬月得弦长，荣身兼寿康；当时见弦涩，门宇添吉祥。

冬月，足少阴寒水旺相之月，职掌权衡用事，而得足厥阴之脉，是母生其子，所以身吉家昌，为官必超迁内台，庶常必倍获财宝也。

冬月顺时节宣

《内经》曰：冬月天地闭，血气藏伏，阳在内，心膈多热，切忌发汗以泄阳气。故又曰：冬三月，谓之闭藏，水冰地坼，无扰乎阳，蚤卧晚起，必待日光，使志若伏若匿，若有私意，若已有得，去寒就温，无泄皮肤，使气亟夺，此冬气之应，养藏之道也，逆之则伤肾，春为痿厥。故人当服浸酒之药，熟地、当归、五加皮、地榆、仙灵脾①、牛膝、虎胫骨、独活、萆薢、枸杞子，绢兜浸酒，七日之后，早晚量服，以迎阳气。虽然亦不可过暖，绵衣虽晚着，使渐加厚。虽大寒不得向猛火烘炙，甚损人目睛。且手足能引火气入心，使人心脏燥热。衣服亦不宜火炙极暖。冬月天寒，阳气已自郁热，若更加之炙衣重裘，近火醉酒，则阳气太甚，故遇春寒闭塞之久，不即发散，至春夏之交，阴气既入，不能摄运阳气，必至有时行热疾，甚者狂走妄语，切宜忌之。亦不可过劳房室，不可触冒风寒。故曰：冬伤于寒，春必温病。故先王于是月闭关，俾寒热适中，此为至要。冬不欲极热，极热则肾受虚阳，而春夏肝与心有壅蔽之患。冬脉宜沉，按至骨而滑，六部亦然。如秋伤于湿，冬生咳嗽，是肾水受迫上行，与脾土相合为痰咳，则手太阴阳明及足二经脉洪实也。若冬寒伤肾，感邪即病，足太阴少阴本病，治法详后。经曰：冬伤于寒，春必温病。此时伤令也，其人慎避。《性理》云：病时药饵固不可缓，及愈后保护，引在《赈荒论》中。潜溪曰：人能为善，行方便好事，为一生之大药，何病之有？

以上冬太素脉。

脾脉总论

脾脉平均应指来，能为高贵有文才；如逢三按都无断，加官名誉震天雷。

爵位田产，升迁妻妾，太阴足经取，全在此宫。

---

① 仙灵脾：现用名"淫羊藿"。

脾脉见喜

脾缓财产更加添，宽缓轻轻不用占；戊己男宫须见喜，丙丁进契不须钱。

脾脉见成才能仕禄

脾脉分明似捻珠，寸关尺部与常殊；停匀流利知为吉，福禄平生事不虚。

脾脉宽缓好情怀，撞指心田不可猜；大小浮沉俱似缓，禄位高官显大才。

夫脾脉中宫之土也，每季各旺十八日，其脉宜宽而缓，得旺相之本也，人有宽怀情意。若六月诊之宽缓，乃脾之正旺相之脉也，是有喜之脉。若撞指来往不足者，此人为事有隐情不可猜也。若见大小沉浮而缓者，此为旺相之脉也，此人有才智，须至老为显贵大家也。

脾脉见性巧无禄位

戊己缓涩巧中看，大小非同子细参；心下为人多艺术，文章虽有不为官。

脾脉妻贵寿

右关迟缓动阿阿，妻是名家淑女歌；五至动柔终是贵，妻宫文惠巧工多。

缓主妻贞淑，弦主妻性急。

少年封邑兼长寿，常庶人家福若何；三至脉来如枣核，贵官皮血疾偏颇。

枣核，木克土也，以此推之。

戊己太过细寻之，少年流荡走东西；若非九流三教内，定知常有二三妻。

脾脉见贱

戊己㧑时又似浮，无信凭谁不相投；切忌动来随指至，一生至死作奴俦。

脾脉见灾危

戊己常来一向沉，若还迟细见灾临；非同困者皆忧命，按之无力死逡巡。

脾脉见犯土灾病

中央之气土宫临，掘凿多因犯此迍；甲乙病人连怕进，肿头凹面减精神。

脾脉见恶死

戊己来实更浮高，天然凶恶足强豪；若见伏时须赴法，忽然官讼有刑遭。

脾脉见死家宅不安

土脉见水死家风，脾脉沉浮旺深冬；阴人小口须防厄，急命良医始见功。

脾脉见仕禄

脾肾逢金气再宽，纵然无诏亦加官；关中若见浮兼滑，财帛徐徐尽自安。

脾脉见理奥

脾怕水来居此边，诸般论脉合三天；有人会得三天事，医中称说是神仙。

脾脉见祟

脾弦脉鬼主苍黑，浮涩须言西北神；忽然沉滑阴暗祟，更细浮大是亡人。

脾脉总论

本部之中脉再强，轻浮指下细推详，好学文章多致贵，规模相遇有风光。

春见脾脉

春来得位乃荣敷①，七十二日旺其因；戊己若来金位立，求财加取一番新。

夏见脾脉

火到土位要知源，其人安乐十余年；若逢木来侵其土，夏末秋初命入泉。

以此部切忌弦木。

---

① 荣敷：指草木茂盛的样子。

秋见脾脉

子母相逢最相宜，浮动来时有福为；金土相生财帛旺，秋冬稳稳更无疑。

冬见脾脉

冬月属水土临间，其脉缓大实难堪；须宜致土免侵克，滋肾培根益寿安。

定流年四季脉则例

脾官旺四季，缓滑足荣昌；居官当迁擢，财帛获仓箱。

脾主季月十八日当权主事，若缓是本位。今得滑是足少阴入足太阴经，是为夫妻相合，所以官当升迁，求财必获也。

以上四季太素脉。

定六亲

肺为月孛母中堂，大肠妻子计都乡；忽然脉起来三至，定父先亡母后亡。四数却缘刑克母，奔波灾起见刑伤；若还应指无分晓，骨肉重重有不详。浮取大肠断妻子，五数贤名应不克；若逢三至定难为，先女后男方是吉。若为肺部大肠中，灾起浮来洪更紧；火居金部总非宜，知是刑伤两妻脉。短促而止来三至，到老无妻似出家；端中天命非人欲，本部分明而不杂。妻子分明多得力，更加祖业与匡持，如在蓬麻中自直。七至兄弟成而败，九至兄弟有如无。一生破家并换祖，回头祖业总是虚。若还沉缓来应指，定得妻财绰有余。本部浮沉应指明，势如奔涌不曾停；细君丑陋淫无比，狮子河东不绝声。女子肺脉洪福德，心部夫宫论刑克；主行仍于立命推，息数还同男女脉。子息须看小肠部，三至浮弦生意绪；流年参论不相生，心必非主儿如玉。

定性多怒

三部按时俱是弦，肝宫左右叫连天；出身若得震离卦，喜怒不常心自贤。怨恶不藏难激触，接人光霁①意悠然；此心明白能严断，定见应无倚与偏。

若心部脉浮大散而止结，必主忧疑之事缠绵。

克定灾年

心脉见水，即壬癸年见灾，十年一次。见木则甲乙年。余仿此。仔细认脉，万无一失。

逐年小限

此逐年小限以推五运子母。

土运如逢缓润中，无灾无害保安宁；弦长相值行年木，紧失多灾祸患生。

此土运与心脉为子母。

水运行年怕水宫，脉为缓短大为凶；大沉迟促如相克，轻则为灾重命终。

此水运与肝脉为子母。

木运弦长是木形，更兼标本脉匀停；行年流涩兼失脱，金克肝宫即祸生。

---

① 光霁：形容雨过天晴时万物明净的景象，也比喻开阔的胸襟和心地。

此木运与肾脉为子母。

庚辛部内见有形，主脉匀调百事成；大忌离来逢短涩，肺虚有疾祸殃临。

此金运与脾脉为子母。

火运行年入水中，脉无根本祸重重；若教弦脉归心部，子母相逢减半凶。

此火运与肝脉为子母。

论五运行年生克

假如十年行大运，行年属肾经等四季之正形，兼脉平稳，是为二运和匀。其年当有喜庆，各据贵贱大小而言。若心部无变，行肾经短失，定主灾祸。更心部沉实或散失，其父年内必死矣。虽曰年内死亡，然十二月中有紧慢。肾属水，应在子午卯酉日见也。又如心脉失本形而得脾脉形状，谓之母来乳子，虽曰未免灾殃，终为有救也。

五运六气论

鬼臾区告黄帝曰：子午之上，少阴主之；少阴之上，君火主之。此子午所以为君火也。丑未之上，太阴主之；太阴之上，湿土主之。此丑未所以为土正位也。寅申之上，少阳主之；少阳之上，相火主之。此寅申所以为相火之位也。卯酉之上，阳明主之；阳明之上，燥金主之。此所以为阳明燥金之位也。辰戌之上，太阳主之；太阳之上，寒水主之。此辰戌所以为太阳湿土之位也。己亥之上，厥阴主之，厥阴之上，风木主之。此己亥所以为风木之位也。日月一年而十二会，主坐有蚀有不蚀。交则蚀，不交则不蚀。所以有交与不交，皆行黄道、行九道也。亦有交而不蚀者，同道而相避，日月之相合，数之交也。日望月到月蚀，日掩月则日蚀，犹水火之相克，水克火掩而克之，火不能克水心阳焉。此邵子康节篇衍义云。

阴阳反证

四肢逆冷脉洪迟，此病虽危尚可医，忽然遍身如火热，脉微沉细等生稀。

此兼叔和论病也。

阴阳交冲

八八男儿脉反阴，尺中浮大寸中沉；女子七七男宫盛，此法须知不换金。

男子八八脉澄清，左右相生福最深；左右反忧洪盛脉，来时厥厥力难停。

大惊脉

其人指下脉上如核子是也。一云如沙子。候若得此脉，其人被大惊来。大抵四季之脉，假如春得冬脉则和平，水生木；春得土脉，生旺喜庆，木克土；春得秋脉，金克木，必死。余仿此。

推三学堂

此论文学功名，推测象例也。

肝为身学堂，肺为外学堂，肾为智慧学堂。

此三部脉，流利秀静，士人得之全，一举过省；缺一全，获荐而已矣；三中有一，虽不请举，亦文章出俗之士，庸俗弗及。流利长匀之脉，反主岁内灾病不安，君子之器，非所当取。

分九品官格

心脉流利条长为上三品，肝脉流利条长为中三品，肾脉流利条长为下三品。

推官出身

凡左手三部脉流利秀长，自科甲出身官；三部秀匀，候王之脉。右手三部脉流利秀长，非延赏则外氏恩泽或恩宠官，主异路功名出身。

武官格局

左手寸关脉急大出指，右手脾命脉出关急促者，为武职官脉。

公相脉

心脉弦秀洪，乃三宫师保①之位，在指下推详。

凡公相之脉，既兼九品流利之形，更人迎脉长而秀丽，乃位极人臣也。所谓人迎位者，人多以手寸口为之，非也。人迎在鱼际，从后大指节背高骨之前虚陷中者是也。气口亦如此取，在右手求之。

将相脉

凡将相之脉，不必左右手三部皆流利。若肝脉与肺脉流利，其余脉或沉或急，更要人迎气口脉条长，乃将相之脉。若人迎

---

① 师保：古时任辅弼帝王和教导王室子弟的官，有师有保，统称"师保"。

气口三脉等流利，乃出将入相①之格。

心肺二官洪秀清而缓急相等，参两尺洪缓如箭头者，此出将入相之脉也。

推心部脉官禄

夫心者火也，为主，四脏为佐。在公则吉，私则凶。左右寸口管于公文，又主福禄之位。凡有官禄，进退乃清，分四季看。若凡心脉洪紧分明，须察禄位迁权。五掷洪紧分明，主五日有禄喜；二十掷分明，半月有禄喜。更看六指内脉满指而来安隐，便有喜乐之事，如春三月等脉者。又主人口退失，乃木生火，泄气故也。

仕禄先看初寸来，分明流利弼天才；若居寸口知君退，移换文书正位来。

推肾部脉禄喜

夫肾者水也，沉则智生而喜至，在公为公。为寸在左，为尺在右。察脉有喜事，五掷住而洪紧分明，五日喜；至十掷住而洪紧分明，七日内有官之人加禄，无官之人招田财喜；二十掷住者，半月内有禄；至四十掷洪紧流利住者，四个月内有喜至。仍以岁克应，万无一失。

此论心肾二宫，而肝肺脾。赵石亭先生疑有阙文，当参春夏四季论中为详备。

左右看时在尺常，福神加喜脉尤强；细看洪紧并流利，克日须知进禄乡。

---

① 出将入相：出指派任至外地；入指进入朝廷任官。即出征可为将师，入朝可为宰相。

肾脉分明入水珠，自然安静气神苏；更看六脉无移动，福应乡间与众殊。

推六脉出宫重交图

◖出宫　◒前出为重　◒后出为交

右出宫之形，看在何部，少定克应。且如肾部脉出宫，若脉占表，是为膀胱，属未，应亥卯未日时；若脉占里，是为肾脉，属午，应寅午戌日时；若表里俱出，应在即日。重主过去，交主未来，克应亦如前法，以三合定之。

推迁移脉法

假如问官员迁移，直要肾部与命门俱动。肾为迁移，命为驿马，又为厨灶。若一动一不动，不须再拟议，未遂定矣。若两有所动，迁移之兆。更看肝部人君贵人之位，脉气如何，若不偏不邪，无克无失，定主升陟[1]，反此则出降矣。仍要本脉秀与心部脉皆好，方为全吉。不然吉事减半。言之位脉为次，又以三部定其过去未来之象。大抵审脉，但要表里五行四季得意，何必件件皆据成法而后言之？临时以意消详加减，达斯理矣。

升迁全在青龙喜神动旺，两尺相合，心宫文书动应三合，吉兆。缓和守旧，滞涩不利。

肾脉如逢动滑时，为官必定喜迁移；更须心脉宽洪应，禄秩多增入帝畿。

---

① 升陟：升迁；晋升。

老病脉

老病之人脉要微，连年纵患死难期；若逢弦紧并洪大，病者应须死莫疑。

老病之脉宜细弱，若洪紧大者，少壮之脉，所以为逆，候病必死。

少年脉

少年之脉紧而刚，憔悴多时死未忙；细弱又兼逢代者，难痊疾病定须亡。

少年之脉宜洪盛有力，为相顺之脉，宜疗；怯弱者难痊。

论富贵官高

全在辨别轻清、重浊、生克。

一品（寸脉洪长宽缓迟大）；二品（寸脉洪实缓秀）；三品（寸脉洪弦洪大）；四品（寸脉长大缓实）；五品（寸脉浮洪不绝）；六品（寸脉浮实弦缓）；七品（寸脉长缓实秀）；八品（寸脉紧洪实大）；九品（寸脉弦缓宽大），正从相同有官病（寸脉沉实不绝）；有官死者（寸脉弱而缓小）；有官见杀（寸脉沉虚并实）；官因杀不见六亲（寸脉滑缓而粗）；初年为官（寸洪不绝），中年为官（寸弦不绝），末年为官（寸浮不绝）；官遭贼劫（寸濡尖藏）；官死尸不全（寸迟滑）；先官后贫（寸洪滞滑）；先贫后官（寸弦洪宽）；官无子绝气（寸脉紧缓）；官有生旺（寸脉带洪宽秀）；有官出家（寸脉茂伏）；休官为富（寸脉洪缓不绝）；休官为贱（寸洪不定）；官无祖业（寸实宽缓）；官得横财（寸弦清秀）；官得祖业（寸洪缓实滑秀）；官得小人财（寸紧实不绝）；官得老人财（寸紧宽缓）；官得阴人财（寸紧多滑）；有学武艺（寸弦半宽）；官得贼人财（寸动洪滑）；为官落水死（寸沉细绝）；为官气死（寸脉弱不分明）；为官睡死（寸脉小缓不见）；为官风瘫（寸促常弱）；为官落马死（寸微虚小）；为官夜梦惊死（寸短细沉退下）；为官征军死（寸滑雀啄）；有官热死（寸洪太过）；有官服毒死（寸濡沉伏）；为官雀目死（寸细伏小）；为官因家不和失位（寸微浮带芤）；为官被人夺位不得官，出门无事死（寸带细小弦）；为官虚名无实者死（寸滑脉细迟）；衣禄不绝（寸洪宽大）；先贫后富（寸沉濡反洪）；先富后贫（寸脉牢洪）；为官之人一世无财，空费精神死（寸脉或滑或洪或沉）；为官初发（寸洪带滑）；为官未发（寸脉沉缓带洪）；初发寿夭，中发者六亲得荣，未发者子孙富贵，代代荣华。脉有一十四道。脉之最难，有相生，有相克，有败，有绝，有孤，有官，有禄，有富，有贵，有贫，有贱，有夫克妻，妻克夫，夫克妻多者（心脉细伏）；妻克夫多者（心洪大散）；夫克三妻（心紧散不明）；妻克三夫（心沉细不足）；父克子（心滑浊）；母克子（心微小）；子克父（心洪弦大散）；子克母（心缓平散）；子得父旺（心洪缓滑清）；父得子旺（心浮滑不利）；母得子旺（心脉义秀）；子得母旺（心实宽大明净）；得伊子多旺（心洪大实秀）；得女婿旺（心滑明净）；不得子旺（心弦伏）；不得女婿旺（心沉涩不明）；子多得力（心脉细缓）；得外人旺（心紧宽秀）；得出家出去旺（心芤缓洪实）；得奴仆力旺（心缓明秀）；不得奴仆力（心促不明）；得田旺相（心宽大分明）；不得田旺（心缓浊）；得六畜旺（心弦明秀）；不得六畜（心微迟伏）；若论肺者为人之上，心脉为主，姊妹兄弟生旺，皆得相生。阴脉之法得兄弟（心洪秀分明）；得姊妹力（心浮大分明）；不得兄弟力（心缓宽细）；不得姊妹力（心动实浊）；得贵人财物田园六畜（寸脉洪不绝或缓大而宽）；有害贵人不得财物（寸长沉细分明不宽）：害贵人旺（心洪芤不绝）；关脉大行仔细推详，生死万事无差，祸福有准，刑克衰旺足夸。少夫娶克老妻（关弦涩不分明）；老人娶克少妻（关弦长秀）；妾生子贵旺（关紧宽分明）；妻妾败家（关缓伏）；妻不一心（关沉短）；夫妻同死（关细沉缓微）；财物不散（关洪弦宽大）；有文官立（关洪大分明）；有武官立（关实宽秀）；有官子孙（关紧长分明）；有次妻旺（关芤秀分明）；夫妇有男女大旺（关洪大分明）；为官并庶民生子多疾目盲（关涩不秀）；耳聋（关虚微）；哑（关长伏）；瘫癫（关促伏结）；痨蛊（关结弱）；音小（关濡软）；疮痕（微小不分）；痛疽（迟）；瘾疹（芤）；痒麻（实）；咳嗽（涩）；哮喘（浮涩）；颠痫（洪散）；车碾伤死（微弱）；妻妾媳妇生产难（结短）；投井河死（迟伏）；饿死（结大）；冻死（迟涩不见）；有文才作死（牢沉不见）；自缢死（滑绝）；食不充口（沉濡）；喉闭死（微短）；身体臭（芤滑）；身体软弱（弦秀分明）；有官好唱（紧虚）；有官好笑（微大宽长）；有官好哭（涩短）。

尺部脉

仕庶官宦富贵疾证，喜怒忧思愁虑，房室起居，祸福生旺，春夏秋冬，风寒暑湿，一切疾病皆由尺中知之矣。

为官显达（尺涩多秀）；长子财物丰足（尺起匀秀）；次子为官显达（清宽分明）；次子财物旺（沉宽细）；为官春旺（弦长秀）；为官夏旺（弦秀）；为官秋旺（滑宽）；为官冬旺（沉清）；为官四季旺（缓明秀）；鬼魅死（沉数不见）；鬼魅不死（浮）；痔漏（宽散）；妇人生子不死（紧数）；母死子活（洪大数）；母活子死（结洪秀）。

六部轻清秀润为贵，重浊聚散为贱脉。云动静为一身根本，富贵宽弱安危之理，莫不由此而推。

心部克应

浮应庚辛喜生财，滑忧戊己日生灾；洪在丙丁子孙庆，微长申喜酉闷忧。沉应亥子忧水厄，缓应孝服寅卯哀；实喜财在壬癸日，伏应巳午死哀哉。弦应甲乙孙平喜，涩主辰戌丑未日；手足病来若遇此，四个月辰恐不吉。清喜在外二四八，浊忧在外三六九；此是日与脉克应，吉凶祸福定日期。

脉之克应，前已备载。若论之时于阴阳克应之时。

肝部克应

滑（主财禄喜，应戊己日。） 　浮（主疾难，应庚辛。）

弦（兄弟，应甲乙。） 　洪（父母喜，应丙丁。）

实（子孙喜，应壬癸。） 　微（金石伤，应申酉。）

沉（子孙血光，应亥子。） 　缓（失脱疾病，应寅卯。）

涩（手足灾病，应辰戌丑未。） 　伏（虑子孙，应巳午。）

清（主喜应二四八日外。） 　浊（忧闷，应三六九。）

肾部克应

浮（子孙喜，应庚辛。） 　滑（财喜，应戊己。）

实（忧失脱，应壬癸。） 　弦（父母害，应甲乙。）

洪（财喜，应丙丁。） 　微（水灾，应申酉。）

沉（惊忧，应亥子。） 　缓（忧子孙，应壬癸。）

涩（破财，灾厄，应辰戌丑未。） 　伏（阴暗，应巳午。）

清（喜在外，应五七十日。） 　浊（忧在内，应六八十日。）

肺部克应

浮（进财喜，应庚申。）　　滑（财喜，应戊己。）

实（忧失脱，应壬癸。）　　弦（父母害，应甲乙。）

洪（财喜，应丙丁。）　　微（水灾，应申酉）

沉（惊忧，应亥子。）　　缓（忧子孙，应寅卯。）

涩（破财，灾厄，应辰戌丑未。）　　伏（阴暗，应巳午。）

清（喜在外，应五七十日。）　　浊（忧在内，应六八十日。）

脾部克应

浮（财喜，应庚辛。）　　滑（子孙，应戊己。）

实（兄弟忧，应壬癸。）　　微（手足病，应申酉。）

弦（身虚，应甲乙。）　　缓（忧哭，应寅卯）

沉（血光，应亥子。）　　洪（子孙喜，应丙丁。）

涩（小喜，应辰戌丑未。）　　伏（子孙灾，应巳午。）

清（子孙惊，应五七八日。）　　浊（忧在内，应四六八日。）

肾与命门同克则一也。

凡看之时，要诊寸关尺。关前为阳，关后为阴。浮则为阳，沉则为阴。浮则在表，沉则在里。迟则为冷，数则为热。三至为迟，六至为数。表里阴阳，虚实内外。辨别春弦夏洪，秋浮冬沉，各随四季，仔细推详。下指之时，常以平旦为期。阳气未散于四肢，阴气未分于五脏，饮食未进，经脉未散，络脉调匀。彼醉莫诊，我醉莫诊；大怒大劳，大醉大饱，皆不可诊。务要静其心，调和气息，目无外视，耳无外听，方可诊脉，以决生死、吉凶、贵贱、祸福、灾危，万无一失耳。

推天元太素四季灾祸吉凶式

心应在下，微洪为平，主喜；弦长为相生，主有财。浮为相克，小灾；沉为克我，主大病。

肝应在春，弦长为平，主有喜；洪大为相生，仕禄财喜旺相。浮为克我，主大灾；沉为相生，有喜。

肺应在秋，得春脉，克他，有小疾；得夏脉，克我，主大病。得秋脉旺相，有财喜；得冬脉旺相，加官财禄。（平人主横灾厄。）

脾应在四季，得春脉，相克有灾；得夏脉相生，主有财。得秋脉，生他，主有喜；得冬脉，相克，主病患。

肾应在冬，得春脉，有喜事；得夏脉，有小灾。主精不藏，得秋脉，母子相逢吉；得脾脉，相克，有灾害。

以上仍参运气时令以消息断之，斯无遗矣。

诊女子太素

太素曰：右尺部脉为女子之己身，兼主婢仆使女；右关为翁姑①，又为财产；右寸为父。

左关肝脉为夫主正宫，兼兄弟。

左右寸脉常弱，为顺，有德性；若太过，为逆，无涵淑而性急。

尺部常沉而缓带如珠之状，为顺，为有福德；大沉大急为逆。

右关脉为尺相胜顺事，翁姑相安和气；为青龙辅荣旺其夫，蕃衍后嗣；为朱雀脉辅主勤俭起家，奴仆聚散；为螣蛇脉辅则衣

---

① 翁姑：丈夫的父母亲，即公公与婆婆。

第二辑

食称意；为元武脉辅兄弟多众，比和恊顺。蚤见青龙脉辅好淫乱，思男久矣。蚤见勾陈脉沉细，无青龙脉相辅，多妨丈夫，少年无子。

女子以右手为主，诊灾福，亦如男子之法断之，亦验也。

论女子脉贵贱

贵脉相逢，金水相生；贱脉无土制水，乃脾衰水旺也。且如女子左手为夫，右手为己身之脉，属水，须得脾相辅则可。若脾脉太弱，肾肝太旺，无土制水，平生淫乱，为翁姑不足，然一夫岂能慰其心足？而脉如柳絮轻飘应指，狂风上下，其女一生身心无定，劳碌贫贱。如得肺金生肾水，早年得父母之力，为人尊重，凡事贞洁而得贵格矣；荣身贵己。然得水而沉，故根基稳壮。夫为娼妾从何断之？心肺太过，脉俱弦涩硬之所主也。女子以右尺为主，今当浮，左肝为肾相生，多得夫主之意，子女亦繁多。若两尺脉先大后小，夫妻劳碌于晚年，凡事不如先；尺脉有力肝脉弱，平生不得丈夫之意，又生子不得力，终身波喳。肝脉太过尺脉弱者，无结果。夫为娼者先浮急，后沉和；弦而尺和者，先为娼后为良，荣安己身。心脉太过而尺弱者，无疑为婢。如逢息匀，多招婢仆而足富贵，治家勤俭过人，尤有机巧智变，聪明达上之所奇也。

论婚姻生克男女财产嫁赀成败

凡男子六脉但弦盛，寸弱尺浮大，主破女家资，克妻；若女子，克夫家财产。

妇人脉

慢慢悠悠动似云，阴阳俱判旺中存；更逢三部俱洪秀，娇美才贤作贵人。

轻来指下秀均匀，六部皆调慢腾腾；若逢水火皆明润，必贤蚤嫁贵官人。

六部频频指下宽，平生无恙一身安；养女必招金紫婿，生男必定作郎官。

阴阳关内再怕长，生来性格即非常；亲生三子俱无寿，临终只在女家亡。

三指俱浮指下柔，太阴宫内也太浮；今生父母俱常别，随逐亲夫远处游。

论妇人怀孕

尺中不绝须怀孕，三部浮沉也有期；血旺气衰终是有，气旺血衰定无儿。

尺中按之不绝者，孕也；三部浮沉按之不绝者，亦有孕也。

寸口脉来宽更缓，必因秋后是男儿；忽然沉滑日将近，紧细须知未有期。

凡右手脉宽缓，秋季须产。脉沉滑紧细迟速，不可量也。

论生产

孕本浮洪沉并滑，更将左右定阴阳；右手脉弦须是女，左边浮大是男郎。

论产难吉凶

浮滑沉小却言生，紧劳弦急即须倾；细小不绝身应活，涩疾不调是死名。

寸口沉细不绝者，生；涩疾不调者，死。

论梦多奇怪预彰吉凶并刑克

肺脉轻清匀且奇，施为果断不卑微；吉凶之机形夜梦，荣枯得失报君知。

一曰母得子旺长秀；二曰母克子心微小；三曰妻克夫心脉洪大散；四曰妻克二夫心沉细不定。

论女子贵格

肺金肾水要相生，尊重堂堂淑且贤；稳壮根基身显贵，夫荣子旺有封章。

凡女子之脉，肺金来生肾水，平生好清洁，为人尊重，多得父母之力，此为贵格，荣夫旺子。金得水而沉，根基稳壮，富贵双全，仍膺有诰敕之封。

论女子富格

右关相胜顺公姑，荣贵必得左肝扶；三部息匀招奴婢，一呼百诺众钦崇。

女子以右关为公姑财产，左关为夫子，匀秀清弦则顺事无疑矣。得肝相辅，荣旺夫家，蕃衍子孙。三部常顺息匀，多得奴仆女婢，更勤俭，有机谋起家，聪明过人，人所钦仰。

论女子淫荡

脾微因无土制水，平生淫乱多夫婿；身心无定偏劳碌，更怕脉飘如柳絮。

脾脉太弱，肾脉太旺，则主平生好淫，与公姑不睦，多招夫婿。若尺脉于指下如柳絮轻飘，主为人身性无定，一生贫贱劳碌，不得丈夫之意，终身波喳，衣食不充足。

论女人贱

尺弱无疑为婢妾，肝弦心过必为娼；前浮后急沉弦过，来去先娼后必良。

凡女子为娼，心脉太过而尺脉弱者，无疑为婢妾之属；更以肝胆之脉俱弦紧涩硬，必为娼妓之流。若肝脉太过弱者，先浮后急，得沉和弦于尺下来去，必先娼，后为良人荣身，成主家计。

女人贞洁脉

要知女子身贞洁，尺脉条条动是常；面色凝脂无别疾，肺中澄静获贞良。

命宫脉洪盛，肾脉沉涩，好洁多子。血海旺，子宫沉涩，好淫无子。

室女思不遂

室女尺脉浮洪盛而大匀，乃是思男之意，身体黄瘦。室女尺部洪紧大，有血脉旺行；微沉细涩乃血冷，带下崩中之疾也。不是贞洁之女，二尺脉绝败者死也。

女思淫痨瘵脉

女子最嫌脉细微，不多应指定多思；四肢倦怠常潮热，寒热相兼不用医。

推女子少男多女

脾脉散大而不匀至，多女少男。

推先男后女

脾脉先小后大，生女；若先生男，主不育。

定双生男女

妇人二尺皆洪滑而大，阴阳旺动，主双生男；若二尺皆疾而长，定生女。

定遗腹生子脉

凡肾脉涌而向后者，其父已死而后生也。

论男女贵贱寿夭脉

男子左手为主。左肾主一生寿夭，故男左肾为一生之本，主子孙根基。此脉沉而有力，往来息匀分明，异乎常生者，非病脉也，主平生贵显，仕宦之后衣禄丰盈；又应一身之根基，兼审寿数。脉来去迟，年少主贫；中年之后，凡事遂意，为官衣禄俱足。若来去无力，根基不耐，末年贫寒。

女子右手为主。右肾脉弦大，主夫荣禄寿长；若沉小而无力，或急不利者，则贫贱之人也。若微而涩，平生多病，无子嗣，孤克之人也，衣食不足，缓滑，富家名门之女，有德性封诰之妇也。

妇人女子之脉，当缓匀而洪润，沉中得滑，尺中大如珠而得沉实不浮者，乃为贵而有子，富而有寿，反此则为贫贱。若得细清而匀，但尺脉不实而浮者，亦贵而无子。尢者不寿。肺脉大者，性偏嫉妒之妇。脾脉缓匀，六部相生，乃德性贞洁，勤俭起家，纯全之脉。余皆详上条。

太素岁运所属五脏之图

一岁	二岁	三岁	四岁	五岁	六岁	七岁	八岁	九岁	十岁
心部	心部	心部	肝部	肝部	肝部	肾部	肾部	肾部	心部
十一	十二	十三	十四	十五	十六	十七	十八	十九	二十
心部	心部	心部	肝部	肝部	肝部	肾部	肾部	肾部	肝部
二十一	二十二	二十三	二十四	二十五	二十六	二十七	二十八	二十九	三十
肝部	肝部	肝部	心部	心部	心部	肾部	肾部	肾部	脾部
三十一	三十二	三十三	三十四	三十五	三十六	三十七	三十八	三十九	四十
脾部	脾部	脾部	肺部	肺部	肺部	命门	命门	命门	肺部
四十一	四十二	四十三	四十四	四十五	四十六	四十七	四十八	四十九	五十
肺部	肺部	肺部	脾部	脾部	脾部	命门	命门	命门	肾部
五十一	五十二	五十三	五十四	五十五	五十六	五十七	五十八	五十九	六十
肾部	肾部	肾部	肝部	肝部	肝部	心部	心部	心部	肝部
六十一	六十二	六十三	六十四	六十五	六十六	六十七	六十八	六十九	七十
肝部	肝部	肝部	心部	心部	心部	肾部	肾部	肾部	心部
七十一	七十二	七十三	七十四	七十五	七十六	七十七	七十八	七十九	八十
心部	心部	心部	脾部	脾部	脾部	肺部	肺部	肺部	脾部
八十一	八十二	八十三	八十四	八十五	八十六	八十七	八十八	八十九	九十
脾部	脾部	脾部	肺部	肺部	肺部	命门	命门	命门	肺部
九十一	九十二	九十三	九十四	九十五	九十六	九十七	九十八	九十九	一百
肺部	肺部	肺部	命门	命门	命门	肾部	肾部	肾部	心部

运至百岁，复行运转于一岁，心部如初。余仿此推排之。然此太素百岁长生部运之说，惟在于保调者能之，故老子曰：我命在我不在天，其斯之谓欤！

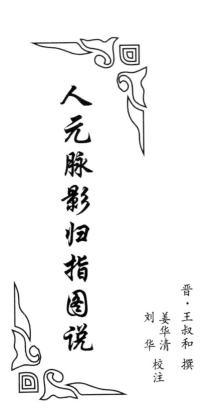

人元脉影归指图说

晋·王叔和 撰

姜华清

刘华 校注

内容提要

旧题晋·王叔和撰，明·沈际飞重订；亦有题为明·缪希雍订刊者。实际作者不详，大致成书于明代。二卷。本书学术上宗《脉诀》，论七表（浮、芤、滑、实、弦、紧、洪）、八里（微、沉、缓、涩、迟、伏、濡、弱）、九道（长、短、虚、促、结、代、牢、动、细）之脉，并补充其他诊病方法；表达方法上则以承许叔微、施发等宋人之脉图法、并逐条附以自撰七言歌诀，二者相结合，既直观而方便理解，又便于记忆。这在普及脉学知识方面是有益的尝试。

本次整理，以明天启四年（1624 年）缪希雍本为底本。

目 录

第二辑

重刻《脉诀》序①

　　《脉诀》者，西晋太医令王叔和集扁鹊、张仲景、华元化诸先哲所论脉法之要，并系之以证，俾后学知所适从，其于伤寒尤加详焉。其义幽微，其文简古。近代医师芜陋，罕事探讨，其书遂不行于世间。有抄本刻本，时代渐远，讹谬颇多。余于暇日，稍为订证，通其所可通，阙其所可疑，庶几读者易以通晓。嗟乎！脉理精微，非灵明超悟者不能得。世降风微，圣师罕睹，不由真诠，何缘得入其门耶？哲人往矣，遗言独存。历代名师，莫不祖其微义，嗣其玄旨，始得各著神奇。信乎！医门之龟鉴，百世之准绳也。其衣被②医流，靡有终穷矣！校雠③甫毕，吾友于润甫别驾④见而奇之，曰：是书得行，诚有裨于医道，其为利济宏且远矣！亟取付梓人⑤。既终事，余为序诸简端，以传世云。

　　　　　　　　　　天启甲子孟冬月江左遗民缪希雍撰

---

　　① 重刻脉诀序：仅见于缪本，沈本和日本本并无。
　　② 衣被：喻养护。
　　③ 校雠：即校勘。
　　④ 别驾：古官职。本为州级官员，但近古时多为闲职。
　　⑤ 付梓人：指交付刊印。梓人，指刻版工人。

叙①

脉之为字，从辰从血。许慎曰：辰，水之衺流别也。从反永。徐锴曰：永，长流也。反即分辰也。或从肉。戴侗曰：血理有脉，分行肉中，脉之支辰曰络脉，络脉之支曰孙脉，所以从辰也。周伯琦曰：从辰血会意。俗作脉，非。世人传写既讹，而犹有因而训之者，曰从肉从永，其命名为陌，谓陌陌不断，长永之道也。嗟乎！脉字弗辨，而能辨脉影之何若、脉影之归指何若哉！

偶简旧笥，得《脉影》一书，晋·王叔和所撰。夫叔和《脉经》，丰玉而荒谷②也。昔日《脉经》之晦，刖璞而爨桐③也；今日《脉经》之著，雷砰而电激④也。《脉影》附《脉经》以传，剑合而辐共⑤也。经微此显，经仄此夷⑥，经渺此近，其于辨脉，若烛照数计而龟卜也。间有与经殊义者，亦盐梅之不同同味，宫商之不同同调。犹从肉从血均"脉"字之说耳，抑亦辨之。刘守真释脉为"幕"。《尔雅》谓"膜，幕也"。幕、

---

① 叙：此文出自沈际飞版本。因论及字形，不宜简化，故本篇依沈本保留繁体原貌。

② 丰玉而荒谷："丰年玉""荒年谷"之省。语出《世说新语》。原指难得之人才，此用喻难得之书。

③ 刖璞而爨（cuàn）桐：喻指好书被埋没。"刖璞"用《韩非子·和氏》中卞和献璞玉反被刖足之典，"爨桐"用《后汉书·蔡邕传》中蔡邕从炊火中得桐木制美琴之典。刖：古代铁一种酷刑，把脚砍掉。蔡邕：东汉末年著名文学家、书法家。

④ 雷砰而电激：喻传播迅疾。

⑤ 剑合而辐共：喻相得益彰。

⑥ 经仄此夷：谓经文难解而此文平近。仄，原义狭窄，此谓用语义僻难解。

第
二
辑

络一体也，非谓脉也。膜则有形，而脉则以神运无形者也。嗟乎！脉乌容易言哉！

吴郡沈际飞题并书

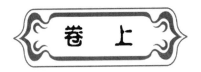

七表脉总要歌

浮按不足举有余，芤脉中空两畔虚。

滑体如珠中有力，实形幅幅①与长俱。

弦如始按弓弦状，紧若牵绳转索初。

洪脉按之皆极大，此为七表不同途。

又歌曰：

浮芤滑实弦紧洪，七表为阳属腑中。

谅②脉明心于指下，根源疾病必能穷。

浮脉图

浮，为③风应人迎，为气应气口。为热，为痛，为呕，为胀，为痞，为喘，为厥，为内结，为满不食。

浮大，为鼻塞。

浮缓，为不仁。

---

① 幅幅（bì bì）：胀满的样子。此指实脉指下盈实感。

② 谅：引申指解、察。

③ 为：此上《明医指掌》有"为在表"三字。以下各脉名下总括定性之语，本书部分条文有阙，或错位在条文中。

浮眩①，为风眩癫疾。

浮滑，为宿食。

浮大而涩，为宿食、滞气。

浮短，为肺伤诸气。

浮滑，为饮，为走刺②。

浮细而滑，为伤饮。

浮滑疾紧，为百合病③。

浮数，大便紧、小便数。

浮紧，为淋，为癃闭。

浮主 中风 属阳 居表	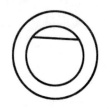	浮脉由来主中风 寸浮发热及头疼 在关腹胀仍飧泄④ 尺部溲便闷⑤不通

手阳明升和络。应动者浮也。

浮者⑥，阳也。按指下浮之散，来紧有力。来如弓弦，去如吹毛。重按不足，轻按有余。再再寻之如前⑦，曰浮也。

浮之证：主其本病，受阴阳气，寒邪在肠与胃也，病在腰

---

① 眩：缪本此字左侧欠清，沈本、日本本并作"眩"。据文义，当作"弦"。《明医指掌》作"大长"二字。

② 走刺：似指游走性刺痛。

③ 百合病：是指以神情恍惚，行、卧、饮食等皆觉不适为主要表现神志疾病。百合病为情志病之一。因其治疗以百合为主药，故名百合病。

④ 飧泄：又名水谷利。以泻下完谷不化为特征。

⑤ 闷：用同"秘"。谓秘涩不通。

⑥ 浮者：二字原无。据下文例补。

⑦ 再再寻之如前：《洁古注脉诀》作"再再寻之，状如大过"，义长。

脚。其阳明部，在右手寸口，与肺为表里。受寒邪，先客于大肠，病久及肺，则气促而喘也。

浮者，按之不足，举之有余。

与人迎相应，则风寒在经；与气口相应，则气血①虚损。

【补注】浮者，阳也。若水上之萍，风中之云，此浮之状也。

秋得之曰时脉，仲春得之曰死脉。经云：浮为风，为虚，为亡血，为胃虚不食。病之所主，曰咳嗽气促，冷汗自出，背膊②劳强③，夜卧不安。男子手足烦，阴精自出，瘦削不能行，面色薄，烦渴。平，喘悸。妇人怀妊离经④欲生，脉自浮也。人瘦者，脉自浮也。凡此，皆虚之故也。

以三部言之：

寸浮，主中风头痛发热。

关浮，主腹痛心下满⑤。

尺浮，主客阳在下焦，小便难。此阳，阳明也，浮即胃虚。

以六脉言之：

心浮，主头旋目暗。

肝浮，主肝受风，邪气攻，目昏冷泪，筋痿，腹膨胀。

脾浮，主脾胃有伤，气缠⑥懒食，牙奥⑦牙宣。

肺浮，鼻塞，大便闷，壮气虚汗，气促咳嗽浓痰。

肾浮，主虚喘精损耳鸣，病淋转筋。

---

① 气血：《明医指掌》作"营血"。

② 背膊：肩背部。

③ 强：《脉诀刊误》及《图注难经脉诀》均作"倦"。

④ 离经：语出《难经》，指脉象稍快或稍慢于正常状态。

⑤ 腹痛心下满：《洁古注脉诀》作"腹胀胃虚空"。

⑥ 缠：此指气逆搅扰。

⑦ 奥：沈本同。日本本作"奥"，义长。

命门浮，主脏冷耳鸣，小便赤，大便闷。

芤脉图

芤，为失血、亡血、衄①血、吐血，为脏毒下血、肠风血痢、酒痢。为虚②。血崩血淋，腥臭失精，为涩。耳内出血，头痛，瘀血在左胁，为血劳。

芤主 失血 属阳 居表	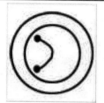	芤为血热妄流行 吐血须来寸口形 关上腹中多积瘀 尺芤脱血少安宁

手太阳炎和络者，小肠之脉也。其脉应动者，芤也。

芤者，阳也，芤脉来盛，弦而大软，而去如吹毛。其按指而不实，指下两头且盛，中间全无，曰芤。

主本部③，则卫脉不属，气滑，精不遘④也。血聚淫中，则妇人胎气不安。其部在左手寸口，与心为表里。然芤主失血，寸芤，吐血也。

芤者，中虚旁实，如按慈葱。

与人迎相应，则邪壅吐⑤血衄；与气口相应，则劳⑥虚妄行。

---

① 衄："衄"的异体字。以下径改"衄"。
② 芤……为虚：《明医指掌》作"芤主血。寸芤为吐血，微芤为衄血；关芤为大便出血，为肠痫；尺芤为下焦虚，小便出血。"
③ 本部：据文例即"本病"，"部"字误。
④ 遘：同"构"，构成。
⑤ 吐：《明医指掌》无"吐"字，义长。
⑥ 劳：《明医指掌》作"营"，义长。

【补注】经云：血脱而虚矣。脉于是而芤焉。然妄①血失精家，其取芤虚，非一朝一夕之故，其所由来者渐矣！若乃暴伤暴脱，其脉芤者，为难治。故经曰：长病得之生，卒病得之死。病之所主②，曰淋漓疼痛，男子失精，女子梦交通，小腹弦急，目眶痛，髩③落毛焦，此皆虚之故也。

以三部言之：

寸芤，主吐血，微芤则衄血。

关芤，主胃中虚，膈俞伤，大便去血数升。

尺芤，主下焦虚，小便血或下血。

以六脉言之：

心芤，主吐血，脏毒下血，肠痈毒，手足酸，筋枯。

肝芤，主肠风，酒痢，左胁瘀血积。

脾芤，主气逆泻血，胃虚，肠血满。

肺芤，主衄血，头痛。

肾芤，主血淋，小便秘结，遗精，血崩。

命门芤，主淋漓出血。

滑脉图

滑，为吐，为满，为咳，为热，为伏痰，为宿食，为蓄血，为经闭，为鬼疰④，为血气俱实。

滑数，为结热。

滑实，为胃热。

---

① 妄：通"亡"。

② 主：原作"王"。缪乙本手改作"主"，沈本、日本本亦作"主"，合本书文例，据改。

③ 髩："髮（发）"的异体字。以下径改为"发"。

④ 鬼疰：病名。突发心腹刺痛，甚或闷绝倒地，并能传染他人的病证。

滑散，为瘫痪①。

和滑，为妊娠。

滑而大小不匀，为必吐，为病进，为泄痢。

滑浮大，小腹痛，弱则阴中痛，大便②亦然。

| 滑主
呕逆
属阳
居表 |  | 滑脉多为吐逆时
寸关三部一般推
尺中若见须便利
月水难通亦主之 |

足太阳膀胱灵源络，应动曰滑也。

滑者，阳也。指下寻之，往来流利，替替然③而动，如珠相贯而不绝。按之则伏，举之有余④，曰滑也。

主本病，肾气反受水邪为脾病，足太阳邪气肝⑤于脾，故肾气反实，胜于膀胱，令人脾虚。趺阳脉滑者，胃气虚，其部左右手尺中应得者，亦本形也，亦曰伤暑也。

得⑥者，往来流利，有如贯珠。

与人迎相应，则风痰潮溢；与气口相应，则凝滞⑦。

【补注】论曰：滑之体，非独阳也，非独阴也，乃纯阳正阴，和合交结，不能独散而然也。然则，随阳化曰热，随阴化

---

① 瘫：“痪”的古俗字。

② 大便：《明医指掌》作“小便”。

③ 替替然：交替往来。比喻滑脉应指如珠往来流利。

④ 按之则伏，举之有余：《洁古注脉诀》作“按之即伏，不进不退”。

⑤ 肝：沈本同，日本本作“胜”，义长。

⑥ 得：诸本同。依例当作“滑”。《明医指掌》正作“滑”。

⑦ 凝滞：按例本句应为五字。《明医指掌》作“涎饮凝滞”，可参。

日寒①。病之所主，为风温，为热实，为下利，为宿食，为多血少气，为阳气衰，为阴气有余，亦主胃寒。

以三部言之：

寸滑，主阳实，胸中壅满，吐逆。

关滑，主气满，故不下食，食即吐②。

尺滑，主血气俱实，男子尿血，女子经脉不利③。

以六脉言之：

心④滑，主上焦满，吐逆痰壅，渴。

肝滑，四肢困疼，头旋筋急目暗。

脾滑，主风寒久停，渐成霍乱。

肺滑，主中风，痰涎壅塞，四肢增寒⑤，疮疡气逆。

肾滑，主小便不调，赤白浊⑥带，腰膝疼，久成痕疾。

命门滑，主四肢酸疼，小便秘，阴脉物痛⑦。又尺脉滑亦本形。趺阳脉滑，胃气实。

实脉图

实，为热，为呕，为痛，为气塞，为喘咳，为大便不禁。

实紧，为阴不胜阳，为胃寒，为腰痛，为关格不通，为邪耗正直，气不固，为小便难⑧。

---

① 随阳化日热，随阴化日寒：原作"随阳化日热，化日寒"，据沈本、日本本改。

② 主气满……食即吐：《洁古注脉诀》作"则胃寒不下食"。

③ 主血气……经脉不利：《洁古注脉诀》作"则下焦停寒"。

④ 心：原阙，沈本同。据日本本补。

⑤ 增：通"憎"。《墨子·非命下》："帝式是增。"毕沅云："增、憎字通"。

⑥ 浊：原作"渴"。据日本本改。

⑦ 阴脉物痛：疑当作"阴胲（核）痛"，"胲"旁注为"物"，又混入正文。

⑧ 为关格……小便难：《明医指掌》无此十七字。

实主 下利 属阳 居表		寸口脉实胃中热 关实中寒下利多 尺部见之脐下痛 小便赤涩少安和

足阳明枢光络者，络中之阳也。其应动脉曰实也。

脉大而长，按之隐指幅幅然，举指有力，浮沉皆等，不疾不迟，应指来之至坚，故曰实也。

其本病，则伏阳邪之气内传而反，寒邪客于脾，故不胜，则脾虚不食，四肢劳倦，脐腹切痛，小便失部。其本部在左手关上，主肌肉。其络起于鼻，终于目。

实者，举按有力，不迟不疾。

与人迎相应，则风寒贯经；与气口相应，则血气壅塞①。

【补注】惟阳邪内伏，盈盛着满，脉自实也。岐伯曰②：胃脉实则胀。岂非邪实于中之谓也？病之所主，为脾气虚弱不能饮食，真气不固，小便不禁，精气不化，四肢劳伤，又为关格，不得下通。

以三部言：

寸实，热在脾，呕逆气塞。

关实，胃中痛。

尺实，小腹痛，小便难或不禁。

以六脉言之：

心实，主上焦积热痞满，多惊狂言喘渴。

---

① 血气壅塞：《明医指掌》作"气血壅脉"。

② 曰：原脱。据《素问·脉要精微论》补。

肝实，主左胁满，怒气伤情，劳倦，筋疼肢痛，痛毒血痢。

脾实，主右胁脐腹满痛，里急后重。

肺实，主喘咳鼻塞，五心烦，咽膈不利。

肾实，主小腹坚满渴，带下，久成转筋。

命门实，主腹痛腰背痛，惊惕。

弦脉图

弦，为寒，为痛，为饮，为疟，为水气，为中虚，为厥逆，为拘急，为寒癖，为积①。

左右上下②双弦，为胁急痛。

弦而钩，为胁下痛刺。

弦急，为恶寒③。

弦长，为积，随上下左右。

弦主 拘急 属阳 居表		脉弦如弦本属肝 多为急痛亦为寒 寸胸关腹尺脐下 三部须当各自看

足阳明真应络，其应动者，弦也。

指下寻之如弓弦状，举之有余，按之不移。又曰：浮紧乃

---

① 为积：《明医指掌》无此二字。

② 左右上下：《明医指掌》无此四字。

③ 弦急为恶寒：《明医指掌》作"弦紧，为恶寒，为疝瘕，为癖，为瘀血"。在首文"左右上下双弦"句前。

为弦也，本病在脾，标病在胃。受①木之邪气，则内不荣泽，手足痛，皮毛焦枯干，气痞厥逆，冷气呕吐清水，不厥②。脐腹满，手足不屈伸。

弦者，濡而滑，端直以长，阳弦头痛，阴弦腹痛③。

【补注】弦者，阴中之阳也。以其虽阳而未离乎阴，故仲景独列于阴脉名。《脉经》曰：弦为虚寒，为反胃，为支饮。病之所主，曰劳风，乏力盗汗，多生皮毛枯槁④，筋挛癫病，为脏冷，经水适断，怀妊不成，皆弦之所主也。

以三部言之：

寸弦，主心下愊愊然，微头痛，心下有水气。

关脉弦，主胃中有寒，心下厥逆。

尺脉弦，主少腹疼及脚中拘急。

趺阳脉弦，必肠痛⑤下血。

以六脉言之：

心弦，主急痛似物碍，上焦急，头痛，或寒或热，夜梦多惊。

肝弦，血冷，筋脉紧，腹中疼痛。

脾弦⑥，主胃寒疟⑦疾，欲吐不吐，盗汗，手足酸疼，脾疼，梦惊，气攻右胁，久成痞块。

---

① 受：缪乙本作"爱"，底本原亦为"爱"，手写为"受"，沈本、日本本作"受"。据上下文，当作"受"，从改。

② 不厥：此与前"厥逆"相反，疑原文有误。

③ 痛：此下据文例应有阙文。《明医指掌》相应文字为："弦者端紧径急，如张弓弦。与人迎相应，则风走挂痛；与气口相应，则饮积溢疼。"

④ 槁：通"槁"。槁，干枯。

⑤ 痛：《脉经》卷八第十三为"痔"。

⑥ 弦：原作"弱"，缪乙本、沈本同。据日本本改。

⑦ 疟：原作"癥"，诸本同，据文义改。

肺脉弦，主背髀劳伤痛，膈气疼痛，痰嗽气急，盗汗乏①力。

肾弦，主头旋腰疼，劳热血少，小肠疼，腹胀，女子月经不通。

命门弦，主筋疼，足不能行。

紧脉图

紧，为寒，为痛（头骨肉等），为咳，为喘，为满。

浮紧，为肺有水。

滑紧，为蛔动，为宿食，为呕逆。

紧急，为遁尸。

紧数，为实热。

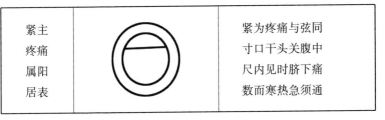

紧主 疼痛 属阳 居表		紧为疼痛与弦同 寸口干头关腹中 尺内见时脐下痛 数而寒热急须通

手太阳小肠真玄络，其应动曰紧也。

紧者，其脉来之且急，去之且速。按举急大，如转索无常者，紧也②，曰紧。主伏阳邪在腹。

本病发，则在手少阴心经。受邪盛，则发狂癫，妄言失志，心神不宁，喜笑。标病外传于阴，则头目恍痛，腹满结痞也。

---

① 乏：原作"之"，沈本同。缪乙本、日本本并作"乏"，疑似手改。参缪乙本、日本本，据文义改。

② 紧也：此二字与下句"曰紧"义重，据文例当删。

其本部在左手寸口，与心为表里。

紧者，动静①无常，如纫②单线。

与人迎相应，则经络伤寒；与气口相应，则脏腑作痛。

【补注】紧之为病，为寒，为实。若浮而紧者，邪在表也，法当汗；沉而紧者，邪在里，法当下；脉来之乍紧者，邪在胸中，法当吐之。

紧之为脉，其为害也，不为不甚。然在寸口，其证多矣！或膈上有寒，或膈下有水，寒在上焦，风满而噎；或风寒外入，病苦③头宿食内停腹中不化，此皆寸口脉紧所主也。

关紧，则心下苦满急。

尺紧，则脐下少腹痛。

若夫阴阳俱紧者，清④邪中于上，浊邪中于下，必霍乱而吐利，或中恶蛊毒虫侵。

以六脉⑤言之：

心紧，主头疼，上焦痛，烦渴，心疼⑥，小便难。

肝紧，主惊风，筋脉拘挛，腹痛，伏阳上冲，为狂寒热。

肺紧，主大便秘，上膈气膨亨，食头痛。

肾紧，主为淋漓病，疝气，耳聋齿痛，脚膝疼。

命门紧，主小肠虚鸣，阳⑦中痛。

---

① 动静：《明医指掌》作"动转"。
② 纫：搓绳。此谓手下有单绳绞转感。
③ 苦：原作"若"。据日本本改。
④ 清：原作"清"，据沈本、日本本改。
⑤ 六脉：以下分条描述中脱"脾紧"条。
⑥ 疼：沈本、日本本作"痛"。
⑦ 阳：疑为"肠"字之形误。沈本、日本本正作"肠"。

洪脉图

洪，为胀，为满，为热，为痛，为烦。

洪实，为癫。

洪紧，为痈疽，为喘急，亦为胀。

洪大，为祟①。

洪浮，为阳邪未②见。

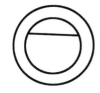

洪主 壮热 属阳 居表		脉洪为热属于阳 寸主胸中并胁旁 关是胃中还吐逆 尺分小腹及回肠

又歌曰：寸洪主气胸中满，关上逢③之胃即虚。见食自然不欲食，尺中小腹痛来居。三部俱洪三部热，四肢无力困方祛。

手少阳三焦通真络，其应动曰洪也。

其脉来之极大，去之且长，按之满指，曰洪。

应本病：伏阳逆于三焦受邪，故令头痛虚肿④，四肢脚手酸疼，甚则逆于膀胱，小便赤涩，反则传于大肠切痛。右手寸口得之，则肺经久病也。三焦者，与胞⑤络为表里，有名而无形，

---

① 祟：原作"崇"，沈本同。据日本本改。

② 未：《明医指掌》作"来"，义长。

③ 上逢：二字原阙。沈本、日本本作"上逢（逢）"，据补。缪乙本手补"若见"二字。

④ 肿：原作"种"，据沈本、日本本改。

⑤ 胞：原作"饱"，据沈本、日本本改。

寄在胸中，邪干三焦也①。

【补注】洪脉之体，浮而大，如水洪②流，波涌然陇起，是谓洪。其独在指下，举按极大。经曰：伤寒热病，其脉洪。此其纯阳无阴之谓故尔。

以三部言之：

寸洪，胸满烦热。

关洪，主胃热口干③。

尺洪，主大小便秘涩，便血脚酸。

以六脉言之：

心洪④，主心虚狂言，胃弱。

肝洪，主目赤，中焦虚热，烦闷。又主左瘫⑤，盗汗带下，热呕。

脾洪，主气积脾困，口干，倦怠潮热，番胃⑥不食。脾洪主中风痛疾，烦躁⑦，气息气壅鼻燥。

肾洪，主赤淋，赤涩盗汗，发渴，或阳道虚肿，茎中痛，或阴门肿痛，小腹痞痛，为虚阳上攻。

命门洪，主小便出血，耳聋。

---

① 也：此下据通例应有阙文。《明医指掌》中相关文字为："洪者来之至大，去之且长。与人迎相应，则寒壅诸阳；与气口相应，则气攻百脉。"

② 洪：原作"共"，沈本、日本本同，缪乙本手改为"洪"，据改。

③ 胃热口干：《洁古注脉诀》作"翻胃吐食"。

④ 洪：原作"胸"，缪乙本、沈本同。依例当作"洪"，日本本正作"洪"。据改。

⑤ 左瘫：古人有以左右分瘫痪者，谓左瘫右痪。故称。

⑥ 番胃：亦作"翻胃"，即反胃。气逆胃反，食后辄吐或食久呕吐之症。

⑦ 躁：原作"燥"，据文义改。后文径改。

八里脉总要歌

八里纯阴识最深，常于指下慢沉沉。重手分明当切骨，脏腑沉疴固易寻①。

微脉图

微脉，为虚，为弱，为衄，为呕，为泄，为亡汗，为拘急，为中寒②。微弱，为少气。

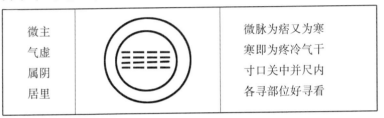

微主 气虚 属阴 居里		微脉为痞又为寒 寒即为疼冷气干 寸口关中并尺内 各寻部位好寻看

又歌曰：寸微胸中多冷气，关上微来胃腑寒。尺若见兹皆厥逆，腹中拘急胃相干③。三部得微三部冷，连治三焦荣卫安。

足少阴去冲络，其应动曰微也。

微者，阴也。按之若有若无，举指全无，指下寻之，往来细极而软，沉按若有，曰微也。

应本病：身体沉重，腰脚急痛，烦渴数饮，小便浓。微则为虚，故亦主泄。妇人崩中带下，子宫冷痛，胎不安。左手寸

---

① 寻：原作"等"，沈本、日本本作"寻"，义长，据改。
② 为中寒：此三字《明医指掌》在下句"少气"之后。
③ 干：原书似"于"，该书"干""于"相似，沈本亦似，日本本作"干"。并据文义改。

口得之，寒邪客，邪客①于心经。又曰：阳不足，阳微则恶寒，阴微则下利。

微者，极细而软，似有若无。

与人迎相应，则风暑自汗；与气口相应，则微阳脱泄。

【补注】诸微者，亡阳也。故其来之极细而软，欲绝不绝，若有若无，或薄而厚，按之欲尽，乌得不为亡阳。邪病之所主，吐下。主亡血，主败血不止，面色无光。若阳微者，恶寒；阴微者，下利。此皆阴阳不足，气血俱虚故也。年少者为亡血，乳子下利，为居经②。若曾经下③吐下后脉无者，盖以自无津液。此阴阳将自和，欲愈之脉也。然则，阳微法曰不可发④汗，阴微不可下。

以三部言之：

寸微，主苦寒，为衄。

关微，主胃冷，心下拘急。

尺微，主发逆，小腹拘急。

以六脉言之：

心微，主上焦冷，心气不足，恍惚有忧，气促⑤呕逆，风寒攻痊⑥，久成瘫痪。

肝微，主气胀，头旋，筋痿，身冷。

脾微，主胸膈胀满，胃虚气乏不能食，冷积不消，或泄如

---

① 邪客：据上下文，疑衍。"邪客"二字不当重出。
② 居经：语出《脉经》卷九。指妇女月经每三个月一行而无症状者，属正常生理现象，亦有血虚或禀赋不足者。按《脉经》中，"居经"与"乳子下利"二者为并列项。
③ 下：当作"汗"。
④ 发：原作"法"，沈本同。日本本作"发"，义长，据改。
⑤ 促：原作"足"，沈本同。日本本作"促"，缪乙本亦手改作"促"。据改。
⑥ 痊：病名，痊有转注和留住的意思，指具有传染性和病程迁延的疾病。

鱼冻。

肺微，主冷嗽，寒痰在胸膈，水块作痛。

肾微[1]，主身寒足冷，小便乍数乍涩，男子精败成[2]浊，女子血败成带。阴阳气竭，久成骨蒸焦渴，又主阴毒伤寒。

命门微，主血衰气乏，脐下聚块，脏冷多泄。

沉脉图

沉，为在里，为寒。为喘，为癥，为瘕，为实，为水[3]。为臂不能举，为下重，为瘀血[4]。

沉重，不至寸，徘徊绝者，为遁尸。

沉紧，为悬饮。

沉迟，为痼冷。

沉重，为伤暑发热。

沉弱，为寒热。

沉滑，为水风[5]。

沉紧，又为上热下冷。

沉细，为少气沉重[6]。

直前而绝者[7]，为瘀血。

沉重而中散，为寒食成瘕。

---

① 微：原作"虚"，各本同。据文例改。

② 成：原作"或"。沈本、日本本作"成"，与下句一致，据改。

③ 为实，为水：四字为总括语，《明医指掌》在前"在里"之后，可从。

④ 为臂……瘀血：《明医指掌》无此句，各病证散见以下句。

⑤ 水风：《明医指掌》作"风水"，下有"为下重"三字。

⑥ 沉重：《明医指掌》此下有"臂不能举"四字。

⑦ 直前而绝者：《明医指掌》作"沉重而直，前绝者"。

沉主 水气 属阴 居里	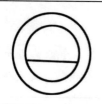	沉脉由来偏主水 寸沉寒饮在胸中 居关心满尤短气 尺脉沉时腰脚瘰

足少阴阳光络，其应动曰沉也。

其脉之来，举指不见，按之着骨，往来有力，曰沉也①。

应本病：则气胀，两胁下满，关不利，呕吐清水，甚则发寒，手足厥逆。阴证则沉而迟，宜温之；或沉而数者，有热也，宜下之。少阴主肾，肾恶燥，或渴而饮水；肾有余热，亦口燥舌干而渴。尺寸俱沉者，肾病也。

沉者，举之不足，按之有余。

与人迎相应，则寒伏阴经；与气口相应，则血凝脏腑。

【补注】沉者，阴也。潜藏于内，秘而不出，伏迹在下，其为害也尤甚焉。然病之所主，曰邪在于内，两胁多满，四肢多冷。然沉之体虽一，而治法有差，或汗，或下，或温，或不可温，可执②之。

以三部言之：

寸沉，主上焦有寒，胸中有水，气短而引胁痛。

关沉，主中焦有寒，心下有水，苦满吞酸。

尺沉，主下焦寒，肾冷，腰背疼痛。

以六脉言之：

心沉，主气胀，手足冷，转筋，阴燥，心气刺痛。

---

① 其脉之来……曰沉也：《洁古注脉诀》作"指下寻之似有，举之全无，缓度三关，状如烂绵，曰沉"。

② 执：把握，权衡。

肝沉，主水肿，血冷，气短，肠鸣痞满。

脾沉，主腹满，积冷，气块忧结。

肺沉，主冷嗽气胀，痰膈喘急。

肾沉，主水腹冷胀，浊带下，耳内蝉鸣，小便稠数。

命门沉，主疝气，背疼，阴温①痒，阴痛，带下如泔。

迟脉图

迟，为寒，为痛。为咽酸。迟为涩，为癥瘕②。

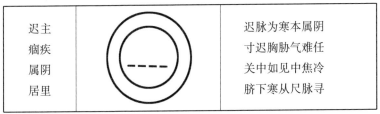

迟主 痼疾 属阴 居里		迟脉为寒本属阴 寸迟胸胁气难任 关中如见中焦冷 脐下寒从尺脉寻

手少阴施神络，其应动曰迟。

举指不见，重手乃③得，往来隐隐，相续不利，吸呼三至，去来极迟。

其应本病：肾气逆冷，虚汗频自出，心气不交于肾，肢肿疼痛，皮肤焦黑，不欲饮食，腰脚不重，重衣不暖，骨寒也。左右寸口迟者，寒气客于心，意烦体重。右手关脉迟，则胃冷不能食，咽喉口吐清水。

迟者，应动极缓，按之尽牢。

---

① 温：诸本同。似当作"湿"。

② 迟……癥瘕：《明医指掌》作"迟，为寒，为痛。迟而涩为癥瘕，咽酸，迟滑为胀，迟缓为寒"。

③ 乃：原阙，据文例补。

与人迎相应，则温寒凝滞；与气口相应①，则虚冷沉积。

【补注】迟为阴脉，以其寒气在脏故也。经曰迟为寒，宜温之，此则未易攻也。若夫太阴之脉，既缓且迟，脾之真性，则血满肌肉，故不嫌于迟也。

以三部言之：

寸迟，主上焦寒，手足厥冷，气胀攻痛。

关迟，主中焦有寒，吞酸吐水。

尺迟，主下焦寒，小便多，赤白②浊。

以六脉言之：

心迟，主积冷，心气痛。

肝迟，主痞满，筋疼，血弱头眩，睡卧不宁。

脾迟而缓，则本宫脉若迟甚，主腹膨不食，食难闭饱，恐作谷疸③。

肺迟，主冷泻，冷谷嗽④，憎寒头痛。

肾迟，主元气不和，腰重心闷，小便多，血海冷崩，子宫寒，小腹冷疼，久成冷劳。

命门迟，主血弱筋痿，肚寒，大腑闷。

伏脉图

伏，为霍乱，为疝瘕，为水气，为溏泄，为停痰，为恶脓贯肌，为宿食，为诸气上冲。

---

① 之尽牢……与气口相应：十八字原脱。据沈本、日本本补。"温寒"，《明医指掌》作"湿寒"。

② 白：原作"自"，沈本、日本本并作"白"，据改。

③ 谷疸：是指饥饱不适，胃中满塞，谷气未化，湿热熏蒸，胆液外泄所致的黄疸，亦称胃疸。

④ 冷谷嗽：沈本、日本本作"冷嗽"。

伏主 痞塞 属阴 居里	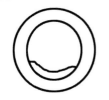	伏脉虽然为物聚 寸中如伏气冲胸 若形关上为溏泄 尺伏脐边疝气攻

手太阴肺之经冲化络，其应动曰伏也。举指全无，按之不见，再再寻之，重按着骨。指下侣①有，呼吸却去②，曰伏也。

应本病，则毒气闭塞，三关不利，阴阳不为，盖手足沉重，四肢厥冷，三焦不合，气逆相搏，故伏结荣卫，胸中不利。其本位则右手寸口脉，伏则虚热上冲，胸中水结，冷痰并积。

伏者，沉隐不出，着骨乃得。

与人迎相应，则寒温固闭；与气口相应，凝则思滞神③。

【补注】经曰：关上沉不出，此伏之状也。且伏且隐，匿而虽④见，阴之极也。惟上气注液，宜⑤乎伏者，谓有根蒂而不脱故也。

以三部言之：

---

① 侣：原作"侣"，沈本、日本本作"侣"，"似"的异体字，据改。以下径改为"似"。

② 举指……却去：《洁古注脉诀》作"指下寻之似有，呼吸定息全无。再再寻之，不离三关"。

③ 凝则思滞神：沈本同。本句有误，依例当乙作"则凝思滞神"或"则思滞神凝"。日本本正作"则凝思滞神"。《明医指掌》作"则凝思凝神"。

④ 虽：据上下文，当作"难"。

⑤ 宜：同"宜"。沈本、日本本即作"宜"。

寸①，主胸中气逆气②，吃塞不通。

关，主中焦有水气，溏泄。

尺，主小腹痛，癥瘕，水谷不化。

以六脉言之：

心伏，主胸中冷，气虚膈胀。

肝伏，主筋寒骨痛，气块，气血积滞，左胁疼。

脾伏，主胃气虚，水肿胀满，气痞秘满，四肢③沉重，温泄。

肺伏，主气逆，壅滞呕逆，不治，则成脑背痛疖。

肾伏，主阴冷，瘕疝，腰脚膝酸痹，脐腹紧④痛。

命门伏，主三焦壅滞，久积瘕疝，浊带，女子绝产。

缓脉图

缓，为在下，为风，为寒，为痹，为弱，为疼，为不仁，为气不足，为眩晕。

缓而滑，为热中。

缓而迟，虚寒相搏，食冷则咽痛。

缓主 麻痹 属阴 居里	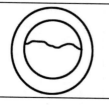	经言缓脉为风结 寸缓微肤有不仁 关缓胃虚不能食 尺中如见是虚惊

---

① 寸：依本书通例，当作"寸伏"，以下两句类推当作"关伏""尺伏"。下文各脉下仿此。

② 气逆气：诸本同。似衍"气"字。《脉经·平三关病候并治宜》本句作"胸中逆气"。《洁古注脉诀》作"积气胸中"。

③ 肢：原作"腹"，沈本、日本本并作"肢"。

④ 紧：原作"肾"，沈本同。日本本作"紧"。

足太阴脾经盈白络，其应动曰缓也。

缓者，应指大且甚，来去亦迟。举之且散，阴阳同等，浮大而涩，名曰缓也①。

应本病，于脾故曰②四肢拘急，气促，身体沉重，烦躁筋急，痛引小肠，伏逆胀急不伸，脐腹癥结瘕聚，夜惊悸如人将捕之，意悲，面色泽。

其部左右手关上得之，为脾之本形，故阿阿而缓缓③；阿阿而缓者，大而软，去来微迟。

与④人迎相应，则风热入脏；应气口⑤，则怒极伤筋。

【补注】缓之状：去来似迟，小駃⑥于迟，阴阳同等，浮沉相得。夫缓者，和之谓。经曰：太阴之脉尝缓而迟，乃阳气长，其色鲜，其颜光，其声商，毛发长，此冲和之气洋溢故尔。若泛而为病，则为虚为痹为气。

以三部言之：

寸，主皮肤不仁。

关，主不欲饮食⑦。

尺，主脚弱下肿小便难或遗沥⑧。

以六脉言之：

---

① 缓者……缓也：《洁古注脉诀》作"指下寻之，往来迟缓，小于迟脉，曰缓"。

② 于脾故曰：四字意不顺，疑衍。

③ 缓缓：此处不当重文。疑衍一字。

④ 与：此上《明医指掌》有"缓者，浮大而软，去来撒迟"十字。较合文例。

⑤ 应气口：依例当云"与气口相应"。

⑥ 駃：原作"駃"，沈本同。据日本本改。"駃"，同"快"。

⑦ 不欲饮食：《洁古注脉诀》作"腰痛难伸"。

⑧ 主脚弱……遗沥：《洁古注脉诀》作"则饮食不消"。

心缓，惊怯口干，痰壅气促，妨闷①。

肝缓，中风邪，伤筋，皮肤顽麻。

脾浮缓，则气满痛；沉缓而迟，则脾冷停饮。

肺缓，风温相干。

肾缓，阴痿，梦交癞②疝。

命门缓，主水土交攻不食。

涩脉图

涩，为少血，为亡血，为气不足，为逆冷，为下利，为心痛。

涩而紧，为痹，为寒温③。

涩主 伤精 属阴 居里		涩为血滞兼多痹 寸卫关荣气定虚 尺涩足中须逆冷 腹中鸣响④似雷居

手少阴冲和络，其应动者涩也。

举之不足，按之着骨，来往难⑤，细而迟，去之不利，往来之间如刮竹，时一止有力，曰涩也⑥。阳气有余，则血少，故身

---

① 妨闷：同"烦闷"。

② 癞：病名。癞又称癞疝、阴癞、是肠癞、气癞、水癞、卵胀之总称。

③ 温：沈本同。日本本作"湿"。《明医指掌》亦作"湿"，其下还有"涩细为大寒"五字。

④ 响：原作"向"。据沈本、日本本改。

⑤ 难：沈本同。日本本作"极"。

⑥ 举之……涩也：《洁古注脉诀》作"指下寻之似有，举指全无，前虚后实，无复次第，曰涩"。

热无汗而脉涩也。

应本病：肢节疼痛，荣卫不相随，血行荣中。其左手寸口得之，则少阴上焦冷；尺中得之，则气厥，并精气自滑也。

涩者，三五不调，如雨沾沙。

与人迎相应，则风湿寒痹；与气口相应，则①津汗血枯。

【补注】涩者，极细而迟，浮而短，短而止，止而复来，往来难，势若轻刀之刮竹。病之所主，曰少血多气，腹中气结，内则心痛，外则中雾露毒。伤寒得之，曰汗下亡血，或汗出不彻。女子得之，为血不足，为下利居经，为败血病。少妇得之，止②无子孕。妊妇得之，胎痛不安，亦主胎漏。

以③三部言之：

寸，主病寒湿，胃气不足。

关，主气血逆冷④。

尺，主下血不利，多汗，足胫逆冷，小便赤，小肠冷。

以六脉言之：

心涩，主精血俱败，胸痹心痛。

肝涩，主眼昏血少，血聚结聚块。

脾涩，气痞上逆。

肺⑤涩，肺败，气胀喘促。

肾涩，伤精败成久虚劳。

命门⑥涩，主漏精浊带。

---

① 则：诸本脱。据本书文例补。
② 止：沈本同，日本本作"主"。
③ 以：诸本脱。据本书文例补。
④ 气血逆冷：《洁古注脉诀》作"血散而难停"。
⑤ 肺：原作"肝"。不合本书通例，据沈本、日本本改。
⑥ 命门：二字原脱，沈本亦脱。据本书通例补。日本本有此二字。

濡脉图

濡①，为虚，为痹，为自汗，为气弱，为下重。
濡而弱，为内热外冷，自汗，为小便难。

濡主 虚乏 属阴 居里		濡脉寻之有似无 寸濡多汗气仍虚 若关下部多羸弱 寒热须来尺部居

手厥阴心包络曰元盈络，其应动曰濡也。

按之不见，轻手乃得，全无力，再再寻之，往来绝无。

曰病②应本病：气促力劣，五心烦热，头痛耳鸣，元气脱，精神恍惚；甚则四肢沉重而乏，骨蒸。左手寸口心部见之，心气少而劣，不多言，意不乐。其脉体与缓涩迟脉稍殊，其为冷证皆一同也。

濡者，按之不见，轻手乃得。

与人迎相应，则寒湿散慢③；与气口相应，则飧泄缓弱。

【补注】濡者，极软而浮细，轻手乃得，状如绵在水中。经曰：诸濡者亡血。其所主病，则少气力，五心烦热，胸④转耳鸣，下元极冷，此虚之甚。若伤寒⑤得之邪在厥阴，舌卷囊缩。

---

① 濡（ruǎn）：同"软"，柔软。
② 曰病：诸本同。据例，二字疑衍。或当作"曰濡也"，连上句。
③ 慢：《明医指掌》作"漫"。
④ 胸：沈本、日本本作"脑"。
⑤ 寒：原脱，沈本亦脱。据日本本补。

以三部言之①：

寸，主阳虚自汗，上焦有寒。

关，主脾气弱，虚冷下重。

尺，少血发热恶寒，若小便难。

以六脉言之：

心濡，主四肢酸，冷汗愦悗②，骨蒸烦躁。

肝濡，主受湿冷雾露之气，精枯筋痿目眩。

脾濡，主脾困，中腕③冷痛，吐泻。

肺濡，主冷嗽冷胀，气乏，气逆促短。

肾濡，主阳消阴躁④，遗精败血，浊带，两足逆冷，耳鸣。

命门濡，主劳伤虚损，病寒热。

弱脉图

弱，为虚。为风热，为自汗。

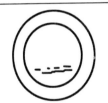

弱主 乏力 属阴 居里		弱脉如绵筋必痿 寸口如弱汗淋漓 当关胃气虚尤甚 尺主酸疼在四肢

足厥阴肝之经，神视玄灵络，应动者曰弱也。

---

① 之：原脱。据本书通例补。

② 愦悗：烦乱倦怠。悗，同"倦"。

③ 中腕：当作"中脘"。脐至剑突之中间部位。

④ 躁：诸本同。疑当作"燥"。

第二辑

　　按之不足①，轻手似有，极软而沉细，再再寻之，怏怏②相续。应指如烂绵，指下欲绝，曰弱也。

　　病③本病：则荣卫相离，水火不交，气血不相盈，荣卫独行于表，血气内耗，而邪气乃内传，阴气自绝，故恶寒，以阴虚故也。关热则胃虚，又不可太攻热，热去则寒生也。

　　弱者，按之欲绝，轻软无力。

　　与人迎相应，则风湿缓纵；与气口相应，则筋绝痿弛。

　　【补注】弱，为阴，为虚，为悸。其体沉极，软而沉细，按之欲绝。盖真元不足，气血虚损所致。论曰：呕而脉弱，小便利，身微热见厥者，难治，以阳气大衰故也。咳逆上气脉弱，为热，不得卧者死；若久咳数年脉弱者，可治。惟下利不嫌于弱也。

　　以三部言之：

　　寸，主自汗短气。

　　关，主胃气虚，胃中有客热。

　　尺，主少气，少血，虚热。

　　以六脉言之：

　　心弱，主倦怠，手足酸疼，夜梦不宁。

　　肝弱④，主血衰筋枯，气乏无力，产后血气面肿。

　　脾弱，主湿胜，霍乱不食，多困浮肿。

　　肺弱，主冷汗，憔悴，血风。

　　肾弱，主肾元虚败，阴痒，遗精，浊带。

　　命门弱，主脐以下冷，骨节烦疼。

---

①　足：沈本、日本本作"见"。

②　怏怏：勉强的样子。谓脉弱难寻，指下难以触及。

③　病：诸本同。据本书文例，当作"应"。

④　弱：原作"病"，沈本同。日本本作"弱"，合例，据改。

九道脉法歌

夫圣人设法岂苟然哉？将以救生灵之困，若扶①夭枉于夭年。然分七表八里十五脉，灌注五脏六腑，决死生于指下，定祸福于人迎。况天有二十四气，以应天道，故以九道脉②辅之，共二十四候，所以尽于玄微也。

歌曰：

长脉纯阳过本位，浑身壮热四肢烦。

短脉纯阴还不及，腹中生气恶煎寒。

虚脉寻之如柳絮，少力多惊仍③怯惧。

小儿必主成慢惊，恍惚于身并战怖。

促脉为阳指下数，并居寸口如珠落。

血居心肺肉成班④，面目生疮眼如瘼⑤。

又歌曰⑥：

结脉能为复往来，四肢麻痹痛心催。

气闷连心不能举，但通气息自然开。

代脉为阴起复止⑦，形容羸瘦不能言。

牢脉为阴按若无，骨痛气结极难舒。

动脉为阴不往来，虚损劳败四肢摧。

---

① 扶：救助。

② 九道脉：即长脉、短脉、虚脉、促脉、结脉、代脉、牢脉、动脉、细脉。

③ 仍：再，又。

④ 班：通"斑"。

⑤ 瘼：通"膜"。指眼中生膜。

⑥ 又歌曰：三字原在下文"四肢"二字之上，据文意移至此。

⑦ 止：此上原衍"也"字，沈本同。日本本无，据删。

细脉为阴细似丝，按①之指下极沉微。

却至脑后成腹痛，乏力少精多骨痿。

凡此九道之脉，皆不系七表八里之数也。诊其候，若见九道脉候，其人病久，必重危困也。

歌曰：表里看三部不知，须于指下悟玄微。三关九候分明别，若会阴阳定不遗。

又歌曰：阴阳之法妙通微，斗运符经会者稀。亥加卯上从寅顺，顺行逆数见罡②辉。天罡正处为经络，弦数沉浮病本机。会得伤寒真妙法，等闲悟者道同归。

长脉图

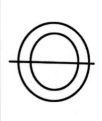

长者心降宫，应动纯阳，曰长。

过本位，壮③如持竿，往来流利，出于三关，主身壮热。

与④人迎相应，则微邪自愈；与气口相应，则脏气平⑤。

---

① 按：原作"指"，沈本、日本本作"按"。

② 罡：原作"㞼"，为"田"的变异，亦即"罔"字。文中疑通"罡"（北斗星的斗柄）。罡辉，北斗之光辉。

③ 壮：通"状"。下条"壮"亦通"状"，日本本作"状"。

④ 与：《明医指掌》此上有"长者，往来流利，出于三关"十字。

⑤ 则脏气平：诸本同。按通例，本句为五字，疑阙一字。《明医指掌》作"则脏气平治"，可参。

短脉图

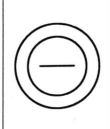

短脉属阴，不及本位，壮如米粒，曰短。

四肢恶寒，腹中生气，似雷鸣。又曰：气血衰而脉短也。

短者，举按似数，不及本位。

与人迎相应，则邪闭经脉；与气口相应，则积遏脏气。

虚脉图

虚，为寒，为虚，为脚弱，为食不化，为伤暑。

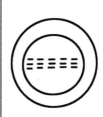

虚脉属阴，不足指下，状如柳絮，与人迎脉一同至，少力多惊，心忪恍惚，气少不足息者必死。

虚者，迟大而轻①，按之豁然。

与人迎相应，则经络伤暑；与气口相应，则荣卫走本。

---

① 轻：《明医指掌》作"软"。

促脉图

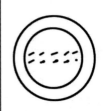

促（经①并无文）。

其促有五：一曰气，二曰血，三曰饮，四曰食，五曰痰。

但脏热则脉数，以气血痰饮留滞不行，则止促，止促非恶脉也。

从阳，指下极热数②，一止复来，并居寸口，如珠在线。

又曰：阳盛主血瘀心肺。

其脉促者，往来结③急数，时止复来。

与人迎相应，则痰壅阳经④；与气口相应，则积留胸府。

结脉图

结，为痰，为饮，为食，为血，为积，为气寒。

脉缓则为结，数则为促。虽缓数不同，结亦当如促脉分别也⑤。

---

① 经：《明医指掌》作"脉经"，可从。

② 极热数："热"字疑衍。《洁古注脉诀》正作"投数"。

③ 结：《明医指掌》无此字。依例当属衍文。

④ 经：原作"轻"，沈本、日本本作"经"。

⑤ 分别也：《明医指掌》作"分则可也"。

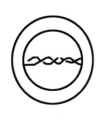

结属阴，指下脉缓，一止复来，或聚。

又曰：阴盛则结。主四肢气闷，连胸膈痛，腹中烦躁。

结者，往来迟缓，时止更来。

与人迎相应，则阴数①阳生；与气口相应，则积滞②气节。

代脉图

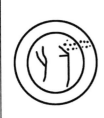

代脉，属阴。指下往来缓，动不中大止③，而不能自还，久而复动④。主形容疲瘁⑤，口不能言。

代者，死也。

代者，一脏绝，他脏代至。无问内外所因，凡得此脉，必死之候也。

牢脉图

寸脉无病缘何死，尺脉元来⑥神不存。此理君知似何物，譬如草木已无根。

---

① 数：《明医指掌》作"散"。

② 滞：《明医指掌》作"阻"。

③ 动不中大止：此语不可解。参考《普济方》卷一二六《平脉法》相似语作："往来缓动而中止，不能自还，因而复动，名曰代也。"

④ 指下……复动：《洁古注脉诀》作"指下寻之，动而复起，再再不能自还，曰代"。

⑤ 疲瘁：《洁古注脉诀》作"羸瘦"。

⑥ 元来：即今"原来"。

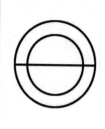

牢脉，属阴。指下寻之无，重按之复有，曰牢。
主骨病而气结。此脉病极难舒。
牢者沉伏实大，如按鼓皮。
与人迎相应，则中风看湿；与气口相应，则半产脱精。

动脉图

动，为痛，为惊，为挛①，为泄，为恐。

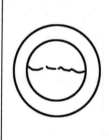

动脉，属阴。指下不往不来，不离其处，阴阳相搏，故名曰动脉。
阳动则汗出，阴动则发热。主身体劳倦虚损。
动者，在关如豆，厥厥不行。
与人迎相应，则寒疼冷痛；与气口相应，则心惊胆寒。

细脉图

细，为积，为伤湿，为后泄，为寒，为伸②劳，为忧伤③，为腹满，为气血俱虚，为病在内。

细而紧，为癥瘕积聚，为刺痛。

细而滑，为僵仆④，为发热，为呕吐。

---

① 挛：《明医指掌》作"痹"。
② 伸：《明医指掌》作"神"。
③ 伤：《明医指掌》此下有"过度"二字。
④ 僵仆：仰倒为僵，俯倒为仆。合指跌倒。

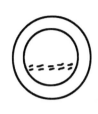

细脉，属阴。

指下寻之似线，细细极微，其主脑痛①髓冷，困倦少力②，气乏而不足也③。

细者，寻④之，来往如线。

与人迎相应，则诸经中湿；与气口相应，则五脏凝滞。

奇经八脉歌

奇经有经八样名，阴阳维跷各殊名，更兼冲督任并带，原会皆由十二经。

阴阳维⑤歌曰：阴阳脉病不相维，失志溶溶不自持。病在阳维苦寒热，阴维心下不须疑。

阳维脉图

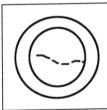

阳维者，维诸阳络之会，上循于首，状若蚯蚓，长而复曲，每居于膈中。

为病则伏阳气传于脾，脾传于心手少阴之会，心脏受邪。

---

① 脑痛：《洁古注脉诀》作"胫酸"。
② 困倦少力：《洁古注脉诀》作"乏力泄精"。
③ 足也：底本、沈本作"足足"，日本本作"足也"。
④ 寻：《明医指掌》有"指下"二字。
⑤ 维：底本似"维"，缪乙本改作"推"，沈本"推"，日本本"维"。

阴维脉图

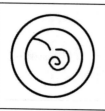

阴维者，维诸阴络之交，下循于身，状若蚯蚓之倒盘，每居于膈中。

病则诸阴伏传于脾，脾得于心经也。其会居足少阴受邪。

阴阳跷歌曰：阴跷为病阴偏急，若在阳跷阳不宽。缓急阴阳何处是，踝中内外可寻看。

阳跷脉图

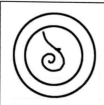

阳跷脉，起于跟中，循外踝上行，入风池头后发际，状如蛇盘在腹。

病在痿疯癫闭，足肿无力，心忪失志。其原手足少阴二经会也。

阴跷脉图

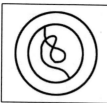

阴跷脉者，起于跟中，循内踝上行至咽喉，交会冲脉至目下，状若筝弦之盘转。

病至四肢，拳纵无力，肠肋气搐，属手厥阴二经之原。

冲任脉歌曰：冲为里急气冲胸，脱泄遗精四体黄。至主妇人多漏带，更须乏力不能强。

冲脉图

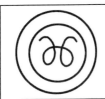

冲脉起于中焦，并足阳明之内状若雀头，上至胸中，往来而散于两胁肾间。为三焦行气之府。主遗精脱泄，四肢黄肿，属手太阴之会也。

任脉图

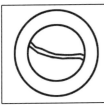

任脉起于中极，脐下曲穴，伏若钱贯，无头有尾，其循环腹里，上至风门。
病主妇人漏①带下，四肢无力。属手太阳之会，传心则烦赤口干。

督带脉歌曰：督脉如弦主气癖，传肝胁痛眼须疼。病主带时腰脚重，四肢不举血应崩。

督脉图

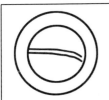

督脉起于下极之下，在脊②骶髂，任脉起会之所，并行脊里，上至风府，状若筝弦。
病主气癖，胀闷胁痛，眼昏赤涩。属足厥阴之属也。

---

① 漏：崩漏。
② 脊：原作"春"，据沈本、日本本改。

带脉图

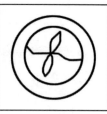 带脉起于里胁，下一寸八分为带脉之穴，周回一身，状若青蜓之展翼盘下。胁下或动或不动。主手足不能举，腰肾气痛，足阳明之会。

八脉歌曰：八脉循于十二经，各传脏腑不能停。存此影形图写现，天元诀内脉分明。

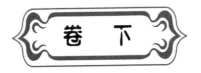

论四时用脉

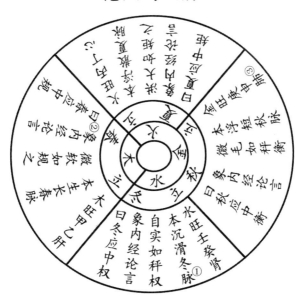

---

①脉：原作"肝"。

②曰：原作"四"。

③肺：原作"脉"。

第二辑

阴阳八节①用脉

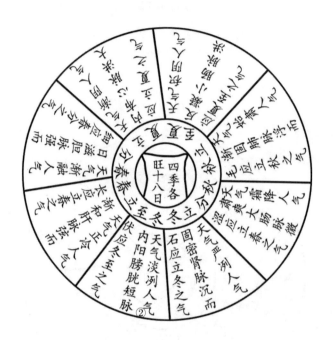

春者，天地神明号令之始，万物皆生。亦曰厥阴风木将令。其脉弦细而长，如新上弓弦而急，太过病也；如筝弦而解落者，不及病也。

夏者，天度至此暄淑③流行，万物皆长。亦曰二火持令。其脉洪大而钩，如飞急而散者，太过病也；如水中浮萍动者，不及病也。

---

① 八节：原作"入节"，据下图意，应指四季八个节气。
② 短脉伏：依上下文例，当作"脉短伏"。
③ 暄淑：当作"暄俶（chù）"。温暖美好。

秋者，天地清燥，万物皆落。亦曰阳明燥金之令。其脉毛而涩也，毛如毛羽鼓急者，太过病也；如当风吹来之箫索①者。不及病也。

冬者，万物皆凝，不能舒展。亦曰太阳寒水之令。其脉沉而实也，如土丸而堕急甚者，太过病也②；如小豆而潮无力者，不及病也。

论十六怪脉图

歌曰：十六怪脉少人知，出天诀内自③推依。羹上鱼翔并雀啄，虾游屋漏偃刀危。覆莲盏口兼弹石，大极藤蔓及脱尸。翻败土丸解索叚④，脉依三部命难追。

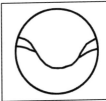

虾游者，如虾之在水，三部俱动，息数全无，一呼一至，动之击⑤指，如虾戏也。得之三日死。或伤寒后肾部见之，则一日死。名曰散尸。

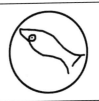

鱼翔者，如鱼不行而但掉尾，指下时复一动一止，一呼中或一指动，如鱼在水，伤寒伏阴得之，二日死；老人得之，半日死。名曰决尸。

---

① 箫索：同"萧索"。寒风拂过的样子。
② 病也：二字原脱，诸本同。
③ 自：沈本、日本本作"细"。
④ 叚：疑作"段"。
⑤ 击：沈本、日本本作"攀（击）"，据改。

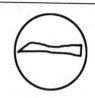

偃刀①者，如刀之偃手也，来之速，去之急急数②。一呼一吸，得之二至，此名欲绝。肺病衄䖂得之，则二日死；久肺病者，一日死。名曰行尸。

覆莲者，如莲之倒于指下也，来之则前小后下③，息数不匀。主胸满气短喘促。老年诸病得之，三日死；少年得之，一日死。名曰送尸。

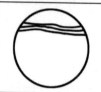

羹上肥者，如肥珠浮于羹上，来之微大，去之且衰，亦名釜沸。息数十二至而一代，皆一呼一吸是也。关上脾部见之，三日死。名曰浮尸。

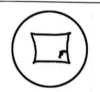

盏口者，如盏之仰于指下也，两头沉，中央虚之④，来箫索然应指。一呼一吸八至或九至，则一日死也；或更加者，则一时死也。名曰传尸。

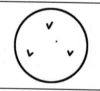

雀啄者，指下来数而急，如雀啄食于指下也。亦名乳藏。或呼吸有三至，及八至九至，皆三日死；或脾部见之，则一时死也。名曰次尸。

---

① 偃刀：即仰起之刀。形容脉象弦细而劲急，如用手摸在刀刃上感觉。出自《素问·大奇论》。

② 去之急急数：诸本同。似当作"去之急"。衍"急数"二字。

③ 下：诸本同。疑当作"大"。

④ 之：疑此上脱"脉"字，"脉之来"三字为一句。日本本"之"作"去"。

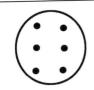

屋漏者，移时复相迟，如屋之漏水，凡三滴而绝。呼吸之间，来盛去衰。老年得之，一旬死；少年得之，三日死；脾部见之，一日死。名曰病尸。

弹石者，劈劈急也，如弹丸击石，息数无复次第。此足少阴肾气以①绝。来盛，去如吹毛。呼吸或一至，或二呼二吸一至，皆一日死。名曰鬼尸。

解索者，动数而散，无次绪，如索股②之解。息数之间，或一至，来之且散，去之且迟，如循藤之侧。得之三日死；肾部见之，一日死。名曰滞尸。

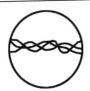

藤蔓者，如藤萝之蔓延，浮散指下，按之不足，举之满指。息数九至及十至者。来之且长，去之无势。足少阴肾经见之，一日死。名曰飞尸。

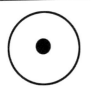

土丸者，如小土丸，指下实大无头尾。一呼一吸之间，其脉九至及十至，二日死；若足少阴肾部见之，则肾气绝，一日死。名曰绝尸。

① 以：通"已"。
② 索股：指绳索的合股。

第二辑

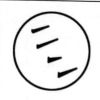

翻败者，如二小豆在水，浮于指下而见之。来之且盛，去之且迟，一呼一吸之间，其脉七至八至，伤寒狂热得之，则一时死。名曰脱尸。

大极者，如指板①之状，来之且大，去之且盛，来而不止。或一至时一呼一吸，再来且衰，衰而复盛。得此脉，则一时死也。名曰耗尸。

解股者，如线之细，来之微，无头绪而慢，动而不能自还，元气已绝也。脉至多少而来，一呼一吸之间或十至而止，一日死。名曰哭尸②。

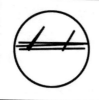

脱尸者，如琴弦之紧也，来之且急，去之且速，前大后小，如琴弦之状。凡三条，紧急不止，一呼一吸之间或一至或八至而止，一日死。名曰归尸。

凡此十六脉，皆必死之候。上视精明神应，下视玉堂交会，乃太冲之应也。其十六脉，皆于天元诀内寻究其真，得其形影之状尽于指下，但明心用意诊之。脉息既明，须知声色，以尽神圣工巧，故图后耳。

---

① 指板：形容像手指上套上指板样。
② 尸：底本、沈本并无，日本本有，缪乙本手补。

听之如神篇

　　夫声者，未见病人，听声知病。闻言语呻吟，乃知寒温冷热之由，以察虚实轻重①之理。五脏有五音之类，六腑有六律之声。故声虚者患肝，声实者患脾，声焦者患肺，声低者患心，声寂寂者患肾，声啾啾者患头痛，声鸣亮者身安也。

　　歌曰：肝虚脾实不劳寻，患肺声焦谓属金。寂寂水流当治肾，声低火焰疾居心。燕声啾啾知头痛，声远嘹嗃②不病音。声色两般神圣妙，更须工巧在心襟。

见色知原篇

　　夫色者，既得其声，须观其色。有五行正色休废③，别生异色，疾应于外也。色，病极则成怪色，进退则④变异色，一一明之，方察疾病；少有差殊，焉能察矣。凡五行正色者，春见青如翠羽色者吉，如草色者凶是也。

　　歌曰：春如翠羽吉如容，草草苍苍决定⑤凶。夏似鸡冠知喜庆，或同瘀血体难隆。秋白应须同璧玉，猪⑥脂黯淡疢⑦将浓。冬如鸟羽真祥兆，燥土灰形更不中。四季若黄金色好，忽然灶土病相逢。若能色外分明监，察色如神圣巧工。

---

① 轻重：原作"轻"。沈本、日本本作"轻重"。
② 嘹嗃：即"嘹亮"。
③ 休废：衰败。
④ 则：原脱。
⑤ 决定：必定，一定。
⑥ 猪：原作"诸"，沈本同。日本本作"猪"。
⑦ 疢：疾病。

第二辑

面部色候

黄色入目，一年死；黑色从眉绕目，七日死；青色如针横目下，亦死；目下见五色，疾在筋，死候。

歌曰：黄色入目一年期，黑色从眉绕目悲。青若横针于目下，赤连耳鼻死为期。黑连鼻目下相接，恶候须看月末时。五色候从筋散病，复归冥府岂难知。

观形察色脉候

日角①，春，青主肝，如翠羽吉，青色吉。青色，伤风冷寒气；黄色，肝虚；白色，实。虚则可补，实则为凶。

月角，主胃，四季中发黄色，胃气不和；黄青色，胃腑热；紫色，毒气及积病。

天②中，主三焦，黄色，上焦热；紫，中焦气病；白，下焦冷；青，邪于内病。

太阳，主小肠，发黑色如丝环，元气损及伤风寒；赤色，心脏热；黄白色，下元虚，宜补之吉。

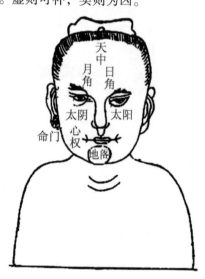

---

① 日角：相术家称颧骨隆起入左边发际为"日角"，入右边发际为"月角"。

② 天：底本与缪乙本皆为手补字，沈本、日本本有"天"字。

太阴①，主肺，青赤，伤风寒；白色，伤肺咳嗽喉滞；赤，主肺热。秋如白羽吉，猪膏色凶。

心权，色赤如鸡冠吉，如瘀血色，主心与小肠热。其病烦躁，口舌生疮，宜凉药。

命门，焦黑，骨热。冬如②鸟羽吉，如燥土凶。黄色，邪干于脾；白色，肺邪；紫色，肾病。

四奇③如牛黄吉，如灶土色凶。

地商④，主膀胱，青白色，冷；赤黄色，热。

观四季基⑤生死候

肝墓，色要青。如白色，七八月内凶。是金来克木，宜急治之吉。

胃墓⑥，色本黄，四季发青色，春不宜病，病即死。

肾墓，本黑。变黄白色，冬夏主凶。

心墓，要赤色。见青白赤色，不治自愈；见黑色，肾邪凶。心权，赤色绕目，三月死。

四墓见黑色，冬至危，十月十一月凶。

肺墓，黄色，人鼻者死；青色⑦，腹冷痛甚死；黑色，水赤热极候；白血⑧，病胆胃；黑色，春主目病；唇主脾，青色，正

---

① 阴：诸本作"阳"，但底本手改作"阴"。

② 如：原脱。据文例补。

③ 奇：沈本同。日本本作"季"，义长。

④ 地商：缪乙本、沈本同，日本本作"地阁"。据前图，当为"地阁"。

⑤ 基：据文义应为"墓"。

⑥ 胃墓：本条原连上文。又疑当作"脾墓"。

⑦ 色：原脱，据上下文例补。

⑧ 白血：据上下文，当作"白色"。

二月内凶。

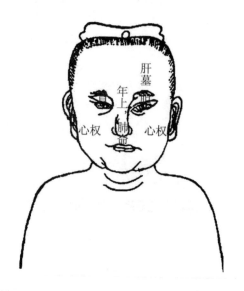

观形色得相生之死则吉形克者凶

观口上色歌曰：口边五色绕巡死，恶候相侵差必难。产母口边忧白色，近期七五日中间。

观眉上色歌曰：眉中赤白黑，远候半年期。近看三五日，暴死更须知。白色连眉目，皮肤肺疾微。君能听此法，毫发不相违。

观鼻上色歌曰：鼻青腹冷痛难任，黑色应水疾侵①。黄者脐中寒最极，白时出血死将临。赤必是风多热毒，专须治疗莫沉吟。

---

① 黑色应水疾侵：本句脱一字。"应"下疑当有"属"或"为"字。日本本改作"黑色应水疾来侵"。

观年上色歌曰：两目眦间色四般，有病之人定不欢。惟有色黄多吉兆，其余四色亦无安。

观人中色歌曰：人中色见赤为凶，忽然青色祸相从。赤色变青一日死，半年一月五三逢。

观两颊色歌曰：赤色黑色颊权①生，见者须防慎早行。天中赤色亦忧苦，七五日间病加增②。

观四墓色歌曰：春夏及秋冬，看时怕本容。季中逢木色，月令必须凶。

观四墓刑克歌曰：五行见色事多凶，四墓逢时定不中。他旺我衰三日死，鬼来投旺治难攻。

观病人怪色歌曰：五色之病归内腑，耳轮③枯黑定难医。鼻色入黄青即死，赤风白血急须治。

观善恶候状歌曰：病人目陷口开张，尸臭唇青命不长。更见人中反向外，爪甲黑色定知亡。心中冷气并阴肿，脐反多应人死乡。发直如麻焦又赤，汗出如油不溜伤。双膝肿，并齿黑，手无文，体无光。爪白更添无血色，手寻衣缝卧膏肓。

左右手图

三部者，九候也；九候者，天地人也；天地人者，浮中沉也。

一部之内，有此三候，三候谓之九候，此乃其中义尔。

---

① 权：通"颧"。指颧骨部分。
② 病加增：此三字底本、缪乙本、沈本并无，据日本本补。
③ 轮：原作"轿"。据沈本、日本本改。

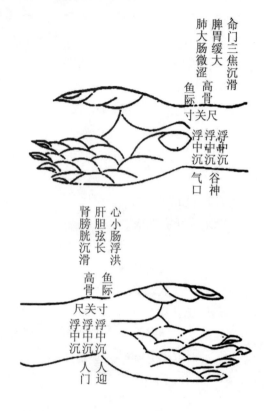

命门三焦沉滑
脾胃缓大
肺大肠微涩
鱼际　高骨
寸关尺
浮　浮　浮
中　中　中
沉　沉　沉
气　谷　神
口

肾膀胱沉滑
肝胆弦长
心小肠浮洪
高骨　鱼际
尺关寸
浮　浮　浮
中　中　中
沉　沉　沉
人　人
门　迎

寸口脉主病

浮，伤风头痛。

芤，吐血鼻衄。

滑，阳盛呕吐。

实，胸中伏热。

弦，头痛拘急①。

———————

① 头痛拘急：《洁古注脉诀》作"胸中急痛"。

紧，头痛壮热①。

洪，胸膈烦躁。

微，阳气不足。

沉，胸中停食②。

缓，皮肤不仁③。

涩，少气冷痰④。

迟，胸膈冷滞。

伏，上焦气逆。

濡，气虚多汗，心气不足。

弱，阳气虚劳，盗汗淋沥。

尺中脉主病

浮，便难秘涩。

芤，小肠便血。

滑，经脉不利⑤。

实，腹痛便涩。

弦，脐下冷瘆⑥。

紧，腹胁疠刺⑦。

洪，小便有血⑧。

---

① 头痛壮热：《洁古注脉诀》作"头项急"。

② 胸中停食：《洁古注脉诀》作"阴中伏阳、胸中痰"。

③ 皮肤不仁：《洁古注脉诀》作"太阳中湿"。

④ 少气冷痰：《洁古注脉诀》作"冲气虚"。

⑤ 经脉不利：《洁古注脉诀》作"下焦停寒"。

⑥ 冷瘆（shèn）：寒冷貌。日本本"瘆"作"痒"。《洁古注脉诀》"脐下冷瘆"作"下焦停水"。

⑦ 疠刺：绞痛与刺痛。疠，用同"绞"。

⑧ 小便有血：《洁古注脉诀》作"阴绝"。

微，崩中带下①。

沉，腰脚肿痛。

缓，癥②结瘕聚。

涩，腹冷肠鸣。

迟，小便白浊③。

伏，水谷不化。

濡，少气寒热，骨蒸虚劳。

弱，气虚发热，四肢酸疼④。

关上脉主病

浮，腹满不食。

芤，大肠便血。

滑，胃冷吐逆。

实，腹胀下利⑤。

弦，腹痛虚劳⑥。

紧，心下满痛。

洪，胸中吐逆。

微，气痞膈寒。

沉，心满气虚⑦。

---

① 崩中带下：《洁古注脉诀》作"脐下有积"。
② 癥：原作"癥"，沈本、日本本作"癥"。
③ 小便白浊：《洁古注脉诀》作"寒甚于腰脚"。
④ 气虚……酸疼：《洁古注脉诀》作"阴气内绝"。
⑤ 腹胀下利：《洁古注脉诀》作"胃中切痛"。
⑥ 腹痛虚劳：《洁古注脉诀》作"胃寒不能食"。
⑦ 心满气虚：《洁古注脉诀》作"心下痛"。

缓，胃寒少食①。

涩，胃冷肠鸣②。

迟，胃冷反食。

伏，水气溏泄。

濡，下重羸弱，荣卫不和③。

弱，虚无胃气，胃中有热。

脉有九种，大吉小凶。消渴，中风④耳聋，壮热头疼，小便不利，手足烦热，干呕。

脉有小吉大凶者，中恶⑤下利⑥，心痛，月⑦经不利，吐逆鼻衄，刀竹水⑧伤损，血出不止，固大病得，汗流如血，瘦病，心腹痛，大便下血，中风口噤不言，宿食不消，产后腹痛，或发汗颤汗，伤寒汗后。以上脉小即生，洪大者必死也。

上部法天，主心以上；中部法人，主心以下至脐；下部法地，主脐以下至足之有疾。宜诊而次之也。

论左手三部阴阳脉绝候

左手寸口，心部也。阴脉⑨实，自乐，自咲⑩，心下忧恚。

---

① 胃寒少食：《洁古注脉诀》作"腰痛难伸"。

② 胃冷肠鸣：《洁古注脉诀》作"血散而难停"。

③ 下重……不和：《洁古注脉诀》作"少气精神散"。

④ 风：原作"气"，沈本、日本本作"风"。

⑤ 中恶：为古病名。是指神气不足，卒感秽浊不正之气，以突然头晕呕恶，呼吸困难，不省人事，移时或经治而解为主要表现的疾病。

⑥ 下利：原作"不利"，沈本、日本本作"下利"。

⑦ 月：原作"目"，沈本、日本本作"月"。

⑧ 水：诸本同。疑当为"木"。

⑨ 脉：诸本原脱。据下文例补。

⑩ 咲："笑"的异体字。

阴脉绝，则心病，掌热呕吐，而口舌生疮。阳脉实，小肠拘急，小便赤涩。阳脉绝，则心下绞刺痛，腹中癥块，气上抢心。

关上，肝部脉也。阴脉实，则四肢厥逆，脚转筋，挛痹。阴脉绝，则无汗也，若癃遗尿，胁下气刺痛。阳脉实，胆也，腹中溃习①瘙痒。阳脉绝，口苦，善如见鬼，惊悸少力也。

尺中，肾部也。阴脉实，恍惚眼花，耳鸣曹曹②。腹③脉绝，病主足上热，髀④里筋急，精气劳损。阳脉实，膀胱热也，苦逆畏寒，胁下气相引腹痛。阳脉绝，肾冷，妇人血闭，男子少精也。

论右手三部阴阳脉绝候

右手寸口，肺部也。阴脉实，气短咳嗽气逆，及中气鼻中生疮。阴脉绝，脉虚少力，胸满痛。阳脉实，大肠也，主腹中切痛如刀刺，无休息。阳脉绝，少气力，心下有水，秋后病⑤渴也。

关上，脾部也。阴部⑥实，少腹中坚硬痛，大便涩。阴脉绝，泻利气痛，攻⑦小肠满，四肢不收。阳脉实，胃也，主肠中气瘀，不思饮食能渴。阳脉绝，无胃气也，心酸吐水，头痛，胃中有寒也。

---

① 溃习：二字诸本同，难解。疑有误。
② 曹曹：当作"嘈嘈"。耳鸣音。
③ 腹：据上下文，当作"阴"。
④ 髀：大腿部、股胯部。
⑤ 病：原作"痛"，沈本、日本本作"病"。
⑥ 部：据上下文，当作"脉"。
⑦ 攻：底本残，残迹似为"攻"，缪乙本手补"次"字，沈本、日本本作"攻"，据补。

尺中，命门部也。阴脉实，主腰痛，骨冷，内脏寒热。尺脉绝，无命也，足厥逆气上抢心，胸膈痛。阳脉实，三焦也，主小肠痛。阳明绝者，膀胱也，厥逆足冷，阴中寒，绝子也。

夫脉道至妙，圣人秘宝。阴阳隐奥，其理幽微。非神明，何以能见死生？善言事理者，须识今古，故云：三部五脏易识，七诊九候难明。凡习医徒，若不晓其指下，察其形质，安其断定凶吉？虽使披诵医书，至于白首，终无识者。余撰此图，于天元诀内搜方。辨五行之方色，布六脉之要。文繁者，歌之于图；难明者，资之于影。谨撮其要，于以示后来者尔。